納得！実践シリーズ

リウマチ看護パーフェクトマニュアル

編集：
村澤　章
［新潟県立リウマチセンター名誉院長］

元木絵美
［甲南加古川病院看護部］

Perfect manual of
Rheumatoid Arthritis
Nursing

正しい知識を理解して
効果的なトータルケアが
できる！

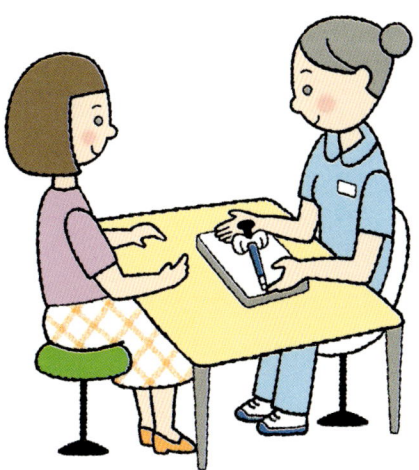

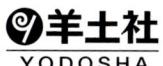
羊土社
YODOSHA

謹告

　本書に記載されている診断法・治療法に関しては，発行時点における最新の情報に基づき，正確を期するよう，著者ならびに出版社はそれぞれ最善の努力を払っております．しかし，医学，医療の進歩により，記載された内容が正確かつ完全ではなくなる場合もございます．

　したがって，実際の診断法・治療法で，熟知していない，あるいは汎用されていない新薬をはじめとする医薬品の使用，検査の実施および判読にあたっては，まず医薬品添付文書や機器および試薬の説明書で確認され，また診療技術に関しては十分考慮されたうえで，常に細心の注意を払われるようお願いいたします．

　本書記載の診断法・治療法・医薬品・検査法・疾患への適応などが，その後の医学研究ならびに医療の進歩により本書発行後に変更された場合，その診断法・治療法・医薬品・検査法・疾患への適応などによる不測の事故に対して，著者ならびに出版社はその責を負いかねますのでご了承ください．

序

　関節リウマチ（RA）の治療は、近年薬物療法の進歩に伴い、治る疾患としてとらえられ大きな転換の時期を迎えました。とくにMTXや生物学的製剤の導入によって骨破壊が阻止され、あるいは修復の可能性への期待が患者サイドはもちろん医療者サイドにも大きく広がっています。

　ところが医療現場では、新たに登場した新薬への理解、使用方法、有害事象などへの対応に、今まで以上の知識と経験が求められるようになってきています。さらに新薬出現当初は、RAはこれで根治され、骨破壊によって寝たきりのような身体障害に進むことはなくなるであろうと期待されましたが、約2割の患者さんはコントロールが難しいことがわかってきました。これはRAの病因の多くがいまだ解明されない今日、獲得免疫サイドのサイトカインやT細胞、B細胞の阻害だけでは解決されないであろうと容易に推測されます。そのため実臨床ではRA炎症のさらなる鎮静化を図るとともに、患者さんに対する心、身体のケアならびに、社会、環境、経済などの背景をふまえたうえでのケアの実践が今まで以上に重要になっています。

　外傷や感染症などの急性疾患と違って、リウマチ性疾患、慢性腎疾患、高血圧症、糖尿病、がんなどの慢性疾患は病院内のみの治療では、患者さんのQOL（生活の質）を満足させることはできません。最近の流れは患者さんを中心に据えて多職種の専門集団がいろいろな角度から介入し、情報共有による治療の一体化を図るチーム医療の構築へと舵の修正がせまられるようになっています。そしてトータルケアにおいて、看護師の方の役割が増し、専門性の高いリウマチ専門看護師の育成が望まれています。

　欧米ではケアをプライマリとセカンダリに分け、プライマリケアは患者さんの症状が発生した時点から診療所までの患者サイドの対応を指し、一方セカンダリケアは診療所から専門病院での特殊介入での対応ととらえられます。本邦ではまだケアの概念は抽象的ですが、このような考えを取り入れ、本書は看護師の方がケアの本質を実感できるよう「専門性の高い入院での特殊ケア」「外来診療での一般ケア」「家庭で患者が行えるホームケア」の各分野をリウマチ専門医や専門職の方から解説していただきました。さらにこれらをもとに、看護師の方に看護師目線で実践のケアをわかりやすく記述いただき、従来にはみられないマニュアルとしてまとめることができました。

　RAの治療は今後、病気を根絶するキュアという医療側の目線でなく、患者さん本人を中心にとらえた全人間的観点から、多職種と交わりながらケアを進める方向に向かいつつあります。現在リウマチ看護に携わっている方、またリウマチ専門看護師を目指す方に、ぜひ本書を通して本来のリウマチケアの手ごたえを習得していただければ幸いです。

2013年5月

村澤　章

納得！実践シリーズ
リウマチ看護 パーフェクトマニュアル
Perfect manual of Rheumatoid Arthritis Nursing

ひつじ看護BOOKS

CONTENTS

序 .... 村澤　章

第1章　必ず押さえたい基礎知識

1．リウマチの歴史・疫学　　　　　　　　　　　　　　　　　　松田剛正　14
　1　歴史…14　／　2　疫学…16

2．関節リウマチの病態〜免疫異常と炎症のメカニズム　　　　　　髙崎芳成　21
　1　はじめに—RAの免疫異常と炎症…21　／　2　病因…21　／　3　関節炎の病態生理…22

第2章　関節リウマチの診かた

1．早期診断と確定診断　　　　　　　　　　　　　　　　　　　川人　豊　25
　1　診断基準の変遷…25　／　2　新分類基準を応用したRAの診断法…26

2．疾患活動性の評価　　　　　　　　　　　　　　　　　　　　亀田秀人　33
　1　疾患活動性とは何か？…33　／　2　活動性関連の各評価をいつ、誰が、どこで行うか？…34　／
　3　関節の腫脹と圧痛・運動痛をどのように評価するか？…36　／
　4　圧痛関節や腫脹関節の数だけが問題なのか？…36　／　5　治療判断のための活動性評価とは？…37

3．関節の見かた

a）上肢　　　　　　　　　　　　　　　　　　　　　　　　　石川　肇　39
　1　基本的アプローチ…39　／　2　肩の見かた…40　／　3　肘の見かた…42　／
　4　手の見かた…43

CONTENTS

  b）下肢 .... 松下　功　48
   1　はじめに…48　／　2　股関節…48　／　3　膝関節…50　／　4　足部…51

4．血液検査の見かた
熊谷俊一　55

   1　RAの検査診断…55　／　2　炎症検査（赤沈、CRP、SAA）…55　／
   3　自己抗体検査（RF、抗CCP抗体、抗核抗体）…56　／
   4　進行性（関節予後）予測のための検査…57

5．臨床画像の見かた
中原龍一、西田圭一郎　61

   1　はじめに…61　／　2　看護師として 画像検査で何を見るべきか…61　／
   3　各種画像検査の特徴…62　／　4　時期別画像診断の使い分け…66

6．治療ガイドラインと治療の目標
伊藤　聡　68

   1　治療ガイドライン…68　／　2　治療の目標…69　／　3　治療薬の選択…73

第3章　関節リウマチの治療とケアの実践

1．薬物療法に伴うケア

【A. 非生物学的抗リウマチ薬（DMARDs）】

 a．治療編：非生物学的抗リウマチ薬DMARDsの使用法 .... 川合眞一　75
   1　関節リウマチ薬物治療の歴史…75　／　2　DMARDsの使用目的…76　／
   3　非生物学的DMARDsの特徴…76　／　4　副作用…78　／
   5　その他の使用上の注意…80

 b．ケアの実践：DMARDsで治療中の患者へのケア .... 中川千明　82
   1　RA患者への服薬指導を行う前に…82　／　2　DMARDsの服薬指導…83　／
   3　服薬を忘れないための工夫…87　／　4　その他の注意点や工夫…87

【B. 生物学的製剤】

 a．治療編：生物学的製剤の使用方法 .... 舟橋恵子、松原　司　90
   1　作用機序…90　／　2　投与の実際…91　／　3　生物学的製剤の効果…94　／
   4　生物学的製剤の安全性…95　／　5　治療費…97

 b．ケアの実践：生物学的製剤の投与の実際 .... 飯田智子　99
   1　生物学的製剤導入の流れ…99　／　2　クリニカルパスを用いた入院スケジュール…100　／
   3　生物学的製剤実施においてのケアと観察ポイント…101

【C. 鎮痛薬】

 慢性疼痛の考え方と鎮痛薬の使用法（NSAIDs・ステロイドを含む） ..... 川合眞一　106
   1　はじめに…106　／　2　慢性疼痛の種類と対応…106　／　3　鎮痛薬の種類…107　／
   4　鎮痛薬の特徴…108　／　5　ステロイド…109　／
   6　鎮痛薬・ステロイドの患者指導…110

2．手術治療に伴うケア

a. 治療編：関節リウマチの手術と適応 ……………………………… 佐久間悠、桃原茂樹　112
1　RA における 外科的治療…112　/　2　手術の種類…113　/
3　脊椎における手術とその適応…114　/　4　上肢における手術とその適応…115　/
5　下肢における手術とその適応…118　/

b. ケアの実践：術前術後の看護 …………………………………………………… 阿部麻美　122
1　手術目的の患者への看護…122　/　2　上肢手術患者への看護…122　/
3　下肢手術患者への看護…126

3．内科合併症に伴うケア

【A. 臓器障害】

a. 治療編：臓器障害の種類と対策 ………………………………… 陶山恭博、岡田正人　131
1　はじめに…131　/　2　呼吸器の合併症…132　/
3　肝臓の合併症…132　/　4　腎臓の合併症…133　/

b. ケアの実践：臓器障害の看護 ………………………………………………… 漆山由美子　135
1　セルフモニタリングと合併症早期発見のための指導…135　/　2　肺障害…136　/
3　肝機能障害…136　/　4　腎機能障害…137

【B. 感染症】

a. 治療編：感染症対策 ………………………………………… 陶山恭博、岡田正人　139
1　口腔ケアと重症感染症…139　/　2　結核…139　/
3　ニューモシスチス肺炎…140　/　4　帯状疱疹…141　/
5　"B 型肝炎ウイルスの再活性化"と de novo B 型肝炎…141

b. ケアの実践：感染症予防看護 ………………………………………………… 粥川由佳　144
1　はじめに…144　/　2　看護における観察ポイント…144　/
3　感染症予防に対する看護ケア…145

4．妊娠・出産時のケア ……………………………………………… 磯島咲子、村島温子　149
1　「RA」と「妊娠」が互いに与える影響…149　/　2　RA 合併妊娠の管理…150　/
3　妊娠中の薬剤…150　/　4　治療薬投与の実際…151

5．リハビリテーション

a. 病院でのリハビリテーション ……………………………………………………… 村澤　章　154
1　はじめに…154　/　2　RA のリハアプローチ…155　/　3　RA のリハ手段…158　/
4　入院リハの実践…159　/　5　おわりに…160

b. 在宅でのリハビリテーション ……………… 後藤喜代美、相波岳、内藤寛、島垣昇　161
1　姿勢・変形の特徴…161　/
2　よい姿勢・運動のポイント…161　/　3　関節保護…163

6．看護からみたプライマリケア　　　　　　　　　　　　　　　　宮崎よりの、元木絵美　171

1　はじめに…171　／　2　治療継続を支援するために…171　／
3　薬の管理と副作用への対処…172　／　4　痛みのコントロールをどうするか？…172　／
5　運動の行い方…175　／　6　栄養のとり方…176　／　7　感情のコントロール…178

第4章　身につけたい看護技術

1．皮膚の見かたとケア　　　　　　　　　　　　　　　　　　　　　　　山本俊幸　184

1　皮膚の構造と役割…184　／　2　RA患者の皮膚の特徴…184　／
3　RA患者の皮膚病変…185　／　4　看護のポイント…186

2．フットケア　　　　　　　　　　　　　　　　　　　　　　　　　　西田壽代　189

1　はじめに…189　／　2　なぜRA患者にフットケアが必要なのか…189　／
3　フットケアの実際…189　／　4　おわりに…196

3．関節リウマチのメンタルヘルスケア　　　　　　　　　　　　　　　村上修一　197

1　RAは心身症の側面を持つ…197　／　2　RA患者は抑うつの有病率が高い…197　／
3　不安・抑うつの早期発見には身体症状に注目…197　／　4　質問紙を活用する…198　／
5　病的不安・抑うつ患者への対応…199　／　6　心身相関と認知行動療法…200

4．口腔ケア　　　　　　　　　　　　　　　　　　　　　　　　　　　小林哲夫　202

1　RA患者の口腔の3つの問題点…202　／　2　RA患者の口腔ケア…203

第5章　リウマチケアに役立つ知識

1．患者のライフサイクルからみた生活支援制度と利用法　　　村山隆司、伍賀道子　209

1　はじめに…209　／　2　小児に関する制度…209　／　3　ひとり親家庭医療費助成制度…211　／
4　失業者に関する制度…211　／　5　医療に関する制度…212　／
6　障害のある人に関する制度…214　／　7　生活困窮者に関する制度（生活保護制度）…217　／
8　高齢者に関する制度（介護保険法による福祉サービス）…217　／
9　その他の暮らしに関する制度…217

2．日常のケアに生かす看護理論　　　　　　　　　　　　　　　　　　神崎初美　221

1　はじめに…221　／　2　ロイの適応看護モデル…221　／　3　オレムのセルフケア不足理論…222　／
4　ラザルスとフォルクマンのストレス・コーピング理論…222　／
5　バンデューラの社会的認知理論と自己効力感…223　／　6　ミッシェルの不確かさ理論…224　／
7　コービンとストラウスによる看護モデル：病みの軌跡…225　／
8　アントノフスキーの健康生成論と首尾一貫性…225　／
9　シャウルによる女性RA患者の適応過程…225　／
10　神崎の研究結果による「1つ乗り越えた」認知とそれが芽生える要因 …226

第6章 ケーススタディで学ぶ実践看護

1. 人工関節の術後感染を契機にADLが低下した患者さん　　岩﨑百合子　228

2. 疾患活動性の高い患者さん　　元木絵美
    - a. 発症早期に生物学的製剤を導入した患者さん　　234
    - b. 治療薬の変更を拒否している患者さん　　240

3. 呼吸器感染症をくり返す患者さん　　粥川由佳　246

4. 妊娠・出産の予定のある患者さん　免疫抑制薬を内服中の女性患者さん
    　　髙橋奈津子　251

5. 高齢でリウマチを発症した患者さん　　柏木育代　258

6. 治療を自己中断した経験がある患者さん　　元木絵美　264

付録

1) リウマチ患者が知っておきたい病気と治療の知識　　中園　清　270
    - 1 RAの病態と合併症 ／ 2 リウマチ治療薬 ／ 3 生物学的製剤 ／
    - 4 検査値の見方 ／ 5 日常生活の工夫

2) リウマチ体操　　村澤　章　276

3) 資料　　280
    - SteinblockerのClass分類 ／ SteinblockerのStage分類 ／
    - mTSS（modified Sharp/van der Heijdeスコア） ／ 初診時に必要なチェックリスト

索　引　　282

CONTENTS

知って役立つ！ Column

欧米のリウマチ専門ナース	岡田正人	20
喫煙 －喫煙と抗CCP抗体	伊藤　聡	60
栄養指導 －メトトレキサートと葉酸	佐藤和人	89
服薬指導 －「コンプライアンス」から「アドヒアランス」へ	井戸智子	111
呼吸器感染症の予防にはワクチン接種を	中園　清	148
手首の痛みに、リストサポーター！	石川　肇	180
ハーブ足浴	岩﨑百合子	182
子どものリウマチ － 治療法の進歩、日常生活の過ごし方	横田俊平	220
チーム医療	元木絵美	245

略語一覧

AAP	acetaminophen（アセトアミノフェン）	DM	dermatomyositis（皮膚筋炎）
ABT	abatacept（アバタセプト）	DMARDs	disease modifying anti-rheumatic drugs（非生物学的抗リウマチ薬、抗リウマチ薬）
ACPA	anti-citrullinated peptide antibody（抗CCP抗体、抗シトルリン化蛋白/ペプチド抗体）	D-PC	D-penicillamine（D-ペニシラミン）
ACR	American College of Rheumatology（米国リウマチ学会）	DPC	diagnosis procedure combination（包括医療費支払い制度）
ACT	actarit（アクタリット）	DVT	deep venous thrombosis（深部静脈血栓症）
ACV	acyclovir（アシクロビル）	DXA	dual-energy X-ray absorptiometry（二重エネルギーX線吸収測定法）
ADA	adalimumab（アダリムマブ）	EDM	extensor digiti minimi（固有小指伸筋）
ADL	activity of daily living（日常生活動作）	EIA	enzyme immunoassay（酵素抗体法）
AF	auranofin（オーラノフィン）	ESR	erythrocyte sedimentation rate〔赤血球沈降速度（赤沈）〕
ALS	amyotrophic lateral sclerosis（筋萎縮性側索硬化症）	ETN	etanercept（エタネルセプト）
ALT	alanine aminotransferase（アラニンアミノトランスフェラーゼ）	EULAR	The European League Against Rheumatism（欧州リウマチ学会）
ANA	anti-nuclear antibodies（抗核抗体）	FANA	fluorescent antinuclear antibody〔抗核抗体（蛍光抗体法）〕
AST	aspartate aminotransferase（アスパラギン酸アミノトランスフェラーゼ）	FCRL3	Fc receptor-like protein 3
BI	Barthel Index（バーセルインデックス）	FDP	flexor digitorum profundus（深指屈筋）
BMI	body-mass index（体格指数）	FTA	femorotibial angle（大腿脛骨角）
BUC	bucillamine（ブシラミン）	GLM	golimumab（ゴリムマブ）
CAL	calcaneus（踵骨）	GST	sodium aurothiomalate（金チオリンゴ酸ナトリウム）
CCP	cyclic citrullinated peptide（環状シトルリン化ペプチド）	HADS	hospital anxiety and depression scale
CM	carpometacarpal（手根中手）	HAQ	health assessment questionnaire（日常生活指標）
COX	cyclooxygenase（シクロオキシゲナーゼ）	HAQ-DI	health assessment questionnaire-disability index
CPM	continuous passive motion（他動運動訓練装置）	HLA	human leukocyte antigen（ヒト白血球抗原）
CRP	c-reactive protein（C反応性蛋白）	HRAS38	Handy rheumatoid activity score with 38 joints
CZP	certolizumab pegol（セルトリズマブペゴル）	ICF	International Classification of Functioning, Disability and Health（国際生活機能分類）
DAS28	disease activity score 28		
DIC	disseminated intravascular coagulation（播種性血管内凝固症候群）		
DIP	distal interphalangeal（遠位指節間）		

ICIDH	International Classification of Impairments, Disabilities and Handicaps（国際障害分類）
IFNγ	interferon-γ（インターフェロンガンマ）
IFX	infliximab（インフリキシマブ）
IgG	immunoglobulin G（免疫グロブリン G）
IgM	immunoglobulin M（免疫グロブリン M）
IL-17	interleukin-17（インターロイキン 17）
IP	interphalangeal（指節間）
LAM	lymphangioleiomyomatosis（リンパ脈管筋腫症）
LEF	leflunomide（レフルノミド）
MCP（MP）	metacarpophalangeal（中手指節）
MCTD	mixed connective disease（混合性結合組織病）
MHC	major histocompatibility complex（主要組織適合性複合体）
MMP-3	matrix metalloproteinase 3（マトリックスメタロプロテナーゼ 3）
MRA	malignant rheumatoid arthritis（悪性関節リウマチ）
MTP	metatarsophalangeal（中足趾節間）
MTX	methotrexate（メトトレキサート）
MZB	mizoribine（ミゾリビン）
NICE	National Institute for Health and Clinical Excellence（英国国立医療技術評価機構）
NSAIDs	nonsteroidal anti-inflammatory drugs（非ステロイド性抗炎症薬）
OA	osteoarthritis（変形性関節症）
PADI	peptidyl arginine deiminase（ペプチジルアルギニンデアミナーゼ）
PIP	proximal interphalangeal（近位指節間）
PsA	psoriatic arthritis（乾癬性関節炎）
PSL	prednisolone（プレドニゾロン）
PTPN22	protein tyrosine phosphatase、non-receptor type 22
QOL	quality of life（生活の質）
RA	rheumatoid arthritis（関節リウマチ）
RF	rheumatoid factor（リウマトイド因子）
SAA	serum amyloid A（血清アミロイド A）
SASP	salazosulfapyridine（サラゾスルファピリジン）
SDAI	simplified disease activity index
SDS	self-rating depression scale
SE	shared epitope
SJC	swollen joints count（腫脹関節数）
SLE	systemic lupus erythematodes（全身性エリテマトーデス）
SLR	straight leg raise（下肢伸展挙上運動）
SNSA	seronegative spondyloarthropathy（血清反応陰性脊椎関節症）
SSc	systemic sclerosis（全身性硬化症）
STAI	state trait anxiety inventory（状態・特性不安検査）
STAT4	signal transducers and activator of transcription 4（シグナル伝達性転写因子 4）
T2T	Treat to Target（目標達成に向けた治療、目標達成型の治療）
TAC	tacrolimus hydrate、tacrolimus（タクロリムス水和物、タクロリムス）
TCZ	tocilizumab（トシリズマブ）
THA	total hip arthroplasty（人工股関節置換術）
TJC	tender joint count（圧痛関節数）
TKA	total knee arthroplasty（人工膝関節置換術）
VAS	visual analogue scale

執筆者一覧

【編　集】

村澤　章	新潟県立リウマチセンター名誉院長
元木絵美	甲南加古川病院看護部

【執筆（掲載順）】

村澤　章	新潟県立リウマチセンター
松田剛正	鹿児島赤十字病院リウマチ膠原病センター
岡田正人	聖路加国際病院アレルギー膠原病科 （SLE、関節リウマチ、小児リウマチ）
髙崎芳成	順天堂大学医学部膠原病内科学講座
川人　豊	京都府立医科大学膠原病・リウマチ・アレルギー内科
亀田秀人	慶應義塾大学医学部リウマチ内科
石川　肇	新潟県立リウマチセンターリウマチ科
松下　功	富山大学医学部整形外科
熊谷俊一	神鋼病院膠原病リウマチセンター
伊藤　聡	新潟県立リウマチセンターリウマチ科
中原龍一	岡山大学大学院医歯薬学総合研究科 生体機能再生・再建学講座（整形外科学）
西田圭一郎	岡山大学大学院医歯薬学総合研究科 生体機能制御学講座人体構成学分野
川合眞一	東邦大学医学部内科学講座膠原病学分野
中川千明	奈良県立医科大学附属病院看護部
佐藤和人	日本女子大学保健管理センター
舟橋恵子	松原メイフラワー病院
松原　司	松原メイフラワー病院
飯田智子	松原メイフラワー病院看護部
井戸智子	甲南加古川病院薬剤部
佐久間悠	東京女子医科大学附属膠原病リウマチ痛風センター整形外科
桃原茂樹	東京女子医科大学附属膠原病リウマチ痛風センター整形外科
阿部麻美	新潟県立リウマチセンターリウマチ科
陶山恭博	聖路加国際病院アレルギー膠原病科 （SLE、関節リウマチ、小児リウマチ）
漆山由美子	新潟県立リウマチセンター看護部
粥川由佳	国立病院機構名古屋医療センター看護部
中園　清	新潟県立リウマチセンターリウマチ科
磯島咲子	昭和大学リウマチ膠原病内科
村島温子	国立成育医療研究センター母性医療診療部
後藤喜代美	新潟県立リウマチセンターリハビリテーション科
相波　岳	新潟県立リウマチセンターリハビリテーション科
内藤　寛	新潟県立リウマチセンターリハビリテーション科
島垣　昇	新潟県立リウマチセンターリハビリテーション科
宮崎よりの	甲南加古川病院看護部
元木絵美	甲南加古川病院看護部
岩﨑百合子	甲南加古川病院看護部
山本俊幸	福島県立医科大学医学部皮膚科学講座
西田壽代	足のナースクリニック
村上修一	新潟大学医歯学総合病院第二内科
小林哲夫	新潟大学医歯学総合病院歯科総合診療部
村山隆司	石川勤労者医療協会　城北病院リウマチ科
伍賀道子	石川勤労者医療協会　城北病院医療福祉相談室
横田俊平	横浜市立大学大学院医学研究科発生成育小児医療学
神﨑初美	兵庫県立大学地域ケア開発研究所
髙橋奈津子	新潟県立リウマチセンター看護部
柏木育代	松原メイフラワー病院看護部

納得！実践シリーズ

リウマチ看護パーフェクトマニュアル

- 第1章　必ず押さえたい基礎知識
- 第2章　関節リウマチの診かた
- 第3章　関節リウマチの治療とケアの実践
- 第4章　身につけたい看護技術
- 第5章　リウマチケアに役立つ知識
- 第6章　ケーススタディで学ぶ実践看護
- 付録

第1章 必ず押さえたい基礎知識

1. リウマチの歴史・疫学

松田剛正

ポイント

- 関節リウマチ（rheumatoid arthritis：RA）の病名は1858年A. B. Garrodにより記載された
- 日本のRAトータルマネージメントの動きは、ケアの領域が加わり1993年頃にはじまった
- リウマトイド因子の発見と検査法がRAの診断を進歩させた
- RAの日本人の有病率は約0.5％、男女比は1：2〜5で地域差はない
- RAは遺伝的要因と環境要因が関与する多因子疾患である

1 歴史（表1）

■ リウマチの語源

リウマチの語源と思われるリウマ（rheuma）は「流れ」という意味のギリシャ語である。紀元前4世紀頃のヒポクラテスの文献のなかに記述がみられ、「手足の節々が痛む病気は、脳で過剰に産生された粘液が体の各部に流れて関節に滞り、関節炎を引き起こすことで発生する」と考えられていた。

memo
「関節炎は、脳で過剰に産生された粘液の流れ（リウマ）が関節で滞るために起こる」と考えたのがリウマチの語源です。

■ RAはいつ頃からあった病気か？[2]

最古には3000年前の北米古代人骨に関節リウマチ（RA）の病変がみられるが、RAの滑膜炎、関節軟骨の破壊が明確に記載されたのは1819年（英国）である。RAの疾患名はA. B. Garrodにより1858年に記載された。

memo
RAの疾患名は1858年A. B. Garrodにより記載されました。

■ リウマトイド因子の発見

RAの診断に重要な**リウマトイド因子（RF）**は1940年Waalerによりウサギ抗体感作ヒツジ赤血球を凝集する物質として発見された。1948年にRoseおよびRaganが感作ヒツジ赤血球でリウマトイド因子を検出する方法を確立し、1956年にはラテックス凝集反応による検出法が工夫されRAの診断法が進歩した。

20世紀になってから、RAは痛風や変形性関節症

表1　RAの歴史

3000年前の北米古代人骨にRA所見がみられた	
1819年	RAの明確な記載がなされた 滑膜炎と関節軟骨の破壊（英国）
1858年	A. B. Garrodが疾患名rheumatoid arthritisを使用
1922年	英厚生省でRAを公式に採用した
1941年	米国リウマチ協会（ACR）がRAを正式採用
1947年	RoseおよびAraganが感作ヒツジ赤血球凝集反応でリウマトイド因子を検出する方法を発見
1956年	ラテックス凝集法

RAの明確な記載がなされたのは1819年、rheumatoid arthritisの疾患名が付けられたのは1858年であり、行政の公式使用は20世紀になってからである
（文献1より引用）

などのほかのリウマチ性疾患と明確に区別されるようになった。

> **重要!**
> リウマトイド因子の発見とその検査法の確立によりRAを痛風、変形性関節症などと鑑別できるようになり、RAの診断、病態、治療が進展しました。

■ 日本におけるリウマチケアの歴史

- 1993年RA治療にかかわる医師、看護師、リハビリスタッフなどが参加し研鑽する場として、RAトータルマネージメント研究会が発足した
- 2000年4月に介護保険制度が導入されRAの在宅ケアが改善された
- 2010年には財団リウマチケア看護師制度がスタートした

1) 基礎療法の重要性

従来、英国のSmythによって1972年提案されたピラミッド治療計画がRA治療のスタンダードであった。薬物治療の効果よりも副作用の重症度を基準に、より安全な薬物から投与し、関節破壊が進行したときに手術療法を行い、リハビリテーションは発病当初より行うものであった。

RA患者の日常生活の過ごし方である安静、運動、入浴、食事、睡眠と教育を基礎療法として治療計画を支える土台にした。

メトトレキサート(methotrexate：MTX)、生物学的製剤など有効性が高い新しい薬物が出るに従い副作用の重症度よりも骨破壊を初期より押さえる治療を原則とする治療のパラダイムシフトが起こったが、基礎療法の重要性は変わっていない。

> **重要!**
> 治療のパラダイムシフトが起こっても、基礎療法とその指導は看護師の重要な役割です。

2) RAのトータルマネージメント

◆ RA治療の柱にケアの導入

1993年、従来のRA治療を支える3本柱である、「薬物治療」「手術」「リハビリ」に加えて「ケア」の発想が導入され、専門の医師、専門の看護師、リハビリスタッフなどのパラメディカルが研鑽する場として、RAトータルマネージメント研究会(代表山本純己：RAトータルマネージメントの言葉は、この時期から使用された)が発足した。これに続き、日本リウマチ財団リウマチのケア研究委員会も発足しこの流れを支えている。2010年には財団リウマチケア看護師制度もスタートし、県単位のケア研究会や年1回の東京での全国大会は、参加者も増え続けている[3]。

> **重要!**
> 免疫抑制薬、生物学的製剤などの治療で、RAトータルマネージメントでは、看護師の役割が増大し、よりレベルの高い財団リウマチケア看護師の育成が計られています。

3) RA在宅ケア

筆者が1997年に鹿児島市の保健師と共同で行った調査では、在宅寝たきり患者の5％がRAを原因としていることが判明した。

実施したRA患者の在宅ケアの調査結果をみると、患者は合併症が多く、約3/4は70歳以上であり、入院や転院、病院での終末も多く、安定した在宅ケアを続ける条件として複数の介護者が必要な状況であった。家族の介護力の低いRA患者の在宅ケアをどのような方向に進めたらよいか模索する時代であった。

2000年4月に介護保険制度が導入された。この制度は65歳以上が対象者であるが、40～64歳でも特定疾病をもつ者は第2号被保険者として認定対象となり、RA患者も含まれた(p217参照)。

> **memo**
> 在宅医療患者の約5％がRAが原因で寝たきりになっている時代から、介護保険制度を第2号被保険者として利用ができる時代になり、RAの在宅ケアが大きく改善されました。

4) リウマチ医療供給体制をいかに整備するか？
(図1)

1998年、学会、財団、患者会の代表者が集まり、「リウマチ治療を行う医療施設を中心にどのような形でRA患者の医療を整備したらよいか」を話し合った結果、リウマチ医療供給体制の改革案が示さ

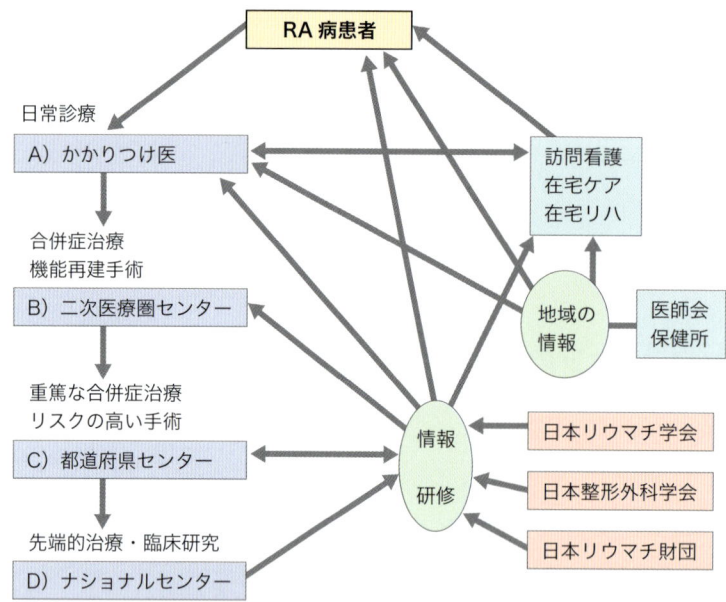

図1　リウマチ医療提供体制の改革案
1997年学会、財団、患者会が集まり、リウマチ医療機関をどのように整備すべきか話し合い、改革案が示された。かかりつけ医の重要性が指摘されている
（文献4より引用）

れた。その際の改革案では**かかりつけ医**の重要性が強調された。現在では、リウマチ情報センター（日本リウマチ財団）、難病情報センター（厚生労働省）も稼働し情報提供の役割を担っている。

RA治療のパラダイムシフトにより、多数の医療機関にリウマチ科が設置され、多くの薬剤が使用できるようになり、メーカー主導ではあるが、情報提供の場が広がった。これにより医師、看護師をはじめとするパラメディカル間の交流がさかんとなっている。また健康保険においてもDPC制度（包括医療費支払い制度）に多くの病院が参加し、病診連携のネットワークが形成されてきた。

リウマチの医療連携は促進されてきたが、一方で入院治療を分担する医療施設では、RA患者は入院期間が長引き、DPC制度（包括医療費支払い制度）のもとでは不利であり、リウマチ医療供給体制が機能するかどうか、楽観はできない状況と考えられる。

> **重要!**
> かかりつけ医をつくる、リウマチ科の設置、介護保険の導入、医療保険のDPC制度の導入などRAを取り巻く環境は変化しています。

2　疫学（表2）

■ 有病率と罹患率

「有病率」とは定められた一時点での人口に対する患者の頻度で、「罹患率」とは定められた期間内に発病した患者の人口あたりの割合である。有病率、罹患率の経過などの疫学研究は、RAの病因、誘因の解明や医療にとって重要な指標である。

> **重要!**
> 有病率と罹患率の研究は病気の病因、誘因の解明や、医療にとって重要です。

■ RAの患者数と地域差

RAは世界中にみられ、有病率には人種差があるとされる。白人の有病率は約0.7％で、日本における1998年の疫学調査によれば[5]、日本人の有病率は0.5％で、全国のRA患者数は約60万人であった。また地域差はなかった。

近年、ヨーロッパ、北米の有病率、罹患率は減少しており、とくに女性に顕著である。日本でもその

表2　RAの疫学調査

地域	報告年	報告数	被験者数（人）	罹患率（%）
北米（白人）	（1968－1985）	4	4,452～6,672	0.5～1.1
（原住民）		4	205～5,169	0.6～6.8
ヨーロッパ（白人）	（1961－1998）	6	4,456～19,100	0.3～1.1
アフリカ	（1975－1993）	2	964～2,000	0.0～0.9
アジア	（1983－1993）	4	1,071～5,629	0.2～0.3
日本				
Woodほか	1971			0.35
Shichikawaほか	（1965－1980）		2,276	0.3～0.5
松田ほか	1993		23,255	0.68
居村ほか	1996		51,470	0.44

RAの有病率は白人種で0.7％、北米原住民では特異的に高い種族がある
アフリカ黒人では白人種より低く、日本人では、0.5％である
（文献6より改変）

傾向がみられる。

memo
RAの有病率は白人が約0.7％、日本人で0.5％、女性に多く、近年世界的に罹患率は低下し、日本人でも女性の低下がみられます。

■ 厚労省の特定疾患

厚生労働省の特定疾患（いわゆる難病特定疾患）にRAは指定されておらず、**悪性関節リウマチ（MRA）**は認定されている（p214）。

MRA認定患者数（2011年）は6,302人であり、RAの約1％である。

memo
血管炎や関節外症状を伴うRAは悪性関節リウマチ（MRA）として特定疾患に認定され、全国で約6,000人となっています。

■ RA発病の危険因子 （表3）

RAは多因子疾患と考えられ、発病には複数の遺伝的要因と環境要因が関与している。

1）遺伝的要因

RA発病に遺伝的因子が関与していることは家系研究からも示唆されている。双生児におけるRA発症の研究では、遺伝因子の関与が2/3、環境因子の関与が1/3とされている。発症に関与する遺伝的因子のなかで、HLA-DR4のshared epitope遺伝子は重症度と予後に強い相関が認められるとされる。

表3　RA発症、進行の危険因子

1. 遺伝的要因	遺伝因子の関与2/3、環境因子1/3 HLA-DRB1　shared epitope遺伝子は発症リスクが高い
2. 環境因子	
1）性と年齢	女性に多い 授乳、ピルの服用は発症抑制
2）喫煙	発症と進行のリスクが高い
3）食事	肉中心、野菜、果物の少ない食生活は発症リスクが高い 魚油、オリーブ油摂取は炎症を抑える
4）ウイルス感染	慢性関節炎を起こすことあり パルボウイルス（リンゴ病） T細胞白血病ウイルス（白血病、HAM） ヒト免疫不全ウイルス（HIV） C型肝炎ウイルス（肝炎）

（文献1より引用）

重要！
RA発病の2/3に、遺伝因子の関与が認められ、そのなかでHLA-DRB1のshared epitope遺伝子が重症度と予後に関与しています。

看護のコツ
多くのRA患者からの質問「RAにとってよい食生活は」に対して、表3の内容を理解し患者さんの教育に利用しましょう。

2）環境因子

◆ 性、年齢

女性に多く、日本では男女比は1：2〜5であり、発病のピークは50歳代である。女性ホルモン（エストロゲンなど）が関与する授乳、経口避妊薬の服用はRAの発症を抑制する。

◆ 喫煙

喫煙はRAの発症と進行の危険因子である。また、HLA-DRB1 shared epitope遺伝子をもつ喫煙者ではRA発症リスクが非常に高くなると報告されている（p60）。

◆ 食事

RA発症者の食生活調査より、炎症を抑えるβ-クリプトキサンチン、ゼアキサンチンはRA発症を抑えるとされ、1日1杯のフレッシュなオレンジジュースが予防のために推奨されている。

一方、野菜、果物の少ない肉中心の食生活はRA発症を高める。n3系の多価不飽和脂肪酸を多く含む食品（魚油、オリーブ油など）は炎症を抑え、発病率を下げると報告されている（p178も参照）。

◆ 感染症

慢性関節炎を起こすとされるウイルスに以下のものが挙げられる。リンゴ病を引き起こすパルボB19ウイルス、T細胞白血病、ヒトT細胞関連脊髄症（HAM）の原因であるヒトT細胞ウイルスタイプ-1（HTLV-1）、ヒト免疫不全ウイルス（HIV）、C型肝炎ウイルス。

HIV（ライター症候群、乾癬性関節炎）は骨びらんを起こす。

> **重要！**
> 環境因子として、発症、進行の危険因子として女性、喫煙があり、抑制因子として炎症を抑える食品があります。骨びらんを起こすウイルス性関節炎はあるが、感染症がRAの発症に関与するかどうか不明です。

3）RA発症の予測（表4）

以下にRA発症予測に関する報告[7]を紹介する。RAの特異抗体である**抗環状シトルリン化ペプチド抗体（抗CCP抗体）とリウマトイド因子（IgM-RF）**のRA発症との関連を示したものである。

RA発症前の献血者79例とコントロール献血者2,138例について、献血時のIgM-RFと抗CCP抗体を測定した。この結果、一般住民が5年以内にRAを発症する予測率は、IgM-RF陽性群で1.5％、抗CCP抗体陽性群で5.3％、IgM-RFと抗CCP抗体陽性群で100％であった。したがって、IgM-RFと抗CCP抗体の測定によりRA発症の予測が可能であることが示された。

> **重要！**
> RA発症予測が可能となりました。リウマトイド因子と抗CCP抗体が陽性になると5年以内にRAを発症するという報告があります。

表4　RA診断におけるIgM-RFと抗CCP抗体の診断的価値

	発症する0〜5年前の献血者				5年以内にRAを発症するリスク（PPV％）	
	感度%	特異度%	PPV%[*1]	NPV%[*2]	全住民	ハイリスク住民[*3]
IgM-RF	20.5	98.6	88.2	71.1	1.5	37.7
抗CCP抗体	28.9	99.5	96.6	73.5	5.3	69.4
IgM-RFまたは抗CCP抗体	36.5	98.1	90.6	75.4	1.9	43.4
IgM-RFと抗CCP抗体	13	100	100	75.4	100	100

[*1]：PPV（positive predictive value）＝RAを発症する予測値
[*2]：NPV（negative predictive value）＝RAを発症しない予測値
[*3]：2親等以内にRAをもつ住民
リウマチ因子（IgM-RF）と抗CCP抗体の両者が陽性ならば100％RAが発症すると予測され、リウマチ因子や抗CCP抗体が単独では発症リスクは高くないが、2親等以内（両親、祖父母、同胞）にRAの家族歴があれば発症リスクが高まる
（文献7より改変）

看護師へのアドバイス

　MTXや生物学的製剤による治療のブレークスルーが起こっていますが、日本のRAトータルマネージメントへの取り組みの30年の歴史をみると、財団リウマチケア看護師制度などの導入により、ケアの世界でも同様なことが起こっており、看護師はますます活躍できる時代になっています。

　リウマチの語源、RAの疾患としての確定の歴史、有病率、発病の危険因子として遺伝的要因と環境因子、発症の予測を理解し、患者とのコミュニケーションに生かし看護を深めてほしいと願います。

■ 引用文献

1) 松田剛正：2．歴史，疫学．「関節リウマチのトータルマネジメント」（日本リウマチ財団 監修），医歯薬出版，2011
2) 山本一彦：リウマチ性疾患の概念，分類，疫学．「リウマチ基本テキスト」（日本リウマチ財団 監修），日本リウマチ財団，pp13-17, 2008
3) 山本純己：わが国における関節リウマチマネジメントの歩み．「関節リウマチのトータルマネジメント」（日本リウマチ財団 監修），pp1-14, 医歯薬出版，2011
4) 「今後のリウマチ対策について」（中間報告），公衆衛生審議会成人病難病対策部会リウマチ対策委員会，1997
5) 古野純典：慢性関節リウマチの有病率と発症要因に関する疫学的研究．平成10年度厚生科学研究費補助金；免疫・アレルギー等研究事業研究報告書，pp200-201, 1998
6) Alamanos Y：Epidemiology of adult rheumatoid arthritis. Autoimmun Rev, 4：130-136, 2005
7) Nielen MMJ, et al：Specific autoantibodies precede the symptoms of rheumatoid arthritis；A study of serial measurements in blood don ors. Arthritis Rheum 50：380-386, 2004

■ おすすめの文献・書籍　もっと詳しく学びたい方へ

◇「関節リウマチのトータルマネジメント」（日本リウマチ財団 監修），医歯薬出版，2011
　→RAのトータルマネジメントのバイブル的な本であり、看護師の著者も多く、内容も実践的です。通読することをおすすめします
◇「よくわかる関節リウマチのすべて」（宮坂信之 編），永井書店，2009
　→RAはどんな病気か？RAは誰に起こりやすいか？など日常看護で遭遇する疑問、看護技術などに答え、全体に系統的に編集されています

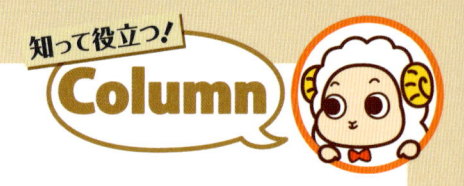

欧米のリウマチ専門ナース

岡田正人

欧州リウマチ学会の取り組み

日本リウマチ財団による登録リウマチケア看護師制度が2010年度から始まり、関節リウマチの診療を行ううえで専門知識を持った看護師がチームに参加することで、アクセスがよく、高いレベルのケアを提供できるようになりました。

このような制度は欧米にもあり、欧州リウマチ学会が推奨しているリウマチケア看護師の役割は以下の通りです。

- 患者さんへの情報提供とアドバイス
- 質問や疑問に迅速に対応することで満足度を向上させる
- 密接なケアの達成、精神的なサポート
- 疾患のマネジメント
  （服薬指導・社会的サポート）
- 自己マネジメント
  （生活におけるアドバイス）
- ケアの効率化

そしてこれらを実行するための具体的なガイドラインが作成され、詳細なプロトコールが作成されています。日本でも病院ごとに工夫されたマニュアルが作成されていますが、全国的に使用できる標準的な指標をつくるうえで欧州において実践されているものは大変参考となると考えられます。

患者さんの治療を支える看護師や薬剤師の役割

リウマチ治療においては、診断をつけ治療計画を患者さんと相談し決めていくところまでは医師が中心となりますが、実際に治療を適切に開始し継続していく過程においては看護師や薬剤師の役割が大変重要になります。欧米でも患者さんの日常生活や社会的状況の把握、検査の必要性の説明、副作用が出ていないかの確認などでは看護師が、薬に対する理解を深めることと注意事項の確認などにおいては薬剤師が患者さんにとってとても頼りになります。

看護師、薬剤師、医師にはそれぞれ特異的な役割もありますが重複できるものも少なくありません。個々の患者さんにあった治療目標の設定、治療選択肢の説明、関節評価、副作用モニタリング、必要な検査のチェックリストなど、リウマチナースが積極的にかかわることで、患者さんの満足度のみでなく、アウトカムの向上に有用と考えられる分野はたくさんあります。リウマチケア看護師の活動がより活発化すれば、地域格差、施設格差の解消にも役立つと期待されます。

第1章 必ず押さえたい基礎知識

2. 関節リウマチの病態
免疫異常と炎症のメカニズム

髙崎芳成

> **ポイント**
> - 関節リウマチ（RA）は膠原病の代表的な疾患の1つである
> - 発症には遺伝的な素因に加え、喫煙や感染などの環境因子が関与する
> - 自己の組織を攻撃する免疫異常が起こる
> - 免疫異常に基づいて滑膜に炎症が起こり、滑膜細胞が増殖する
> - 増殖した滑膜細胞はパンヌスを形成し、骨・軟骨を破壊し、放置すると関節機能が廃絶する

1 はじめに－RAの免疫異常と炎症

　関節リウマチ（RA）は膠原病の代表的な疾患の1つで、免疫異常によって起こる関節滑膜の炎症に基づく異常な増殖と、それ引き続く多発性の骨破壊性関節炎を主体とする慢性進行性の炎症性疾患である[1]。免疫異常を引き起こす原因は不明であるが、遺伝的な素因に加え、いくつかの環境因子が関与していると考えられている。

2 病因

■ 遺伝的素因

1）MHCクラスⅡ分子

　一卵性双生児の一方がRAを発症した場合、もう片方の児がRAを発症する確率は15～34％とされている。この比率は二卵性双生児では0.5～1％であり、この事実はRAの発症に遺伝的素因が深く関与していることを示唆している。**MHC（主要組織適合性複合体）クラスⅡ分子**はRAの発症に相関する代表的な遺伝的因子で、HLA-DR1（DRB1＊0101）およびDR4（DRB4＊0401）が日本人を含む多くの民族でRAの発症に強い相関を認めることが知られている[2]。

　最近はDNAレベルでのより詳細な検討が行われ、クラスⅡ分子のDR β鎖の70～74アミノ酸がRA患者で共通して認められる配列であることが確認され、**shared epitope**と呼ばれている。この配列はRAの重症度、関節外症状さらにRAに特異的に検出される**抗CCP（cyclic citrullinated peptide）抗体**の出現と強い相関を認める[2]。このshared epitopeが外来抗原との交叉反応や自己抗原ペプチドと特異的反応することで免疫反応の異常が誘導されることが考えられている[2]。

2）シグナル伝達系および自己抗原に関連する分子

　HLAは免疫応答のうえで抗原提示に関与しているが、抗原の刺激を受けた後のシグナル伝達系に関連する分子の遺伝子もRAの発症に関与している。たとえば欧米人ではT細胞上の抗原受容体を介したシグナル伝達を押さえ込むPTPN22（protein tyrosine phosphatase, non-receptor type 22）遺伝子や、逆に促進するSTAT4（signal transducers and activator of transcription 4）遺伝子との関連が示されている[2]。これら遺伝子の異常は免疫反応を高める方向に働かせることになる。

また日本人では蛋白中のアミノ酸の1つであるアルギニンをシトルリンに変換する酵素であるPADI 4（peptidyl arginine deiminase 4）、およびB細胞の活性化を制御する分子のFCRL3（Fc receptor-like protein 3）遺伝子などのRAとの関連が報告されている[2]。とくに**PADI 4**の遺伝子異常はシトルリン化された蛋白の量的な増加をRA患者にもたらし、最近RAの診断に重要な位置を占めている抗CCP抗体の産生を誘導している可能性もあることから注目されている[2]。

■ 環境因子

一卵性双生児の双方が必ずしもRAを発症しない事実は、遺伝的素因に加え、環境因子も重要な因子となっていることを同時に示唆している。

環境因子として以前から感染症の関与が指摘されている。細菌では、マイコプラズマ、マイコバクテリウム、腸内細菌、そして最近とくに歯周病の原因となる*Porphyromonas gingivalis*の関与が注目されている（p202参照）。一方、ウイルスではEBウイルス、HTLV-I、パルボウイルス、ならびに風疹ウイルスなどとの関連が報告されている。その他の環境要因としては心理的なストレス、そして妊娠・出産との相関も報告されている。さらに、**喫煙**は先に述べた抗CCP抗体の産生を促進する因子である可能性が指摘されている（p60参照）[2]。

■ 自己免疫

前述のような遺伝的および環境要因によりRAをはじめとする膠原病ではいずれの疾患でも自己免疫と呼ばれる免疫異常が起こり、それが病気の進展に深く関与していると考えられている。

免疫は本来自分の身体を細菌などの外来抗原から守るしくみであるが、この機構に異常をきたし、自分の身体を攻撃するような免疫の異常が「自己免疫」と呼ばれている。RAでは滑膜の炎症が病気の進展のはじまりと考えられているが、この炎症が自己免疫を誘導するのか、もしくは自己免疫が炎症を引きおこすのかということについては議論がある。しかし、病気の進展に自己免疫が重要な働きをしているということについては広く受けいれられている。

◆ 自己抗体の産生

RAが自己免疫疾患と呼ばれる証拠の1つは自分の身体の成分に対する抗体、つまり自己抗体の産生が見られる点にある。その代表的なものが免疫グロブリンG（IgG）のFc部分に対する自己抗体である**リウマトイド因子（RF）**で、約80％のRA患者で検出される。また、抗CCP抗体をはじめ、生体内でPADI4によってシトルリン化された種々の蛋白に対する自己抗体（**抗シトルリン化蛋白抗体：ACPA**）も特異的に検出される[3]。これらの抗体は診断に有用なばかりではなく、疾患の活動性の高さや骨破壊の進行の予後などとの相関が見られ、病態の進行に関与する因子としても重要な位置を占めている[3]。

◆ 自己反応性のT細胞

また、抗体ばかりではなく自己反応性のT細胞も重要な役割を担っていて、マクロファージなどの免疫担当細胞とともに慢性炎症の維持や骨破壊に重要な役割を有していると考えられている[1][2]。このようなT細胞の関与は、RAの関節病変部位の滑膜における小血管周囲にCD4陽性のT細胞の集簇が見られることから示唆されている。さらに関節が異なっても、そこに集簇しているT細胞は共通のクローンで成り立っていることも、特異な抗原刺激を受けたT細胞の病態への関与を強く示唆している。また、最近の新たな生物学的製剤による治療でT細胞の持続的な活性化を維持するB細胞を特異的に抑制する治療がきわめて効果的であることもこの考えを裏付ける事実と思われる。

3 関節炎の病態生理

関節は関節包に包まれ、その内側は「**滑膜**」と呼ばれる関節の動きを滑らかにするための滑液を産生する膜が存在している（図1）。また、骨と骨の間

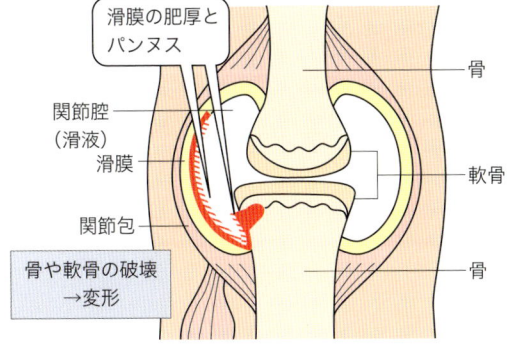

図1　関節リウマチの関節炎

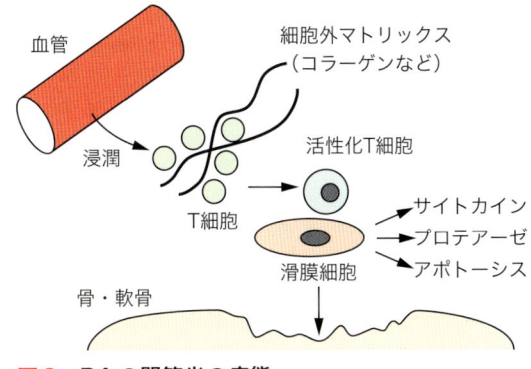

図2　RAの関節炎の病態

には「軟骨」が存在し、重量による衝撃を和らげ、関節がスムーズに動くようにしている。

◆「炎症」と「自己免疫反応」

　RAではこの滑膜に炎症がおこり、その結果、血管からマクロファージやTおよびB細胞などのリンパ球が浸潤し、コラーゲンなどへの自己免疫反応が惹起されとされているとの考えがある（図2）。

　一方、関節炎発症に先立ち、自己抗原のシトルリン化、免疫寛容の破綻による抗シトルリン蛋白抗体（ACPAまたは抗CCP抗体）産生のような自己免疫が成立し、B細胞によるほかの自己抗体産生や、T細胞の分化誘導や活性化、とくにTh17細胞への分化誘導により滑膜炎がおこるとする考えも有力である[1)2)]。

　Th17細胞から産生されるインターロイキン17（interleukin-17：IL-17）は、マクロファージや線維芽細胞などに作用して種々の炎症性サイトカイン産生を誘導し、さらに破骨細胞の分化誘導により骨破壊を進めることが知られている（図2）。

◆炎症の慢性化

　このような反応の中で多量に産生されたIL-6などの炎症性サイトカインの刺激を受け、滑膜炎が慢性化し、滑膜が増殖することにより**パンヌス**が形成される。パンヌスには滑膜線椎芽細胞、マクロファージ、樹状細胞、TおよびB細胞、形質細胞、肥満細胞などが浸潤している。これらの細胞からTNFα、IL-1、IL-6等の炎症性サイトカインやケモカイン、

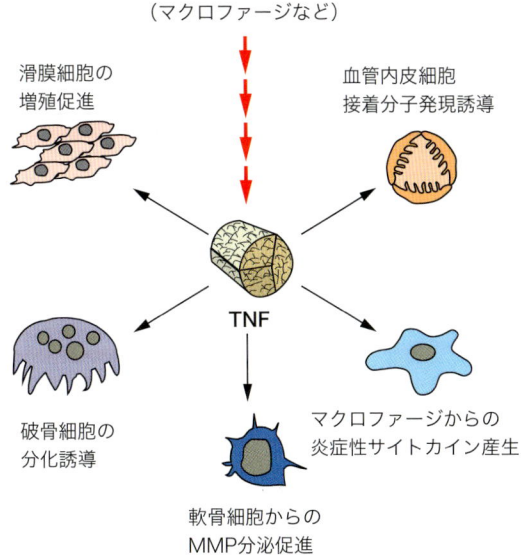

図3　TNFを介した炎症と関節破壊のメカニズム

さらにMMP-3のような蛋白分解酵素やプロスタグランジン、およびヒスタミンなどが多量に分泌され、結果として慢性炎症ならびに骨・軟骨破壊などの組織損傷をもたらすものと考えられている（図3）。そしてこれを治療しないで放置するとやがて関節は変形や強直と呼ばれる癒合を起こし、関節機能が廃絶する（図4）[1)～3)]。

> **重要!**
> 　RAの病態の進行にはTNFα、IL-1、IL-6等の炎症性サイトカインが重要な役割を演じています。最近、積極的に使われるようになった生物学的製剤は主としてこのサイトカインの働きを抑制することによりRAを改善させます[4)]。

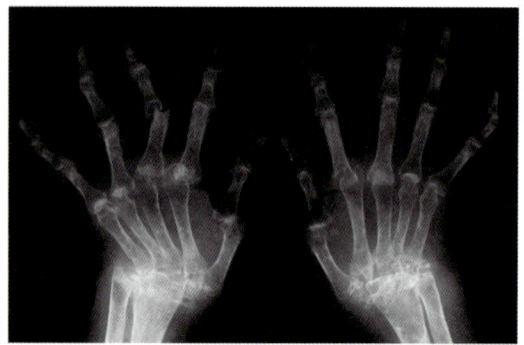

図4　RAの手のX線写真

看護師へのアドバイス

　患者さんはしばしば膠原病の1つであるRAを発症したことを悲観的に受け止めています。RAの原因は不明ですが、その病気のメカニズムについては詳しく解析されていて、それに基づく新たな治療法によりその予後は劇的に改善していることをよく説明するようにしましょう。

看護のコツ

　以下に病気の説明の要点をまとめます。

① RAは膠原病の代表的な疾患の1つです
② 原因は不明ですが、その発症には遺伝的な素因に加え、環境因子が関与しています
③ 環境因子としては、ウイルスや歯周病の細菌などによる感染症、ストレス、妊娠・出産そして喫煙も関係しています
④ 自己の組織を攻撃する免疫異常が起こります
⑤ 免疫異常に基づいて滑膜に炎症が起こり、滑膜細胞が増殖します
⑥ 増殖した滑膜細胞はパンヌスを形成し、種々のサイトカインや蛋白分解酵素などを放出し、骨・軟骨を破壊します
⑦ 放置すると関節機能が廃絶します
⑧ 関節が壊れる前に正しい診断とともに適切な治療を早く受けることが大切です

■ 引用文献

1) 高崎芳成：関節リウマチはこんな病気です「ナースが話せる！患者がわかる！関節リウマチの治療とケア」（勝呂　徹監修），pp8-20，メディカ出版，2009
2) 山本一彦：関節リウマチ-病態，臨床所見，診断．「リウマチ病学テキスト」（日本リウマチ学会生涯教育委員会、日本リウマチ財団教育研修委員会編），pp90-105，診断と治療社，2010
3) 高崎芳成：抗CCP抗体―早期RAの診断と予後の予測に役立つか．リウマチ科 41：451-458，2009
4) 高崎芳成：臨床症状 網内系病変．関節リウマチ―成因研究から治療の新時代へ―．日本臨床（増刊号1）63：270-273，2005

第2章 関節リウマチの診かた

1. 早期診断と確定診断

川人 豊

ポイント

- 関節リウマチの診断には、関節由来の関節痛であるかを見極めるためにも、まず疼痛部位の触診を行う
- 感度の高い新分類基準を用いるときには、除外診断が最も大切で、とくに感染症による関節炎の除外が重要である
- 関節外症状を見逃さないために、問診を含めチェックリストを作成しておく

1 診断基準の変遷

リウマチ専門医にとっても関節リウマチ（RA）の診断が容易でない症例があり、いわゆる診断基準は存在せず、他疾患を除外するために分類基準となっている。

1987年の米国リウマチ学会（ACR）の関節リウマチの分類基準は（表1）[1]、20年以上にわたり全世界で使用されたRAの診断には特異度（信頼性）の高い基準である。RAの関節炎は、ほかの関節炎と異なり、リウマチ因子が陽性、左右対称性に手指の関節が障害されやすく、慢性の関節炎のため最終的に骨びらん（X線での虫食い様の骨の融解像）が生じるが、1987年のACR分類基準は、これらRAの関節炎の特徴を取り入れた基準であると言える。

しかしながら、早期のRAでは、関節炎も左右対称性でない少数の関節炎ではじまり、罹病期間も短いため、骨びらんも生じていないことが多い。骨破壊（関節破壊）に至る前の段階で早期診断し治療することが、予後に影響を与え、寛解率をあげることにつながる。

そこで、ACRと欧州リウマチ学会（EULAR）が、診断を行った時点から1年後にACRのRAの分類基準（1987）を満たす基準で、かつ抗リウマチ薬［とくにメトトレキサート（methotrexate：MTX）］を使用すべき患者を識別するための新しい分類基準（2010）を作成した[2]。すなわち、現在、1987年のACR基準を満たせばRAと考えて差し支えないが（確定診断）、**早期診断にはACR/EULAR新分類基準が用いられる。**

表1 関節リウマチの分類基準（米国リウマチ学会（ACR）分類基準 1987）

1	少なくとも1時間以上持続する朝のこわばり
2	3個以上の関節の腫脹*
3	手（wrist）、中手指節間（MCP）、近位指節間（PIP）関節の腫脹
4	対称性関節腫脹**
5	手・指のX線の変化（骨びらんや骨の脱石灰化像など）
6	リウマトイド結節（皮下結節）
7	リウマトイド因子の存在

以上の7項目中4項目を満たすものを関節リウマチと診断する

〈注意事項〉
項目1、2、3、4は6週間以上持続すること
*：部位は14カ所、左右の近位指節間（PIP）、中手指節間（MCP）、手関節、肘、膝、踵、中足趾節間（MTP）の関節とする
**：PIP、MCP、MTPの両側性罹患については対称性が完全でなくてもよい
（文献1より引用）

2 新分類基準を応用したRAの診断法[3]

新分類基準では、他疾患では説明できない少なくとも1カ所以上の臨床的に定義される関節炎(関節腫脹)を持つ患者を対象として(図1)、①関節病変の数、②血清学的因子、③症状の期間、④急性期反応物質の4つの項目に当てはめてスコアを計算し、10点満点中6点以上で関節リウマチと分類する(表2)。

RAの特徴を持つ関節炎は、1987年のACR分類基準を使用すると診断はさほど難しくないが、早期関節リウマチの分類基準であるACR/EULARの新分類基準を日常臨床で応用するには、注意すべき点がいくつかある。以下の順でスコアリングまでに至るまでの重要事項を示す(図2)。

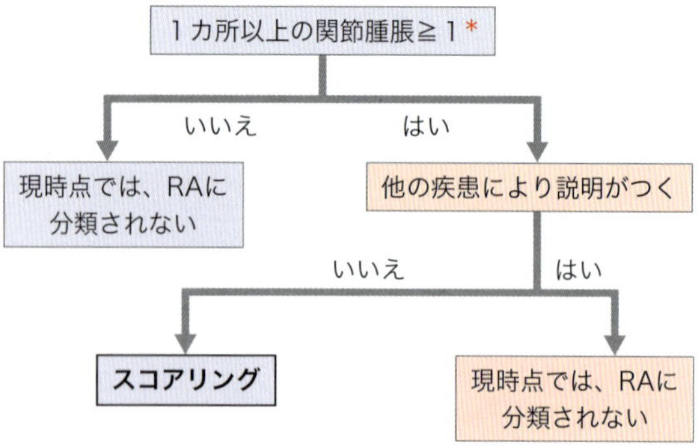

* 関節炎の存在を意味し、専門医による臨床所見 or 超音波/MRIによる画像所見による少なくとも1つの滑膜炎。第1IP関節は含まれるが、DIP関節、第1MTP関節、第1CMC関節は除く

図1 2010 ACR/EULAR 関節リウマチ分類基準(必須事項)[2]

表2 2010 ACR/EULAR 関節リウマチ分類基準(スコアリングシステム)

①関節病変(0〜5点)	
1カ所の大関節	0
2〜10カ所の大関節	1
1〜3カ所の小関節	2
4〜10カ所の小関節	3
>10カ所の関節(少なくとも1カ所の小関節を含む)	5
②血清学的因子(0〜3点)	
RFとACPAのいずれも陰性(≦正常上限値)	0
少なくとも一方が低力価	2
少なくとも一方が高力価	3
③症状の期間(0〜1点)	
6週間未満	0
6週間以上	1
④急性期反応物質(0〜1点)	
CRPと赤沈のいずれも異常なし	0
CRPと赤沈のいずれかが異常	1
10点満点中6点以上を関節リウマチと分類する	

大関節:肩関節,肘関節,股関節,膝関節,足関節
小関節:MCP関節,PIP関節,第2〜第5MTP関節,第1IP関節,手関節
(文献2より引用)

表3 スコアリングと用語の補足説明

①関節病変
- 臨床評価時の圧痛もしくは腫脹を有する関節を意味し、関節MRI/関節超音波などの画像を用いてもよいが必須ではない
- 小関節では、やはり変形性関節症に典型的なDIP、第1MTP関節、第1CMC関節は除かれる
- >10カ所の関節の項目では、大関節のほか、顎関節、肋鎖関節、肩峰鎖骨関節などを含む。小関節炎に重み付けが高く、左右対称性因子は慢性期の特徴として重要視されない
- 最大5点で組み合わせは可能で、例えば、2個の大関節+1個の小関節=1+2=3点となる

②血清学的因子
RF:リウマトイド因子　ACPA:抗CCP抗体

陰性:≦正常上限値
陽性・低力価:≦正常上限値の3倍
陽性・高力価:>正常上限値の3倍
RFが陰性/陽性の判断しかできない場合陽性でも2点とする

③症状の持続期間
- 評価実施時に存在する滑膜炎について、患者自身の報告に基づく滑膜炎症状(疼痛、腫脹、圧痛)の持続期間を意味する
- 治療の有無にかかわらず6週間の持続期間が必要である

④急性期反応物質
正常/異常の基準値は各施設で採用しているもの

IP関節:指節間関節　DIP関節:遠位指節間関節　MTP関節:中足指節関節　CMC関節:手根中手関節

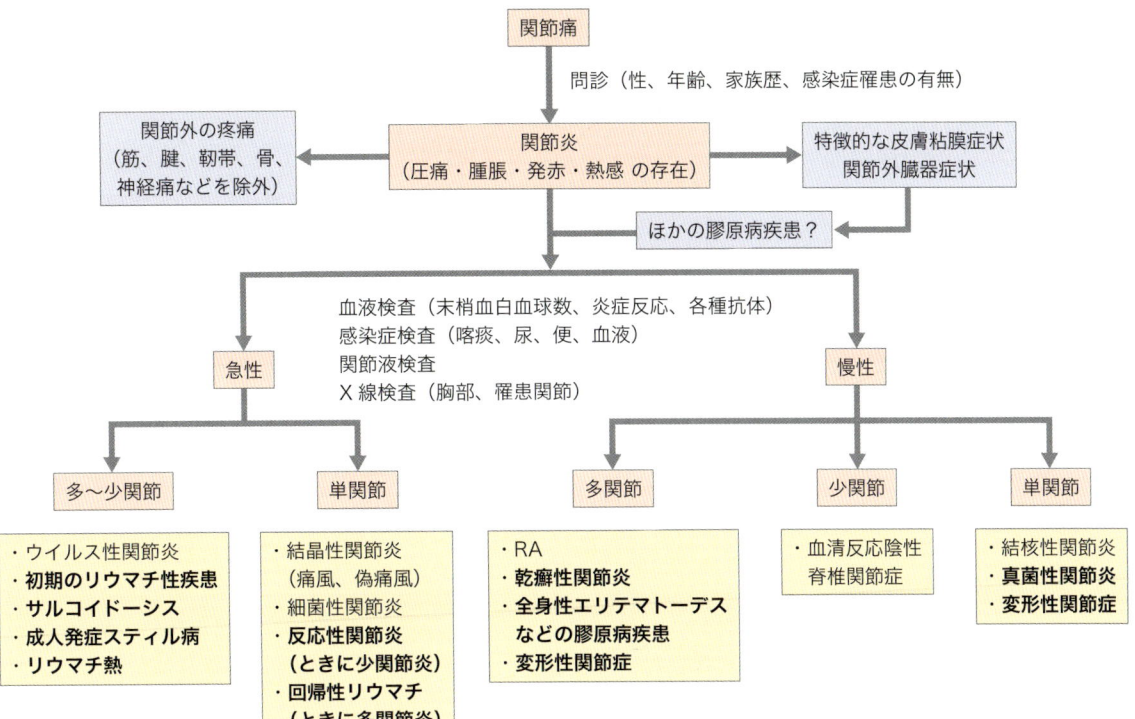

図2　RAの鑑別診断のフローチャート

■ 関節炎を確認する

　患者は"関節が痛い"と表現して来院されるが、**痛みの原因が関節由来であるか**、関節の支持組織由来である筋、腱、靱帯、骨由来なのか、神経痛や手の浮腫によるこわばりなのか見極める必要がある。このとき、患者の訴えだけでなく、必ず痛みの部位を診て触り、確認することが必要である。多くの場合、このことだけで、関節炎の有無が識別できることが多い。また、関節痛が関節炎の存在による場合は、**炎症の4徴候である圧痛・腫脹・発赤・熱感**のうちの2つが存在する。新分類基準では、「1カ所以上の臨床的に定義される関節炎（関節腫脹）が存在すること」とあるが、腫脹だけで関節炎と確信するには難しい場合が多い。

　また、**変形性関節症に典型的な関節を除いて判断する**。変形性関節症の関節炎の場合は、遠位指節間関節（DIP）関節に多く（図3）、触れると**RAのゴムのような滑膜炎**と異なり、骨同様に硬さを感じるため、鑑別しやすい。

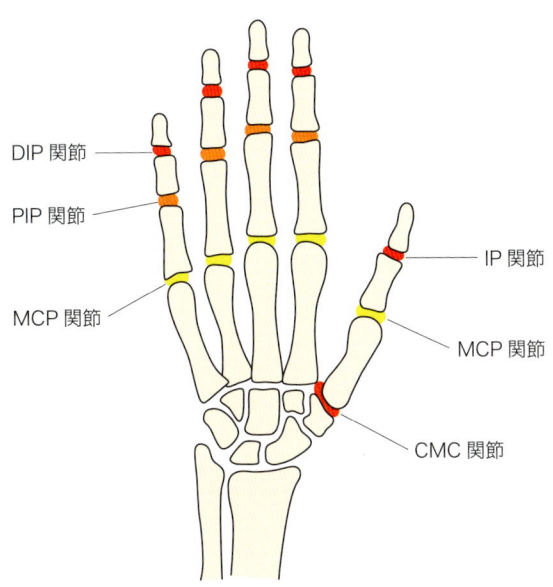

図3　手指関節の名称
IP関節：指節間関節　DIP関節：遠位指節間関節　PIP関節：近位指節間関節　MCP関節：中手指節関節　CMC関節：手根中手関節

　また、関節炎の有無が触診で不確かである場合、関節超音波や造影MRIを施行して関節炎の有無を確認する（p63参照）。

> **看護のコツ**
> まず痛みのある関節を触って炎症の4徴候を確認します。関節を触ることで、患者さんとのスキンシップにもつながり、信頼感をあげることができます。

> **重要!**
> とくに高齢者には、軟骨の減少に伴う変形性関節症が多いので、この除外が大切です。

■ 問診

年齢や性別は重要な情報で、膠原病では、RAや全身性エリテマトーデスなど中年女性に多いが、痛風は男性患者に多く、リウマチ性多発筋痛症は高齢に多い。また、膠原病疾患では遺伝要因が20〜30％程度存在するため、同一家系での発症が一般家系より多いため、家族歴も参考になる。既往歴では外傷をふくめた手術歴のほかに、感染症による関節炎の除外診断に重要な**輸血歴、肝炎歴、性交歴、旅行歴、症状発症前の感染症症状、症状を増悪させる因子や仕事の状況、現在服用中の薬剤やサプリメント**についても聴取する。とくに、咳、痰、咽頭痛、下痢、頻尿などの**感染症症状**は、感染症による関節炎患者にメトトレキサートを中心とした抗リウマチ薬の投与を行わないために、最も重要な問診である。

> **看護のコツ**
> 聞きもれがないように、項目を記載して問診票を作成しておきましょう。

> **重要!**
> 感染症による関節炎をRAと診断して、免疫抑制効果のある抗リウマチ薬を使用することを防ぐため、とくに感染症の有無に注意を払うことが大切です。

■ 関節炎以外の随伴症状による鑑別診断

新分類基準で最も大事な点はスコアリングに入る前にどのくらい除外診断ができるかである。完全な除外診断ができれば分類基準はそもそも必要ないが、できる限り鑑別を行うことで、誤った診断に至る確率を下げることができる。鑑別すべき頻度の多い膠原病には、特徴的な関節外症状が存在する。鑑別すべき疾患の難易度別リストが日本リウマチ学会で作成されており、参考にするとよい（**表4**）[3]。

表4 新基準使用時の関節リウマチ鑑別疾患難易度別リスト（日本リウマチ学会新基準検証委員会）

鑑別難易度	
高	1．ウイルス感染に伴う関節炎（パルボウイルス、風疹ウイルスなど） 2．全身性結合組織病（シェーグレン症候群、全身性エリテマトーデス、混合性結合組織病、皮膚筋炎・多発性筋炎、強皮症） 3．リウマチ性多発筋痛症 4．乾癬性関節炎
中	1．変形性関節症 2．関節周囲の疾患（腱鞘炎、腱付着部炎、肩関節周囲炎、滑液包炎など） 3．結晶誘発性関節炎（痛風、偽痛風など） 4．血清反応陰性脊椎関節炎（反応性関節炎、掌蹠膿疱症性骨関節炎、強直性脊椎炎、炎症性腸疾患関連関節炎） 5．全身性結合組織病（ベーチェット病、血管炎症候群、成人スティル病、結節性紅斑） 6．その他のリウマチ性疾患（回帰リウマチ、サルコイドーシス、RS 3 PEなど） 7．その他の疾患（更年期障害、線維筋痛症）
低	1．感染に伴う関節炎（細菌性関節炎、結核性関節炎など） 2．全身性結合組織病（リウマチ熱、再発性多発軟骨炎など） 3．悪性腫瘍（腫瘍随伴症候群） 4．その他の疾患（アミロイドーシス、感染性心内膜炎、複合性局所疼痛症候群など）

鑑別難易度高：頻度もスコア偽陽性になる可能性も比較的高い
鑑別難易度中：頻度は中等または高いが、スコア偽陽性の可能性は比較的低い
鑑別難易度低：頻度もスコア偽陽性になる可能性も低い
（文献4より引用）

1）全身症状

RAでは微熱が生じることがあり、朝のこわばりに加え全身倦怠感も存在する。しかし、多関節炎が存在する場合を除けば、初期の少数の小関節炎のみで高熱や全身倦怠感は稀であり、この場合は、**悪性リンパ腫などの血液疾患、感染症、ほかの膠原病疾患を除外する必要がある。**

2）皮膚粘膜症状

関節外症状で最も注意すべきは、**特徴的な皮膚・粘膜症状で、しばしば膠原病を確定する決め手になる**（表5）。軟口蓋に生じる痛みのないアフタは全身性エリテマトーデス、痛みが強く深堀の小潰瘍様のアフタはベーチェット病に出現する。シェーグレン症候群はドライアイの他、舌の乾燥症状などでも判別できるため、これら口腔内所見は診断には欠かせない。皮疹には、全身性エリテマトーデスの蝶形紅斑のような疾患特有のものがある。RAでも強膜炎などの眼症状を伴うことがあるが、ぶどう膜炎、視神経炎などでは他疾患も考慮する。

3）臓器症状

RAでも腎炎や間質性肺炎が合併するが、全身性エリテマトーデスのループス腎炎による蛋白尿や血尿、強皮症などの膠原病疾患にも好発する間質性肺炎※による乾性咳嗽にも注意が必要である（表5）。

※ 間質性肺炎：細菌感染症がないにもかかわらず、肺胞と肺胞の間にある間質に、慢性的に炎症が生じた病態で、進行して炎症組織が線維化したものは肺線維症と呼ばれる。乾性咳嗽（空せき）が特徴で、進行すると肺の膨張・収縮が妨げられ、肺活量が低下し、呼吸困難状態が出現する。

> **看護のコツ**
> 患者さんはほかの症状があるにもかかわらず関節痛のみ訴えることが多く、意識してかつわかりやすい表現で関節外症状の有無を質問し、全身を観察します。チェックリストを作成しておくと、見逃しが少なくなります（p281、付録3参照）。

> **重要！**
> 膠原病による関節炎は、鑑別すべき疾患のなかでも大きな割合を占めるので、とくに特徴的な皮膚・粘膜症状に気をつけましょう。

■ 関節炎症状からの診断へのプロセス

関節外症状から、RA以外の疾患が考慮される場合は、次に、血液検査［一般生化学検査、白血球、炎症反応、補体値、各種抗体（表6）］、感染症検査（喀痰、尿、便検査）、関節液検査、X線検査（胸部、罹患関節）を行う。また、関節液はその成分により非炎症性、炎症性、化膿性関節炎の診断が可能である。最終的に、罹患関節部位の数も参考にして、除外診断を行う。

表5　膠原病の主な皮膚粘膜症状

1	口腔粘膜所見 　アフタ　軟口蓋で無痛性 　有痛性の頑固 　舌の乾燥　虫歯	→ 全身性エリテマトーデス → ベーチェット病 → シェーグレン症候群
2	皮疹（かゆみがないのが特徴） 　蝶形紅斑（両頬に蝶の羽を広げた皮疹） 　円板状紅斑（レコードのディスクのような円い盛り上がった紅斑）、 　　狼にかまれた痕（狼瘡） 　環状紅斑（まん丸の紅斑） 　結節性紅斑（有痛性の盛り上がった皮疹） 　サーモンピンク疹［発熱（夕～夜間）に伴う一過性のオレンジピンク疹］ 　ヘリオトロープ疹（まぶたの赤紫色の腫れ：赤いアイシャドウ様） 　ゴットロン兆候（肘、手指関節の背側の赤い皮疹で、落屑を伴う） 　リベドー（網状皮斑：赤紫色の網目状皮疹）	→ 全身性エリテマトーデス → 全身性エリテマトーデス、サルコイドーシス → シェーグレン症候群 → ベーチェット病、サルコイドーシス、感染症 → 成人発症スチル病 → 皮膚筋炎 → 皮膚筋炎 → 血管炎、抗リン脂質抗体症候群
3	紫斑（押しても消えない、軽く盛り上がった赤～青紫で点状～不整形皮疹）	→ 血管炎
4	レイノー症状　とくに冬場冷たいものを触ると指が白色、紫色に変色	→ 強皮症や混合性結合組織病など
5	末梢循環障害所見（爪周囲紅斑、爪上皮の延長と内出血点）、皮膚の硬化	→ 強皮症
6	ソーセージ様手指	→ 混合性結合組織病

表6　膠原病の皮膚粘膜以外の主な臓器病変・症状と免疫学的検査

疾患名	男女比	好発年齢（歳）	臓器病変・症状	免疫学的検査
全身性エリテマトーデス	1：10	15〜40	ループス腎炎 関節炎、神経障害 胸膜炎、心膜炎	抗dsDNA抗体、 抗Sm抗体 補体の低下
強皮症	1：7	40〜50	間質性肺炎、便秘 逆流性食道炎	抗Scl-70抗体（全身型） 抗セントロメア抗体 （末梢型）
皮膚筋炎、多発性筋炎	1：2	5〜15 40〜60	筋肉痛、筋力低下 間質性肺炎	抗Jo-1抗体
混合性結合組織病	1：10	30〜	全身性エリテマトーデス 強皮症、筋炎の症状	抗RNP抗体
シェーグレン症候群	1：20	40〜	ドライアイ、ドライマウス 膵炎	抗SSA抗体 抗SSB抗体
結節性多発動脈炎	3：1	40〜60	筋・関節痛、腎不全 腸出血、脳出血・脳梗塞	
顕微鏡的多発血管炎	1：1	50〜60	急速進行性糸球体腎炎 肺胞出血、神経障害	p-ANCA
多発性血管炎症性肉芽腫 （ウェゲナー肉芽腫）	1：1	30〜50	副鼻腔炎、呼吸器症状 腎不全	c-ANCA
関節リウマチ	1：5	30〜50	関節炎	リウマトイド因子 抗CCP抗体、MMP-3 抗ガラクトース欠損型 IgG抗体

看護のコツ

医師に全身症状、関節外症状について情報提供し、必要な検査をもれなく施行できるようにチーム医療の一員として助言します。この情報が最も重要な鑑別診断につながります。

重要！

症状がなくとも、RAには肺病変が多く、また、感染症を除外するためにも、胸部X線を必ず撮影します。関節X線は、痛みのある関節に加え発現頻度を考慮し、手指と足部の2方向撮影は必須です。

■ スコアリング

スコアリングは、関節病変（0〜5点）、血清学的因子（0〜3点）、症状持続期間（0〜1点）、急性期反応物質（0〜1点）の**計10点満点で、6点以上あれば、RAと分類できる**とした。関節病変は最も重みづけが高く、最高5点で小関節と大関節のスコアの合計を計算する。（スコアリングの詳細と注意点は表3を参照）。やはり、**関節炎の有無が触診で不確かである場合、関節超音波や造影MRIを施行して関節炎の有無を確認する**。これら検査は、X線より骨びらんの検出力が高く、MRIでは腱鞘炎のほか、RAの病変として比較的特徴的な骨髄浮腫も検出できる。RAに典型的な骨びらんが存在し、過去にこの分類基準を満たす場合や、治療の有無にかかわらず現在活動性でなくとも長期に罹患し、過去の利用可能なデータにより分類基準を満たす場合もRAと分類できる。RAに典型的な骨びらんは正確に定義されていないが、びらんの個数によりRAを除外するかの判断が、今後の新分類基準のなかに含まれる可能性がでてきている。スコアリングのフローチャートを図4に示した。

看護のコツ

スコアリング表は携帯しておくと便利です。

重要！

必ず除外診断を行った後でスコアリングしないと、誤った診断につながります。

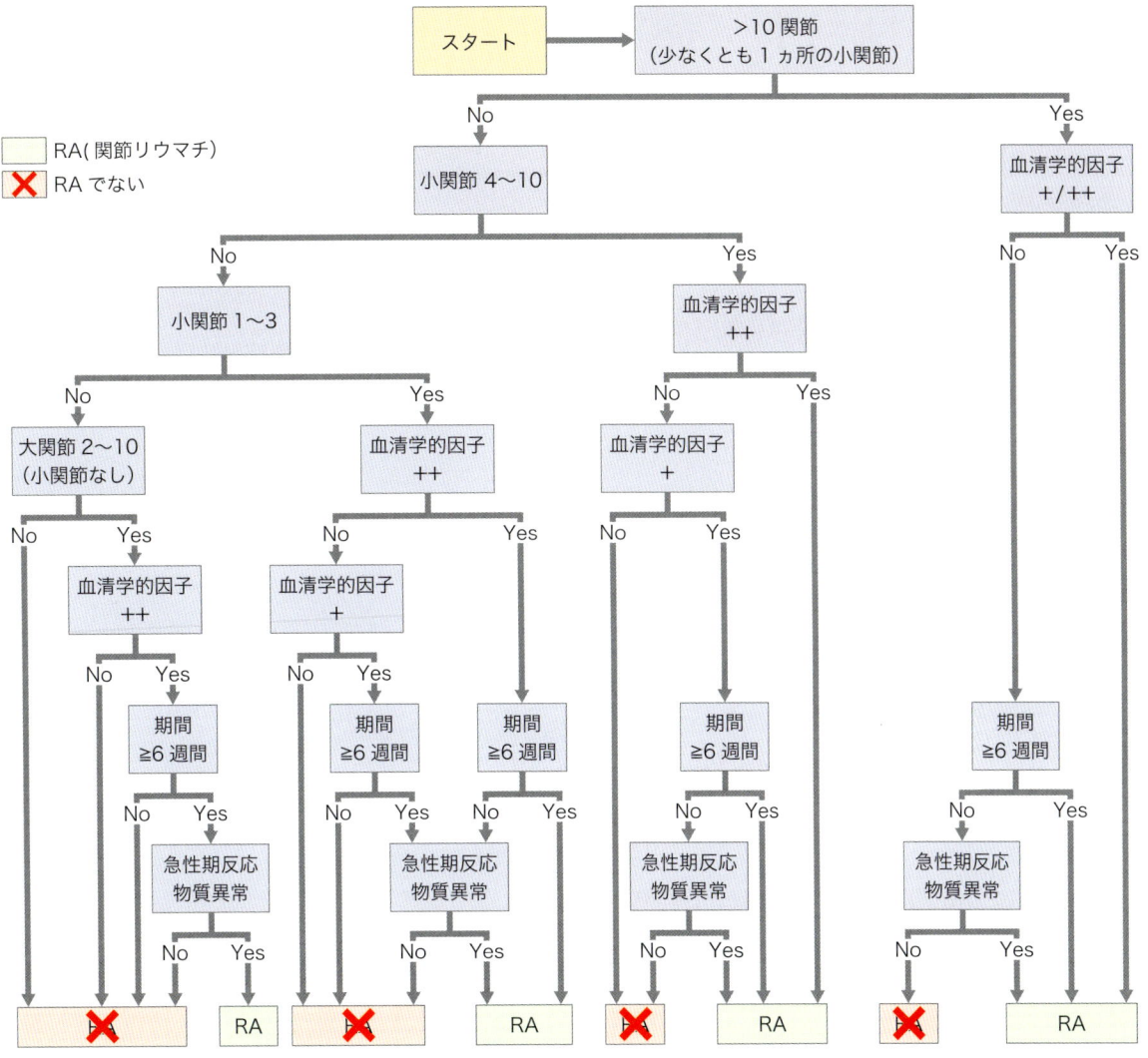

図4 2010 ACR/EULAR関節リウマチ分類基準（スコアリングのフローチャート図）

Advanced Lecture

抗CCP抗体とMRI所見を組み合わせる早期診断基準[5]

① 抗CCP抗体またはIgM型リウマトイド因子 陽性〔1点〕
② MRI画像による対称性手・指滑膜炎〔1点〕
③ MRI画像による骨びらん像〔1点〕
⇒ 総計2点以上を早期RAと診断
　感度82.5％、特異度84.8％

骨髄浮腫

RAに特徴的な骨髄内の水分の増加を示す滑膜炎に伴う骨髄の所見で、骨びらんの前駆状態であり、関節破壊の予後を予測する重要な因子である。関節MRIで検出できる（p64参照）。

看護師へのアドバイス

忙しい日常診療のなかで、どうしても関節外症状を見逃してしまうことが多くなるため、丁寧な問診を心がけることが大切です。また、関節の状態を把握することは、患者さんとのスキンシップにもつながり、チーム医療の一員としての診療体制に大切な役割を果たすことになります。

■ 引用文献

1) Arnett FC, et al：The American Rheumatism Association 1987 revised criteria for the classification of rheumatoid arthritis. Arthritis Rheum, 31：315-324, 1988
2) Aletaha D, et al：Rheumatoid arthritis classification criteria：an american college of rheumatology/european league against rheumatism collaborative initiative. Arthritis Rheum, 62：2569-2581, 2010. Ann Rheum Dis, 69：1580-1588, 2010
3) 川人豊：関節リウマチ診断はこうなった－治療効果の最大化と関節破壊進行の抑制のために．臨床整形外科, 46：793-798, 2011
4) 日本リウマチ学会新基準検証委員会報告書（http://www.ryumachi-jp.com/info/news120115.html）
5) 江口勝美ほか：早期診断・早期治療のこつと専門医紹介のタイミング 関節リウマチ．内科, 297：603-607, 2006

■ おすすめの文献・書籍　もっと詳しく学びたい方へ

◇「チーム医療従事者のための臨床医学全科」（渡辺決, 勝見泰和, 山村義治 編），金芳堂, 2006
　→リウマチ性疾患を含め各専門科ごとに疾患概念・診断・治療・予後・予防を簡潔にまとめた看護師を含めたチーム医療従事者向けの医学書

◇「膠原病ハンドブック　第3版」（全国膠原病友の会 編），共同印刷, 2011
　→リウマチ性疾患について専門医が基礎知識を患者さん向けに解説。治療薬やその副作用、日常生活の過ごし方やリハビリ、妊娠・出産など、知っておきたい知識についてまとめた本

第2章 関節リウマチの診かた

2. 疾患活動性の評価

亀田秀人

> **ポイント**
> - 個々の患者において、関節リウマチという疾患自体のリスクがどれだけ高いかは、"疾患活動性"と"予後不良因子"の存在による
> - "疾患活動性"とは器官・臓器障害の進行スピードであり、関節所見、とくに関節腫脹を含めた総合的疾患活動性指標を用いて評価するが、個々の項目の検討も不可欠である
> - HAQ-DIなどによる身体機能制限の評価がリウマチケアの基本であり、そのツールとして質問表やiPadなどがある

1 疾患活動性とは何か？

　関節リウマチ（RA）の診断に治療が1対1で対応するわけではない。ときには無治療で経過観察することが最善の選択となるし、逆に早急に強力な治療を開始すべき場合もある。治療方針にこのように大きな差異をもたらす最大の要因が"疾患活動性"である。

　"疾患活動性"とは器官・臓器障害の進行スピード（数学的には臓器障害の時間微分値で、障害の時間的変化グラフの傾きに相当）であり、関節炎なら関節破壊が急速に進行している状態が高疾患活動性である（図1）。逆に関節破壊などの器官・臓器障害の程度は、ある一定期間の疾患活動性を時間積分したもの（活動性の時間経過グラフの曲線下面積に相当）であり、臨床的に高疾患活動性が持続すればするほど関節破壊が高度に進行することはよく知られている。このことは、疾患活動性が最終的にはしっかりコントロールできたとしても、短期間でコントロールできた場合と長い時間がかかってしまった場合とでは、関節破壊に大きな差が現れることを意味する。

　疾患活動性はRA自体のリスクの主要な部分を占める。疾患活動性が同等でも、身体機能への影響の大小、治療反応性の良し悪しなどによって転帰に差異が生じる。これらの要因を"予後（不良）因子"と呼んで、疾患活動性とは一応区別している。**予後不良因子には身体機能の制限、リウマトイド因子や抗シトルリン化蛋白・ペプチド（CCP）抗体などの自己抗体、早期からの骨びらんの存在、関節外症状などがある**。例えば、リウマトイド因子が高力価のRA患者を同低力価の患者と比較すると、同程度の臨床的活動性を示して同様の治療を行っても、1年後の関節破壊の進行は高力価患者にみられやすい[1]。こうした事情により、欧米のRA治療指針では疾患活動性と予後不良因子により治療を層別化しているのである。

　ただしRAは全身性疾患であることを忘れてはならない。関節以外に生じている活動性炎症をどのように評価に組み入れるかは未解決の課題であり、とくに関節炎は鎮静していながら関節外症状を認める場合の評価が難しい。RAが「多」関節炎の疾患であることによる問題点は後述する。

関節炎の活動性
⇨関節破壊の進行速度（時間微分値）
$$x_2-x_1/t_2-t_1 = \Delta x/\Delta t \xrightarrow[\Delta t\to 0]{} dx/dt$$

活動性が高い→急速に関節破壊が進行

逆にある期間の活動性を積分すれば、その期間中の関節破壊を推定可能
$$\int_{t_1}^{t_2} dx/dt = x_2-x_1 = \Delta x$$

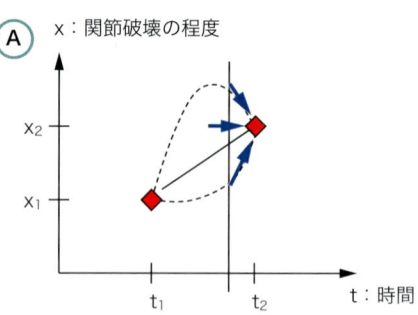

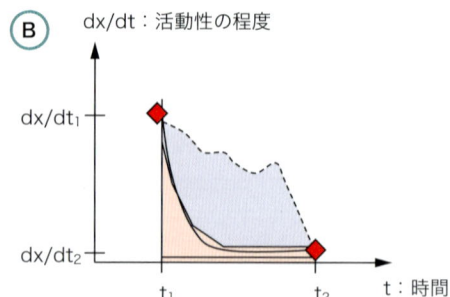

図1　関節炎の活動性と関節破壊の時間的関連性
ある期間の（平均的）活動性（Aの直線近似ベクトルの傾きに相当）には、高い、低い、ゼロ（寛解）のほかに、負の活動性も存在することがわかる。すなわち骨びらんなどの関節破壊の修復である。また、活動性のコントロールの迅速さにより、曲線下面積に相当する関節破壊、およびその差異が決定される（B）

> **重要！**
> 最近普及している"Treat to target（目標達成型の治療：T2T）"の理念（p72参照）は、到達すべき疾患活動性のレベルと到達までに許容される時間を、同時に適切に設定することにほかなりません。

2　活動性関連の各評価をいつ、誰が、どこで行うか？

活動性評価項目には、"患者評価"、"医療者評価"、そして血液や画像などの"検査評価"があり、この3つの要素はいずれも不可欠である。なぜなら、本人にしかわからないこともあるだろうし、頸椎関節や股関節など深部の関節は診察による正確な評価が困難であり、関節外症状の存在も考慮しなければならない。また血液検査で得られる血清C反応性蛋白（CRP）値などの炎症反応が高いか低いかには個人差があり、感染症などRA以外の要因でも高値を示す。こうした個々の評価の欠点を補完し合うためには多角的な評価を行うよりほかにない。

具体的には当日の診察前に、外来の待合室あるいは自宅で、患者自身が所定の用紙（図2）や画面に記入・入力をする。診察室では医療者が関節所見を診察する。そして圧痛関節数や腫脹関節数を記録・入力するのみならず、どの関節がどのように腫脹しているかを十分に念頭に置くことも必要である。そして、前回の検査結果、あるいは当日の診察前検査の結果を見て、総合的に評価・判断することになる。

> **看護のコツ**
> 受診のたびに質問表を手渡して、次回の外来受診時までに自宅で記入して持参するように話すか、受診時に受付で手渡して待合室で記入してもらいます。筆者らはさらにiPadを用いた関節リウマチ問診システム（iRIS）を用いています。

リウマチ治療に関するアンケート

	年	月	日
	時間		分

● 朝のこわばりの持続時間

●下記の質問について、この1週間を振り返って当てはまる答えを一つ選びチェックしてください（HAQ-DI）

※リウマチの程度や治療の効果を客観的に判断するために必要な内容です。毎回必ずご記入ください。

	何の不便もない	いくらか不便	かなり不便	全くできない
1. 衣服の着脱と身支度				
靴ひもを結び、ボタン掛けも含め、自分で身支度できますか	□	□	□	□
自分で洗髪できますか	□	□	□	□
2. 起立				
肘掛けのない、背もたれが垂直な椅子から立ち上がれますか	□	□	□	□
ベッドからの就寝、起床の動作ができますか	□	□	□	□
ふとんからの就寝、起床の動作ができますか	□	□	□	□
3. 食事				
お皿の上の肉を切ることができますか	□	□	□	□
お箸を使ってご飯を口に運べますか	□	□	□	□
いっぱいに水が入っている茶碗やコップを口元まで運べますか	□	□	□	□
新しい牛乳のパックの口を開けられますか	□	□	□	□
4. 歩行				
戸外で平坦な地面を歩けますか	□	□	□	□
階段を5段登れますか	□	□	□	□

●上記1～4の動作の手助けとなるような器具や自助具を日常的に使っていますか
□1）身支度に使う器具（ボタン通し、ジッパーにかけるひもなど）
□2）特殊な椅子　　□3）特殊な器具、自助具　　□4）杖（ステッキ）
□5）松葉杖　　□6）歩行器　　□7）車椅子

●上記1～4の動作をするのに他人の手助けを必要としていますか
□1）身支度　□2）起立　□3）食事　□4）歩行

	何の不便もない	いくらか不便	かなり不便	全くできない
5. 衛生				
身体全体を洗い、タオルで拭くことができますか	□	□	□	□
浴槽につかることができますか	□	□	□	□
洋式トイレに座ったり立ったりできますか	□	□	□	□
6. 伸展				
頭上にある約2.3kgの砂糖袋などを手を伸ばしてつかみ下に降ろせますか	□	□	□	□
腰を曲げ床にある衣類を拾い上げられますか	□	□	□	□
7. 握力				
自動車のドアを開けられますか	□	□	□	□
広口のビンの蓋を開けられますか（既に口を切ってあるもの）	□	□	□	□
回転式の蛇口の開閉ができますか	□	□	□	□
8. 活動				
用事や買物で出掛けることができますか	□	□	□	□
車の乗降りができますか	□	□	□	□
掃除機をかけたり、拭掃除などの家事ができますか	□	□	□	□

●上記5～8の動作の手助けとなるような器具や自助具を日常的に使っていますか
　□1）浴槽の椅子　　　　　□2）浴槽の手すり　　　　　□3）便座を高くした
　□4）トイレ内の手すり　　□5）孫の手状の継ぎ手（マジックハンド）
　□6）ビンの口をあける器具

●上記5～8の動作をするのに他人の手助けを必要としていますか
　□5）衛生　　□6）とどく範囲　　□7）握力やあける動作　　□8）家事や雑用

●あなたの痛みについて教えてください。今、どの程度の痛みを感じていますか

痛みなし ———————————————————————— 最大の痛み

●あなたの全般的な状態について教えてください

症状なし ———————————————————————— 重い症状

※記入例　例にならって横線に交差するように縦線をご記入ください

痛みなし　　　　　　　　　　　　　最大の痛み
症状なし　　　　　　　　　　　　　重い症状

図2　RA患者が受診ごとに記入する質問表の例
記入は数分で終了し、診察室での医師とのコミュニケーションに役立つ

第2章　関節リウマチの診かた

3 関節の腫脹と圧痛・運動痛をどのように評価するか？

　T2Tの勧告でも、"日常診療における治療方針の決定には、関節所見を含む総合的疾患活動性指標を用いて評価する必要がある"と記載されている。その関節所見評価は客観的医師評価である腫脹と、患者との共同作業で評価する圧痛や運動痛により行われる。腫脹は視診と触診により行い、触診の感度が高い。**圧痛は検者母指の爪が半分程度白色になる力（4 kg/cm^{2}とされる）で関節を圧迫することが推奨されている。**

　腫脹や圧痛を有無のみならず程度を段階的に評価する方法もあり、Ritchieは痛みを訴えるだけ（tender；+1）、痛くてびくっとする（tender and winced；+2）、痛くてびくっとして当該部位を引っ込めて（逃げて）しまう（tender, winced and withdrew；+3）と0〜3の4段階評価を提唱し、これがall-or-none評価より治療後の変化をよりよく反映するとしてオリジナルのDisease activity score（DAS）に採用されていた（図3）[2]。

　腫脹に関してもThompsonらにより提唱された0〜3の4段階評価があり、0：腫脹なし、1：腫脹の疑い、2：確実な腫脹、3：緊満した腫脹、とされ、筆者のHRAS38（Handy rheumatoid activity score with 38 joints）にはこの考え方が取り入れられている[3]。

　運動痛は頸椎の前後屈・側屈・回旋、肩関節の内外旋、肘・膝関節の屈伸、手関節の掌背屈、股関節の内外旋、足関節の回旋などでみる。

> **看護のコツ**
> 　関節の腫脹とは、軟部組織の容積増加による突出であり、主に関節液の貯留増加と滑膜肥厚によります。変形性関節症にみられる骨突出とは触診で明確に区別され、関節腫脹は弾力があり、骨突出にはそれがありません（p41参照）。

4 圧痛関節や腫脹関節の数だけが問題なのか？

　現在の米国リウマチ学会コアセットやDAS28による関節評価では、関節の腫脹や疼痛の程度が反映されないばかりでなく、いずれの関節に認められる関節炎も同等に扱われる。しかしながら、HAQ-DI（health assessment questionnaire-disability index）で評価される日常生活動作の不自由さの観点からは、各関節炎の影響が同等であるとは考えにくい。だからこそ、本当の専門医は腫脹関節数などのデータのみから評価することを好まず、実際の関節所見やその図示などから臨床判断を行う。

　かつてLansburyは、滑膜面の大きさに従って関節点数をつけることを提唱した。しばらく本邦の治験などで用いられた時期もあったが、関節の大きさのみに従った重み付け（例えば関節部位により24倍の相違）に対してコンセンサスが得られなかった。ここで、罹患関節の大きさや機能に基づく関節の非同等性は、たとえ医師の関節評価に反映されなくても、患者評価においては全般評価あるいはHAQ-DIの評価に反映されることを銘記されたい。

> **重要！**
> 　HAQ-DIの評価こそリウマチケアの基本です。図2に示すように、8つのカテゴリーにおのおの2つまたは3つの質問項目があり、0〜3で評価され、各カテゴリーの最大値をそのカテゴリーの代表値とします。8つのカテゴリー代表値の平均（0〜3に分布）がHAQ-DIのスコアとなります。各カテゴリーに1つの質問項目しかないmodified HAQは評価が甘く不十分となり、治療が進歩した現代に用いるべきものではありません[4]。

Advanced Lecture

現在用いられている総合的疾患活動性指標の問題点は？

　オリジナルのDASはリウマチ専門医が抗リウマチ薬治療の開始や変更を判断する基準に適合するよう

に項目と重み付けを決定したものです（図3）。したがって、関節痛評価の煩雑さとその寄与度の重視がまず問題点としてあげられます。また、各項目の分布を左右対称な正規分布に従うように（平均値と中央値が一致するように）するために、患者さんや医療者のVAS値はそのままですが、飛び抜けた高値が出やすい項目（圧痛・腫脹関節数＜炎症反応の値）には平方根や対数の変換を行っています（図3）。すなわち、平均値の10倍の値があったとしても、平方根をとれば3.2倍、対数変換すれば2倍の差にとどめることができます。このことは数学的には妥当かもしれませんが、各項目の寄与を考慮することの放棄につながりかねません。

例えば、患者VAS値と圧痛関節数が非常に高値で、ほかが0に近い患者さんと、その正反対の患者さんでは、DAS28の値から中等度活動性と評価されたとしても、実際の活動性は全く異なるはずです。またDAS28やSDAI（simplified disease activity index）では足関節とMTP関節が含まれないことにより、早期・治療後あるいは本来の病型として足の関節炎が主体である患者さんの評価における問題と、関節X線スコアで手足を評価していることとの整合性の問題があります。疾患活動性の実際の計算例を図4に示しました。

5 治療判断のための活動性評価とは？

それでは、臨床の現場では活動性評価と治療判断がどのように関連づけられているのであろうか？ポイントは全体と部分を複眼的に眺めることである。当日のDAS28が6.1であれば高疾患活動性である可能性が高い。高疾患活動性であるのではなく、その「可能性」が高いと判断することが重要である。そして、個々の臨床評価項目を確認し、関節痛が活動性滑膜炎によるものか、それとも変形による疼痛などではないのか、患者全般評価はRAの活動性を正しく反映しているのか、変形性関節症や抑うつ気分を反映していないか、CRP高値は感冒や尿路感染症などによらないだろうか、赤沈高値は鉄欠乏性貧血や高ガンマグロブリン血症の反映ではないのか、な

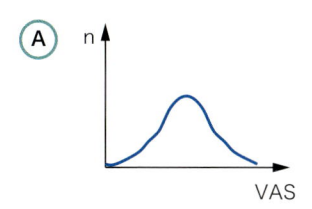

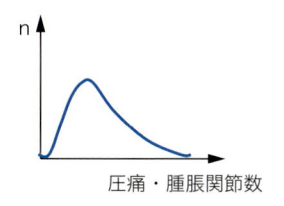

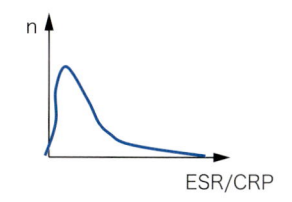

B

$DAS = 0.54 \times \sqrt{Ritchie(53)} + 0.065 \times \sqrt{SJC44} + 0.33 \times \ln(ESR) + 0.0072 \times GH(mm\ VAS)$

$DAS28 = 0.56 \times \sqrt{TJC28} + 0.28 \times \sqrt{SJC28} + 0.70 \times \ln(ESR) + 0.014 \times GH(mm\ VAS)$

$SDAI = TJC28 + SJC28 + CRP(mg/dL) + GH(cm\ VAS) + physician's(cm\ VAS)$

$HRAS38 = SJS38 + CRP(mg/L) + GH(mm\ VAS)$

図3　さまざまな総合的疾患活動性指標の比較
A）臨床評価項目により分布が異なり、VASはほぼ左右対称となるが、CRPではごく一部の患者が著明な高値を示す
B）DAS、DAS28、SDAI、HRAS38の計算式を示す
　　Ritchie：Ritchie関節指数　　SJC：44または28関節評価での腫脹関節数
　　ESR：赤沈値　　　　　　　　TJC：圧痛関節数　　　ln：自然対数　　　GH：全般評価
　　VAS：visual analogue scaleで、mmなら0〜100、cmなら0〜10
　　physician's：医師による活動性全般評価
　　SJS：腫脹関節スコア（Grade 1：視診で明らかでないが触診で確認できる、
　　　　　　　　　　　　Grade 2：視診で明らかで、緊満なし、Grade 3：緊満した腫脹）
　　DAS28-CRPではDAS28の$0.70 \times \ln(ESR)$の項が$0.36 \times \ln(CRP\ mg/L + 1) + 0.96$となる

[例]
患者全般評価	70 mm VAS
医療者全般評価	55 mm VAS
ESR	5 mm/1h
CRP	2.1 mg/dL

↓ の患者で計算すると…

DAS28 ＝ 3.64（中等度疾患活動性）
SDAI ＝21.6（中等度疾患活動性）
HRAS38＝104 （高疾患活動性）

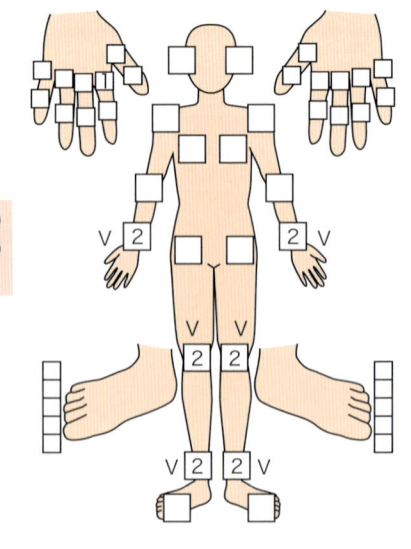

図4　活動性の計算例
図中の数字は各関節の腫脹スコアを示し、圧痛部位にはVを付した。DAS28では低活動性に近い中等度疾患活動性、SDAIでは高活動性に近い中等度疾患活動性、HRAS38では中等度疾患活動性に近い高疾患活動性となる。罹患関節の分布から、身体機能制限が強いと考えられ、積極的な治療を要する

どを考慮する。関節腫脹が最も信頼性が高いことは容易に理解されようが、RAの活動性として信頼性が高いのはあくまで多関節炎であり、単関節炎であれば感染性関節炎や結晶性関節炎（痛風や偽痛風）などさまざまな鑑別を要することはほかの評価項目と同様である。さらに、現在の活動性が現在の生活に及ぼす影響と、将来の生活に及ぼす影響を推定する。こうして得られたRAのリスク評価が、治療のリスクやコストと対比されて治療判断が行われるのである。欧米のリコメンデーションなども序文に記載されているように目安を示しているにすぎず、DAS28の値のみに従って治療判断を行うことは専門医としてありえない。

看護師へのアドバイス

関節炎の程度は関節負荷の影響を受けやすく、関節炎の悪化が見られた場合には、ライフスタイルの変化を訊ねて、負荷軽減ための工夫をアドバイスすることが望まれます。また、疾患活動性評価項目のなかで、患者さん自身は（現在の）関節痛を重視し、医師は関節腫脹、すなわち（将来の）関節破壊を重視する傾向があります。治療強化について患者さん自身の希望と医師の推奨が合致しない場合には、この点に留意して患者さんと医師のコミュニケーションをサポートしていただく願います。

引用文献

1) Vastesaegar N, et al：A pilot risk model for the prediction of rapid radiographic progression in rheumatoid arthritis. Rheumatology, 48：1114-1121, 2009
2) van der Heijde DMFM, et al：Judging disease activity in clinical practice in rheumatoid arthritis：first step in the development of a disease activity score. Ann Rheum Dis, 49：916-920, 1990
3) Kameda H, et al：Development and validation of the handy rheumatoid activity score with 38 joints (HRAS38) for rheumatoid arthritis in patients receiving infliximab. Mod Rheumatol, 16：381-388, 2006
4) Nagasawa H, et al：Differences between the health assessment questionnaire disability index (HAQ-Di) and the modified HAq (mHAq) score before and after infliximab treatment in patients with rheumatoid arthritis. Mod Rheumatol, 20：337-342, 2010

第2章　関節リウマチの診かた

3. 関節の見かた
a) 上肢

石川　肇

ポイント

- 上肢に関連する日常生活動作のうち「何が不自由となっているのか」を問う
- 障害の原因が、肩、肘、手のどこにあるのかを見つける
- 局所の疼痛、変形、腫脹、筋萎縮、皮膚の状態などを視診と触診によりチェックする
- 肩、肘、手指関節の可動性のチェックも必要に応じて行う
- 関節リウマチ（RA）に特徴的所見があるかどうか、他疾患との鑑別を行う

1　基本的アプローチ

- 問診で、上肢に関連する日常生活動作のうち「何が不自由なのか」を問う（表1）。そこで、どの関節が原因となっているか障害部位を疑い、絞ったうえで、疼痛、変形（アライメント異常）、腫脹、筋萎縮、皮膚の状態などを視診と触診によりチェックする
- 筋骨格系の疾患を迅速にスクリーニングする方法として GALS（G＝gait 歩行、A＝arms 腕、L＝legs 脚、S＝spine 脊椎）があるが、そのうち上肢に関しては、次の通りチェックすべき動作（一部省略）がある[2]

表1　日常生活動作と上肢障害

	リーチ機能				方向調節		把持機能		
	肩関節		肘関節		前腕		手関節	母指	示-小指
	挙上	内転	屈曲	伸展	回内	回外			
洗髪・整髪	○		○				○		
反対側の腋を拭く（洗体）		○	○						
衣服の着脱	○		○	○			○		
洗顔			○			○	○	○	○
ボタンかけ			○					○	○
食事			○		○				
書字					○		○背屈	○	
排泄後始末（お尻拭き）		○		○		○	○掌屈		
下肢のケア（靴下を履く）				○		○			
タオル絞り					○	○	○		○
物の受け取る/支える					○	○	○		

○の障害によって、おのおのの動作が困難となってくる
（文献1より引用）

> **チェックすべき動作**（GALSより抜粋）
> - 手指をしっかり握って爪を隠すことができるか
> - 両手掌を隙間なく合わせて、祈りの肢位をとることができるか
> - 腕を伸ばして手関節の最大屈曲、伸展が他動的にどこまでいくか
> - 肘関節の最大屈曲、伸展が他動的にどこまでいくか
> - バンザイの肢位、両手を頭の後ろで組む肢位、両手を背中にまわして腰のところで組む肢位をとれるか

■ 痛みの症状

- RAなどの関節炎に由来する痛みの多くは、**緩徐に発症**してくる。通常、RAでは発症するまでの期間は数週間から数カ月間であることが多く、痛みは**障害部位に限局**しており、"**うずくような痛み**"として表現される
- 上肢全体の痛みを訴える場合 → 頸椎、肩のレベルでの神経障害や血管性の疼痛などを考える
- 全身性の痛みで解剖学的にあわない場合 → 線維筋痛症や心因性疼痛などを疑う

■ 炎症性か非炎症性か

- 痛みの時間と増悪因子は、炎症性と非炎症性との鑑別に有用である
- **安静時、寝ているときに増悪し、活動によっても増悪する場合にはRAなどの炎症性関節疾患**を、その逆に**活動時あるいは活動後にのみ痛みが増悪し、安静で軽快する場合には変形性関節症（osteoarthritis：OA）などの非炎症性関節疾患**を考える
- 炎症性では、関節腫脹、圧痛、熱感、発赤などがみられ、RAでは疼痛とともに朝のこわばり（朝起きたときに、体のふしぶしが、ぎこちない、むくんだ感じがして思うように動かせない）がみられるのが特徴的である

■ 関節の変形

- RAでは、関節周囲の軟部支持組織（関節包、靭帯、腱）のゆるみとともに、関節が壊されていくことによって筋腱のバランスが崩れ、変形を生じている。視診で明らかな変形がなくとも、関節の運動中や関節にストレスをかけたときに不安定となり変形を生じ、礫音（れきおん）（骨同士が接触して聞こえる異常なコツコツ音）を伴うことがある。**関節周囲の筋萎縮や筋力低下**は慢性の関節病変を示唆する重要な徴候である
- 炎症性関節疾患の場合には、関節の圧痛と最大限に動かしたときの疼痛および関節腫脹が特徴である

> **看護のコツ**
> 痛みの訴えはさまざまです。患者さんの社会的背景、家族関係、職業、趣味なども痛みと関係していることがあります。痛みと動作パターンもチェックしましょう。薬物治療の強化によって、痛みが消失しても、関節腫脹が持続し変形が進行していることがあります。

> **重要!**
> RAは慢性の炎症性多関節疾患で、適切な薬物治療が施されないと、破壊性関節病変は進行します。

2 肩の見かた（図1）[2)〜4)]

■ 視診

- 肩の診察は、前方から背側まで肩関節領域の視診からはじめ、対側の肩と比較し、左右不動がない

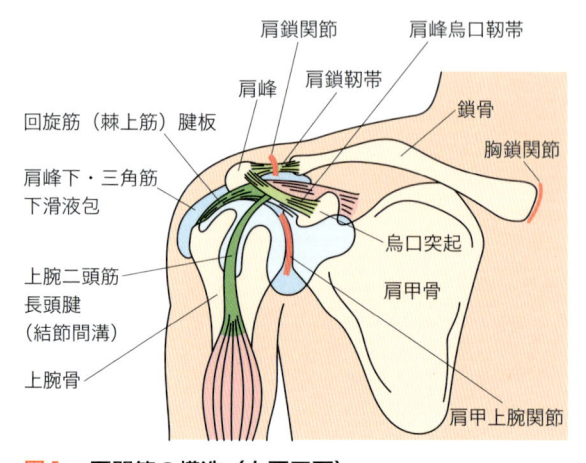

図1 肩関節の構造（右肩正面）

か注意し観察する（図1）。回旋筋腱板断裂の患者では、しばしば罹患した肩の方が高い
- **胸鎖関節に腫脹**を認める場合 → 掌蹠膿疱症を疑うが、胸骨柄胸骨関節もRAで稀に侵されることがある
- **肩鎖関節部での突出** → OAによる骨棘と関連している
- **肩甲帯筋の萎縮** → 長期にわたりRAに罹患した肩甲上腕関節病変の徴候である

■ 触診
- **疼痛**：肩から三角筋付着部にかけてみられる場合 → 腱板炎や肩峰下滑液包炎などが、僧帽筋から肩甲骨にかけてみられる場合 → 頸椎病変を考える
- **肩関節の腫脹**：検者の手掌全体で肩を包み込むようにして触れてチェックする（図2 A）。肩峰下滑液包の腫れは、肩甲上腕関節の腫れよりも外側に位置し、三角筋の直下に触れることが多い。肩甲上腕関節の前面は、烏口突起と結節間溝の間に存在し、上腕骨頭の丸い前面の輪郭に沿っている。関節腫脹は、この部分に触知され、腫脹が著しい場合には肩峰の下方側面でも触知される

■ 徒手テスト
- 肩を外旋すると結節間溝が触れやすく、その部の圧痛は、上腕二頭筋腱腱鞘炎を疑う。肘を90度に屈曲して、検者の抵抗に逆らって前腕を回外したときに結節間溝に痛みを生じた場合には腱鞘炎と診断する（Yergasonテスト）
- **肩甲上腕関節の他動可動域**：肩甲骨と胸郭間での動きを止めるため、検者の片手で肩の頂上をしっかり押さえつけ、他方の手で腕を動かすようにする（図2 B）。また、肘を90度屈曲させ、肩を90度外転させて、内・外旋をみる
- **回旋筋腱板断裂**などの肩峰下病変がある場合には、インピンジメント徴候（Neer）、腕落下テストが陽性となる。前者は、患者を座位にして、検者は後方に立ち、片手で肩甲骨の動きを抑えて同時に患肢を他動的に挙上し、肩峰に衝突させて疼痛が生じた場合を陽性とする。また、後者は他動的に肩90度外転位で、検者が手を離したとき、患者が肢位を保持できず、患肢が下降した場合を陽性とする
- **棘上筋テスト**：肩関節を肩甲骨面で30度外転し、母指を床面に向けて筋力を測定するテストで、棘上筋の力が比較的選択的に評価可能である

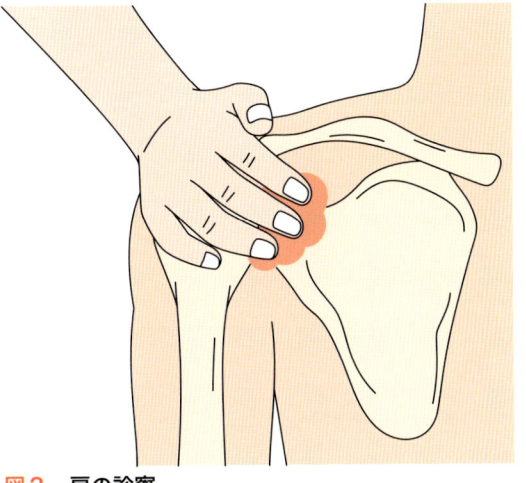

A 肩関節の腫脹のチェック

B 肩甲上腕関節可動域の測定

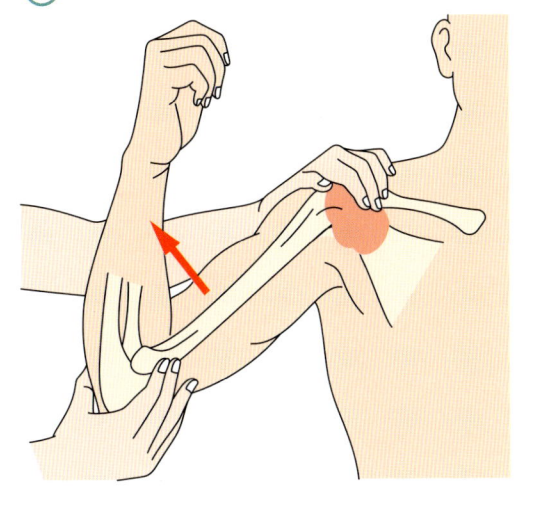

図2　肩の診察
A：検者の手掌全体で肩を包み込むようにして触れてチェックする
B：肩甲骨と胸郭間での動きを止めるため、検者の片手で肩の頂上をしっかり押さえつけ、他方の手で腕を動かすようにする

> **看護のコツ**
>
> 腫れのない肩関節拘縮（硬くなって動かなくなる状態）に対しては、積極的に温熱・運動療法を勧めます。

> **重要！**
>
> 肩関節の屈曲・外転可動域は、肩甲上腕関節と肩甲骨胸郭間で約2：1の割合で動いているため、肩甲上腕関節に病変が進んでも肩関節可動域はゼロにはなりません。しかし、回旋筋腱板が断裂し90度以上の屈曲・外転ができなくなってしまう前に、肩甲上腕関節の手術（人工肩関節全置換術、人工骨頭置換術）が必要となる可能性が高いです。なぜなら、腱板が完全に断裂してからでは、完璧な腱板の再建、修復は不可能となるからです。

3 肘の見かた（図3）2)～4)

- 患者を楽に座らせて、検者は筋緊張をさせないように上肢全体を十分に支えながら行う
- 90度肘屈曲位とし、**肘頭、上腕骨外側上顆と橈骨頭の3点を結んだ三角の陥凹**を、検者の母指で触れてみる（図4）。この領域が肘関節の腫脹をみる際にもっともわかりやすく、この領域の明らかな膨隆は、関節内の滑膜増殖、関節液貯留の診断となる。その場合には、肘の屈曲拘縮が早期からみられ、伸展していくとその膨隆の張りを増す。同時にまた、前腕の回旋運動を行い、腕橈関節の運動制限および礫音がないか確かめる
- **肘頭部**：弾性軟の腫脹 → 肘頭滑液包炎を疑う。硬い腫瘤 → リウマトイド結節であることが多い。軽度隆起性の紫紅色紅斑 → 皮膚筋炎（dermatomyositis：DM）でみられることがある
- **上腕骨外上顆**に直接圧痛があり、肘伸展位で手関節の伸展に検者が抵抗をかけていったときに同部に痛みが誘発される場合（手関節伸展抵抗テスト）には、上腕骨外上顆炎（テニス肘）と診断される。内上顆炎の場合は、手関節の屈曲に検者が抵抗をかけていたときに、内上顆に痛みが誘発される

> **看護のコツ**
>
> 不安定な肘関節に対しては、脱臼しないように関節保護と装具（サポーターなど）の装着を勧めます。逆に、関節拘縮を起こしつつある肘関節には、積極的に温熱・運動療法を行うようにします。

> **重要！**
>
> 肩関節と同様、日常生活動作の中でリーチ機能に関係する肘関節の可動性の維持は重要です。屈曲120度、前腕の回内・回外おのおの50度は最低限必要です。

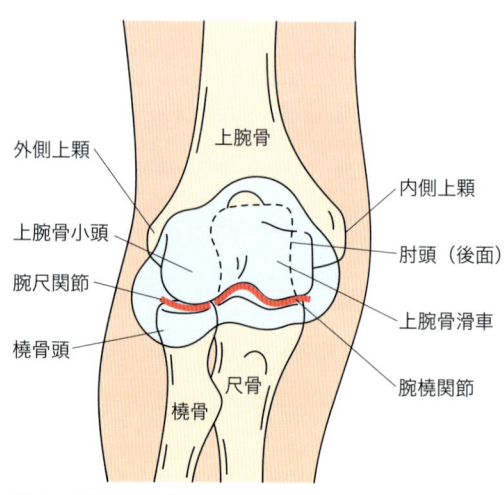

図3　肘関節の構造（右肘正面）

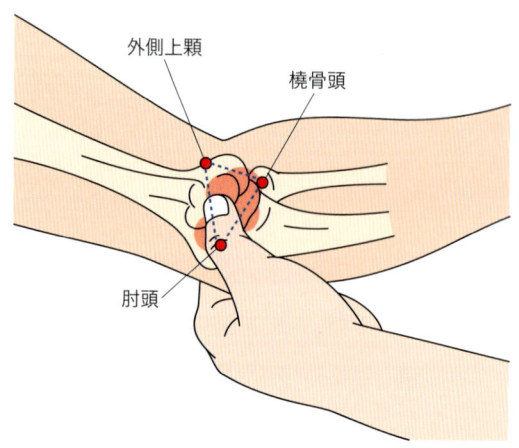

図4　肘の触診法（右肘後面）
90度肘屈曲位とし、肘頭、上腕骨外側上顆と橈骨頭の3点を結んだ三角の陥凹を、検者の母指で触れてみる

4 手の見かた[2)～4)]

■ 変形

- 手の所見から、多くのリウマチ性疾患の診断に役立つ情報が得られる（図5）。手の診察は、患者を座らせて楽にさせ、手掌を下に手指を開いて開始する。検者は手関節と手指にアライメント異常（変形）がないかを診る（図6）

> **RAで特徴的な指変形**
> - 示指～小指尺側偏位（MP関節：掌尺屈）
> - 示指～小指スワンネック変形
>   （MP関節：屈曲、PIP関節：伸展、DIP関節：屈曲）
> - 示指～小指ボタン穴変形
>   （MP関節：伸展、PIP関節：屈曲、DIP関節：伸展）
> - 母指ボタン穴変形
>   （MP関節：屈曲、IP関節：伸展）
> - 母指スワンネック変形
>   （CM関節：内転、MP関節：伸展、IP関節：屈曲）
> - ムチランス変形（指の短縮、動揺関節）
> など

MP（MCP）：metacarpophalangeal、中手指節
PIP：proximal interphalangeal、近位指節間
DIP：distal interphalangeal、遠位指節間
IP：interphalangeal、指節間
CM：carpometacarpal、手根中手

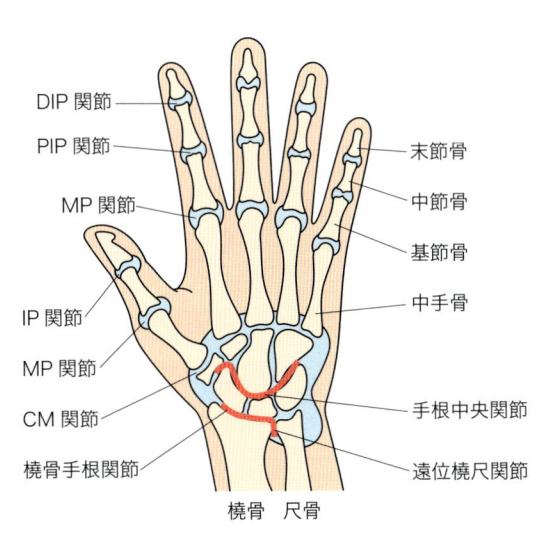

- RAと異なり全身性エリテマトーデス（systemic lupus erythematodes：SLE）やリウマチ熱では、ときに非びらん性の関節変形をきたすことがあり、**ジャクー（Jaccoud）関節炎**と呼ばれる
- 手の全体的な機能を評価するには、手を十分広げさせたのちに、しっかり握りこぶしつくらせる。次に、母指と他指の間でピンチ動作ができるかをみて、検者の指を2本握らせて握力を評価する
- 尺骨神経麻痺などによる手の内在筋の萎縮は、中手骨間の陥凹として認められ、尺側1本半の指の知覚障害と鷲手変形（MP関節の過伸展、PIP、DIP関節の屈曲）を認める

■ 手関節背側の腫脹

- 手関節背側の腫脹は、関節内の滑膜炎または腱鞘滑膜炎の結果生じる
- 触診：検者の両側の手掌と手指で包み込むようにして、関節全体の質感を探るように行う（図7 A）
- **伸筋腱腱鞘滑膜炎による腫脹**では、指の運動とともに腫脹部位は動き、手関節を背屈しMP関節を伸展させると腫脹した腱鞘内に伸筋腱が埋没しているのがわかるので、関節内滑膜腫脹と鑑別される
- 手関節背側の熱感は、検者の手背をあてて近位から遠位方向になでるようにして感知する

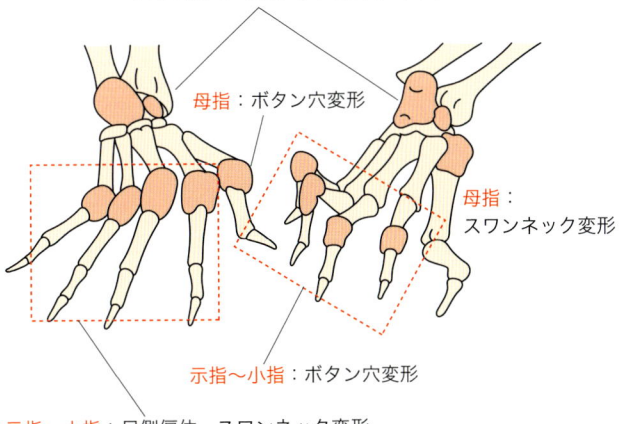

図5 手の関節（右手）

図6 リウマチ手の変形
特定の関節に滑膜炎が持続すると、特徴的な変形が生じてくる

手関節：尺骨頭の背側亜脱臼、手根骨の尺側移動、掌側亜脱臼、橈側回転（橈屈）、回外変形
母指：ボタン穴変形
母指：スワンネック変形
示指～小指：ボタン穴変形
示指～小指：尺側偏位、スワンネック変形

- RAでは**尺骨頭が背側に亜脱臼**し、検者の指で軽く圧迫すると、浮遊感と礫音を生ずることがある（ピアノキーテスト）（図7 B）。この場合には、前腕の回旋運動制限があり、ときに**尺側指の腱断裂による伸展不全**を伴っていることもある。握りこぶしから小指単独の伸展不全を生じた場合は、**固有小指伸筋（extensor digiti minimi：EDM）腱の断裂**を疑う。RAの早期では**尺側手根伸筋腱腱鞘炎による腫脹**が尺骨頭の尺側に直接触れることがある
- 関節に限らず手背および指全体の浮腫性腫脹 → 全身性硬化症（systemic sclerosis：SSc）の初期ないし混合性結合組織病（mixed connective disease：MCTD）でみられる。SScで硬化した皮膚は黒色調を呈するが、色素沈着のなかに色素脱失の小斑をみる
- 手関節橈側の疼痛および圧痛 → **母指CM関節症**または**ドゥケルヴァン（de Quervain）病（腱鞘炎）**でよくみられる

■ MP関節の腫脹

- 視診：ナックル（中手骨の頭部）の間のくぼみがふくらんで**観察される**
- 触診：検者の両母指でMP関節の背側面を触れ（図8）、両示指で掌側面を触れて垂直面で左右交互に圧迫をかけて、腫れが移動するかどうかをみる。あるいは、示指と小指のナックルを両サイドからはさんで圧迫をかけることで、痛みが誘発されるかどうかをみることで滑膜炎の存在を調べられる
- RAでMP関節に滑膜炎が長期間持続する場合には、伸筋腱の亜脱臼を伴い手指の尺側偏位やスワンネック変形をきたしやすい

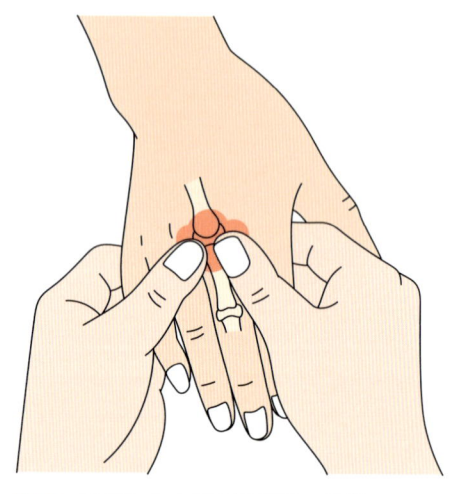

図8　示指から小指MP関節の触診
MP関節部の滑膜増殖をみる

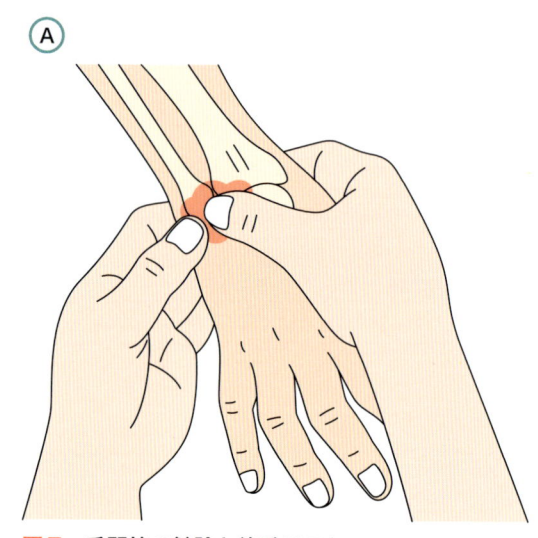

図7　手関節の触診と徒手テスト
A：滑膜の増殖をみる
B：ピアノキーテスト、検者の片手で手をつかみ、もう一方の手で尺骨頭を背側から掌側に向けて押して可動性をみる

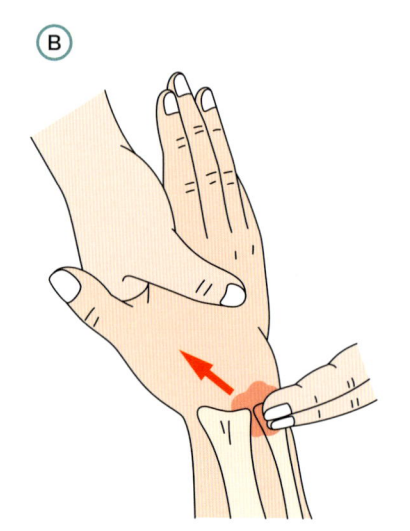

■ DIP関節およびPIP関節の腫脹

- ヘバーデン（Heberden）結節およびブシャール（Bouchard）結節のようなOAによる骨増殖の隆起であるのか、滑膜増殖による関節包の膨隆であるのか、触診で鑑別する
- 検者の一方の手の母指と示指で垂直面を触れ、他方の手の母指と示指で水平面を触れて、水平面と垂直面で交互に優しく圧迫を加えると、少量の滑液が前後に移動することで、関節に浸出液があることがわかる（図9 A）。また、橈・尺側方向のストレスをかけて側方動揺性をみる（図9 B）
- RAによる長期のPIP関節炎によりボタン穴変形をきたすことがある
- 指全体の腫脹および発赤 → 指炎ないしソーセージ様指と呼ばれ、乾癬性関節炎（psoriatic arthritis：PsA）などの血清反応陰性脊椎関節症（seronegative spondyloarthropathy：SNSA）を疑う

■ 皮膚と爪

- PIP関節ないしMP関節背側に好発する角質増殖や紫紅色紅斑であるゴットロン（Gottron）徴候 → DMに特徴的で、皮疹により角化した手は機械工の手（mechanic hand）と呼ばれる
- 寒冷刺激で指が白くなるレイノー（Raynaud）症状 → SScやMCTDなどでみられる
- リウマトイド結節や丘疹 → RAの手指でみられる
- 手指のうっ血様紅斑 → SLEを疑う
- 爪甲剥離症：乾癬やカンジダなどの感染症でみられる
- 爪床の毛細血管の発赤や拡張 → SLE、SSc、DMなどの結合組織病を示唆する
- 手指の皮膚のつっぱり、皮膚硬化 → SScでみられ、PIP関節より遠位で伸側の真皮がつまみ上げられるかどうかで判定される
- SScでは爪上皮の延長や指尖部の虫喰い状の潰瘍・陥凹性瘢痕も合わせてみられる
- 血管炎により爪周囲に梗塞巣がみられ、指尖と爪床にチアノーゼが強く現れ、とくに疼痛を伴っている場合には、壊死のはじまりが想定される

■ 手掌面

- 屈筋腱腱鞘滑膜炎の有無をチェックする
- 検者は一方の手でMP関節の掌側をはさみ、他方の手で各指を他動的に動かしながら、屈筋腱に沿って移動する腫瘤や圧痛がないかをみる（図10）
- 陳旧化したものでは、硬い腫瘤として認め、弾発

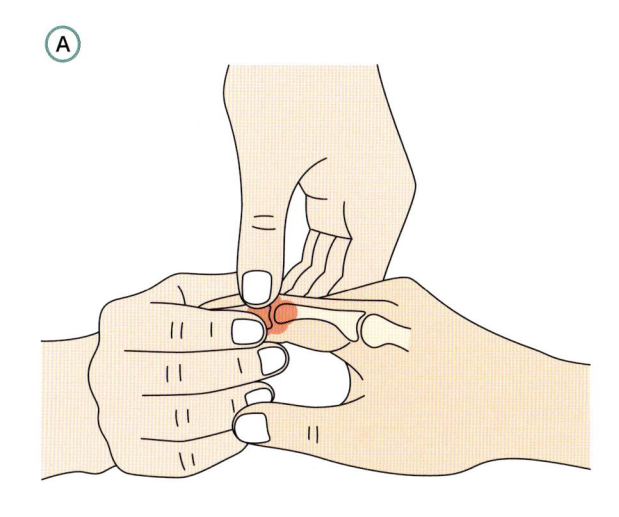

図9　示指から小指PIP関節の触診と徒手テスト
A：PIP関節の滑膜増殖をみる　B：側方動揺性をみる

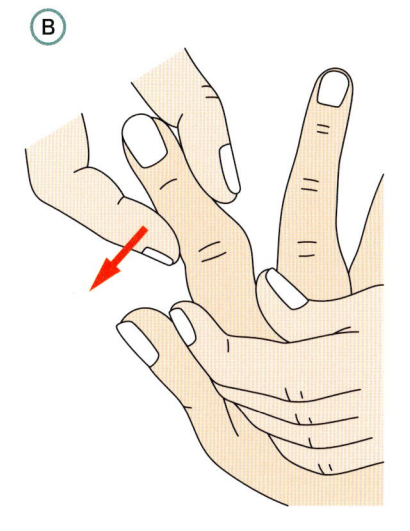

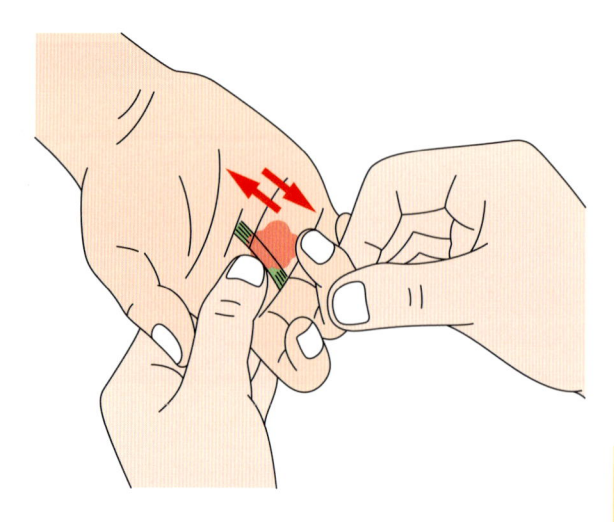

図10　掌面の触診
屈筋腱腱鞘滑膜の増殖をみる

（snapping）をみることもある
- 母指球筋に萎縮があり、橈側3本半の指に知覚障害はある場合 → 手根管症候群が疑われる
- 手掌部の膿疱形成 → 掌蹠膿疱症
- うっ血性紅斑 → SLEを疑う

> **看護のコツ**
>
> 薬物療法でタイトコントロールになっている患者さんでも、手の数力所の関節に滑膜炎が残存していることが多くみられます。痛みがなくても腫脹は持続する場合は、変形をきたすことがあるので、関節保護を指導しましょう。

> **重要！**
>
> 手の機能が十分に発揮されるには、手関節の無痛の安定性と手指の巧緻運動の維持が必要とされます。手指変形の中で、母指関節のムチランス変形、硬くなった手指スワンネック変形などは、大きく把持機能を障害します。OA様の手の関節にRAが併存する場合、滑膜炎による腫脹の有無の診断が難しくなります。その際は、関節エコー検査がある程度役立ちます（p65）。

Advanced Lecture

尺側偏位の主なメカニズム

① MP関節の解剖学的特徴
　（中手骨頭の形状、側副靱帯の非対称性）
② MP関節炎に伴う尺側内在筋のスパスム、拘縮（MP関節尺屈）
③ 第4・5中手骨の掌側沈下
　（伸筋腱の尺側移動）
④ 伸筋腱および屈筋腱の掌尺側への移動
⑤ 手根骨・中手骨の橈側回転（屈筋腱の牽引力）
⑥ 手の使用（母指の力や重力の影響）

- 尺側偏位の主なメカニズムとして上記が考えられます。MP関節炎に伴う尺側内在筋のスパスム、拘縮によってMP関節が尺屈し伸筋腱が尺側に移動していきます（図11）。

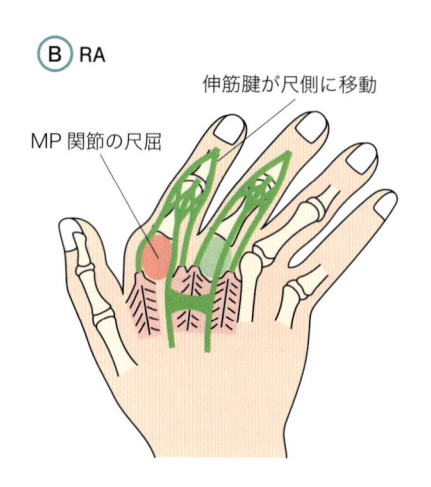

Ⓐ 正常
　伸筋腱
　MP関節
　骨間筋

Ⓑ RA
　伸筋腱が尺側に移動
　MP関節の尺屈

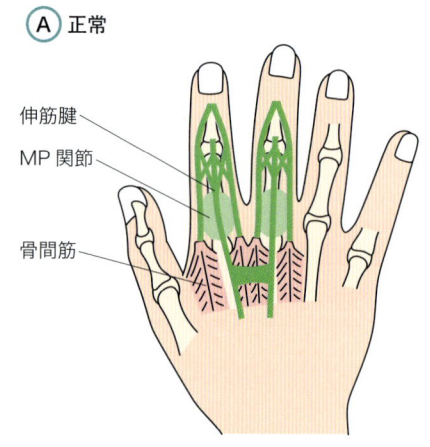

図11　尺側偏位のメカニズム

A 正常

骨間筋／MP関節／伸筋腱（中央索）／側索／屈筋腱／虫様筋

B RA

骨間筋／側索の背側移動／PIP関節伸展／MP関節掌側亜脱臼／DIP関節屈曲／虫様筋

図12　スワンネック変形のメカニズム

- 示指から小指に生じる**スワンネック変形**は、MP関節炎による掌側亜脱臼が原因でPIP関節が過伸展となり、DIP関節が屈曲位となっていることが多いとされています（図12）
- MP関節炎に引き続き、骨間筋や虫様筋などの内在筋のスパスム、拘縮を生じ、さらに屈筋腱腱鞘滑膜炎が加わり、MP関節屈曲、掌側亜脱臼が生じます。そして、基節骨が掌側に移動することで、側索はその遠位で背側に移動し、PIP関節に対する伸展力が強まり、PIP関節は過伸展となります。さらに、DIP関節に関してはFDP（flexor digitorum profundus、深指屈筋）腱が緊張することで屈曲変形を生じることになります

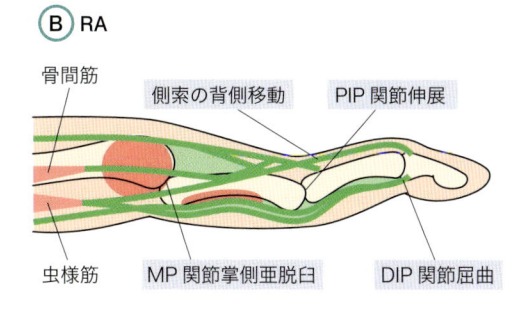

看護師へのアドバイス

上肢に関連する日常生活動作に障害を持った患者さんをみた場合、痛み、変形（アライメント異常）、腫脹、筋萎縮、皮膚の状態などを視て触ってチェックし、その原因が、RAによるものなのかどうか、鑑別できるようになりましょう。

引用文献

1) 石川肇：リウマチの手術適応とタイミング−上肢全体を含む．整形外科 60：1309, 2009
2) Grahame R：Examination of the patient. Rheumatology 2nd ed.（Klippel JH, Dieppe PA）：2：2.1-2：2.16, Mosby, 1998
3) Moder KG & Hunder GG：History and physical examination of the musculoskeletal system.「Kelley's textbook of rheumatology 7th ed」（Harris ED, Budd RC, et al：）：pp483-492, Elsevier Saunders, 2005
4) El-Gabalawy H：患者の評価，病歴および理学的診察.「リウマチ入門 第12版（日本語版）」（アメリカ関節炎財団 編，日本リウマチ学会 日本語版編），pp136-144, 万有製薬株式会社, 2001

おすすめの文献・書籍　もっと詳しく学びたい方へ

◇「すぐに使えるリウマチ・膠原病診療マニュアル」（岸本暢将 編），羊土社，2009
→診療の現場に即した診察法、検査法がコンパクトにわかりやすくまとめられています

◇ 高杉潔：関節のみかた．「リウマチ基本テキスト　第2版」（日本リウマチ財団教育研修委員会 編），pp160-180, 日本リウマチ財団，2005
→関節の触診法についてわかりやすい解説と写真が掲載されています

第2章 関節リウマチの診かた

3. 関節の見かた
b）下肢

松下 功

> **ポイント**
> - 歩行状態は下肢の障害を映し出す鏡であるので必ず観察しよう
> - 股関節障害がある場合はパトリック肢位で疼痛が誘発される
> - パテラタップテストは膝関節の関節液貯留を鋭敏に評価できる方法である
> - 前足部に変形を有する場合、足底胼胝や趾間部の皮膚状態を確認しよう

1 はじめに

　関節リウマチ（RA）は免疫異常により発症する疾患ではあるが、病変の主座は関節にある。したがって、関節を詳細に評価することはRA患者の病状や問題点を把握するうえできわめて重要である。
　RAにおいて、手関節および手指の関節は触りやすく評価しやすい関節である。一方**下肢の関節でDAS28の評価に入っているのは膝関節だけであり、日常診療において下肢の関節は十分に観察されていないことが多い**。下肢の関節はひとたび破壊されると激しい疼痛のため歩行困難になり、患者のADLは著しく障害される。そのため下肢の関節は患者のADLとQOLを大きく左右する重要な関節である。
　本稿では、下肢の関節の解剖と生体力学、RAに特徴的な変形と機能障害、さらには関節の見かたについて概説する。

2 股関節

　股関節はヒトの最大荷重関節であり、ヒトが立って歩行する際に最も重要な関節の1つである。RAにおいて股関節の破壊は早期から起こることはないが、ひとたび股関節が障害されると著しい疼痛のため急速に歩行困難となる。

■ 診察に必要な解剖学と生体力学

　股関節は寛骨臼と大腿骨頭よりなる球関節であり、人体最大の滑膜関節である。股関節は多様な三次元的な動き以外に荷重に耐えうる安定性が要求されるため、大腿骨頭を寛骨臼が深く包み込む臼状の関節となっている（**図1**）[1]。
　両側起立時に両側の大腿骨頭にかかる力は、それぞれ体重の31％といわれている。片側起立時には股関節に体重の約4倍の力が作用するが、この際に健側に一本杖を使用すると骨頭にかかる力は体重以下に減少する[1]。

■ 典型的なRAの股関節変形

　股関節は筋肉に覆われ深部に存在するため、外見からその変形を確認することはできない。変形の確認にはX線撮影が必要である。RAにおける股関節障害は荷重部だけではなく均等に軟骨・骨が破壊されるため、骨頭が臼底に向かって突出するよう破壊が進行する。これがRAに特徴的な**臼底突出変形（中心性脱臼）**である（**図2**）。一方で破壊が急速に進行する症例においては、荷重面が破壊され骨頭が

上方に偏位することもある。

■ 股関節の見かた

股関節痛がある場合には疼痛から逃れようと疼痛回避歩行が出現する。疼痛回避歩行では立脚相の短縮と接地時の減速などが認められる。

大腿骨頭は鼠径靱帯、縫工筋、長内転筋から成る三角形の深部にあり、この三角形を**スカルパ（Scarpa）三角**もしくは**大腿三角**と呼ぶ（図3）[1]。患者はこの部の疼痛を鼠径部痛として訴える。スカルパ三角に圧痛を確認することにより、早期の股関節障害を検出することができる。

股関節障害の初期症状として屈曲・回旋時に疼痛を認め、靴や靴下の着脱困難を訴える。患者に**パトリック（Patrick）肢位**（股関節の屈曲・外旋・外転位）（図4）をとらせ可動域制限もしくは疼痛の誘発が確認できた場合は股関節破壊の存在が疑われる。

> **看護のコツ**
> 股関節障害を有する患者さんに対して杖の指導を行うようにしましょう。上肢の障害のあるRAの患者さんには杖を勧めることができない場合もありますが、杖を使うことが可能であれば股関節への負荷は著しく減少します。

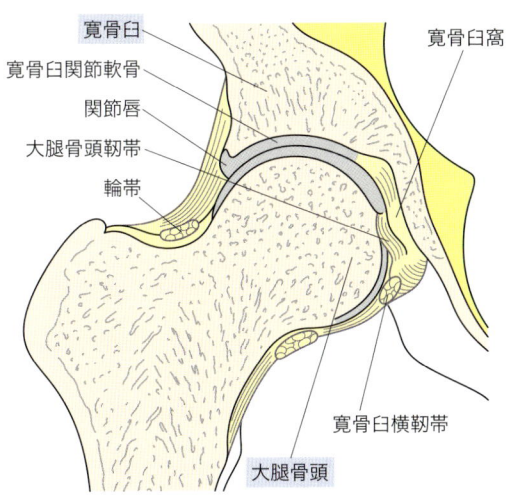

図1　股関節の構造
大腿骨頭を寛骨臼が深く包み込む臼状の関節となっている（文献1より引用）

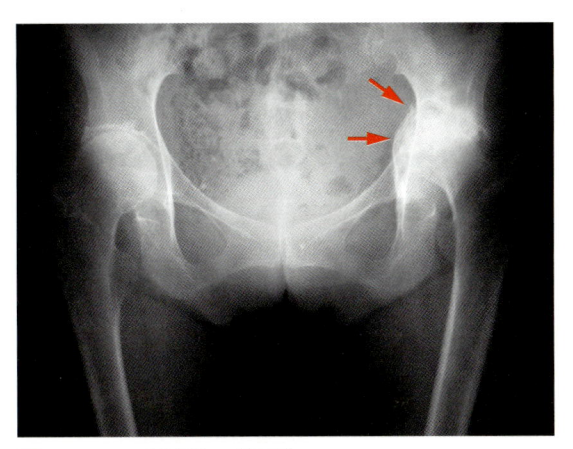

図2　RAの股関節X線写真
左股関節の大腿骨頭は臼底に向かって中心性脱臼（矢印）している

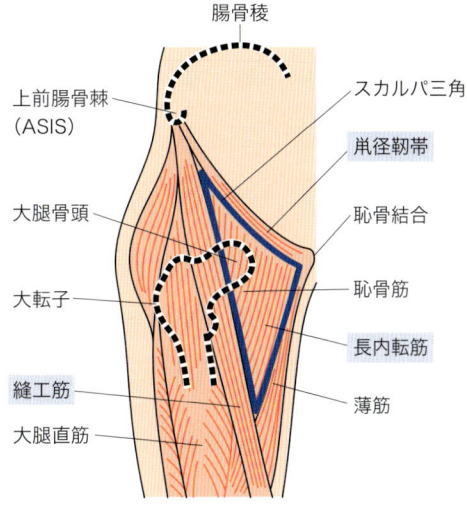

図3　スカルパ三角
鼠径靱帯、縫工筋、長内転筋から成る三角形の深部に大腿骨頭を触知することができる（文献1より引用）

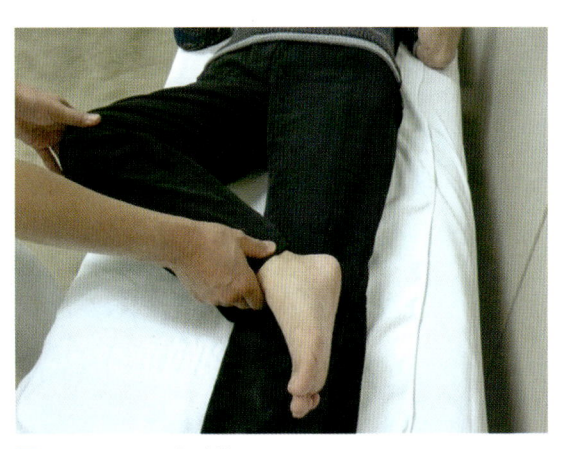

図4　パトリック肢位
股関節障害を有する場合、股関節を屈曲・外旋・外転位させると疼痛が誘発される

第2章　関節リウマチの診かた

リウマチ看護パーフェクトマニュアル

> **重要!**
> - 来院時の歩行状態は大切です。疼痛回避歩行の有無を観察しましょう
> - スカルパ三角部における疼痛・圧痛を評価しましょう
> - 靴下の着脱困難がある場合は、パトリック肢位がとれるかどうかを確認しましょう

3 膝関節

RA患者の下肢の荷重関節において膝関節は最も罹患が多く、また下肢の関節の中では比較的観察しやすい部位であるためしっかりと評価したい。膝関節はひとたび破壊されると荷重時痛、運動時痛が出現し、可動域制限も加わり患者のADLは著しく障害される。

■ 診察に必要な解剖学と生体力学

膝関節は大腿骨と脛骨の間の**大腿脛骨関節**および大腿骨と膝蓋骨の間の**膝蓋大腿関節**を持っている（図5）。膝伸展位で正面からみた大腿骨と脛骨の長軸のなす膝外側角は**大腿脛骨角**（femorotibial angle：FTA）と呼ばれ、正常膝では約176度と軽度の外反を呈している（図6）[2]。FTAが大きくなると**内反膝（O脚）**となり膝関節中心は下肢機能軸より外側に偏位する。一方FTAが小さくなると**外反膝（X脚）**を呈し、膝関節中心は下肢機能軸より内側に偏位することになる。

膝関節の屈曲可動域は多くの日常生活に必要である。平地歩行では70度、階段昇降では95度、椅子からの立ち上がりでは105度、自電車漕ぎでは110度の自動屈曲が必要である。また蹲踞（しゃがむ）姿勢では130～145度、正座では150度の屈曲角度が要求される[2]。

歩行時に膝関節にかかる荷重は、大腿脛骨関節では体重の2～3倍、また膝蓋大腿関節では約0.5倍である。この値は階段昇降などで著明に上昇し、とくに大腿脛骨関節では階段昇降時には体重の約5倍に増加する[2]。

■ 典型的なRAの膝関節変形

変形性膝関節症では膝関節の内反変形を生じることが多いが、RAでは内反変形のみならず、外反変形や**屈曲拘縮（完全伸展できない状態）**が生じることが多い。関節水腫が持続すると大腿四頭筋の筋力低下が生じる。さらに水腫が長期間にわたると患者は膝屈曲位をとるほうが楽になり屈曲拘縮が生じる。屈曲拘縮がひとたび出現すると膝関節の屈筋で

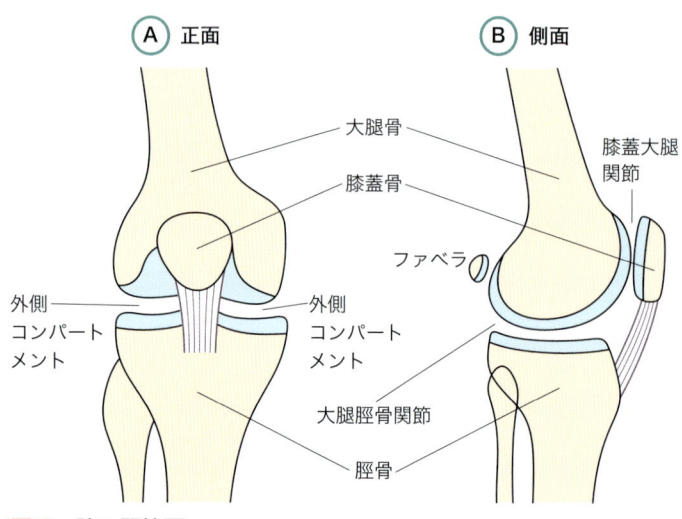

図5 膝の関節面
（文献2より引用）

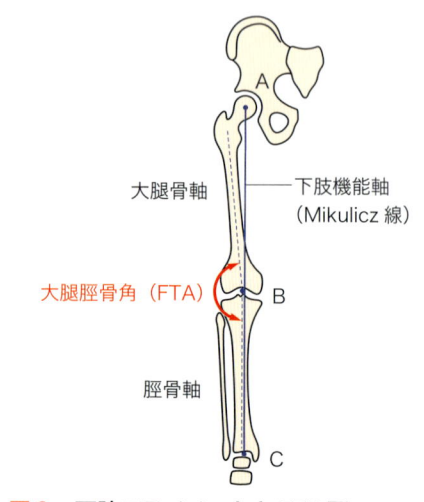

図6 下肢アライメントとFTA面
A：大腿骨頭中心、B：膝関節中心、C：足関節中心、A-C：下肢機能軸（Mikulicz線）（文献2より引用）

あるハムストリングスが緊張し、さらに大腿四頭筋の萎縮が生じ屈曲拘縮はさらに悪化する。

■ 膝関節の見かた

股関節と同様、疼痛回避歩行を含めた歩行状態を確認する。ついで膝関節の腫脹と変形、圧痛、可動域を評価したい。圧痛は主に内外側の関節裂隙に存在する。また可動域を測定することで、患者のADL障害を詳細に評価することができる。

パテラタップテスト（Patellar tap test）は膝関節の関節液貯留を的確に評価できる診察法である（図7）。まず膝蓋上囊に貯留した関節液を圧迫して遠位に移動させ、同時に側方からも圧迫を加えると関節液で膝蓋骨が浮き上がる。そこで膝蓋骨を大腿骨に押しつけ膝蓋骨の浮き沈みを指で感じることにより関節液の存在を知ることができる。この現象を**膝蓋跳動**（ballottement of patella）という。正常では関節液がわずかにしか存在しないため膝蓋跳動は確認できない。

膝関節後面に**ベーカー嚢腫**（Baker cyst）が形成されることがある。これは、関節包が後方に突出しヘルニア形成したものであり、膝関節後面のつっぱり感や膝の曲げにくさとして表現される。ときにベーカー嚢腫が腓腹部に破裂し下腿の腫脹・疼痛をきたすことがある。

> **看護のコツ**
> 屈曲拘縮が進行すると歩行障害が悪化するばかりか、人工関節置換術における手術操作も困難となります。屈曲拘縮を発見した場合は、大腿四頭筋訓練（大腿四頭筋に力を入れ、膝をできるだけ伸展した状態で静止させる）の指導を行いましょう。

> **重要！**
> - まず歩行状態を観察しましょう
> - 膝関節の内外反変形、屈曲拘縮を確認しましょう
> - パテラタップテストにより関節液貯留を評価しましょう

4 足部

足部には病変の進行とともにRAに特徴的な変化が出現する。股関節や膝関節に比べ激しい疼痛は認めないが、足部の変形や疼痛のためADLが制限されている患者は多い。変形が強い症例では足底胼胝や趾間部のびらんから感染が発症するリスクが高い。感染予防の観点から足部の評価は大切である。

■ 診察に必要な解剖学と生体力学

- 足部の関節は、足関節、距骨下関節、ショパール（Chopart）関節（横足根関節）、リスフラン（Lisfranc）関節（足根中足関節）、MTP（metatarsophalangeal）関節（中足趾節関節）から成る[3]
- **足関節**は、脛骨下端の関節面と内果、外果の関節面でつくられる関節の中を距骨滑車が回転する関節である（図8 A）
- **距骨下関節**は距骨と踵骨の間の関節であり（図8 A）、種々の動作において足関節とともに動く
- **ショパール関節**は距骨と踵骨のすぐ前方に位置し、踵骨と立方骨および距骨と舟状骨の関節を合わせたものである（図8 B）。距骨下関節やショパール関節が原因で「足首が痛い」と訴えるケースも多いので注意が必要である

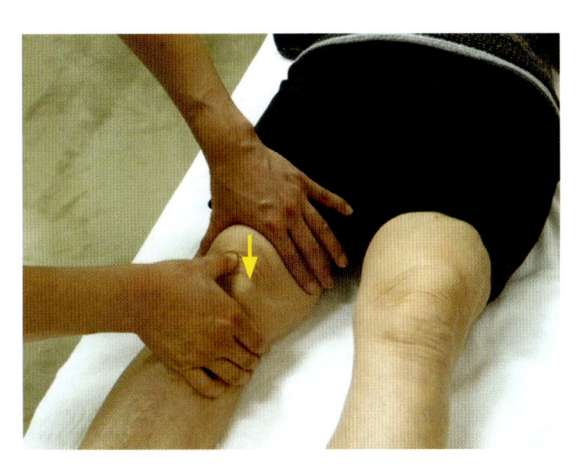

図7　パテラタップテスト
膝蓋上囊に貯留した関節液を遠位に圧迫移動させ、同時に側方からも圧迫を加えると膝蓋大腿関節間に関節液が入り込み膝蓋骨が浮き上がる。この状態で膝蓋骨を大腿骨に押しつけるようにすると、膝蓋骨が上下に浮き沈みする現象を指で感じることができる

- リスフラン関節は楔状骨と第1～3中足骨および立方骨と第4、5中足骨の関節により形成されている（図8 B）
- **MTP関節**は中足骨と足趾の基節骨により形成され（図8 B）、形態的に中手指節関節とほぼ同じで楕円関節である
- 足部は、**縦アーチ**と**横アーチ**により支えられている。縦アーチは内側と外側に分けられ臨床上重要なのは内側アーチである。内側アーチは踵骨、距骨、舟状骨、第1～3楔状骨、第1～3中足骨から成り、舟状骨がアーチの頂点となっている。横アーチは中足部では3個の楔状骨と立方骨から、前足部では5個の中足骨から成る[3]

■ RA足部変形の特徴と発症のメカニズム

表1にRAに特徴的な足部変形を示す[4]。

前足部では**外反母趾、槌趾変形、開張足変形**（図9）が合併して**扁平三角変形**を呈する。進行するとMTP関節で基節骨が背側に脱臼するとともに中足骨頭が底側に突出し、足底部に**有痛性胼胝**が形成され（図10）、歩行障害や履物の制限を訴えるようになる。中足部では縦アーチが崩れて**扁平足**が、後足部では**踵骨の外反**が生じる。

RA滑膜炎によりショパール関節やリスフラン関

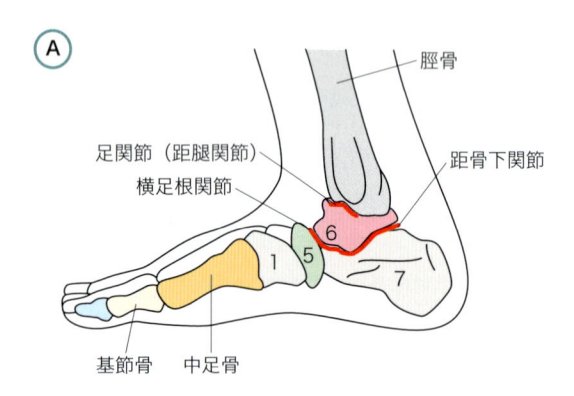

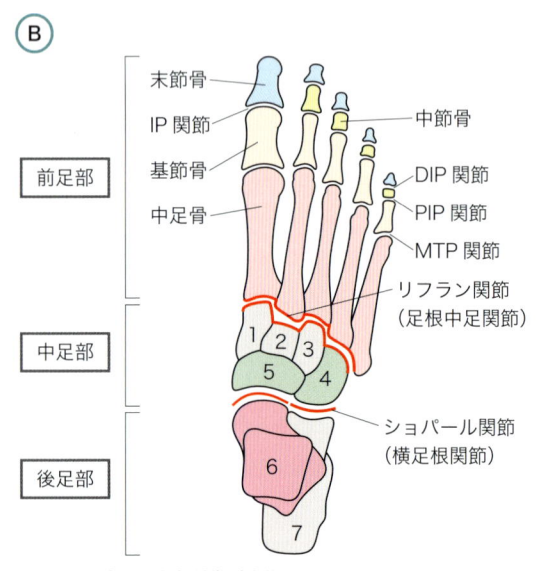

図8 足部の基本的解剖学
1：第1楔状骨、2：第2楔状骨、3：第3楔状骨、4：立方骨、5：舟状骨、6：距骨、7：踵骨（文献3より引用）

表1 RA足部の変形

変形	特徴
外反母趾（hallux valgus）	母趾MTP関節の外反
鷲爪趾変形（claw toe）	2～5趾MTP関節過伸展・PIP・DIP関節屈曲
槌趾変形（hammer toe）	2～5趾MTP関節過伸展・PIP関節屈曲・DIP関節過伸展
開張足（splay toe）	足の横アーチが平坦化
扁平足（flat foot）	足の縦アーチが平坦化
扁平三角変形	外反母趾・内反小趾・開張足
踵骨外反（calcaneo-valgus）	距骨下関節で外反
バニオン（bunion）	母趾MTP関節内側の腱膜瘤
胼胝（callosity）	有痛性皮膚角質層肥厚

（文献4をもとに作成）

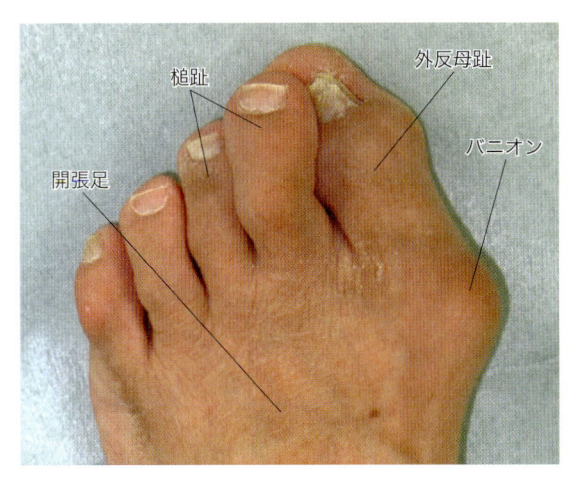

図9　前足部変形

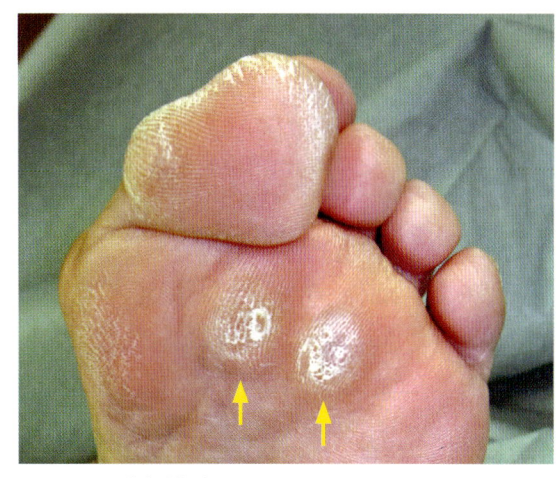

（ラベル：開張足、槌趾、外反母趾、バニオン）

図10　足底部胼胝

節が腫れて弛緩すると荷重に抵抗できず**横アーチ、縦アーチが破綻する（図11）**[5]。アーチの破綻は扁平足、開張足を発症させ、進行すると筋腱のバランスが異常となり外反母趾が出現する。またMTP関節の炎症により中足骨遠位端が足底部に向かって突出し、基節骨が背側に脱臼する。足底に突出した中足骨頭には歩行時に圧がかかり胼胝が形成されることになる。

また後足部で距骨下関節が破壊されると距骨の骨頭が内側部に落ち込み、これによっても扁平足変形がさらに増悪し、踵骨は外反変形をきたす[5]。

■ 足部関節の見かた[6]

- まず靴下を脱いだ状態で変形やアーチの状態に加え、胼胝や皮膚の圧迫痕、さらには趾間部の状態を観察する。趾間部の皮膚びらんから蜂窩織炎などの**感染症**を併発することもあり、皮膚の観察は重要である
- 可能であれば**靴の状態**も見ておきたい。靴により足部の変形や疼痛が増悪しているケースは多く、前足部の広さ、土踏まずの盛り上がり、踵は高さなどの点に注意する
- 触診は患者の痛みを訴える部位を中心に行う。足底部の胼胝や外反母趾の内側に出現する**バニオン（bunion）（図9）**が前足部の疼痛の原因になっていることが多い。中足部の診察では、ショパール関節とリスフラン関節の腫脹と圧痛を確認する。

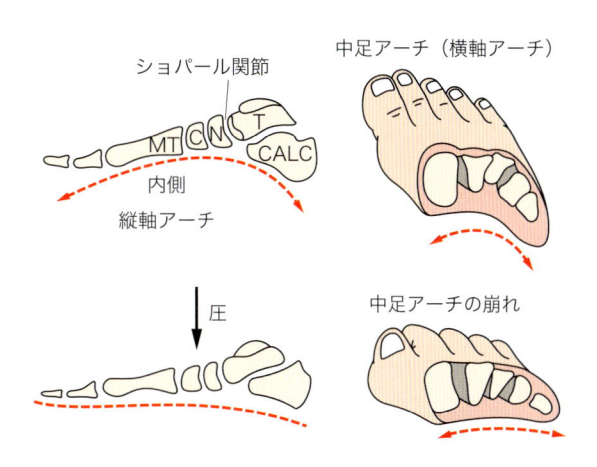

図11　アーチの破綻
ショパール関節やリスフラン関節が弛緩すると荷重に抵抗できず横アーチ、縦アーチが破綻する。さらに距骨下関節が破壊されると距骨頭が落ち込み縦アーチは消失する
MT：中足骨、C：楔状骨、N：舟状骨、T：距骨、CAL：踵骨
（文献5より引用）

さらに後足部の足関節（距腿関節）と距骨下関節に対しては、関節面に沿って腫脹と圧痛を診ていく
- 足関節の評価では底背屈可動域と運動時痛の有無も同時に確認する。足関節の正常可動域は底屈45度、背屈20度である

看護のコツ
足部変形を有するRA患者さんに対しては、足部の状態を背側および底側から確認し、感染予防のためのフットケアを指導することが大切です。

> **重 要!**
> - 患者さんは前足部から後足部までをすべて「足」と表現します。足が痛いと訴えられた場合、疼痛の部位がどこなのか細かく聴取する必要があります
> - 前足部（足趾）の変形がある場合は、足底胼胝や皮膚の状態を確認しましょう

看護師へのアドバイス

　下肢の関節は患者さんのADLにきわめて重要です。まず、歩行状態を確認することで下肢の異常を簡便にチェックすることができます。さらに、患者さんが訴える疼痛の部位を細かく聴取し確認することが大切です。そのうえで関節の変形や腫脹・圧痛をみていきましょう。下肢の関節に配慮してRA患者さんをみていくことは、患者さんのADL維持・拡大に直結する大切な看護であると考えられます。

■ 引用文献

1) 松野丈夫：股関節　機能解剖とバイオメカニクス．「標準整形外科　第11版」（内田淳正 監），pp557-562，医学書院，2011
2) 津村　弘：膝関節　機能解剖とバイオメカニクス．「標準整形外科　第11版」（内田淳正 監），pp611-612，医学書院，2011
3) 田中康仁：足関節と足　機能解剖．「標準整形外科　第11版」（内田淳正 監），pp654-658，医学書院，2011
4) 村澤　章：関節リウマチによる足部障害．「整形外科手術6．足関節と足部の手術」（黒川高秀 他編），pp95-102，中山書店，1994
5) 越智隆弘：関節リウマチによる足の機能障害と治療．関節リウマチの機能再建手技の実際，pp61-79，メディカルレビュー社，2004
6) 松下　功：リハビリテーション診断学　関節リウマチの足部の痛み．臨床リハ，16：153-159，2007

■ おすすめの文献・書籍　もっと詳しく学びたい方へ

◇「リウマチ基本テキスト　第2版」（日本リウマチ財団教育研修委員会），2005
◇「リウマチ病学テキスト」（日本リウマチ財団生涯教育委員会），2010
　→リウマチ財団の研修会などで使用されているテキストで、関節リウマチの病態、診察法などが詳細に記載されています

4. 血液検査の見かた

熊谷俊一

ポイント

- リウマトイド因子（RF）は長期間RAの診断のための検査とされてきたが、RA患者における陽性率（感度）は70〜80％程度である
- RFは健常者でも陽性者（5％以内）があり、高齢者で高く、ほかの膠原病や慢性肝炎などでも陽性となり特異性（特異度）が低い
- 抗環状シトルリン化ペプチド抗体（抗CCP抗体）は、感度は80％程度であるが、特異度は95％以上と高く、診断に有用である
- 血液検査は診断以外にも、関節リウマチ（RA）の活動性の把握や進行性の予測、臓器病変の評価、副作用発見などにも必須である

1 RAの検査診断

関節痛を訴える患者のスクリーニングでは、一般検血、検尿、生化学、赤沈、CRPに加え、RFや抗核抗体などが検査される[1]。そのポイントは、①赤沈でRAや膠原病の存在を疑い、②CRPと白血球数で感染症や炎症性かどうかを判断し、③検尿・一般検血・胸部X線で腎、血液、肺などの臓器障害を把握し、④RFや抗核抗体で、RAや膠原病の大まかな鑑別を行う。これらの検査で疾患を絞り込んだうえで、抗CCP抗体や疾患特異的抗核抗体など特異度の高い検査を併用して診断確定へと進む。RAの病態には、免疫や炎症の異常が深くかかわっており、その異常は診断や病態把握に重要である。代表的な検査とその基準範囲を表1にまとめた。

2 炎症検査（赤沈、CRP、SAA）

■ 赤沈

フィブリノゲンや免疫グロブリン増加で亢進することから、RAや膠原病発見の手がかりとなるが、貧血などでも亢進する。逆に、播種性血管内凝固症候群（DIC）などフィブリノゲンが消費減少する疾患では遅延する。

■ CRP

CRP（C-reactive protein）は感染症、悪性腫瘍、心筋梗塞などで、著明に増加するが、多くのリウマチ性疾患でも高値となる。RA以外にも、各種血管炎やベーチェット病、リウマチ性多発筋痛症、成人スティル病、痛風や偽痛風、感染性関節炎、あるいは反応性関節炎などでは増加し、活動性の指標の1つとなる。2010年ACR/EULARのRA新分類基準においても、赤沈やCRPの高値が一項目に組み入れられ、診断に必須である。また赤沈やCRPはRAの活動性や治療効果の判定にも用いられ、DAS28な

表1　RAの検査と基準範囲

検査項目	略語	単位	基準範囲*
①炎症検査			
白血球数	WBC	/mm³	3,500〜9,200
C反応性蛋白	CRP	mg/dL	0.2以下
血清アミロイドA	SAA	μg/mL	10以下
赤血球沈降速度（赤沈）	ESR	mm/時間	男：2〜10、女：3〜15
②自己抗体検査			
リウマトイド因子	RF	IU/mL	15未満
IgGクラスリウマトイド因子	IgG-RF	index	2.0未満
抗ガラクトース欠損IgG抗体	CA・RF	AU/mL	6.0未満
抗環状シトルリン化ペプチド抗体	抗CCP抗体	U/mL	4.5未満
抗核抗体（蛍光抗体法）	ANA（FANA）	倍	40倍未満
（酵素抗体法）	ANA-EIA	index	20.0未満
③その他			
マトリックスメタロプロテナーゼ3	MMP-3	ng/mL	男36.9〜121、女17.3〜59.7
γグロブリン比率（蛋白分画）	γG	%	10〜22
免疫グロブリンG	IgG	mg/dL	870〜1700
補体第3因子	C3	mg/dL	86〜130
補体第4因子	C4	mg/dL	17〜45

＊：基準範囲は試薬や施設により異なるので注意
（文献5より改変）

どの活動性指標にも組み入れられている。

■ 血清アミロイドA（SAA）

　SAA（serum amyloid A）やフィブリノゲンもCRPと同様、炎症で増加する。SAAはRAに伴うアミロイドーシスの原因蛋白であるが、その高値と二次性アミロイドーシス発症との直接の関連はない。

3　自己抗体検査（RF、抗CCP抗体、抗核抗体）

■ リウマトイド因子（rheumatoid factor：RF）

　RFは変性IgGのFc部分に対する自己抗体で、RAでの陽性率（感度）は70〜80％であるが、病初期では50％程度である[2]。しかも、シェーグレン症候群など多くの膠原病でもかなりの頻度で陽性となる。慢性肝炎や悪性腫瘍などの慢性炎症性疾患、さらには**高齢者においてもしばしば陽性となるなど特異性（特異度）が低く、陰性でもRAは否定できず、陽性でもRAとは特定できない**（表2）。以前は定性法や半定量法が用いられていたが、現在は定量法が主流となり、**基準値（基準範囲）も15 IU/mL未満に統一されつつある**[3]。100 IU/mL以上など高値の場合はRAである可能性が高く、新分類基準でも高値陽性（基準範囲の3倍以上）の場合はスコアが高くなっている。抗体価は短期的には活動性指標にはならないが、長期寛解例では低下や陰性化することもあり、薬剤効果の確認の指標にもなる。

　普通のRFはIgMクラスの抗体を検出するが、IgGクラスRF（**IgG-RF**）を測定する検査もある。ほかの膠原病や慢性炎症性疾患での陽性率は低いが、RAでの感度は高くない。RA患者で検出されるRFは糖鎖にガラクトースを欠損したIgGに対する結合性が強いことから、ガラクトース欠損IgGを抗原としたRF測定法である**抗ガラクトース欠損IgG抗体（CA・RF）**も使われている。早期RAでの陽性率が

表2 RA診断のための検査の陽性率（%）

	RF	CA・RF	IgG-RF	抗CCP抗体	MMP-3
RA（n＝92）	68.5	77.2	23.9	76.1	63.0
発症1.5年未満（n＝39）	58.9	71.8	23.1	61.5	58.9
発症1.5年以上（n＝53）	75.5	81.1	24.5	86.6	66.0
健常人（n＝202）	3.5	6.4	2.0	3.0	5.8
非RA患者*（n＝105）	22.9	31.4	11.4	7.6	―
慢性疾患患者**（n＝146）	24.0	34.2	1.4	2.1	―

＊ 非RA患者：SLE、シェーグレン症候群、強皮症、PM/DM、MCTD
＊＊ 慢性疾患患者：悪性腫瘍やウイルス性肝炎
（文献1より引用）

若干高く、早期診断での有用性が期待されるが、特異度は高くない。

■ 抗CCP抗体

抗CCP（cyclic citrullinated peptide）抗体はフィラグリン由来のシトルリンを含んだ環状ペプチドを抗原としていたが、現在は反応性の高い合成シトルリン化環状ペプチドを抗原とした第二世代の試薬が主である。RA患者での感度は70～85％であるが、非RA膠原病患者での陰性率（特異度）は90～95％で、慢性疾患患者や健常者の陽性率も5％以下と低い。RFと比べ特異性が高く、**多発関節炎があり陽性の場合はRAであるか、将来RAとなる可能性が高い**。さらに抗CCP抗体陽性RA患者は陰性患者に比べて、関節病変の進行が早いことから、**関節予後予測**にも使用される。陽性者はメトトレキサートや生物学的製剤に対する治療反応性が悪いとの報告もあり、専門医への照会が望ましい[4]。

またRA患者の抗CCP抗体は、フィラグリン以外の蛋白（フィブリノジェンやビメンチンなど）に由来するシトルリン化ペプチドにも反応することから、**抗シトルリン化蛋白/ペプチド抗体（ACPA）**と総称され、病因病態との関連でも注目されている。

■ 抗核抗体

抗核抗体（anti-nuclear antibodies：ANA）は、固定したHEp-2細胞などに血清を反応させ顕微鏡で検出する間接蛍光抗体法（FANA）であったが、最近は酵素抗体法（EIA）で検出する方法も用いられている。FANAは感度が高く、膠原病のスクリーニングに適しているが、40倍希釈を陽性とすると健常人女性では20％程度が陽性となる。全身性エリテマトーデスやシェーグレン症候群などの膠原病患者では高値陽性（多くは320倍希釈以上）となるが、健常人やRA患者では低値陽性のことが多い。これらのことより、**40倍未満は陰性とし、160倍以上のときは膠原病を疑うのが適切である**[1]。

FANAが手技的に煩雑なこともあり、細胞核や複数の自己抗原を固相化したEIA法が開発された。自動化が可能で定量的にデータが得られるが、染色パターンの情報がないことや、すべての核抗原が検出可能かどうかなどの問題点もある。

4 進行性（関節予後）予測のための検査（表3）

RAについては早期診断とともに、進行性が予測される症例では早期からしっかりと治療するなど、関節予後を考慮した個別化治療が必要である。CRPや赤沈が高値、RFや抗CCP抗体が高値陽性、欧米ではHLA-DRのshared epitope（SE）などの血液検査に加え、X線でびらんがある、関節エコーで活動性の増殖性滑膜炎があるなどの画像検査（p65）が、予後判定に用いられている。

● MMP-3

MMP-3（マトリックスメタロプロテナーゼ3）は関節滑膜細胞などが産生し、軟骨破壊など関節病変に深くかかわる蛋白融解酵素で、RAの診断にも使われる。血中濃度は女性に比し男性に高く、SLEや腎疾患者でも高値となり、ステロイド投与が増加させるとの報告もあり、その判定には注意を要する。血清MMP-3はRAで活動期に増加し、CRPや赤沈などの炎症マーカーと相関し、関節破壊のマーカーとしても期待されるが、手指など小関節炎のみの症例ではMMP-3の増加例は少ないなど罹患関節の大きさや数の影響を受ける。一方、血清MMP-3のレベルが6カ月後の関節破壊と相関するとの報告があり、関節病変の予後予測に使用できる可能もある。

看護のコツ

- 抗CCP抗体陽性の多発関節炎の患者さんは、RAであるかRAになる可能性が高くなります
- RFや抗CCP抗体などの抗体系検査と、CRPやMMP-3などの炎症マーカーとの組み合わせは、早期診断に有用です
- 抗CCP抗体は関節予後や治療反応性予測の指標になりますが、抗体価は治療後も変動は少ないままです
- トシリズマブ使用中は炎症マーカーが完全に陰性化するので、活動性判定や感染症併発に注意が必要です
- 喫煙は抗CCP抗体産生やRA発症のリスク因子であり、禁煙を指導します

表3　RA診療におけるバイオマーカー

- 早期診断のためのバイオマーカー

  ［目的・評価］確定診断、活動性把握、発症予測
  RF、抗CCP抗体、血沈、CRP、X線、エコー、MRI

- 予後予測のためのバイオマーカー

  ［目的・評価］関節予後、生命予後、治療薬選択
  HLA-DR、RF、抗CCP抗体、MMP-3、X線、エコー

- 治療効果判定のためのバイオマーカー

  ［目的・評価］治療反応性、副作用発現、寛解（臨床的、構造的）
  血沈、CRP、RF、X線、エコー、MRI

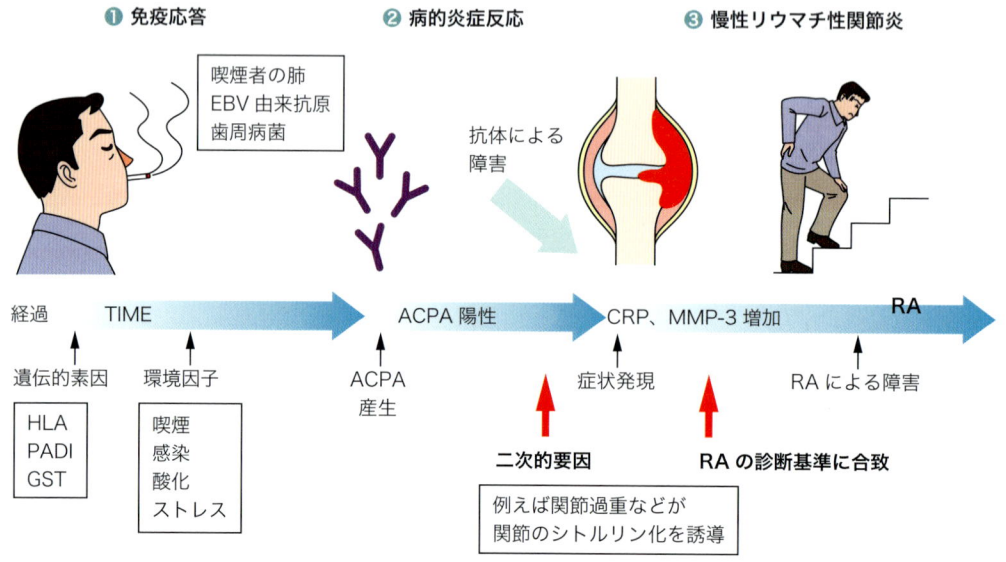

図1　抗CCP抗体（ACPA）陽性とRA発症まで
（文献6より引用）

Advanced Lecture

　抗CCP抗体やRFは臨床症状が現れる前から陽性で、抗CCP抗体陽性の関節炎患者さんはRAとなる率が高くなります[4]。これらのことからRAの発症について、まず何らかの遺伝的素因を有する人に、喫煙などの環境因子が作用すると抗CCP抗体などの自己抗体が陽性となります。その人がその後、関節への過重や感染症後の関節炎などを起こすと、関節の蛋白抗原がシトルリン化され、血中の抗体が作用し、関節破壊と持続性の関節炎を誘導し、RAを発症すると考えられます（図1）。

　この仮説に従えば、①関節症状のある抗CCP抗体陽性者は定期的なチェックが必要、②抗CCP抗体陽性で炎症や関節障害マーカーが出現すればRAの診断ができ[3]、③早期に関節炎の持続を断ち切ることにより治癒も望むことができます。

看護師へのアドバイス

　血液検査は、RAの診断、活動性の把握、進行性の予測、治療効果の確認、副作用の発見などにおいて必須の検査です[5]。どのような検査においても、偽陽性や偽陰性は存在することから、検査に頼りすぎず、臨床症状や画像検査などと併せて総合的に評価判断することが大切です。病気の発症や増悪に精神的ストレスが関与していることも多くあり、検査値の変動に一喜一憂することがないように、患者さんに正しい知識を持っていただくことが重要です。

引用文献

1) 熊谷俊一：リウマチ，膠原病の検査診断のポイント．日本医事新報，4432：46-52, 2009
2) 熊谷俊一：関節リウマチ（第2版）Ⅳ．関節リウマチの検査・診断　リウマトイド因子．日本臨床，68（増刊5）：244-247, 2010
3) 林　伸英 他：関節リウマチ診断における自己抗体検査の標準化．臨床化学，41：127-132, 2012
4) 熊谷俊一：内科学会生涯教育講演会　平成22年度　Aセッション　7.関節リウマチの早期診断と治療．日本内科学会雑誌，100：730-735, 2011
5) 熊谷俊一：「ナースのための検査値ガイド」（中原一彦 監），pp178-178, 総合医学社，2012
6) Boss WH, et al : Duration of pre-rheumatoid arthritis anti-cyclic citrullinated peptide positivity is positively associated with age at seroconversion. Ann Rheum Dis, 67：1642, 2008

おすすめの文献・書籍　もっと詳しく学びたい方へ

◇ 熊谷俊一：「ナースのための検査値ガイド」（中原一彦 監），pp178-178, 総合医学社，2012

喫煙
喫煙と抗CCP抗体

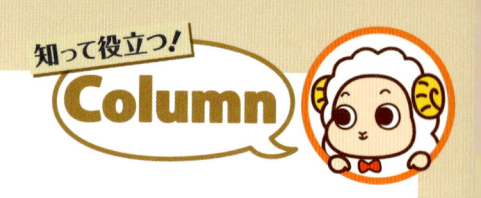

伊藤　聡

喫煙とRA発症リスク

　以前から喫煙が関節リウマチ（RA）の発症に関与していることが報告されていました。近年喫煙者RA患者では、非喫煙RA患者に比べ、抗CCP抗体価が高いことが報告され、さらに喫煙との関連がクローズアップされています。

　RAの発症に関する遺伝因子としては、HLA-DRB1 *0401や*0404などの、shared epitope（SE）との強い関連が知られています。2006年、スウェーデンから、SEをホモで有する喫煙者は、非保有者で非喫煙者に比べてRAの発症リスクが21倍であると報告されました。その後喫煙者の気管支肺胞洗浄液のみから、シトルリン化蛋白が染色されたことが示され、喫煙が抗CCP抗体の産生、その後のRA発症に関与するという仮説が提唱されました。

　近年歯周病菌も抗CCP抗体産生に関与することが判明してきていますが、喫煙者では非喫煙者に比べ歯周病の罹患頻度、重症度が高いことはすでに明らかになっており、喫煙者が抗CCP抗体が陽性になる大きなリスクを負っているのは間違いありません。

　デンマークの報告でも、SEをホモで有する場合は、非保有者に比べてRAを発症するリスクが17.8倍になり、大量喫煙者では52.6倍になるとされています。

治療における禁煙の有用性

　また、喫煙はメトトレキサートや、生物学的製剤の効果を減弱させるという報告も多数あり、治療抵抗性にも関与しています。禁煙により、RAの発症のリスクは低下しますが、すでにRAを発症した患者で禁煙が疾患活動性を改善させるという報告は今のところありません。

　しかし、RA患者では炎症そのものにより、心血管イベントのリスクが高いことはすでに明らかになっており、喫煙が発癌に関与することもあわせ、禁煙の有用性は議論の余地がありません。

　また、喫煙だけでなく、粉塵吸入もRAの発症を増やすことが報告されています。

早めの禁煙教育を

　市民公開講座で、"RAは遺伝病ですか？"という質問をよく受けます。明らかな遺伝病ではありませんが、残念ながら家族集積性があるのは万人が認めるところです。"私がRAになったので、娘が発症しないためにはどうしたらよいのでしょうか？"という質問には、"タバコを吸わない、歯周病にならないようにしっかりブラッシングをする、粉塵を吸入する職業につかない"とお答えしています。

　植木等の歌のように、"わかっちゃいるけどやめられない"のが喫煙です。学会、財団をあげての禁煙教育、リウマチ科と禁煙外来のタイアップ、そして何よりも喫煙を開始する前の、小中学校、高校などでの禁煙教育が重要ではないかと考えています。

第2章 関節リウマチの診かた

5. 臨床画像の見かた

中原龍一、西田圭一郎

ポイント

- 関節破壊の予防・寛解の達成のためには画像検査を利用した早期診断が重要である
- 単純X線写真は安価で簡便な検査法であり、関節破壊の評価に有用である
- MRIは特定の関節・部位を診断するのに有用であるが、コストが高いのが難点である
- 超音波検査はたくさんの関節を診断するのに有用であるが、検者の技量に依存する

1 はじめに

　関節リウマチ（RA）の治療は、生物学的製剤が導入されたことにより、寛解が現実的なゴールとなってきた。より高い寛解率を達成するには、画像検査を用いて早期に診断を行い適切な治療を行う必要がある。本項では、RAにおける画像検査の位置づけを概説したのち、各画像検査の特徴とその所見の読み方を説明する。

2 看護師として画像検査で何を見るべきか

　RAの機能障害の原因には、滑膜炎などのRAの活動性が増加したことで生じる**可逆的**な変化と、関節破壊などの不可逆的な変化の2種類がある。滑膜炎などは治療に反応し改善する見込みがあるが、炎症が長引くと関節破壊につながる（図1）。関節破壊は（生物学的製剤の投与などで修復反応がみられることはあるが）基本的には不可逆的な変化であり、破壊の程度が強い場合には手術が必要となることがある。これらの病変を関節ごとに把握するために画像検査は重要である。RAの画像検査は、骨びらんなどの骨破壊の検出が得意な単純X線写真とCT、骨破壊だけでなく滑膜炎などの変化も検出できる超音波やMRIとに分かれる。生物学的製剤の時代になり、RA診療における画像診断の重要性が増してきた結果、画像検査の頻度が増加している。看護師の立場からは、各画像検査の特徴と、どのようなときにどの画像検査が必要なのか、そして何を知ることができるかを知っておくことが望ましい（表1）。次項に各画像検査の特徴と画像所見について概説する。

重要！

- 滑膜炎などの可逆的変化
  → 超音波・MRIで診断
- 骨びらんなどの不可逆的な変化
  → 単純X線写真・CTで診断

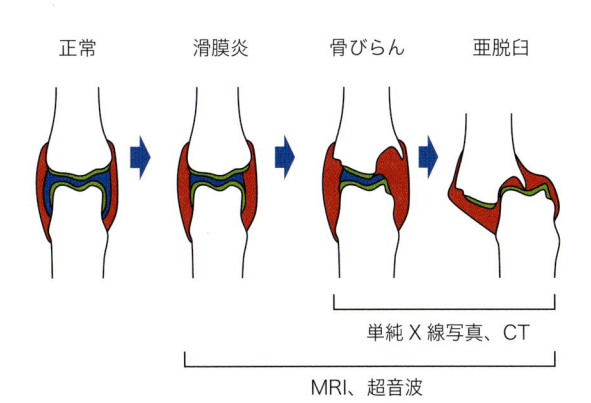

図1　関節破壊の進行と画像評価

表1　各画像検査の特徴

	単純X線写真	CT	MRI	超音波
骨びらん	○	◎	◎	○
滑膜炎	×	×	○ 造影剤必要	○
骨髄浮腫	×	×	○	○
コスト	低	高	高	低
多関節評価	○	△ 被曝	×	○
検査時間	短い	短い	長い	短い
外来評価	×	×	×	○

3　各種画像検査の特徴

■ 単純X線写真

単純X線写真は簡便・迅速・低コストで撮影可能であり、複数枚撮影することも可能であるため多関節の評価も可能である。またほかの画像検査では困難な荷重位での撮影が可能な点も特徴である。単純X線写真では、主に関節裂隙狭小化と骨破壊を評価する。

1）関節裂隙狭小化

単純X線写真では骨は写るが、軟骨は写らない。そのため正常関節は**隙間があいているように見える**。この骨と骨の間の隙間を関節裂隙という。軟骨が障害されてくると軟骨が薄くなるため、関節裂隙が狭くなる。この変化は「関節裂隙の狭小化」と呼ばれ、軟骨の障害を意味する。

2）骨破壊

軟骨の障害が進行し骨まで達すると、骨破壊が生じる。最初は小さな虫食い状の骨皮質の欠損が生じる。これを**骨びらん**という（図2）。骨破壊が進行すると関節が破壊され、**腫脹や組織障害の結果、靭帯や関節包の弛緩**が起こり、適合性が悪くなることにより亜脱臼へと進行する。これ以外にも単純X線写真では、関節周囲の軟部組織腫脹や関節周囲の骨萎縮を診断することができる。

3）定期的な評価の必要性

このように単純X線写真では、軟骨の障害を意味する関節裂隙の狭小化、骨破壊を意味する骨びらんや関節の亜脱臼を簡便に診断することができる。低コストで簡単に多くの関節を撮影できるため、関節ごとの定期的な評価に有用である。症状がなくても関節破壊進行することがある。そのような変化は定期的に多くの関節を単純X線写真で撮影し、前後比較することで検出することができる。そのため、毎年定期的に全身の関節を評価している施設が多い。

> **看護のコツ**
> 医師側では最初に説明しているつもりでも、定期的な撮影の場合には再び説明する時間がないことが多く、痛くない部位の撮影をする場合に患者さんが不安になることがあります。そのような場合に看護師側からも簡単に理由を説明できると、患者さんも安心して検査を受けることができます。

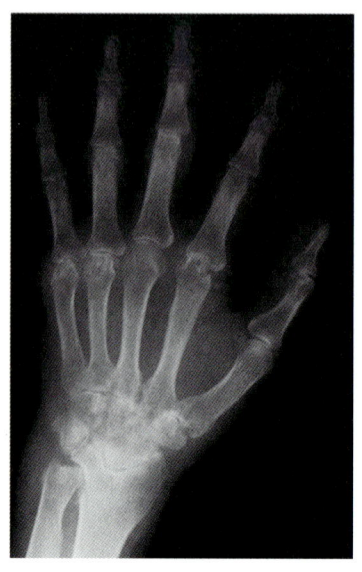

図2　単純X線写真
MP関節の骨びらんを認める

> **重要!**
> 単純X線写真は関節破壊の診断に重要。定期的に評価することが大事です。

● CT

1) 特徴

CTは単純X線写真と異なり、断面像を撮影することができる。しかし単純X線写真と比較して被曝量が多いことと、コストが高いことが問題である。3D画像を作成したり、好きな方向からの断面図を再構成したりすることができるため、関節破壊の詳細な状態を把握することができる（図3）。

2) 手術前検査や説明に有用

ごく早期の**骨びらんを検出することができる**ため手術前検査として撮影されることが多い。骨だけでなく腱の走行や断裂を把握することもできるが、腱の3D画像は精度に限界があるため**臨床所見と併せて**参考程度に用いられることが多い。関節の3D画像は、どのように関節が破壊されているかがわかりやすいため、手術前の説明に有用である。単純X線画像とCTの3D画像を比較することで、単純X線画像の読み方を勉強することができる。両者が撮影されているときには並べて確認すると知識が深まる。

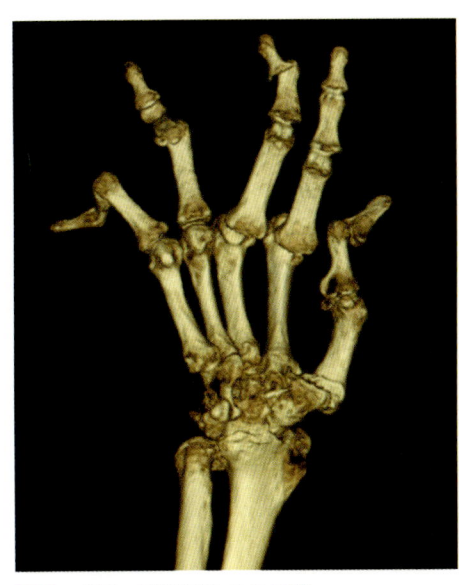

図3　CT　手関節の3D画像

3) 撮影時間

最近のCTは性能が非常によくなり、撮影時間は大幅に短縮された。MRIが15～30分程かかるのに対し、CTは単純撮影なら1～2分程度で撮影が可能である。

> **看護のコツ**
> MRIで長時間撮像された経験のある患者さんは、CTも同じく長時間の検査と考え嫌がることがあります。CTの撮影時間は非常に短いため、不安を感じる可能性がある患者さんに説明すれば安心させてあげることができます。

RAの薬物治療で重要なのは活動性の評価であり、画像検査では活動性の評価は滑膜炎の評価を通じて行われる。単純X線写真とCTは前述のように骨破壊を確認するには有用であるが、滑膜炎の存在やその程度を評価することは困難である。活動性の評価、滑膜炎の評価には次項の超音波検査とMRIが有用である。

> **重要!**
> CTは関節の三次元的な把握に優れています。手術前の検査として有用です。

● MRI

1) 特徴

MRIは磁石の力で画像を撮像する。コストが高く検査時間が長いが、骨破壊と滑膜炎を同時に評価することができる。MRI検査は大きく分けて、造影剤を用いない**単純撮像**と、点滴で造影剤を投与したのち撮像する**造影撮像**とがある。造影剤を用いると滑膜炎と関節液貯留を区別できるため、滑膜炎の正確な評価には造影検査が必要である。それに加えてMRI検査ではさまざまな撮像法がある。単純撮像では**T1強調画像、T2強調画像**、造影検査では**造影画像やダイナミック画像**がある。このようにMRI検査では1回の検査で複数の種類の画像が得られるため、それぞれでどのような画像変化が生じるかを知ることが理解の早道である。

2) 骨膜炎等の評価

肥厚した滑膜は単純撮像ではT1強調画像で低信号、T2強調画像で低～高信号となる。困ったこと

に関節液貯留も同じ信号パターンであるため、両者を鑑別するには造影画像が有用である。

造影画像では滑膜炎は高信号に、液体貯留は低信号となる。滑膜炎は炎症のため血流が豊富となり、造影剤で染まり造影画像で高信号となるが、液体貯留部位は血流がないため低信号となる。

ダイナミック画像では造影剤の染まる速度を評価することができる。**染まる速さの速い滑膜炎は炎症の程度が強い**ことがわかる。

造影画像では滑膜炎だけでなく、腱の周囲の炎症である**腱鞘滑膜炎**を診断することもできる。滑膜炎と同じくT1強調画像で低信号、T2強調画像で高信号、造影画像で高信号となる。造影画像の全体を把握する方法として、画像を重ね合わせて一番強い信号値を表示する**最大値投影法（MIP）**がある（図4）。最初にMIP画像を見て全体を把握したのち、ほかの画像を見ると理解しやすい。

3）骨髄浮腫の評価

MRIでしか診断できない重要な所見に骨髄浮腫がある。**骨髄浮腫があると骨破壊のリスクが高い**ことが知られている。骨髄浮腫は骨髄に生じる境界不明瞭な病的所見で、**T1強調画像で低信号、T2強調画像で等～高信号、造影画像で高信号となる**。

4）骨びらんの評価

MRI画像でも骨びらんや軟骨の障害を診断することができる。MRIでは正常の骨皮質はどの画像でも低信号となる。これを正常皮質骨無信号帯という。**骨びらんではこの無信号帯が途絶し、T1強調画像では低信号、T2強調画像では等～高信号、造影画像では高信号**となる。しかし靱帯の付着部も同じような所見となるため、両者の鑑別のためには複数の断面で確認することが重要である。

5）問題点

このようにMRIは、骨破壊と滑膜炎を同時に診断することができるため非常に有用だが、画像検査のなかでは最も患者負担が大きい。撮像時間は撮像内容にもよるが15～30分程度と長く、撮像部位も通常1カ所だけである。動くと画像が乱れるため長時間同じ姿勢をする必要がある。1時間に2～4件しか検査できないため、予約を取るのが困難である。CTと同じくトンネルの中に入って撮像するが、CTよりもトンネルが長く狭いため、狭い所が苦手な患者にはつらい検査である。また滑膜炎の正確な評価には造影剤の投与が必要である（造影剤の禁忌の確認やMRI前の説明、同意を得ることが必要となる）。

T1強調画像　　T2強調画像　　造影画像　　MIP画像

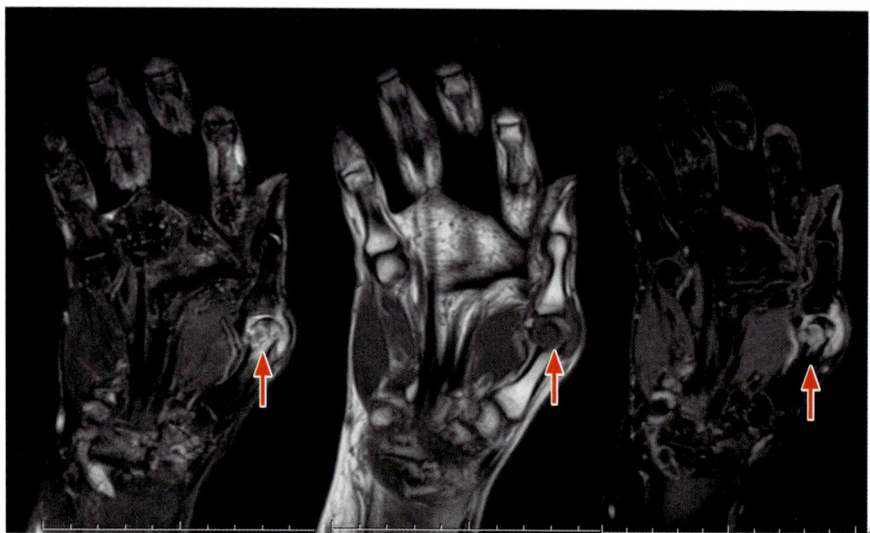

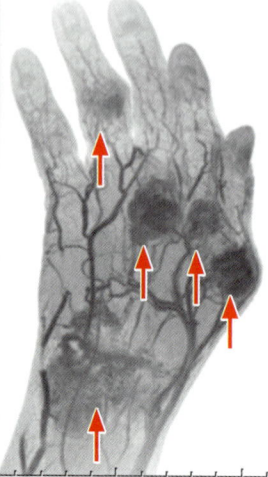

図4　MRI　母指IP関節の滑膜炎
MIP画像では全体の滑膜炎評価ができる

> **重要!**
> MRIは滑膜炎・骨髄浮腫・骨びらんなど活動性と関節破壊とを同時に評価することができます。しかし検査時間が長く、評価可能な関節数が少なくコストが高いことが弱点です。

> **看護のコツ**
> 長所・短所を理解したうえで、患者さんの負担が軽くなるようサポートしましょう。

■ 超音波検査

1）特徴

超音波は音波を用いた検査装置であり、4つの画像検査のなかで最も非侵襲的である。また装置も小さいため、外来で簡便に検査を行うことができる。また短い時間で多くの関節を評価することができる。

2）各モードと評価方法

画像は大きく分けて**Bモード**と**パワードプラモード**の2種類である（図5）。Bモードは白黒の画像で表示され、パワードプラモードでは血流のある部位が赤く表示される。**Bモードでは主に形を評価し、パワードプラモードでは血流**を評価する。パワードプラモードを用いることで、滑膜炎の評価が可能である。欠点は、骨に隠されて見えない部分にある骨びらんの診断が困難であることと、正確な評価のためには技術が必要なことである。

白黒の**Bモード画像では、骨びらんが骨表面の不連続として診断できる**。また関節内の液体貯留は、プローブで圧迫するとつぶれる低エコー領域として認められる。滑膜組織は液体貯留と同じく低エコーであるが圧迫でつぶれにくいことが特徴である。

パワードプラモードではMRIと異なり造影剤を用いなくても滑膜炎の評価を行うことができる。炎症の激しい滑膜組織ではドプラ信号が多く見られるが、炎症が軽度になるにしたがいドプラ信号が減ってくる。この現象を利用して**滑膜炎を4段階に半定量化**している。

3）長所と短所

超音波検査は、非侵襲的であるだけでなく、検査を行いながら画像を患者に説明することができるという利点がある。

関節穿刺時には、穿刺前の評価だけでなく、穿刺時に針先がどこにあるかを知ることができるため、安全で効果的な関節穿刺を行うことができる。

超音波検査の問題点は、検査施行者以外はどの部位を観察したかが正確にわからないことである。比較可能な画像記録を残すためには、画像を見ただけでどの部位かがわかる画像を保存する必要がある。保存された画像が左右のどちらであるか、どの指であるかなどは、画像だけからは判断できないため、ボディマークを画像ごとに正確に残すことも重要である。

またパワードプラ画像は拍動に合わせてパワードプラシグナルが変化する。最大拍動で評価するため静止・保存のタイミングが重要となる。関節の超音波検査は心臓などの超音波検査と異なり、両手がふさがることが多くボタン操作が困難である。

手関節背側のBモード　　　　　パワードプラモード

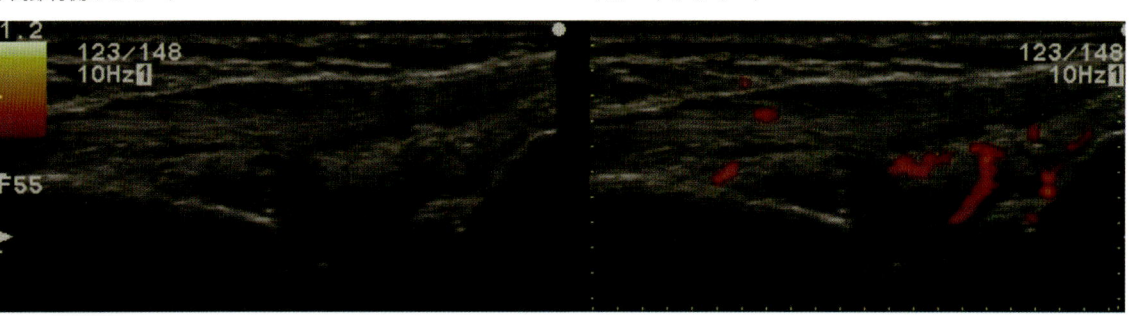

図5　超音波
右図の赤い部分がドプラ信号のある部位、滑膜炎を意味する

> **看護のコツ**
>
> 　外来において医師が検査施行中に、看護師が静止ボタンや画像の保存ボタンをタイミングよく押すだけでも大きな助けとなります。同時に画像の勉強もできるため、ぜひ覚えていただきたいと思います。また外来で多関節の評価をするときには、超音波検査用のゼリーで各関節が汚れてしまうため、ゼリーをふき取るだけでも時間がかかります。ティッシュと濡れタオルを用意しておき、検査に合わせて適宜ふき取っていくだけでも外来診療時間の短縮の助けとなります。

> **重要**
> - 超音波検査は最も非侵襲的で簡便に行える検査です
> - Bモードで骨びらん、パワードプラ信号で滑膜炎を評価することができます
> - ボタン操作を覚え、ゼリーのふき取りを行うだけで、検査時間の大幅な短縮が見込めます

4 時期別画像診断の使い分け

　RAの画像診断を「早期診断」「薬効判定」「寛解基準」の3期に分けて説明する。

■ 早期診断

　RA診療の第一歩は、RAであるかどうかを診断することである。RAの診断には骨びらんの検出が有用であるが、現在のRA治療の目標は骨びらんが出現する前にRAを診断し治療することである。つまり骨びらんが生じる前の診断、早期診断が重要である。**MRIや超音波検査では骨びらんの前段階である滑膜炎を診断することができるため、早期診断に有用である**。とくにMRIはほかの検査では検出することができない骨髄浮腫を診断することができる。またMRIや超音波検査では、単純X線写真では検出できない小さな骨びらんを検出することもできる。早期診断には確実性が求められるため、手技の影響を受けない造影MRI検査が最も適してい

る。超音波検査は多関節のスクリーニングに有用であるが、特定の関節の正確な診断にはMRIが優れている。

> **重要**
> 早期診断にはMRIが有用です。

■ 薬効判定

　治療開始後に重要となるのは、薬の治療効果判定である。活動度を評価するには、MRIや超音波が有用であり、関節破壊を評価するには単純X線写真が有用である。超音波やMRIでも関節破壊を評価することができるが、画像が記録として残り、多くの関節を低コストで撮影することができるため、関節破壊進行の評価には単純X線写真が最適である。

　臨床的に寛解した状態、つまり血液検査が正常で臨床症状がない状態でも、骨破壊が進行することがあり、そのような関節破壊の進行を見逃さないために、前述のように定期的に単純X線写真を撮影する必要がある。

> **看護のコツ**
> 　活動度の評価にはMRIや超音波、関節破壊の評価には単純X線写真が有用です。

■ 寛解基準

　薬を中止するには、中止をしても症状が現れない、関節破壊が進行しないという条件が必要である。症状の有無は判断が容易であるが、関節破壊の進行は症状がないことも多く、気がついたら関節が壊れていたということもあり、診断が困難である。臨床的に寛解したにもかかわらず、1年後の単純X線写真で骨破壊の進行を認めた患者のリスク因子は、MRIにおける滑膜炎と骨髄浮腫であったとの報告がある。投薬の中止を決定できる正確な寛解基準は不明であるが、投薬中止の判断にMRIや超音波が有用である可能性が高い。

> **看護のコツ**
> 　寛解の基準に超音波やMRIは有用かもしれません。

看護師へのアドバイス

　RAの治療目標は生物学的製剤の出現によって、関節破壊の予防・寛解の達成と大きく進歩しました。関節破壊の予防のためには、単純X線写真で関節破壊を超音波やMRIで滑膜炎を定期的に評価する必要があることを理解することが重要です。画像診断までできなくても、どのようなときにどの画像検査が有用であるかを知るだけでも、RA診療の理解が深まります。また、外来での超音波検査は記録操作に時間がかかるという問題があります。簡単な画像保存走査を看護師が覚えるだけで診療時間の短縮につながるため、操作を覚えて手伝っていただけると検査がスムーズに進み大変助かります。

第2章 関節リウマチの診かた

6. 治療ガイドラインと治療の目標

伊藤 聡

> **ポイント**
> - ガイドラインで推奨されている治療法を熟知すべきである
> - ガイドラインはわが国のものだけでなく、海外で行われている治療法も理解しておくことが望ましい
> - 関節リウマチの治療に目標を設定すべきである。"目標達成に向けた治療（Treat to target：T2T）"の実践を行う

1 治療ガイドライン

■ わが国のガイドライン

わが国では、2004年に日本リウマチ財団から、厚生労働省研究班が作成した、『関節リウマチの診療マニュアル（改訂版）診断のマニュアルとEBMに基づく治療ガイドライン』が発行された。抗リウマチ薬に推奨度がつけられたが、アンカードラッグとして注目されているメトトレキサート（MTX）が、はっきりと推奨度Aにランキングされたことが注目される（表1）[1]。この時点では、生物学的製剤についての言及はなく、また現在幅広く使用されているタクロリムスの記載もない。現在厚生労働省研究班が薬物療法のみでなく手術やリハビリも含めた新ガイドラインを作成中である。

生物学的製剤（インフリキシマブ）のガイドラインは、2005年にModern Rheumatologyに掲載された[2]。既存の抗リウマチ薬を3ヵ月以上継続して使用してもコントロールが不良な場合に、生物学的製剤を使用するということになった。コントロール不良というのは、「疼痛関節数6関節以上」「腫脹関節数6関節以上」「CRP 2 mg/dLまたはESR（赤沈）28 mm/hr以上」を満たすこと、であった。日和見感染のリスクを考慮し、末梢血白血球数4,000/mm³以上、末梢血リンパ球数1,000/mm³以上、血中β-Dグルカン陰性を満たすことが望ましい、とされた。

その後、生物学的製剤が普及し、その効果と安全性が確認されたことにより、2008年には、画像検査による進行性の骨びらんが認められる場合、DAS28-ESRが3.2以上の中疾患活動性以上である場合には、疼痛関節数や、腫脹関節数、炎症所見にかかわらず生物学的製剤を使用できるようになった。ただし、発売間もない数種類の製剤では、このしばりがとれていないものも存在する。世界的にはDAS28-ESRとDAS28-CRPは、同等と考えられているが、わが

表1 抗リウマチ薬の種類と使い方—まとめ—

推奨度	薬剤名	抗リウマチ作用
A	メトトレキサート	強
	レフルノミド	強
	サラゾスルファピリジン	中
	ブシラミン	中
B	金チオリンゴ酸Na	中
	D-ペニシラミン	中
	オーラノフィン	弱
	アクタリット	弱
	ミゾリビン	弱
—	ロベンザリット	弱

（文献1より引用）

国ではDAS28-CRPが甘めに出るため、DAS28-CRPでの低疾患活動性は2.3とすることが望ましいとされている[3]。クリニックによっては、ESRとCRPを同時に測定すると査定される場合もあるため、DAS28-CRPのみを使用することがあるが、そのような場合は、生物学的製剤導入の基準としては、3.2ではなく2.3を使用すべきであろう。

2012年には、ガイドラインはさらに新しい改訂がなされ、既存の抗リウマチ薬による治療歴のない場合でも、罹病期間6カ月未満の患者では、高疾患活動性でさらに予後不良因子（RF陽性、抗CCP抗体陽性または画像検査における骨びらんを認める）を有する場合には、MTXとの併用でTNF阻害薬の使用が可能となり、その後アダリムマブの添付文書において、「ガイドラインを参照したうえで、関節の構造的損傷の進展が速いと予想される患者に対しては、抗リウマチ薬による治療歴がない場合でも使用できる」と効能・効果が変更された[4]。

ヨーロッパリウマチ学会（EULAR）のリコメンデーション（2010）[5]

図1A～CにEULARのリコメンデーションを示す。「MTXが禁忌でない場合は、MTXから開始をする」ということが明記されている。また、「低用量、あるいは高用量のグルココルチコイドの併用」ということも記載されており、ステロイドは必ずしも全否定されていないことに注目すべきである。また、現在わが国では注射用金剤は使用が激減しているが、ヨーロッパでは、MTXが使用できない場合には推奨されていることも認識しておくべきである。

アメリカリウマチ学会（ACR）のリコメンデーション（2012）[6]

図2A、BにACRのリコメンデーションを示す。疾患活動性、予後不良因子によって治療方針を決定するが、抗リウマチ薬の併用療法が推奨されていることが注目される。

2 治療の目標

糖尿病や高血圧では、ヘモグロビンA1cや、血圧など、治療目標が定まっているが、RAの治療では、何を目標にするのかが定まっていなかった。RAの治療に、明確な目標をつくろうという運動が、"目標達成に向けた治療（Treat to target：T2T）"である[7]。リウマチ医のみならず、看護師や理学療法士、作業療法士、薬剤師、放射線技師、検査技師などの医療関係者や、患者自身が、T2Tとは何かを理解していることが重要である。現在、患者、医療関係者にT2Tを理解してもらおうという会が世界中で行われている。

T2Tの基本的な考え方

T2Tには、4つの基本的な考え方がある（表2）。
RAの治療は、患者とリウマチ医がともに相談して決めるようにしようということや、治療のゴールは、生活の質（QOL）をできるだけよい状態に保つこと、関節の炎症を止めることの重要性、病気の活動性をチェックしながら、治療を見直そうということがかかげられている。

表2　T2Tの基本的な考え方[7]

A.	関節リウマチの治療は、患者とリウマチ医の合意に基づいて行われるべきである
B.	関節リウマチの主要な治療ゴールは、症状のコントロール、関節破壊などの構造的変化の抑制、身体機能の正常化、社会活動への参加を通じて、患者の長期的QOLを最大限まで改善することである
C.	炎症を取り除くことが、治療ゴールを達成するためにもっとも重要である
D.	疾患活動性の評価とそれに基づく治療の適正化による「目標達成に向けた治療（Treat to Target）」は、関節リウマチのアウトカム改善に最も効果的である

A　Phase I

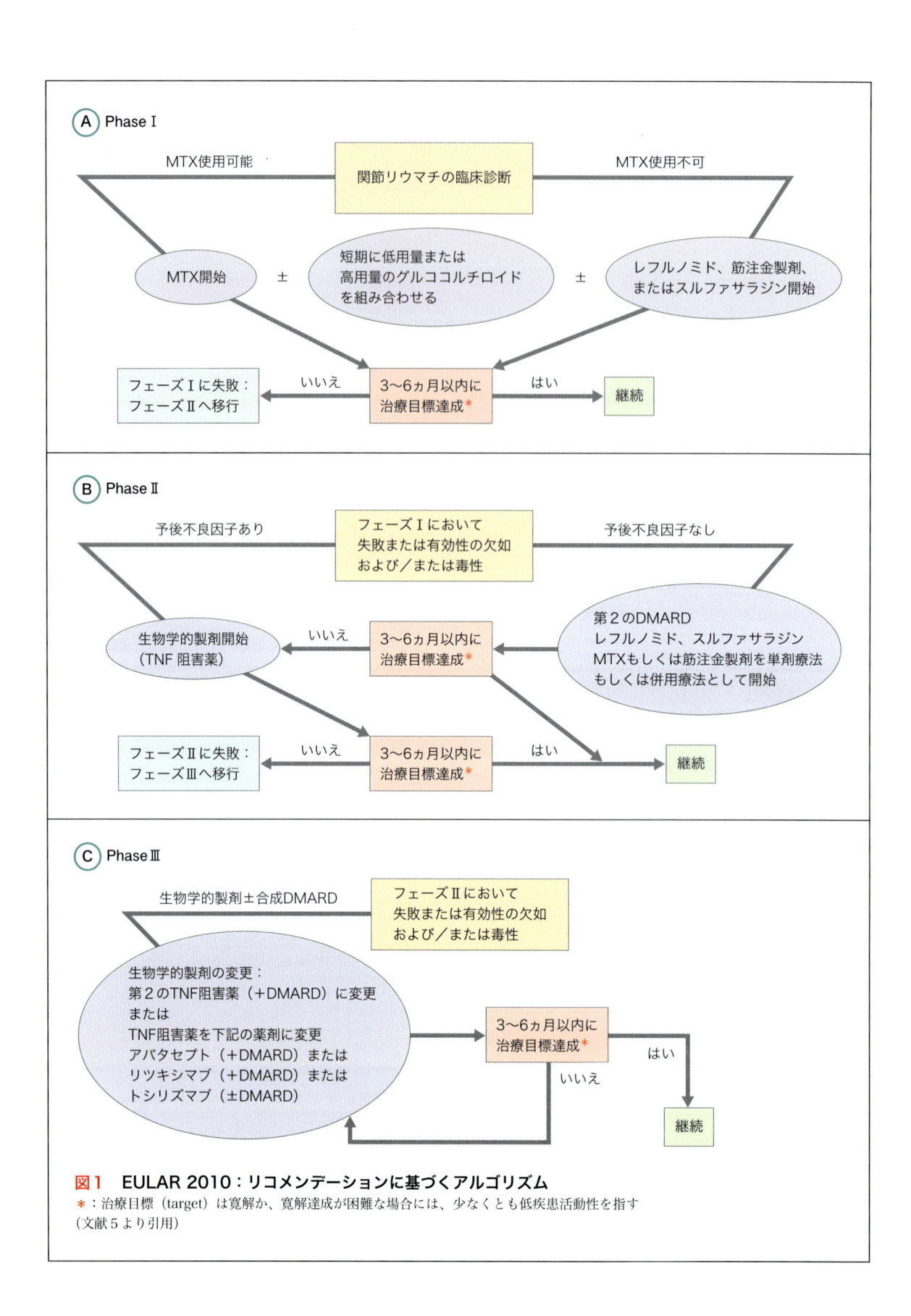

```
                          関節リウマチの臨床診断
   MTX使用可能                                        MTX使用不可

                    短期に低用量または
                    高用量のグルココルチロイド
   MTX開始    ±    を組み合わせる    ±    レフルノミド、筋注金製剤、
                                              またはスルファサラジン開始
```

フェーズIに失敗： ←いいえ— 3〜6ヵ月以内に治療目標達成* —はい→ 継続
フェーズIIへ移行

B　Phase II

```
                    フェーズIにおいて
                    失敗または有効性の欠如
                    および／または毒性
  予後不良因子あり                            予後不良因子なし

                                              第2のDMARD
  生物学的製剤開始 ←いいえ— 3〜6ヵ月以内に    レフルノミド、スルファサラジン
  （TNF阻害薬）         治療目標達成*         MTXもしくは筋注金製剤を単剤療法
                                              もしくは併用療法として開始
```

フェーズIIに失敗： ←いいえ— 3〜6ヵ月以内に治療目標達成* —はい→ 継続
フェーズIIIへ移行

C　Phase III

```
                    フェーズIIにおいて
                    失敗または有効性の欠如
   生物学的製剤±合成DMARD  および／または毒性

   生物学的製剤の変更：
   第2のTNF阻害薬（+DMARD）に変更
   または
   TNF阻害薬を下記の薬剤に変更      3〜6ヵ月以内に   はい
   アバタセプト（+DMARD）または →  治療目標達成*  →  継続
   リツキシマブ（+DMARD）または        ↑いいえ
   トシリズマブ（±DMARD）              │
          ↑_____│
```

図1　EULAR 2010：リコメンデーションに基づくアルゴリズム
＊：治療目標（target）は寛解か、寛解達成が困難な場合には、少なくとも低疾患活動性を指す
（文献5より引用）

A 発症6カ月未満の早期RAに対する治療

ターゲット：低疾患活動性・寛解

疾患活動性
- 低 → DMARD単剤療法
- 中等度
  - 予後不良の徴候なし → DMARD単剤療法
  - 予後不良の徴候あり → DMARD併用療法（2剤・3剤）
- 高
  - 予後不良の徴候なし → DMARD単剤療法 または HCQ＋MTX
  - 予後不良の徴候あり → TNF阻害薬±MTX併用 または DMARD併用（2剤・3剤）

B Established RAに対する治療

ターゲット：低疾患活動性・寛解

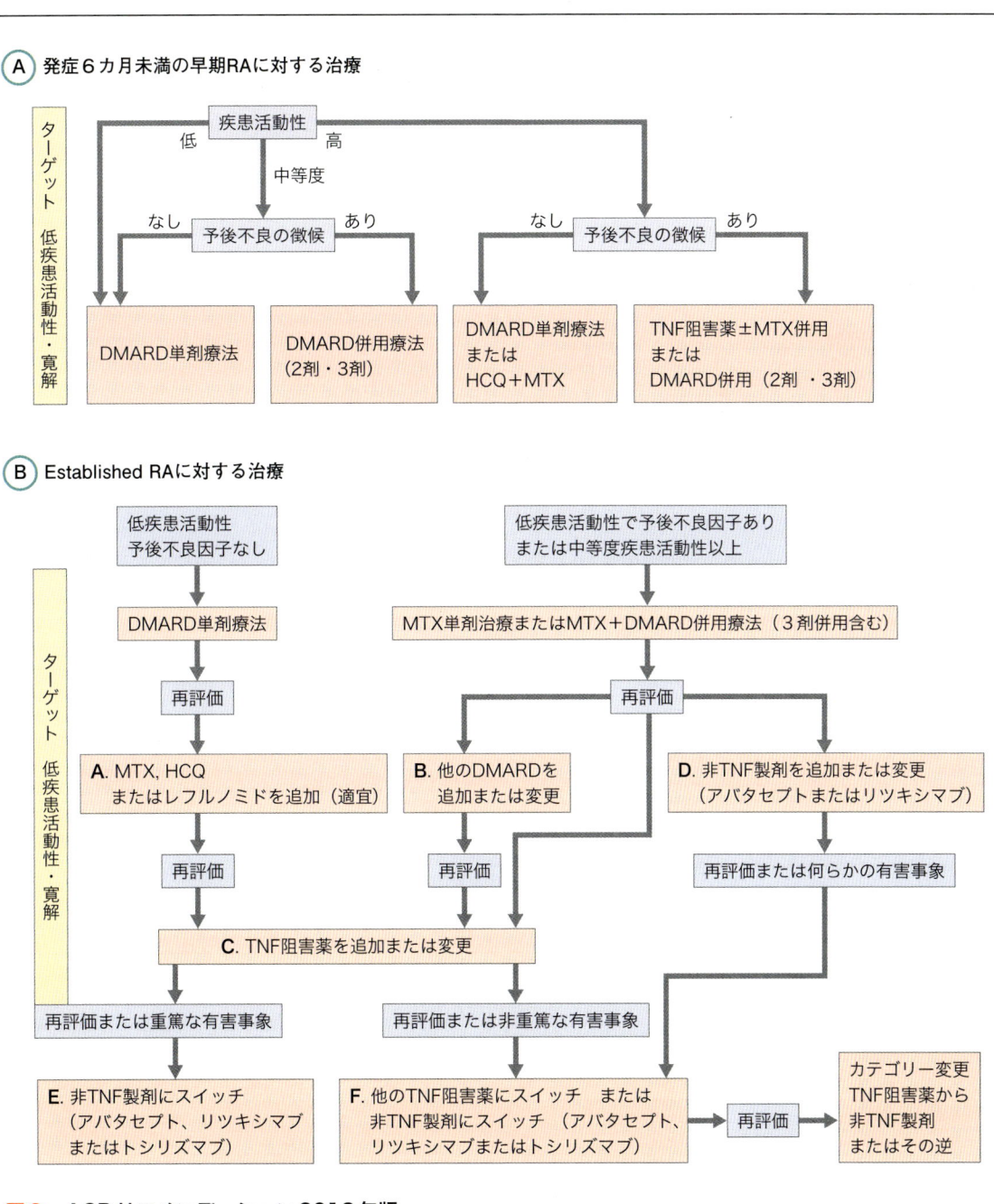

低疾患活動性　予後不良因子なし
→ DMARD単剤療法
→ 再評価
→ A. MTX、HCQ またはレフルノミドを追加（適宜）
→ 再評価
→ C. TNF阻害薬を追加または変更
→ 再評価または重篤な有害事象
→ E. 非TNF製剤にスイッチ（アバタセプト、リツキシマブ またはトシリズマブ）

低疾患活動性で予後不良因子あり または中等度疾患活動性以上
→ MTX単剤治療またはMTX＋DMARD併用療法（3剤併用含む）
→ 再評価
- B. 他のDMARDを追加または変更 → 再評価
- D. 非TNF製剤を追加または変更（アバタセプトまたはリツキシマブ）→ 再評価または何らかの有害事象

→ 再評価または非重篤な有害事象
→ F. 他のTNF阻害薬にスイッチ または 非TNF製剤にスイッチ（アバタセプト、リツキシマブまたはトシリズマブ）
→ 再評価
→ カテゴリー変更 TNF阻害薬から非TNF製剤またはその逆

図2　ACRリコメンデーション2012年版
HCQ：hydroxychloroquine（本邦未承認）、LEF：Leflunomide
（文献6より引用）

■ T2Tのリコメンデーション（推奨）

T2Tには、10個のリコメンデーション（推奨）がある。

RA治療の目標は、まず**臨床的寛解**を目指すことである。可能であればその後に**機能的寛解**や**構造的寛解**を達成しようとしている。また、ここで重要なことは、病歴の短い患者では、臨床的寛解という高い目標を決めようとしながらも、病歴の長い患者や合併症のある患者では、臨床的寛解ではなく一段低い**低疾患活動性**を目指そうとしていることである。

治療目標が達成されるまでは、薬物治療の内容を少なくとも3カ月ごとに見直す（p76）。また、疾患活動性のチェック法は検査結果だけに頼るのではなく、関節の診察を含み総合的に行われるべきであるとされている。その、**総合的疾患活動性指標**には、DAS28（disease activity score）やSDAI（simplified disease activity index）、CDAI（clinical disease activity index）などがあり、T2Tではどれを使用してもいいということになっている（p37）。

治療の強化は、関節の損傷や、日常生活がどの程度障害を受けているかも考慮する。目標は、達成されたら維持することが重要である。また、合併症や薬の副作用を十分考慮して、治療法を決定する。さらに患者は、リウマチ医から、T2Tについて適切に説明を受けるべきであるとされている。

■ 総合的疾患活動性指標について

気をつけなければならないのは、足の関節がカウントされていないことである。手には全く症状がなくても、足の関節が悪い患者も多く、指標の値が低く出るので注意しなければならない。

DAS28の寛解では、実は甘すぎて、関節破壊が進行してしまうということが判明し、ACR、EULARから、**Boolean基準**や**SDAI**、**CDAIを使用した新しい寛解基準**が提唱され[8)9)]、リウマチ医の間で浸透しはじめている。しかし、DAS28-ESR、DAS28-CRP、SDAI、CDAIと、いくつも指標があると患者は混乱するのではないかと危惧される。

> **memo**
> 臨床的寛解：臨床症状・徴候の消失
> 機能的寛解：身体機能の維持
> 構造的寛解：関節破壊の進行抑制

T2Tのリコメンデーション[7)]

1. 関節リウマチ治療の目標は、まず臨床的寛解を達成することである
2. 臨床的寛解とは、疾患活動性による臨床症状・徴候が消失した状態と定義する
3. 寛解を明確な治療目標とすべきであるが、現時点では、進行した患者や長期罹病患者は、低疾患活動性が当面の目標となりうる
4. 治療目標が達成されるまで、薬物療法は少なくとも3カ月ごとに見直すべきである
5. 疾患活動性の評価は、中〜高疾患活動性の患者では毎月、低疾患活動性または寛解が維持されている患者では3〜6カ月ごとに、定期的に実施し記録しなければならない
6. 日常診療における治療方針の決定には、関節所見を含む総合的疾患活動性指標を用いて評価する必要がある
7. 治療方針の決定には、総合的疾患活動性の評価に加えて関節破壊などの構造的変化および身体機能障害も合わせて考慮すべきである
8. 設定した治療目標は、疾病の全経過を通じて維持すべきである
9. 疾患活動性指標の選択や治療目標値の設定には、合併症、患者要因、薬剤関連リスクなどを考慮する
10. 患者は、リウマチ医の指導のもとに、「目標達成に向けた治療（Treat to Target）」について適切に説明を受けるべきである

Advanced Lecture

T2Tが本当に正しいのかどうかという研究が、私達の施設を含めた多くの施設で、厚生労働省の研究班が中心となり開始されましたが、この研究ではSDAIを使用して研究を行っています。T2Tが検討されたときに多くの論文を解析し、目標をもった治療とそうでない漫然とした治療で差が出るのかが解析され、やはり目標を達成するように治療をしたほうがよい結果が出ることが判明しました。しかし、T2Tで目指す、「臨床的寛解」、あるいは「低疾患活動性」が本当によい結果をもたらすのかは、これから検証しなければならないという段階です。

■ T2Tを広めるために

T2Tを広めるための講演会は、まずリウマチ医を対象に行われたが、現在は全国で患者対象に行われている。私達の施設では、院内の講演会や教育入院時のプログラムでも、総合的疾患活動性指標を用いたT2Tの考え方を取りあげている。また、テレビ番組でもT2Tを取りあげてもらい、インターネットで視聴が可能である（http://www.iryou-hiroba.com/frontline/backnumber/backnumber.html）。

> **看護のコツ**
> T2Tを患者さんに教育するのには、マンパワー、時間を要します。しかし当院では、DAS28を説明したパンフレットを外来で配布しており、診察後の看護師からのT2Tの教育も行われています。DASを共通の言語として使用すると、患者さんとのコミュニケーションが非常に円滑進むことが明らかになりつつあります。

> **重要！**
> **T2Tの問題点**
> T2Tを診療に取り入れると、説明、関節所見の記録、DASの計算などで、間違いなく待ち時間が長くなります。また、T2Tはあくまでも薬物療法に限った考え方で、病歴の短い方には問題ないかもしれませんが、病歴の長い患者さんでは、治療体系に必ず手術やリハビリテーションが関与してきます。T2Tの考える薬物療法のどのタイミングで、手術、リハビリテーションを、どうやって行っていくのかということを、これから確立していかなければなりません。

3 治療薬の選択

現在MTXはリウマチ治療のアンカードラッグ（中心となる薬剤）とされ、世界各国で使用されている。わが国でも2011年に、予後不良因子があれば第一選択薬として使用できることが可能になり、また16 mg/週までの使用が可能になった。間質性肺炎や肝炎、腎機能障害などの合併症がある場合、高齢者（何歳までMTXを使用するかは議論がある）などを除き、MTXが使用できる場合は積極的に使用すべきである。

しかし、日本人では副作用により、なかなか16 mg/週まで増量できないということも判明してきている。さらに、de novo肝炎（HBs抗体が陽性であったのに、免疫抑制によって発症し、劇症化率が高い）の問題も明らかになり、MTX使用時にはHBs抗原、HCV抗体を測定し、それらが陰性の場合でもHBs抗体、HBc抗体もチェックしなければならなくなった。MTXによる結核の発症も問題となり、開始時には十分な問診、胸部X線、ツベルクリン反応が必須になった。早期からMTXを開始したいが、実は開始に手間がかかるというのが現状である。

筆者はEULARやACRのリコメンデーションでの抗リウマチ薬併用の推奨を考え、RAと診断されたと同時にわが国のガイドラインAランクのブシラミンやサラゾスルファピリジンを開始し、その後MTXが使用可能であることを確認したうえでMTXを追加するという戦略をとっている。

また、わが国のガイドライン改訂、添付文書改訂を受け、高疾患活動性の患者ではMTXと同時にアダリムマブを併用すべきであろう。RAの治療は必ずしも若年で発症し、罹病期間の短い患者に対して行われるわけではない。高齢で合併症が多く、罹病期間の長い患者（MTXを使用できない場合も多い）

に対する治療法も確立しなければならない。個々の患者に最適な治療法を選択するべきである。

看護師へのアドバイス

国内、海外のガイドラインを熟知し、標準的治療を理解することが、正しい患者指導を行うために重要です。患者さんに総合的疾患活動性を理解していただき、患者さんとともに、設定した目標の達成を目指しましょう。医師のみではT2Tは実践できません。診察後にもう一度看護師から、その日の総合的疾患活動性指標について説明をし、目標に達していない場合には治療強化の必要性を説明することが、T2Tの普及に必須と考えています。

■ 引用文献

1) 厚生労働省研究班：「診断のマニュアルとEBMに基づく治療ガイドライン」（日本リウマチ財団），2004
2) Miyasaka N, et al：Official japanese guidelines for the use of infliximab for rheumatoid arthritismod rheumatol. Mod Rheumatol, 15：4, 2005
3) Inoue E, et al：Comparison of disease activity score (DAs) 28-erythrocyte sedimentation rate and DAS28-C-reactive protein threshold values. Ann Rheum Dis, 66：407, 2007
4) 一般社団法人日本リウマチ学会：「関節リウマチ（RA）に対するTNF阻害薬使用ガイドライン 2012年改訂版」，2012
5) Smolen JS, et al：EULAR recommendations for the management of rheumatoid arthritis with synthetic and biological disease-modifying antirheumatic drugs. Ann Rheum Dis, 69：964, 2010
6) Singh J, et al：2012 Update of the 2008 American College of Rheumatology recommendations for the use of disease-modifying antirheumatic drugs and biologic agents in the treatment of rheumatoid arthritis. Arthritis Care & Research, 64：625, 2012
7) Smolen JS, et al：Treating rheumatoid arthritis to target：recommendations of an international task force. Ann Rheum Dis, 69：631, 2010
8) Felson DT, et al：American college of rheumatology; european league against rheumatism. american college of rheumatology/european league against rheumatism provisional definition of remission in rheumatoid arthritis for clinical trials. Arthritis Rheum, 63：573, 2011
9) Felson DT, et al：American college of rheumatology; european league against rheumatism. american college of rheumatology/european league against rheumatism provisional definition of remission in rheumatoid arthritis for clinical trials. Ann Rheum Dis, 70：404, 2011

■ おすすめの文献・書籍　もっと詳しく学びたい方へ

◇ 伊藤聡：関節リウマチにおける「目標達成に向けた治療 Treat to target (T2T)」．流, 289：5-12, 2012
　→リウマチ友の会の会誌です。患者さんにわかりやすいように書いてあります

第3章 関節リウマチの治療とケアの実践

1. 薬物療法に伴うケア　A. 非生物学的抗リウマチ薬（DMARDs）

a. 治療編
非生物学的抗リウマチ薬DMARDsの使用法

川合眞一

ポイント
- 非生物学的DMARDsは関節リウマチの主たる治療薬であり、メトトレキサートはその要である
- メトトレキサートを中心に種々のDMARDs同士の併用療法が行われている
- 非生物学的DMARDsには多様な副作用があり注意が必要である
- 免疫抑制薬は感染症が問題となり、日和見感染にも注意を要する

1 関節リウマチ薬物治療の歴史

図1[1]に関節リウマチ（rheumatoid arthritis：RA）薬物治療の歴史をまとめた。非ステロイド性抗炎症薬（nonsteroidal anti-inflammatory drugs：NSAIDs）は歴史的な関節炎治療薬であり、紀元前からの柳の葉などの生薬がはじまりである。その成分からアスピリンが開発され、（疾患修飾性）抗リウマチ薬（disease modifying anti-rheumatic drugs：DMARDs）がRAの中心的治療となる前までは、NSAIDsがRAに積極的に使われてきた。現在は、DMARDsの効果不十分な場合に主に鎮痛薬として利用されている。

ステロイド（グルココルチコイド、glucocorticoid）は、1948年にHenchがRA患者に用いたのが世界初の臨床応用である。強力かつ即効性の抗炎症効果は得られるものの、大量使用または長期使用に伴うさまざまな副作用が問題である。

本稿の主題であるDMARDsの歴史は注射金製剤からはじまり、**メトトレキサート**（methotrexate：MTX）の登場でRA治療の中心に躍り出た。その後

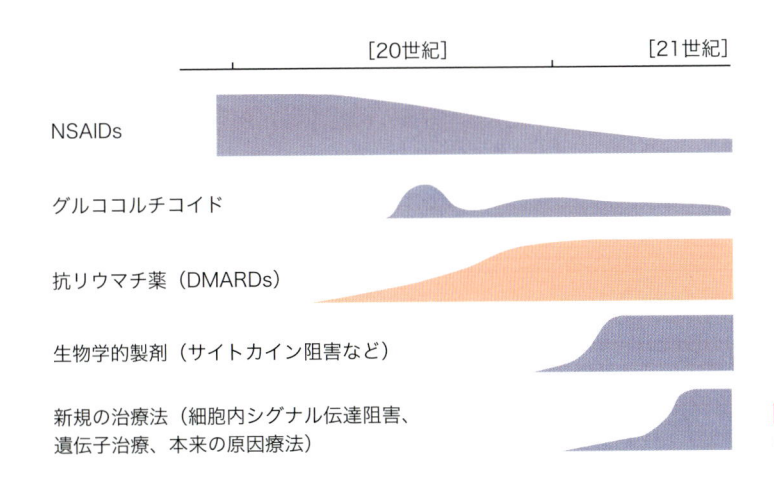

図1 関節リウマチ治療薬の変遷
（文献1より引用）

は、生物学的DMARDsも登場した。このように、RA治療薬は時代によって大きく変遷した。以下では、これらの変遷の中で、現状ではRA治療の中心となっている非生物学的DMARDsについてまとめたい。

2 DMARDsの使用目的

■ RAへの治療効果

　RAは個々の患者によって、病態の進行過程が大きく異なることが特徴である。RAの代表的な自然歴は、関節滑膜の慢性炎症が持続すると関節の破壊・変形が生じ、それに伴って身体障害が進行することである。DMARDsにはRAの炎症所見である**関節のこわばり、腫脹、疼痛、熱感などを改善する**効果がある。さらにDMARDsには、RAによる**関節破壊の進行を阻害する**効果が期待されている。ただし、種類によって効果は弱く、関節破壊阻害効果も認められない。

■ 治療目標とガイドライン

　図2は、Smolenら[2]によるRAの治療戦略の提言である。従来のRA治療はNSAIDsから症状に応じてステップアップしていくピラミッド治療戦略が一般的であった。これに対し、図の**T2T**（treat to target）と呼ぶ治療戦略は、活動性RA患者の診療に際しては**一次的治療目標を「寛解」**とするものである。仮に何らかの理由でそれがかなわない場合、**「低疾患活動性」を二次的目標**とする。

　RAの治療はトータルケアであり、必ずしもこの模式図に全例が当てはまるわけではない。しかし、近年DMARDsを積極的に使用するようになったことから、とくに**発症早期例では現実的な目標**となった。このほかにも内外から多くのガイドライン・推奨が発刊されている[3]が、いずれも**RAの中心的治療薬はDMARDs**であり、なかでもMTXが重要であることを示している。ここでのDMARDsは生物学的および非生物学的DMARDsを含んだ概念である。

3 非生物学的DMARDsの特徴

　表1に非生物学的DMARDsの分類、厚生労働省研究班による2004年のわが国のガイドラインの推奨度とRA炎症に対する効果の程度、および関節破壊阻害効果のエビデンスを示した。これらは、作用機序は必ずしも明らかではないが、RAによる免疫異常を是正する作用がある免疫調節薬と、免疫抑制作用が明らかな免疫抑制薬とに分けられる。以下、それぞれの特徴をまとめた。

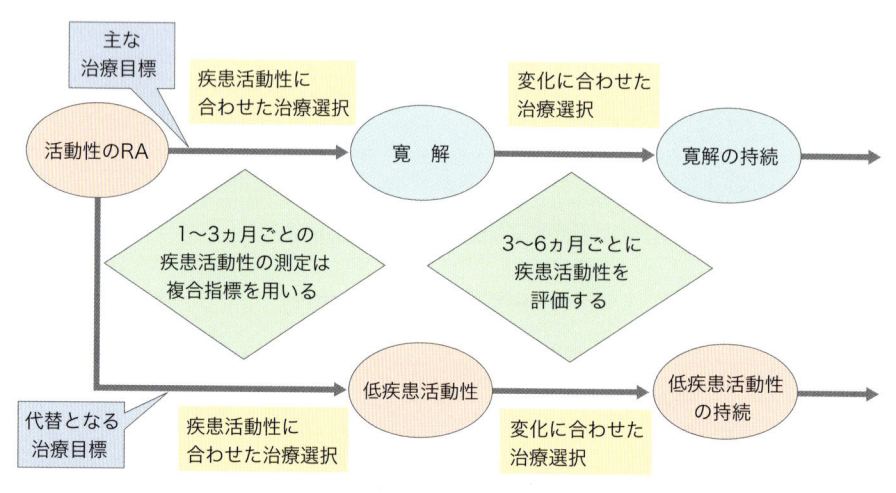

図2　RAの目標達成に向けた治療［T2T（treat to target）推奨］
（文献2より引用）

表1　非生物学的DMARDsの分類と効果

一般名	商品名	推奨度（強さ）[2]	関節破壊阻害効果
免疫調節薬			
金チオリンゴ酸ナトリウム	シオゾール®	B（中）	○
ペニシラミン	メタルカプターゼ®	B（中）	△
ロベンザリット[1]	カルフェニール®	（弱）	?
オーラノフィン	リドーラ®	B（弱）	×
ブシラミン[1]	リマチル®	A（中）	?
アクタリット[1]	オークル®、モーバー®	B（弱）	?
サラゾスルファピリジン	アザルフィジン®EN	A（中）	◎
イグラチモド	ケアラム®、コルベット®		?
免疫抑制薬			
ミゾリビン[1]	ブレディニン®	B（弱）	?
メトトレキサート	リウマトレックス®	A（強）	◎
レフルノミド	アラバ®	A（強）	◎
タクロリムス[1]	プログラフ®	A（中）	△
トファシチニブ	ゼルヤンツ®		◎

[1] わが国または限られた国でのみ承認　[2] 厚生労働省研究班ガイドライン（2004年）の記載
◎：エビデンス明らか、○：エビデンスあり、△：傾向あり、×：効果なし、?：臨床試験なし

■ 免疫調節薬

◆ 金チオリンゴ酸ナトリウム

金チオリンゴ酸ナトリウム（注射金剤）は最も古いDMARDsで、効果発現は一般に3カ月以上と遅いが、効果がある例ではときに寛解例もみられる。10 mgより開始し、以後10〜25 mgを1〜4週ごとに筋注する。維持量は2〜4週ごとに10〜50 mgを筋注する。海外の過去の報告では関節破壊阻害効果が示唆されている。また、著効を呈し寛解に至る症例もあるため現在でも信頼感のあるDMARDsだが、投与の煩雑さと効果が出るまで数カ月かかることなどから使用頻度は低下している。

◆ ペニシラミン

SH基を有する重金属中毒の治療薬だが、RA治療薬としても比較的高い効果がある。1日100 mgからはじめ4週間以上の間隔をおいて増量するが、重症副作用の懸念から最近では300 mgを超えて使用することは推奨されていない。食後は吸収が低下するため食間または食前に投与する。**注射金製剤との併用は添付文書上禁忌**である。

◆ ブシラミン

ペニシラミン類似のわが国発のSH化合物である。有効性は比較的高く、安全性もペニシラミンよりも良好である。添付文書上の上限は300 mg/日であるが、副作用を減らすために200 mg/日以下とすることが勧められている。また、**MTXとの併用の有用性**が証明されている。

◆ サラゾスルファピリジン

有効性は高く1〜4週後といった早期に反応しはじめる例も多い。欧米では2 g/日で使われているが、わが国の承認用量は1 g/日である。わが国でも効果不十分なためにときに1 g/日を超える用量が投与されることがある（適用外用量）。ただし、初期用量は重症副作用を防ぐために0.5 g/日とし、2〜4週後に効果と副作用をモニタリングしながら増量する。海外では関節破壊阻害効果が示されている。

◆ イグラチモド

2012年に承認されたわが国発のDMARDsである。単独でもサラゾスルファピリジンと同等の有効性が証明されているが、**MTXとの併用の有用性**も証明されている。副作用の肝障害などを防ぐために

25 mg/日で開始し、4週後に安全性を確認してから50 mg/日に増量する漸増法が勧められている。

◆ その他

経口金製剤であるオーラノフィンおよびわが国発のDMARDsであるロベンザリットとアクタリットはいずれも弱い効果しか得られないことから、多くの強力なDMARDsが使用可能となった現在では使われなくなっている。

■ 免疫抑制薬

◆ MTX

RAの標準的治療薬であり、海外では関節破壊阻害効果が証明されている。さらに、生物学的DMARDsとの併用効果の確実性もありRA治療のアンカードラッグ（錨となる中心的薬物）と呼ばれる。海外では30 mg/週といった高用量も使われることがあるが、わが国での承認用量上限は1999年の承認以来、長い間8 mg/週であった。**2011年にわが国でも16 mg/週までの増量が公知申請で承認された**。これによりMTX単独の有効性も増し、さらに生物学的製剤などとの併用療法が行いやすくなった。

一方で、増量によるリスク増加も予想されることから、一層の注意が必要である。副作用の詳細は後述するが、MTX投与日から24〜48時間後に**葉酸**（フォリアミン錠）5 mgを週1日併用すると一部の用量依存性の副作用を減弱できる。ただし、効果も若干低下する。なお、日本リウマチ学会から「MTX診療ガイドライン2011年版」[4]が発刊されている。

◆ レフルノミド

プロドラッグであり、体内で代謝されてつくられる活性代謝物の血中半減期は15〜18日と大変長い。添付文書では開始時3日間は100 mg投与だが、はじめから20〜10 mg/日の維持量としたほうが副作用が少ないことから、わが国では後者の用法が一般的である。有効性はMTXと同等であるが、わが国での発売直後に欧米では少なかった重篤な間質性肺炎が約1％に認められ、その1/3は死に至った。そのこともあり、わが国での使用頻度は増加していない。

◆ タクロリムス

臓器移植時の拒絶反応に対する治療薬として世界中で使われている免疫抑制薬だが、RAでは移植領域の投与量の約半分量に当たる3 mg/日で十分な有効性がある。高齢者では腎機能などを考慮して1.5 mg/日より開始する。なお、MTXや生物学的製剤を含むほかのDMARDsとの併用により使われることも多い。

◆ ミゾリビン

現在の承認用量・用法では弱い効果しか認められず、ほかのDMARDsとの併用療法や用法の工夫が試みられている。

◆ トファシチニブ

細胞内のシグナル伝達に重要なJAKという蛋白を阻害することによって炎症性サイトカインなどの分泌を抑制する新規作用機序のDMARDsだが、副作用に感染症や白血球減少などもあることから免疫抑制薬に分類した。有効性は高いことが知られており、2012年11月に米国ではRAに対して承認された。わが国でも承認されたが、安全性情報などは未だ不十分であるため慎重な投与が望まれる。

4 副作用

■ 免疫調節薬

- 表2に非生物学的DMARDsの副作用をまとめた。免疫調節薬の副作用は薬物によって多様であり、さまざまな臓器障害が特徴である
- 金チオリンゴ酸ナトリウム（注射金剤）では、腎障害、血液障害、間質性肺炎などの重篤な副作用もあるが、粘膜皮膚症状の頻度は高い。ペニシラミンは血液障害や腎障害などの臓器障害に加え、全身性エリテマトーデス（SLE）や多発性筋炎などの自己免疫疾患を合併することがある。ブシラミンはペニシラミンよりは安全性は高いが、蛋白尿や間質性肺炎などの重症副作用に加えて、味覚障害や皮膚粘膜症状が特徴的である
- サラゾスルファピリジンは肝障害、無顆粒球症な

表2　非生物学的DMARDsの副作用

免疫調節薬	金チオリンゴ酸ナトリウム[注射剤]	**腎障害**（蛋白尿、血尿）、**血液障害、間質性肺炎**、皮膚炎、口内炎、肝障害
	ペニシラミン	**血液障害、肝障害、腎障害**（蛋白尿、血尿）、皮膚炎、味覚障害、自己免疫疾患（SLE、重症筋無力症、筋炎など）の合併
	ロベンザリット	腎障害（血清クレアチニン値上昇）、発疹、胃腸障害、肝障害
	オーラノフィン	下痢、血液障害、肝障害、発疹、口内炎、味覚障害、間質性肺炎、腎障害
	ブシラミン	**腎障害**（蛋白尿）、**血液障害、間質性肺炎**、皮膚炎、肝障害、味覚異常
	アクタリット	腎障害、肝障害、血液障害、発疹、嘔気、間質性肺炎、めまい、頭痛
	サラゾスルファピリジン	肝障害、血液障害、**皮膚粘膜症状**、発疹、頭痛、めまい、間質性肺炎
	イグラチモド	**肝障害**、血液障害、**消化性潰瘍**、間質性肺炎、感染症
免疫抑制薬	ミゾリビン	**感染症、血液障害**、発疹、悪心、高血糖、脱毛、間質性肺炎、浮腫、頭痛
	メトトレキサート	**感染症、血液障害、腎障害、肝障害、間質性肺炎**、嘔気、脱毛、頭痛
	レフルノミド	**感染症、肝障害、間質性肺炎**、下痢、皮疹、脱毛、腹痛、嘔気、高血圧
	タクロリムス	**感染症、腎障害、高血圧、糖尿病**、消化管症状、振戦、頭痛、高カリウム血症
	トファシチニブ	**感染症、好中球減少、脂質異常症**、悪性リンパ腫、胃腸穿孔、下痢、頭痛

太字は、重症度または頻度の点でとくに重要な副作用

どの血液障害、皮膚粘膜障害などがときに重症化する。重症副作用は使用開始から3カ月間にとくに多く、添付文書ではその間は2週ごとの外来での血液検査などのモニタリングを勧めている。イグラチモドも肝障害が特徴的であり、開始時はやはり漸増法で投与する。また、胃潰瘍などの消化性潰瘍が特徴である。なお、発売直後調査でワルファリン服用者に投与したところ重篤な出血症状を呈した症例が報告された

● これらのほか、ロベンザリットは血清クレアチニンの増加としてみられる腎障害がある。オーラノフィンは下痢・軟便の頻度が高いが重症副作用は少ない。アクタリットも腎・肝障害などが知られている

■ 免疫抑制薬

● 共通して免疫抑制作用機序に基づいた**感染症の発症・増悪に最も注意が必要**である。病原体はすべての種類で起こりうるが、**結核、ニューモシスチス肺炎、B型肝炎などの日和見感染症対策が重要**である

● 結核はほとんどが再燃であるため、免疫抑制薬投与前に胸部X線写真撮影、ツベルクリン反応またはクォンティフェロン検査などによるスクリーニングが必須である

● ニューモシスチス肺炎は、投与前のリンパ球減少（500／mm^{3}以下）があると合併率が高い。また、ときに**薬剤性間質性肺炎との鑑別が必要**となる

● B型肝炎では、HBs抗原陽性のキャリアに注意が必要であるのに加え、最近では既感染者を表す抗HBs抗体または抗HBc抗体陽性患者において免疫抑制薬を投与すると、再活性化による劇症肝炎を引き起こすリスクがあると報告されている

● MTXは、用量依存性の肝障害、骨髄抑制（血液障害）に注意を要する。前述の葉酸併用により用量依存性副作用をある程度減弱できるが、臨床効果も若干低下する。一方で用量非依存性の副作用としてMTXによる間質性肺炎がある（図3）[5]。本症例はMTX開始後5カ月で発症しており、必ずしも使用開始直後に発症するわけではない。前述したように、ときにニューモシスチス肺炎などの感染症と鑑別困難な例がある。なお、ほかの非生物学的DMARDsでもMTXやレフルノミドよりは少ないが、いずれも間質性肺炎発症の副作用は報告されている

● レフルノミドは前述のようにわが国で重篤な間質

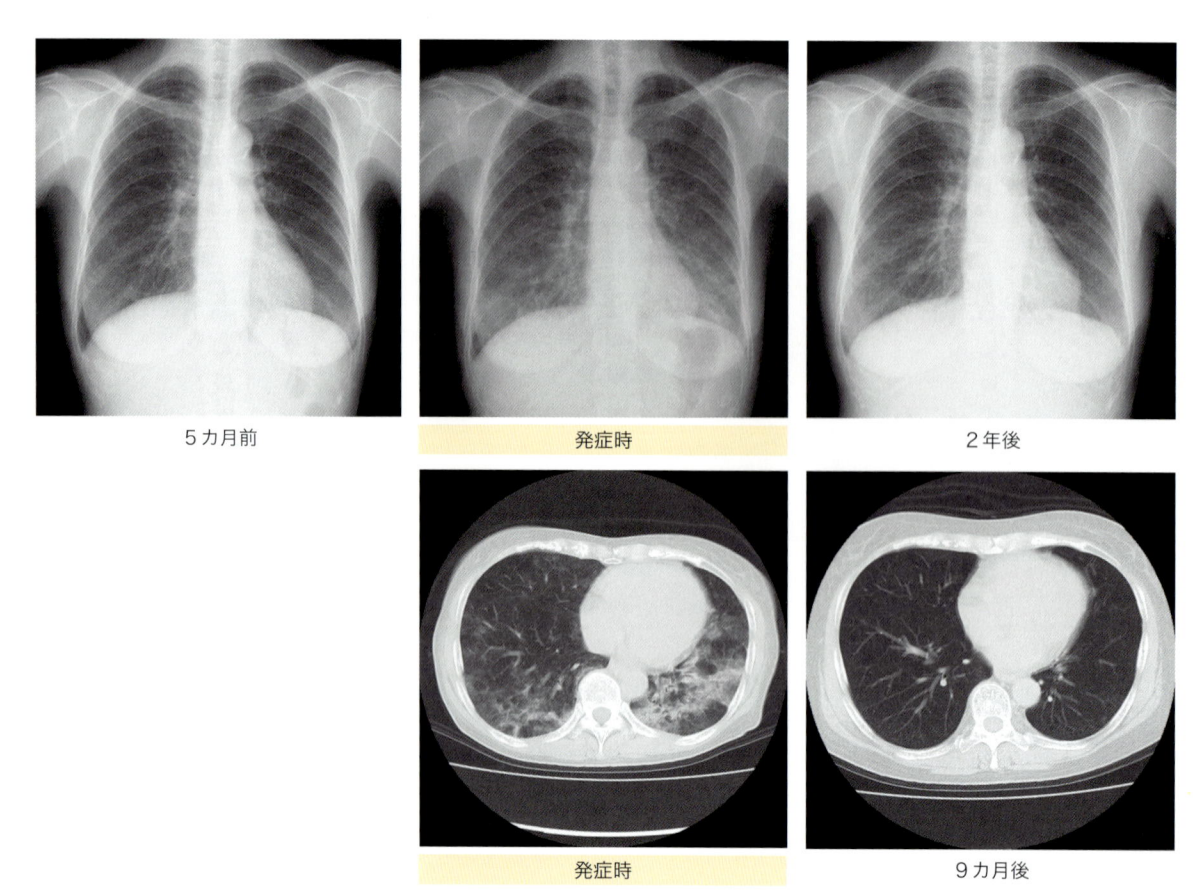

図3 MTXによる間質性肺炎を合併した65歳女性RA患者
（文献5より転載）

性肺炎合併例が多く、何らかの肺病変がある患者での合併率が高かった。また、肝障害はときに重篤である。前述したように本剤代謝物の半減期が極端に長いことから、重篤な副作用を呈した場合には、本剤中止とともにコレスチラミン投与により腸肝循環を阻害して半減期を短縮する必要がある
● タクロリムスには骨髄抑制はみられないが、感染症以外にも腎障害、高血圧、糖尿病などの副作用に注意を要する。また、使用開始早期に消化器症状を呈することがあるが、重症化は稀である。なお、本剤と同様に肝薬物代謝酵素であるCYP3A4を介して代謝されるシクロスポリンやボセンタンとの併用により、本剤の血中濃度が増加することから併用禁忌である。スピロノラクトンとトリアムテレンも高カリウム血症を合併することがあり併用禁忌である。なお、血中濃度のモニタリングが役に立つ

● トファシチニブの副作用には感染症や白血球減少などがある。未だ使用経験は世界的にも少なく、今後の注意深い製造販売後調査が必要である

5 その他の使用上の注意

1）併用の注意と有用性

DMARDs同士の併用はときに単剤よりも強力な効果を発揮することから、臨床でしばしば行われている。前述した注射金剤とペニシラミンの併用禁忌を除けば、低分子DMARDs相互の併用はいずれも可能である。例えばMTXは、サラゾスルファピリジン、レフルノミド、ブシラミン、タクロリムス、あるいはイグラチモドとの併用の有用性を示すエビデンスがある。また、生物学的DMARDsとの併用

も一般に可能と考えられている。

2）妊娠に関する注意事項

RAは30～50歳代の女性に多い疾患であるため、挙児希望の患者も少なくない。低分子DMARDsの中では、**MTXとレフルノミドは最も危険性が高く**、妊娠中の投与が禁忌であるばかりでなく、妊娠計画がある場合にはMTXでは3ヵ月、レフルノミドでは2年間は中止すべきとされている。ほかの低分子DMARDsの使用については、サラゾスルファピリジンの安全性は比較的高いようだが、いずれも十分な情報があるとはいえない。したがって、一般には**妊娠が判明した場合には中止することが多い**。中止でRA疾患活動性が再燃した場合には、低用量ステロイドで代替することが多い。

看護師へのアドバイス

DMARDsはRA治療の中心で、ときに著効を呈しますが、一方で重篤な副作用もあります。患者さんからいつもとは違う症状を相談されたときには、受診を勧めてください。また、DMARDsのなかにはMTXのように週の1～2日しか服用しないものがあります。そうした特徴的な使用法については知っておいていただきたいと思います。

■ 引用文献

1) Kawai S：Current drug therapy for rheumatoid arthritis. J Orthop Sci, 8：259-263, 2003
2) Smolen JS：T2T Expert Committee. Treating rheumatoid arthritis to target：recommendations of an international task force. Ann Rheum Dis, 69：631-637, 2010
3) 川合眞一：関節リウマチの診療ガイドライン．日内会誌，9：76-82, 2010
4) 「関節リウマチ治療におけるメトトレキサート（MTX）診療ガイドライン2011年版」（日本リウマチ学会MTX診療ガイドライン策定小委員会 編），羊土社，2011
5) 川合眞一：関節リウマチへのメトトレキサート処方：肺合併症患者への処方．Arthritis, 9：24-30, 2011

■ おすすめの文献・書籍　もっと詳しく学びたい方へ

◇ 川合眞一：関節リウマチ．「今日の治療と看護．改訂第3版」（総編集 永井良三，大田健），pp862-866, 南江堂，2013
　→DMARDsのことに限らず、関節リウマチの病因・病態から診断・治療に至る全体像を理解するのに便利です

◇ 浦部晶夫，島田和幸，川合眞一 編集，「今日の治療薬2013」，南江堂，2013
　→DMARDs、鎮痛薬、ステロイドなど関節リウマチ治療薬のすべてが解説されています

第3章 関節リウマチの治療とケアの実践

1. 薬物療法に伴うケア　A. 非生物学的抗リウマチ薬（DMARDs）

b. ケアの実践
DMARDsで治療中の患者へのケア

中川千明

ポイント
- 関節リウマチ（RA）患者の多くは多種多様な薬剤を服薬しており、毎回の内服を負担に感じている
- 薬剤による副作用の発現をとても心配しており、関心が高い
- 薬剤に対する知識も重要であるが、患者との信頼関係が最も重要である
- 患者の個々の状況に合わせた方法で、介入方法を考えよう

1 RA患者への服薬指導を行う前に

■ RA患者はきちんと服薬できている？

RA患者の多くは、多種・多様な薬剤により治療を受けている。実際の服薬状況により治療成績が左右され、治療が正しく遂行できないことで関節破壊が進行しADLやQOLの低下をもたらす可能性がある。

2012年6月に奈良県で行われたリウマチ市民公開講座において患者に聞いた結果、「お薬を処方されたが飲まなかったことがある」「処方されたが飲んでいない薬がある」と回答した患者は全体の35％にもおよんでいた（表1）。正しく内服できていない場合が実際にはこの程度の割合で存在することを医療者側はよく理解しておく必要がある。

> **看護のコツ**
> 実際の服薬アドヒアランスは医療者が考えているより悪いものと思っておくべき。

■ 服薬指導は薬剤師だけのもの？

実際にわれわれがRA患者から聞いた正しく服薬管理ができない理由として次のようなものがあげられる。

表1　リウマチ市民公開講座における患者の回答結果（回答患者数254人）

Q1	処方された薬の内容を理解していますか？	
1.	全部について十分知っている	26％
2.	全部は知らないがだいたいわかっている	52％
3.	ほんの少ししか知らない	19％
4.	全く知らない	4％
Q2	**薬を処方されたとおり飲んでいないことが**	
1.	ある	35％
2.	ない	65％
Q3	**薬を飲まない理由は？**	
1.	副作用が怖い	49％
2.	忘れる	39％
3.	数が多すぎる	18％
4.	時間通り飲むのが大変	17％
5.	飲み方が複雑	4％
6.	その他	17％
Q4	**薬についての主治医の説明には**	
1.	満足している	49％
2.	満足していない	42％
3.	わからない	9％

2012年6月開催、アンサーパッドによる回答

- 症状が治まっているし、薬の副作用もこわいからやめよう
- 薬を飲みはじめたけど全然効いていないと思う
- 痛くなくなったし、仕事も忙しいから飲むのを忘れてしまう
- 今日は手の関節が痛くて薬の袋が開けられなかった
- 薬の値段が高すぎる
- たくさんありすぎてややこしいな

薬剤の効能や副作用、服用方法など一般的内容についてはリウマチ教室などの開催で看護師・薬剤師などから集団的指導を行うことができる。しかし、上記のような個別的な理由が含まれる場合は、集団的指導ではその解決が困難であると考えられる。患者は医師には言いにくいことでも看護師には言いやすい場合も多く、**看護師は個々の患者の服薬状況を把握し、それぞれ患者が抱えている「正しく服薬できない理由」に目を向けて細やかにかかわる必要がある。**

とくに近年は「コンプライアンス」という医療者側の指示に患者が従うという服薬管理という考え方から一歩進んで、患者自身が服薬意義を理解し、主体的に治療を進めていくという「アドヒアランス」の概念が重視されるようになっている[1] (p111 参照)。そのため単に副作用や薬剤管理、服薬方法の説明だけを行う服薬指導ではなく、現在の疾病と治療内容への患者の理解、患者自身の心理的要因や社会的環境、医療者側および患者−治療者との相互関係（相性）などを十分に把握してアドヒアランスを形成し、服薬管理につなげていくことが重要である。この点で看護師は薬剤師とは異なり外来での医師の診察の場に立ち会う機会や、入院生活で関わる場面が多くあり、最新の患者の情報を得ることや治療の状況を患者・医師と共有することができる。そのため服薬指導において看護師が果たせる役割はとても重要である。

看護のコツ
- 薬を飲む患者さんの気持ちを知り、その気持ちに配慮しながら納得して飲めるように関わるのが私たち看護師であるといえます
- 日頃から患者さんに寄り添って些細な変化も気づくことが大切です

■ 個別的な服薬指導にあたっての心構えと配慮

前項でも述べたように、服薬管理においては、患者が正しく疾患や現在の病状を理解して、主体的に管理できることが重要である。もちろん実際の服薬状況を知るには患者・家族からの情報が必須である。「服薬指導を行うにあたって、スタートラインは処方薬の用法用量を伝えることでも、副作用や服薬の注意を伝えることでもなく、まずは患者・家族に服薬に対する疑問、処方薬や疾患に対する思いを十分に語ってもらうことだろう」[2] と述べられているように、正しい情報を得るには患者・家族と看護師の間でうまくコミュニケーションがとれており、ある程度の信頼関係が築かれている必要がある。本音で相談できるというという印象を持ってもらうことが、スムーズに指導できるかどうかの決め手となる。患者が抱えている思いは「他人に言いにくいこと」であり「誰かに聞いてもらいたいこと」であると考えられ、信頼関係を築き患者が思いを表出できる環境をつくることは重要である。

また個別指導ではプライバシーに配慮できる場所を設定する。話が聞き取りやすいように騒音がないことや、寒すぎたり暑すぎたりしないか温度や換気に配慮する必要がある。

看護のコツ
患者さんの「実はこう思っている」ということを自ら話せるような環境を整えることが重要であり、まずは表出したことを否定せずに共感し、傾聴することからはじめるのが効果的です。

2 DMARDsの服薬指導

■ 主なDMARDsの種類と注意点

「免疫抑制薬」としてメトトレキサート（MTX）、レフルノミド（LEF）、タクロリムス（TAC）、ミゾリビン（MZR）、「免疫調整薬」としてサラゾスルファピリジン、ブシラミンなどがあげられる。これらは薬剤効果発現まで数週間〜数カ月の期間を必要

とすることから、患者によっては、関節症状は改善しないのに副作用ばかりを実感するなど、薬物療法を継続することに不安を感じる場合も少なくない。そのため**効果が発現するまでの期間は、自己判断にて中断や用量調節をしないように指導する必要がある**。また、よく効いていた状態から、突然効果の減弱を認める場合（**エスケープ現象**）もあり、その場合は慌てずに医師の診察を受けるように説明しておくことも重要である。

副作用として皮疹・肝障害・腎障害・間質性肺炎・消化器症状・口内炎などがあり、重症化を防ぐために早期に発見することが重要である（表2）。皮疹などは比較的発見されやすいが、肝や腎機能障害などでは早期には自覚症状が乏しく注意深い観察が必要となる（「臓器障害の看護（臓器別のセルフモニタリング指標）」p137参照）。また免疫抑制薬はときに重篤な感染症を生じる危険性があるため、とくに呼吸器・皮膚などの症状に注意する必要がある（「内科合併症に伴うケア／感染症予防看護」p144参照）。

また下記にあげた場合は薬剤を中止し、速やかに受診してもらうよう指導している。

- 風邪のような症状：咳や痰が続く、37.5度以上の発熱がある、のどが痛む、息苦しい
- 皮膚症状：発疹、じんましん、水疱形成（ヘルペス）
- 感染症：手足が赤く腫れて痛む（蜂窩織炎）、中耳炎や蓄膿の悪化、膀胱炎
- その他：全身の倦怠感、嘔吐・下痢、口内炎が多発する、骨折や大きな傷

医師からの説明の補足として患者に説明する場合には、自作したものや製薬会社からの冊子などを用いて具体的にわかりやすい表現を用いて行うと効果的である（図1）。

患者は副作用や合併症などの症状があってもその判断ができずに受診を躊躇する場合が多い。まず**問い合わせられる窓口を決めておき、患者に周知しておくとともに、問い合わせがあったときにどのような対応をとるかあらかじめ医師と相談しておく必要がある**。

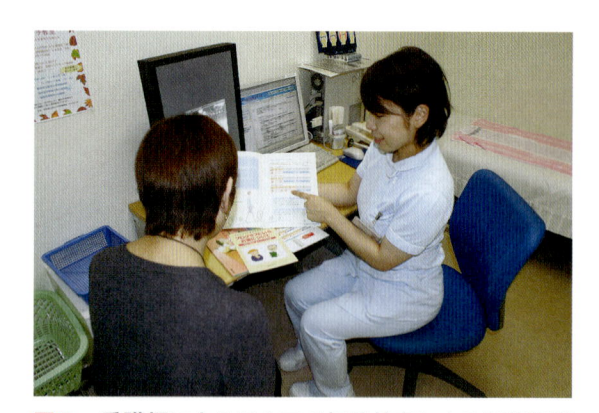

図1 看護師によるリウマチ相談外来による服薬指導の様子

表2 DMARDs一覧と副作用

分類	主な一般名	主な商品名	投与方法	注意すべき副作用*	セルフモニタリングの指標
免疫調節薬	金チオリンゴ酸ナトリウム ブシラミン サラゾスルファピリジン ペニシラミン	シオゾール® リマチル® アザルフィジンEN® メタルカプターゼ®	筋肉注射 内服 内服 内服	感染症 骨粗鬆症 高血圧 糖尿病	・血尿、蛋白尿など ・風邪のような症状（発熱、空咳や痰が出るなど） ・皮膚症状（皮疹など）
免疫抑制薬	メトトレキサート（MTX） タクロリムス水和物 レフルノミド	リウマトレックス® プログラフ® アラバ®	内服 内服 内服	感染症 肝障害 間質性肺炎 骨髄抑制	・下痢、じんましんなど ・風邪のような症状（発熱、空咳や痰が出るなど） ・咽頭痛、発熱、歯ぐきの出血、青あざ、息切れ、尿量が減ったり回数が減る、口の中が荒れるなど

*高頻度かつ重症化しやすい副作用を挙げている。各薬剤の詳細については薬剤添付文書などを確認すること
（文献3より改変）

> **看護のコツ**
> - 薬剤服用後に起こりうる症状については、「感染症」ではなく、「咳や痰が出て、風邪のような症状が続く」などと患者さんが体験する症状を具体的に表現しましょう（図2）
> - 服用するというコンプライアンスも大切ですが、「服用してはいけないとき」の情報もしっかり指導することが大切です

■ メトトレキサート（MTX）
[商品名リウマトレックス®、メトレート®、メトトレキサート錠など]

- MTXは通常6〜8mg/週にて開始され、効果を見ながら徐々増量などの用量調節が行われる（図3）[4]。開始時や増量時などは用量依存性の副作用（肝酵素上昇、消化器症状、口内炎、血液障害）に対して注意が必要であり、図2に示すような症状について患者に注意を促しておく。MTXは連日服用せず、1〜2日/週で、決められた曜日に内服する。また、MTXによる口内炎などの副作用の軽減のため**葉酸製剤**（商品名：フォリアミン®、ロイコボリン®など）をMTX服用後24〜48時間で内服する（図4）[4]。服用を忘れた場合は、忘れた分をまとめて服用してはいけない。服用日あるいは次の日に気がついたら、その週だけ1日ずらす、またはその週は内服せず1週とばして内服するよう指導する。患者からの相談をスムーズに処理できるよう、これらについては施設

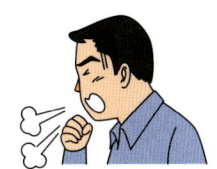

風邪のような症状
発熱・体のだるさ
のどの痛み
咳・痰　など

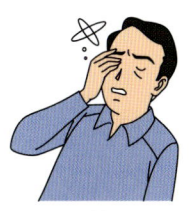

その他
発疹・かゆみ
水ぶくれ
めまい・むくみ
尿量が減る

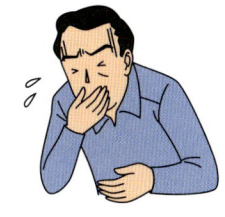

消化管症状
口内炎・吐き気
下痢・腹痛
食欲がない　など

図2　MTX服用後注意点
要点を簡潔に説明する

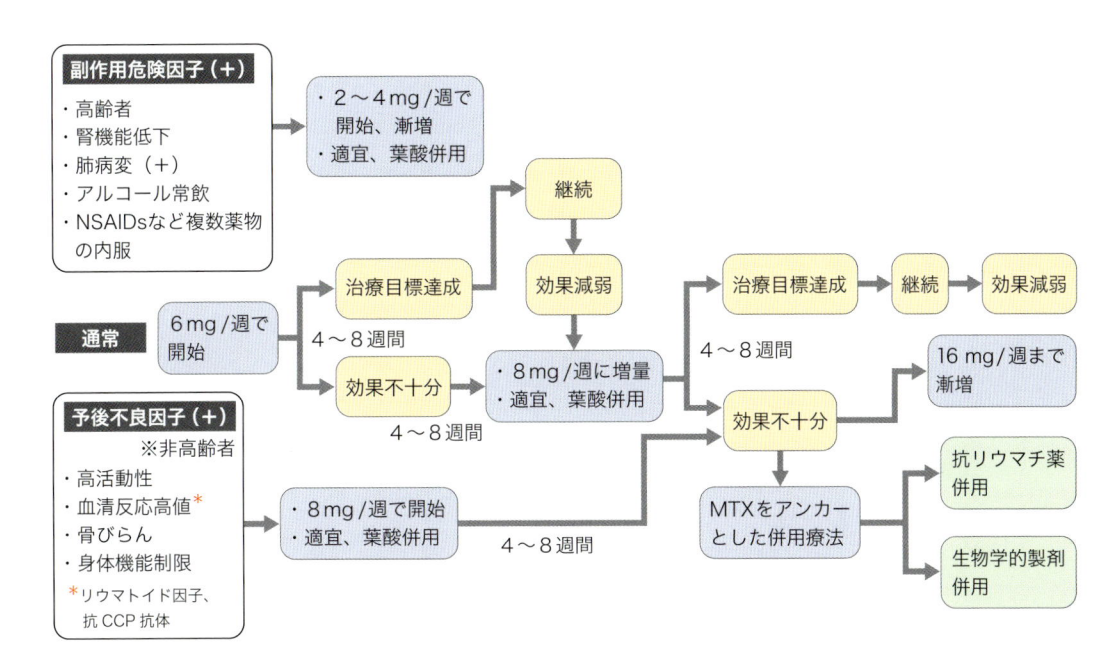

図3　MTX開始時投与量とその後の用量調節
（文献4、p20より転載）

の担当医や薬剤師と事前に相談し対処法を統一しておくとよい
- 葉酸はMTXの拮抗剤であるため、含有するサプリメントや青汁などの栄養食品を多量に摂取しないように指導する必要がある。また葉酸は海藻類やレバーなどさまざまな食品にも含有されているが、1回にどんぶり1杯以上を摂取しない限り影響がないとされている（p89参照）
- 胎児・乳児への悪影響があるため、妊娠を希望している場合は男女ともに3カ月前には服用を中止する必要がある（p152参照）。また、肝機能障害がみられることがあり、内服日前後は飲酒をできるだけ控えるよう指導する
- **併用が必須条件である生物学的製剤もある**（インフリキシマブ）ため（p90参照）、新しい治療が始まっても医師の指示がない限り服用を継続するよう確認が必要である

事例

40歳女性、MTXを木曜日に朝夕食後に1錠ずつ処方されていたが、診察のときに実は余っているということがわかった。担当医のいるその場では話しづらそうだったので、診察後に時間を設けて話を聴いた。患者は夫と共働きで、高校2年生の息子と中学3年生の娘がいる。仕事を月曜日から金曜日にしており、毎日家事と仕事でめまぐるしいと話される。現在内服治療で比較的安定しており、自覚症状は、朝に少しこわばる程度で強くなかった。そのほか、子どもが反抗期で大変であることや、夫の理解はあるものの、家事などはできるだけ自分でしたいという思いがある。仕事では病気の理解はしてもらえて助かっているなど、日頃の思いを聴くことができた。現在自覚症状が少ないことと、生活スタイル上で週の中日に内服することで服薬を忘れてしまうのではないかと考えられた。まずは継続して服用することの必要性についてパンフレットなどを見せながら指

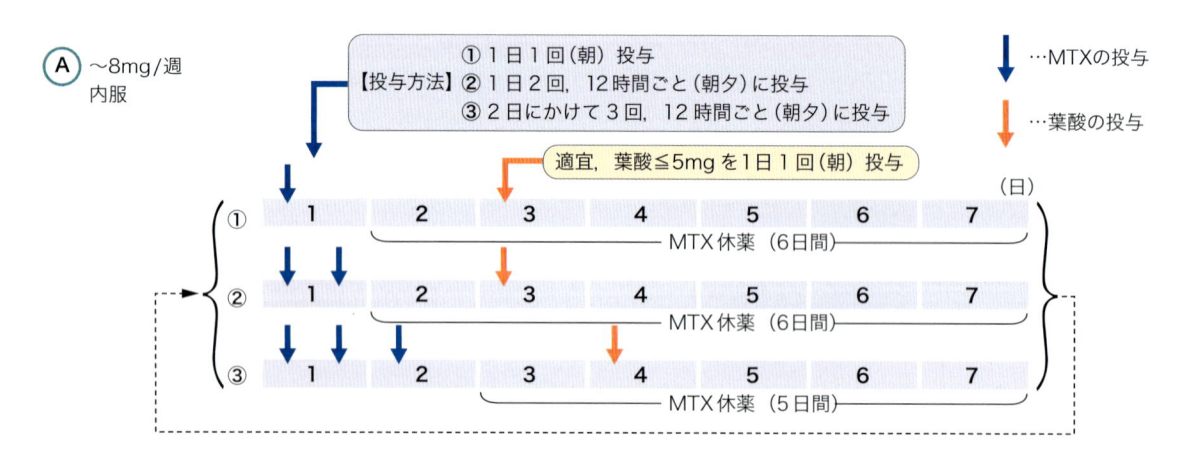

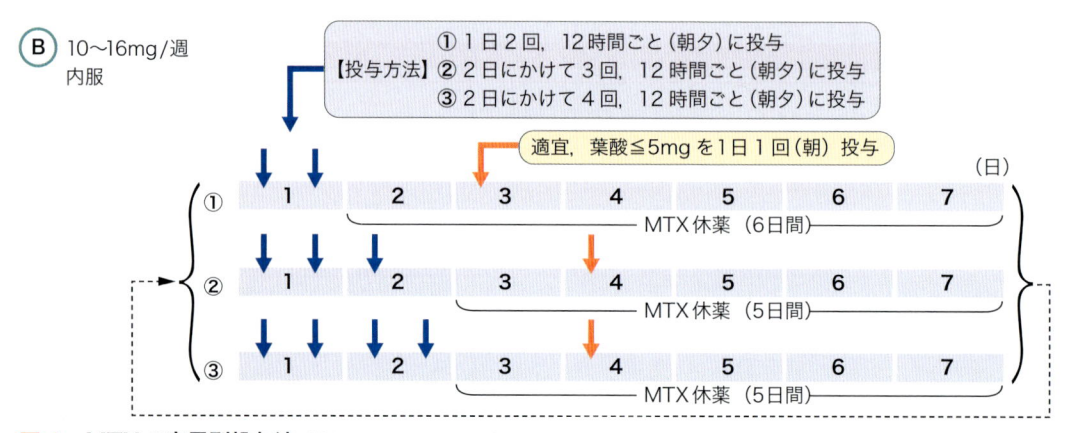

図4　MTXの容量別投与法（文献4、p24より転載）

導し、服薬を忘れない曜日を患者と相談して日曜日とした。その後診察日に声をかけるようにしていると日々のことを話してくれ、服薬も忘れずできていると自ら教えてくれた。

> **看護のコツ**
> 服薬のことだけでなく、患者の生活にも目を向けることで多くの情報を得ることができます。服薬管理の工夫においては患者の生活スタイルを考慮することが大切です。

■ タクロリムス水和物（TAC）
［商品名プログラフ®］

血中濃度を測定する12時間後の採血から逆算して、1日1回夕食後に服用と設定されている。血中濃度の上昇により腎機能障害などの副作用が発現することがあり、注意を要する。一部の抗菌薬や降圧薬との飲み合わせや、食品との食べ合わせに注意する必要がある。グレープフルーツ以外ではブンタン、ハッサクも一緒に摂取しないように注意喚起されている。MTXと同様に胎児・乳児への経影響があるため、妊娠を希望している場合は男女ともに服用を中止する必要がある。TACは内服中止後1週間ではぼ血中から消失するためその期間を参考にする。

3 服薬を忘れないための工夫

前項でもあげたように、その人の生活スタイルに合わせることがポイントである。忘れないタイミングは、例えば毎日行う歯磨きの際にそばに置いておくことや、目につくところにカレンダーを貼っておき、服用すれば印を付けるといったことである。携帯電話にアラーム機能があるので、携帯をよく利用する人には効果的である。また、服薬管理BOXが手軽に購入でき、1日ごとやカレンダー式になっているものまで多種多様に売られているため、それらも紹介できる。薬剤が多い場合は一包化にすることや、服用時間をまとめるなど医師に相談し配慮する。また、手指関節が変形・疼痛が強いときにお薬を空

けられなかったという場合には、薬剤の開封補助具などを作業療法士と相談し提案することができる。

事例2
75歳男性。診察時に、内服がたくさん余っているため今回は処方は不要と話される。詳細を確認するために、薬剤を持参してもらい同居の妻70歳にも同席してもらって内服状況を確認した。「服用するのが仕事だから、忘れないようにと思っているのになぁ」という発言があり、服薬自体を拒否している様子ではなかった。妻と2人暮らしであること、ともに高齢であることからうっかり忘れてしまうことが理由であると考えられた。もともと一包化で処方はされていたため、1カ月分の内服が入れられるカレンダー式の壁掛けと、1日分を入れられるBOXを両方使用し、診察日に処方してもらったらカレンダーのところへ分け、毎日その日に服用する分をそこから出して、1日BOXで管理してもらうこととなった。

> **看護のコツ**
> 薬袋のままであると忘れがちですが、カレンダーのように目につくところにあると思い出しやすくなります。

4 その他の注意点や工夫

- 結核やB型肝炎にかかったことがある患者がMTXを服用することで、結核菌やB型肝炎ウイルスが活性化することがある。投与前の問診・血液検査・胸部X線でのスクリーニングが必要（p139、141）。慎重投与となった場合は、結核・肝炎の症状、血液検査結果などを注意して観察し、患者自身にも日常でのセルフチェックについて指導を行う
- とくに夏場は脱水になることで、薬剤血中濃度が上がる危険性があり思わぬ副作用が出現することがあるため、水分摂取を促すことが重要である。水だけでなく、ミネラルを含んだ飲料水としてスポーツ飲料や麦茶をすすめるのがよい

- また災害時に備えて、お薬手帳や数回分の予備のお薬を、よく使うポーチの中に入れておくことも昨今の日本では重要なことだと考えられる。その際には、使用期限に注意することを指導する

エキスパートからのアドバイス

　RA患者への服薬指導のためには薬剤や治療に関する知識を得ておくことは当然のことですが、患者さん個々の身体的、心理的側面、家庭・職場などの社会的環境などの背景をよく理解してから行う必要があります。そのために私たちはまず前もって大まかな病歴を調べておき、次に診察の現場に立ち会って担当医とともに現在の病状について把握、その後に別室で患者さんと話をすることにしています。先に述べた患者さんをとりまくさまざまな背景を理解、把握するためには、まずしっかり時間をかけて患者さんが話してくれることを傾聴することが重要で、患者さんからいろいろ話をしてくれるような信頼関係の構築が大切です。服薬指導はRA患者が必要とする多くのケアのあくまで1つですが、最も患者さんの気がかりとなっている部分でもあるので、ここを端緒に医療者と患者さんが向き合い、目標にあった治療に前向きに望めるように関わる必要があります。

引用文献

1) 尾鷲登志美：コンプライアンスからアドヒアランスへ．薬事 50：19-22，2008
2) 川村和美：服薬指導におけるアメニティ．「緩和ケア そこが知りたい緩和ケアにおける服薬指導」（緩和ケア編集委員会 編），pp110-115，青海社，2010
3) 川端千景：整形外科看護 18（2）：40，2013
4) 「関節リウマチ治療におけるメトトレキサート（MTX）診療ガイドライン 2011年版」（日本リウマチ学会MTX診療ガイドライン策定小委員会 編），日本リウマチ学会，2011

おすすめの文献・書籍　もっと詳しく学びたい方へ

◇「関節リウマチのトータルマネジメント」（公益財団法人日本リウマチ財団 監），医歯薬出版，2011
◇「病気とともに生きる　慢性疾患のセルフマネジメント」（日本慢性疾患セルフマネジメント協会 編・Kate Lorig 著），日本看護協会出版社，2008
◇「特集アドヒアランス-自発的服薬を助ける患者支援」，月刊薬事 50，2008
◇ 抗リウマチ薬．「関節リウマチの最新治療」，からだの科学 273，2012
◇「これだけ押さえる！関節リウマチ外来看護の必須知識」，整形外科看護 18，2013

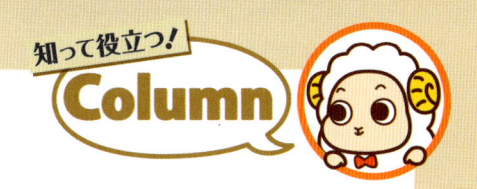

栄養指導
メトトレキサートと葉酸

佐藤和人

◆MTX効果を減弱する葉酸

葉酸代謝拮抗薬であるメトトレキサート（MTX）は関節リウマチ（RA）の治療においてアンカードラッグとして欠かせないものです。MTX少量間歇投与の際に副作用を減弱するため、MTX最終服用48時間後に葉酸製剤であるフォリアミン®（5mg）を週1回服用するケースが多いと思います。葉酸製剤の過剰摂取はMTXの治療効果を減弱させるため注意が必要ですが、毎日の食事に含まれる葉酸はMTXの治療効果に影響を与えるのでしょうか？ MTX服用中は葉酸を含む食品を制限する必要があるのでしょうか？

◆食事性葉酸の相対生体利用率は低い

食品中の葉酸の大半はポリグルタミン酸型（プテロイルポリグルタミン酸）であり、消化の過程を経てモノグルタミン酸型（プテロイルモノグルタミン酸）に変化し小腸の上皮細胞から吸収されます。葉酸製剤やサプリメントに含有される葉酸（プテロイルモノグルタミン酸）と比較して食事性葉酸の相対生体利用率は低く、約50％とされています。

◆日本人の食事からの葉酸摂取量

2010年版日本人の食事摂取基準では、食事性葉酸の相対生体利用率を考慮し、成人（男女）の葉酸摂取の推奨量について240μg/日と定めています。2010年の国民健康・栄養調査（厚労省）における日本人の食事からの葉酸摂取量は、食事摂取基準の推奨量を満たし、男性で平均288μg/日、女性では276μg/日です。

◆神経質にならなくてもよいが含有量の多いものには気をつける

すなわち、平均的な日本人の食事であれば葉酸摂取量は1日あたり250～300μgになり、葉酸製剤5mgの数十分の一程度ということになります。このレベルの葉酸摂取量であればMTXの治療効果に影響を与える可能性は低いと推測されます。さらに、葉酸含有量が多い野菜類でも可食部100gあたりの葉酸は70～200μg程度であり、茹でることにより半減します。しかし、レバーについては可食部100gあたり800～1,000μgの葉酸を含むので注意が必要でしょう。したがって、**葉酸をとくに多く含むレバーなどの過剰摂取や葉酸サプリメントの摂取は避けるべきですが、ホウレンソウやレタスをはじめとする葉菜類などの摂取にあまり神経質になる必要はないと考えます。**

◆その他の食事・栄養面の注意

むしろ、野菜類や食物繊維の豊富な食品を多く含み、n3系多価不飽和脂肪酸に富む魚を中心としたバランスのよい日本型食事は関節炎の改善や心血管系合併症の予防にも効果があると考えられます（ただし、塩分の過剰摂取には注意）。なお、RAの患者さんは関節機能低下や疲労感のため、調理作業に支障をきたしやすく、食材も制限される傾向にあるため、食事・栄養面からの総合的なサポートが必要です。

第3章 関節リウマチの治療とケアの実践

1. 薬物療法に伴うケア　B. 生物学的製剤

a. 治療編
生物学的製剤の使用方法

舟橋恵子、松原　司

> **ポイント**
> - どの生物学的製剤も感染症にはもっとも留意する必要がある
> - 副作用の内容は各生物学的製剤で若干異なる
> - 生物学的製剤を使用するにあたって患者教育は不可欠である

1 作用機序

生物学的製剤とは遺伝子工学の技術から作製された生体に反応する蛋白質性の薬剤で、生物が産生した自然界には存在しない抗体または融合蛋白質である。2013年にセルトリズマブペゴル（シムジア®）が発売され、日本で使用できる生物学的製剤は7剤となった（表1）。

関節リウマチ（RA）の発症原因は明らかではないが、RAの病態を悪化させている原因の1つが、TNFやIL-6などのサイトカン異常産生やT細胞などの免疫細胞の活性化である。したがってこれらの異常産生細胞の不活化や異常産生蛋白質を抑制す

表1　本邦で市販されている生物学的製剤

一般名（商品名）	発売年	作用点	製剤特徴	製剤	自己注射	回数	MTX	関節破壊抑制効果	中和抗体
インフリキシマブ（レミケード®）	2003年	TNF	抗TNF抗体（キメラ型）	点滴（2時間）（3〜10 mg/kg）	—	4回目以降1回/8週	必須	あり	あり
エタネルセプト（エンブレル®）	2005年	TNF	融合蛋白	皮下注（25mg、50mg）	可	25 mg　2回/週50 mg　1回/週	不問	あり	なし
トシリズマブ（アクテムラ®）	2008年	IL-6受容体	抗IL-6抗体	点滴（1時間）（8 mg/kg）	—	8 mg/kg /4週	不問	あり	なし
アダリムマブ（ヒュミラ®）	2008年	TNF	抗TNF抗体（ヒト型）	皮下注（40 mg）	可	40 mg/2週 or 80 mg/2週	40mgは可80mgでは不可	あり	あり
アバタセプト（オレンシア®）	2010年	CD80・CD86	融合蛋白	点滴（30分）体重ごとに3段階	—	3回目から1回/4週	不問	なし	あり
ゴリムマブ（シンポニー®）	2011年	TNF	抗TNF抗体（ヒト型）	皮下注（50 mg）	不可	50 mg/月 or 100 mg/月	不問MTX非併用では100 mg使用	あり	あり
セルトリズマブペゴル（シムジア®）	2013年	TNF	抗TNF抗体（ペグ化Fabヒト化）	皮下注（200 mg）	可	4回目以降200 mg/2週 or 400 mg/4週	不問	あり	あり

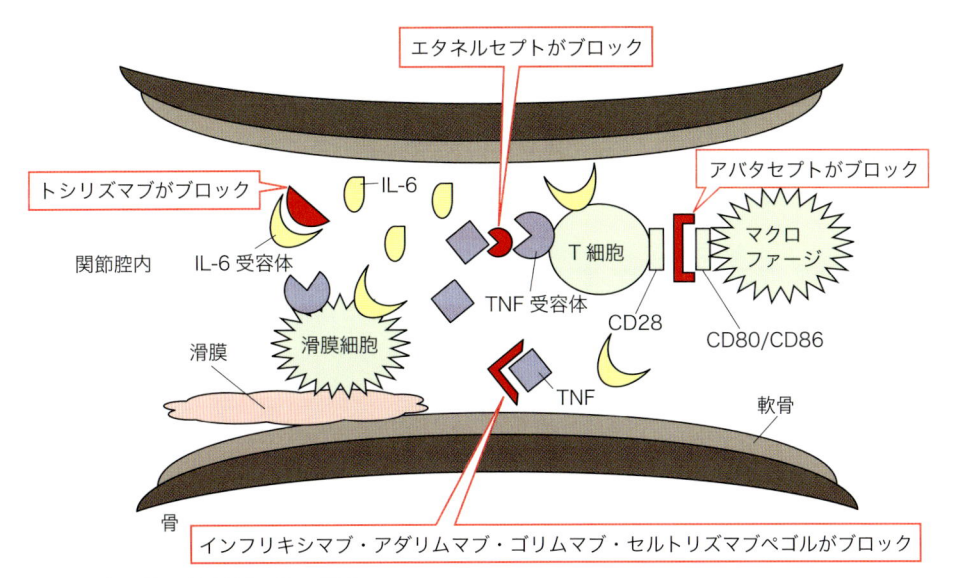

図1　各生物学的製剤の作用機序

（図中ラベル）
- トシリズマブがブロック
- エタネルセプトがブロック
- アバタセプトがブロック
- インフリキシマブ・アダリムマブ・ゴリムマブ・セルトリズマブペゴルがブロック
- IL-6
- IL-6受容体
- 関節腔内
- 滑膜
- 滑膜細胞
- T細胞
- TNF受容体
- TNF
- CD28
- CD80/CD86
- マクロファージ
- 軟骨
- 骨

ることにより、RAの病態をコントロールすることが可能である（図1）。

1）TNFを阻害する製剤

インフリキシマブ（レミケード®）、アダリムマブ（ヒュミラ®）、ゴリムマブ（シンポニー®）、セルトリズマブペゴル（シムジア®）はTNFに対する抗体製剤であり、エタネルセプト（エンブレル®）はTNFの受容体融合蛋白質で、いずれも免疫細胞より過剰に産生されたTNFを阻害することにより、RAの病態を改善する。

2）IL-6受容体を阻害する製剤

トシリズマブ（アクテムラ®）はIL-6受容体に対する蛋白質で、TNF同様に種々の免疫細胞より過剰に産生されているIL-6に対する受容体を阻害することにより病態を改善する。

3）T細胞の活性化を抑制する製剤

アバタセプト（オレンシア®）はリンパ球のうち抗原提示細胞に結合することによって、T細胞の活性化を抑制し、炎症性サイトカインの産生を抑制する。

いずれの生物学的製剤もRAの病態の1つである過剰免疫を抑制することにより、その作用を示すが、作用点は異なるため全く同じ作用を示すわけではない。また同じような原因物質により病態が変化する

ほかの膠原病にもいくつかの生物学的製剤は有効性を示すが、それぞれの薬剤の作用点の違いにより適応疾患は異なっている。

2　投与の実際

点滴製剤はインフリキシマブ、トシリズマブ、アバタセプトの3剤、皮下注射製剤はエタネルセプト、アダリムマブ、ゴリムマブ、セルトリズマブペゴルの4剤あるが、それぞれの薬剤の代謝速度により、投与間隔や点滴時間が決定されている（表1、図2）。

■ 使用上の注意点

生物学的製剤使用上の注意点は日本リウマチ学会がそれぞれの製剤のガイドラインを設定しており、詳細は学会のホームページを参照してほしいが、**7剤とも免疫抑制による感染症への注意喚起に重点をおいている。とくに結核、ニューモシスチスジロヴェシなどの日和見感染、B型肝炎では重症化して致死的経過をたどることもある**ため、投与前の検査の徹底や、予防投薬、投与後の定期的な検査と早期発見、患者教育が重要である。当院では上記を徹底

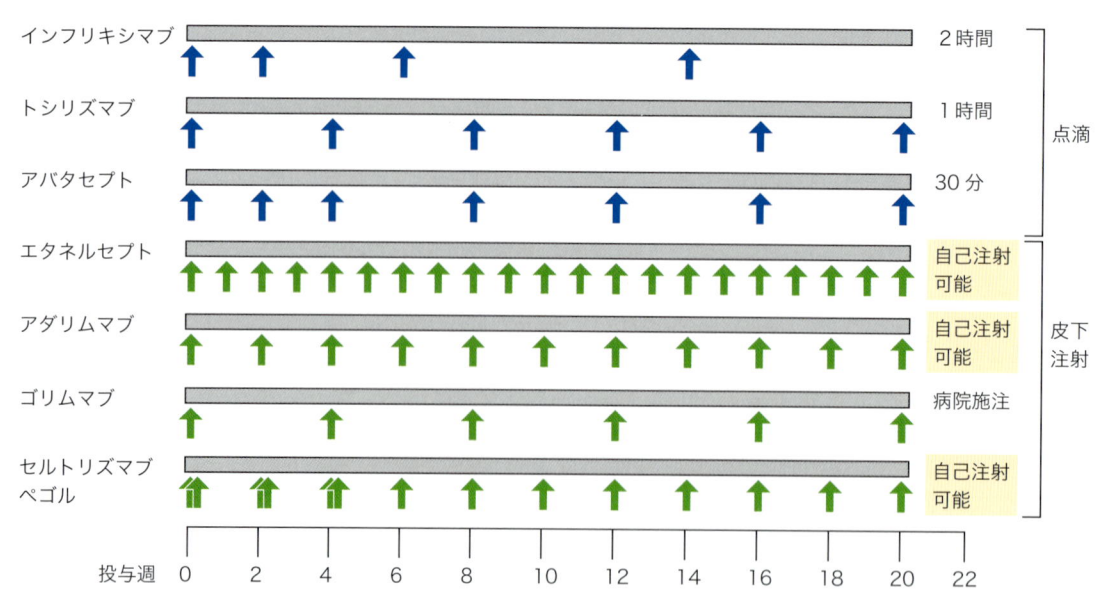

図2　各生物学的製剤投与方法の比較

させるため、**クリニカルパス**を運用している（p102）。

点滴製剤では**アナフィラキシー**を起こすこともあるため、それについても言及している。

毎回投与前には十分な問診を行い、感染症など呈していないかどうか十分確認する。呼吸器に影響を与える耳鼻咽喉や口腔衛生についても検診を十分に行っておくことは重要である。

■ 各製剤の調整

点滴製剤の調整は体重によって異なるので、投与ごとに体重を測定することは言うまでもないが、投与開始直前に調整を行う。

インフリキシマブとアバタセプトは凍結乾燥品であるため、注射用蒸留水で溶解してから調整するが、トシリズマブは液体のため、そのまま調整する。

インフリキシマブは効果不十分例において10 mg/kgまで増量が可能であるため、調整量には十分注意を行う。10 mg/kgの濃度で2時間の点滴が可能であったため、病院によっては低用量の場合、点滴速度を速めて行っている（3 mg/kgで約40分）（図3 A）。

また皮下注射製剤については注射前に室温に戻し、皮下注射時における疼痛緩和をはかる（図3 B）。

■ 皮下注射製剤の投与

エタネルセプトは通常50 mg/週で投与するが、効果が十分に現れた場合は減量することも可能である。

アダリムマブは40 mg/2週で投与する。MTX（メトトレキサート）を使用していない患者は2本（80 mg）を使用することが可能である。セルトリズマブペゴルは投与開始3回目まで400 mg/2週で投与し、以後200 mg/週で維持する。効果が認められれば、400 mg/月で投与することも可能である。エタネルセプト・アダリムマブ・セルトリズマブペゴルは自己注射が可能であるため、**自己注射を希望する患者には十分な教育を行う**（p104）。

一方ゴリムマブは病院で施注するが、MTXを使用の有無により、導入の用量が異なる。すなわちMTXを使用していれば50 mg（1本）、使用していなければ100 mg（2本）で開始する。なお50 mgで開始しても効果不十分であれば、100 mgまで増量できる。

アダリムマブはMTXを使用している場合80 mgには増量できないので、注意が必要である。

A 点滴製剤

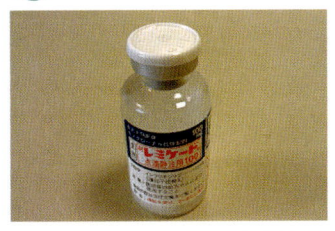

インフリキシマブ（レミケード®）
- 体重で計算：初回は3 mg/kgで調整（10 mg/kgまで増量可）
- 250 mLの生食バッグ使用
- 注射部位反応があるため、モニター装着
- 予防投薬（抗ヒスタミン剤、抗H_2ブロッカー、ステロイドなど）を適宜使用

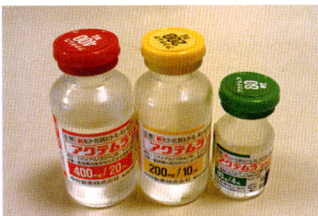

トシリズマブ（アクテムラ®）
- 製剤は3種類（80 mg・200 mg・400 mg）あり
- 体重で計算：8 mg/kgで調整（換算表を使用）
- 副作用出現や効果発現例では投与間隔を延長して（〜8週）投与可能
- 100 mLの生食バッグ使用
- 注射部位反応があるため、モニター装着
- 予防投薬（抗ヒスタミン剤、抗H_2ブロッカー、ステロイドなど）を適宜使用

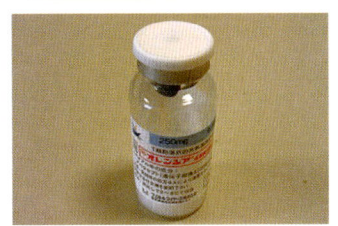

アバタセプト（オレンシア®）
- 体重（60 kg未満：2 V、60〜100 Kg：3 V、100 kg超える：4 V）により使用量を調整
- 100 mLの生食バッグ使用
- 注射部位反応があるため、モニター装着
- 予防投薬（抗ヒスタミン剤、抗H_2ブロッカー、ステロイドなど）を適宜使用

B 皮下注射製剤

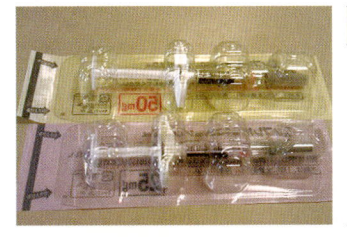

エタネルセプト（エンブレル®）
- シリンジ充填　25 mgと50 mgの2種類製剤あり（写真は充填剤）
  25 mgでは基本的に2本/週　施注。効果により減量可
  50 mgでは1本/週　施注
- 25 mgではバイアル製剤もあり（患者自己充填が必要）
- 自己注射練習機材ならびに患者さん用冊子あり
- 針は27G

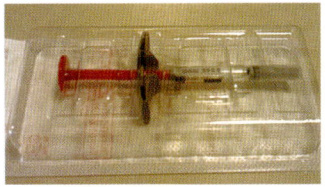

アダリムマブ（ヒュミラ®）
- シリンジ充填　40 mg製剤のみ、80 mgでは2本施注
  MTX非使用患者のみ2本/週　使用可能
- 自己注射練習機材ならびに患者さん用冊子あり
- 針は29G

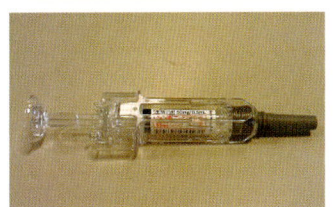

ゴリムマブ（シンポニー®）
- シリンジ充填　50 mg製剤のみ、100 mgでは2本施注
- 安全インジェクター採用
- 自己注射不可
- 針は27G

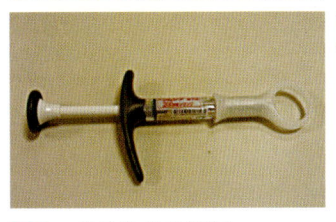

セルトリズマブペゴル（シムジア®）
- シリンジ充填　200 mg製剤のみ、400 mgでは2本施注
  効果あれば400 mg/月で施注可能
- 自己注射練習機材ならびに患者さん用冊子あり
- グッドデザイン賞をとった施注しやすいシリンジ設計
- 針は25G（注射液の粘度が高いため）

図3　各生物学的製剤

第3章　関節リウマチの治療とケアの実践

3 生物学的製剤の効果

　本邦での開発品であるトシリズマブを除いたほかの製剤は海外先発品であるため、海外臨床試験の成績と比較対象（ブリッジング）することで承認されている。臨床試験のデザインにより評価する時期が異なっているが、すべての製剤でコントロール群と比較して有意な効果を示した（表2）。臨床試験ごとに患者背景が異なるため、製剤間の単純な比較はできないが、約50〜75％のACR20達成率を示した。また効果発現もいずれの製剤も既存治療と比較して早いことが認められている。これらの本邦における臨床成績は先行して行われた海外における臨床成績とほぼ同等であった。

◆ インフリキシマブ

　インフリキシマブの臨床試験でブリッジング対象となったATTRACT試験[1]では投与後54週ではACR20達成率は42％（プラセボ群17％）を示した。**インフリキシマブの反応性は他剤と比較して早いことが知られており、この試験では投与後2週間でACR20達成率は約25％（プラセボ5％）であった。**

◆ エタネルセプト

　MTX群、エタネルセプト単独群、MTXとエタネルセプト併用群を比較したTEMPO study[2]ではMTX併用群で関節破壊抑制効果が高いことが示された（図4）。これは平均値であるため、すべての人で関節修復が起きるわけではないが、生物学的製剤とMTXの併用により、関節破壊抑制のみならず修復ができることが明らかとなった試験として注目された。

◆ アダリムマブ

　早期RA患者を対象として行った**アダリムマブのPREMIERA試験[3]ではMTX併用アダリムマブ群ではACR20達成率が73％を示し、早期RA患者に対する生物学的製剤導入効果が優れていることを示した。**

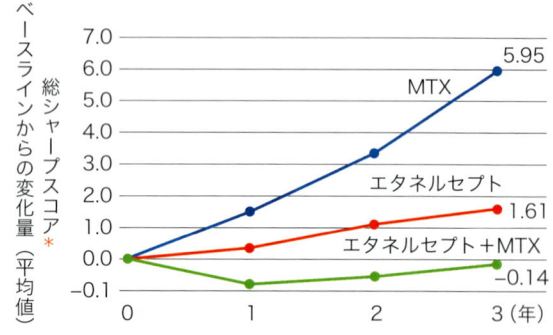

図4　2年目までの総シャープスコア変化量
　　　ーエタネルセプト（TEMPO study）ー

＊：骨びらんならびに関節裂隙進行度の合計点数で関節破壊の進行指標
（文献2より引用）

表2　生物学的製剤の効果（臨床試験成績）ーACR20改善率ー

一般名 （商品名）	インフリキシマブ （レミケード®）	エタネルセプト （エンブレル®）	トシリズマブ （アクテムラ®）	アダリムマブ （ヒュミラ®）	アバタセプト （オレンシア®）	ゴリムマブ （シンポニー®）	セルトリズマブペゴル （シムジア®）
開発相＊1	Ⅱ/Ⅲ	Ⅱ	Ⅲ	Ⅱ/Ⅲ	Ⅱ	Ⅱ/Ⅲ	Ⅱ/Ⅲ
評価した 週・月＊2	14週	3カ月	24週	24週	6カ月（169日）	14週	12週
比較群	プラセボ＋MTX	プラセボ	プラセボ＋MTX	プラセボ	プラセボ＋MTX	プラセボ＋MTX	プラセボ＋MTX
ACR20 達成率(％)	23.4	6.3	32.1	13.8	21.2	27.3	28.6
承認 用量群	レミケード® 3 mg/kg＋MTX	エンブレル® 25 mg×2/週	アクテムラ® 8 mg/kg/月	ヒュミラ® 40 mg/2週	オレンシア® 10 mg/kg＋MTX	シンポニー® 50 mg＋MTX	シムジア® 200 mg＋MTX
ACR20 達成率(％)	61.2	65.3	83.9	44.0	77.0	72.1	76.8

ACR20改善度：RA治療薬の効果判定に用いる指標で7項目中5項目が20％改善していた場合、ACR20を満たしたとする。通常試験のエンドポイントに使用
＊1：承認申請で使用した主な臨床試験を使用、＊2：臨床試験のエンドポイント週を採用
それぞれの製剤で患者背景が異なるため、単純な比較はできない

◆ トシリズマブ

　トシリズマブは本邦で開発された薬剤であるため、海外に先行して多くの臨床試験が発表された。既存治療とトシリズマブ群を比較したSAMURAI[4]試験では日本人ではじめて骨・関節破壊進展抑制効果を示し、52週時における総シャープスコアはコントロール群が6.12であったのに対し、トシリズマブ群は2.34であった。国内で行われたトシリズマブの臨床試験は他剤とは異なり、単剤の効果であり、**MTXを併用しなくてもMTX併用TNF製剤と同程度の効果があることが示された。**

◆ アバタセプト

　アバタセプトのAIM試験[5]では3年間の継続率を示しているが、有害事象ならびに効果不十分による中止症例はいずれも5％以下であり、3年目のACR20達成率は投与後1年目とほぼ変わらない84.8％を示した。**アバタセプトは有害事象が少なく、継続率が高いことが示された。**

◆ ゴリムマブ

　国内で行われたゴリムマブの第Ⅱ／Ⅲ相臨床試験はMTX併用試験と単剤試験の2本あるが、いずれの試験でも海外では承認されていない100 mg群について検証された。その結果**100 mgは50 mgと比較して関節破壊進展抑制効果が強く、HAQが0.5未満に至った症例の割合が有意に高い率を示した**（図5）。この結果よりゴリムマブは海外で承認されていない100 mgの投与が日本で認められた。

◆ セルトリズマブペゴル

　セルトリズマブペゴルは投与開始1カ月間に通常の投与量の2倍量を投与するローディングドーズ方式をとるため、血中濃度を早期より維持し、その効果発現は1週間目から認められた（図6）。国内ではMTX併用試験（J-RAPID）・MTX非併用試験（HIKARI）が行われたが、承認用量群では投与12週でACR20達成率はそれぞれ76.8％・62.7％であった。

◆ その他

　またその後の臨床試験などの実施により、オレンシアを除くほかの6剤の製剤で骨・関節破壊の進行抑制効果の効能も認められている（表1）。これは

機能的寛解（HAQ＜0.5）に対する作用
［MTX併用試験（GO-FORTH study）］

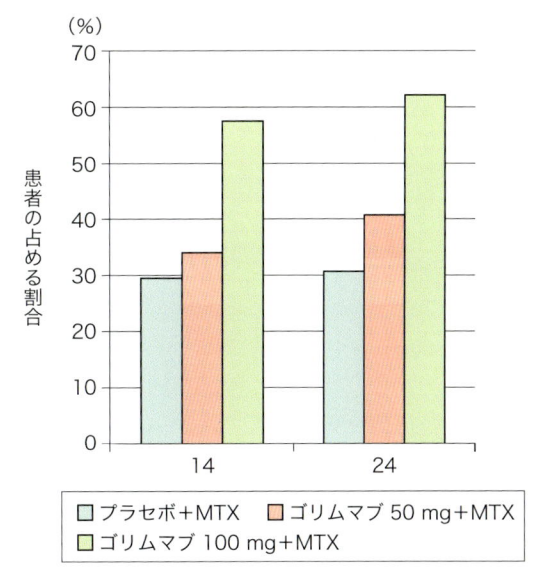

図5　日常生活動作（HAQ）に対するゴリムマブの効果
（文献6、7より作成）
HAQ：日常生活指標。20項目の評価を4段階評価で行い、0～3点で比較する。0.5点以下は健常人とほぼ同等程度の生活ができる水準とされる

既存治療（生物学的製剤以外の薬剤）にはない効果であり、生物学的製剤の特徴の1つだと考えられる。

　以上述べたように効果発現についてはどの製剤もほぼ同程度であり、何を一番に使用していくかについては明確な根拠やガイドラインがあるわけではなく、処方する主治医の裁量に任されている。

4　生物学的製剤の安全性

　どの生物学的製剤においても臨床試験安全性情報より、感染症が最も多い副作用であることは明らかとなっていたが、実臨床で起こる副作用については承認後行われた大規模な製造販売後調査により明らかとなった（表3）。

　アバタセプト、ゴリムマブ、セルトリズマブペゴルはまだ調査中であるため、最終的な発現率については明らかではないが、副作用発現頻度は約30％

A MTX併用試験（J-RAPID）

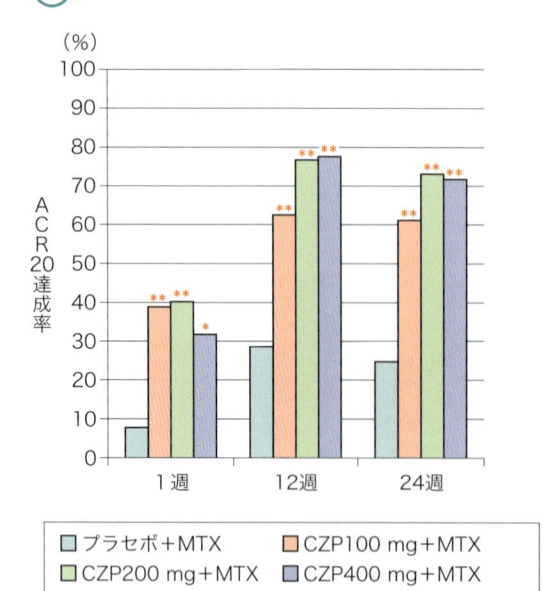

B MTX非併用試験（HIKARI）

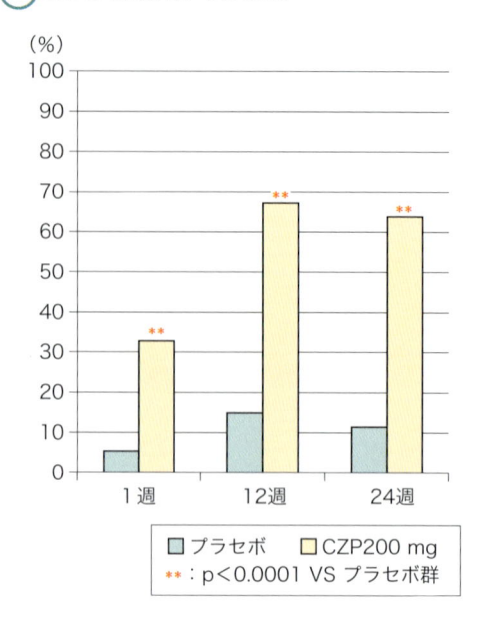

図6 ローディングドーズ法と効果発現ACR20達成率（セルトリズマブペゴル）
（シムジア®インタビューフォームより改変）

表3 各生物学的製剤の副作用頻度―国内臨床試験＆製造販売後調査―

一般名 (商品名)	インフリキシマブ （レミケード®）	エタネルセプト （エンブレル®）	トシリズマブ （アクテムラ®）	アダリムマブ （ヒュミラ®）	アバタセプト （オレンシア®）	ゴリムマブ （シンポニー®）	セルトリズマブペゴル （シムジア®）
臨床試験[*7]	141	145	601	382	223	581	528
有害事象発現頻度（％）	67.4	92.4	97.3	95.8	83.4	77.3	57.2
製造販売後調査安全性評価調査例数	5,000	13,894	7,901	7,469	7,206	2,272	—[*8]
調査方式	全例調査[*1]	全例調査[*2]	全例調査[*3]	全例調査[*4]	全例調査[*5] （調査中）	使用調査[*6] （調査中）	全例調査[*8] （調査中）
副作用発現頻度（％）	28.0	26.7	38.0	23.5	8.9	22.6	—[*8]
重篤な副作用発現頻度（％）	6.2	4.6	7.5	4.3	1.8	2.5	—[*8]

[*1]：Ann Rheum Dis, 67:189-194, 2008、[*2]：エンブレル適正使用情報 Vol.9、[*3]：アクテムラ 全例調査最終報告、[*4]：ヒュミラ適正使用情報 Vol.6、[*5]：オレンシア適正使用情報 Vol.3、[*6]：シンポニー®情報サイト（www.simponi.jp）（2012/9/13現在）、[*7]：それぞれのインタビューフォームから、[*8]：データ未集計（2013.3.26現在）

前後であり、重篤な副作用は5％前後と考えられる。

最も多い副作用は感染症であり、とくに呼吸器感染症は重篤な副作用となるため、要注意である。

生物学的製剤はすべて注射剤であるため、インフュージョンリアクションにも注意すべきであり、とくに点滴製剤はアナフィラキシーを含めた全身管理が重要である。

また皮下注射製剤は**注射部位反応**が多いため、自己注射管理ノートなど活用しながら、注射部位反応を確かめる必要がある。

製造販売後調査により副作用の傾向は明らかとなってきたものの、一番古い生物学的製剤インフリキシマブが日本で承認されてまだ10年もたっていない。長期使用が及ぼす影響については明らかとなっていないため、**悪性腫瘍の発現や全身性エリトマトーデス（SLE）の誘発**など注意して見ていく必要がある。

　トシリズマブはIL-6の作用を抑制する薬剤であるため、副作用の内容がほかの抗TNF製剤と比較して若干異なる。感染症に対して留意しなくてはならないことは他剤と変わらないが、**高コレステロール血症、血小板減少症、肝代謝酵素上昇**などはIL-6の作用を抑制したことによる作用であり、注意を要する。また原因は不明だが**憩室炎**やそれに伴う穿孔も多く報告されており、憩室炎の既往歴がある患者には注意を要する。

5 治療費

　生物学的製剤はこれまでの薬剤と比較して効果は高いが、費用について忘れてはならない。薬価は毎年見直され、また体重によっても使用する量が異なる製剤もあるため、その費用を正確に比較することは難しいが、どの製剤を使用しても3割負担で約4万円前後薬剤費用がかかる。さまざまな社会福祉制度はあるが、それを活用できない患者にとっては重い負担であり、基本的に治癒しないRAの治療薬としての生物学的製剤は社会的な問題も抱えている。

看護のコツ
　生物学的製剤の特徴は、①効果が早い、②関節破壊進行抑制効果がある、③重篤な副作用が出ることがある、④薬剤費が高い、です。
　製剤ごとに注意すべき副作用や効果発現時期は異なりますが、患者さんが納得し、不安を最小限にしてその治療を受けられるよう十分な説明を行い、適切な教育を行い、患者さんとのコミュニケーションを大事にして、副作用を見逃さないことが肝要です。

重要！
　生物学的製剤を使用するなかで最も注意すべきことは重篤な副作用、とくに感染症への対策です。入院を要するような感染症を発症すれば、治療薬としての生物学的製剤の治療は休薬しなければならず、それが発端となって効果減弱する例も少なくありません。すべての感染症を予防することは難しいですが、重症化せず、外来治療で可能な程度にとどめることができるよう患者教育を徹底させていくことが長い治療計画では重要です。

Advanced Lecture

MTXとの併用

　生物学的製剤の臨床試験の多くはMTXを併用した状態で行われています。海外で行われた試験ATTRACT（インフリキシマブ）、TEMPO（エタネルセプト）、OPTION（トシリズマブ）、ARMADA（アダリムマブ）、AIM（アバタセプト）、GO-FOWORD（ゴリムマブ）、J-RAPID（セルトリズマブペゴル）などではMTXと併用しその効果を明らかとしています。これらのデータから生物学的製剤の力を十分に発揮するためにはMTXを十分量使用しておくことが大切です。とくに抗TNF製剤であるレミケード、エタネルセプト、アダリムマブ、ゴリムマブ、セルトリズマブペゴルはMTXを十分量（〜16mg）を投与しても十分な効果がないことを確認してから導入しても遅くありません。関節の変形を恐れて生物学的製剤を使用したいと申し出る患者さんもいますが、生物学的製剤が持つリスクを考え、その患者さんにとって生物学的製剤の導入は必要不可欠なのか見極めて、ガイドラインを遵守して投与開始すべきであると考えます。一方トシリズマブとオレンシアではMTXを必ずしも併用する必要はありません。よってMTXを十分量あるいは全く使用できない患者さんも使用できますが、MTXを併用したほうが効果は良好と考えられています。いずれも患者さんの合併症や既往歴など考慮し、決定する必要があります。

二次無効と他剤への変更

　また生物学的製剤は万能ではなく、途中で効果がなくなる二次無効といわれる症例が少なからず出現します。その場合はほかの生物学的製剤へ変更する必要がありますが、米国ではガイドラインがあるものの、本邦ではとくに定められていません。ゴリムマブが海外で行ったGO-AFTER試験では抗TNF製剤使用歴別に解析を行っていますが、前治療歴に3剤使用した経験がある場合、次の抗TNF製剤は効果がないとの報告があり、一般的には作用機序が異なる製剤へ変更します。トシリズマブやアバタセプトでは抗TNF製剤に抵抗性を示した患者さんを対象とした試験を行っており、いずれも良好な結果を得ています。

看護師へのアドバイス

　生物学的製剤の登場が、RAの診断基準（分類基準）や治療戦略を大きく変革させました。これによりRA患者の病気の進行は10年前と比較して明らかにゆるやかになり、手術件数なども減少しています。しかし生物学的製剤はRAを治癒させる薬剤ではありませんし、すべての患者さんに効果があるわけでもありません。またこれまでに起きなかった重篤な副作用が発現する可能性も高くなっています。RAの発症原因は依然として不明であり、たとえ生物学的製剤を使用している患者さんでも大きな不安を抱えて生活しています。生物学的製剤の限界を理解して患者さんに適切な説明を行い、不安に応えるケアを行うことこそ、看護師へ求められている大きな役割であると考えます。

■ 引用文献

1) Lipsky PE et al : For the anti-tumor necrosis factor trial in rheumatoid arthritis with concominant therapy study group. infliximab and methotrexate in th treatment of rheumatoid arithritis. N Eng J Med, 343：19594-11602, 2000
2) van der Heijde, DM et al : Disease remission and substained halting of radiographic progressin with combination etanercept and methotrexate in patients with rheumatoid arthrits, Arthritis Rheum, 56：3928-3939, 2007
3) Breedveld FC et al : The PREMIER study - A multicenter, randomized double-blind clinical trial of cobbination therapy with adalimumab plus methotrexate versus methotrexate alone or adalimumab alone in patients with early, aggressive rheumatoid arthritis who had not had previous methotrevate treatment. Arthritis Rheum, 54：26-37, 2006
4) Nishimoto N et al : Study of active controlled monotherapy used for rheumatoid arthritis, on IL-6 inhibitor (SAMURAI)：evidence of clinical and radiographic benefit from an x ray reader-blinded randomized controlled trial of tocilizumab. Ann Rheum Dis, 66, 1162-1167, 2007
5) Kremer JM et al : Long-term safety, efficacy and inhibition of radiographic progression with abatacept treatment in patients with rheumatoid arthritis and an inadequate response to methotreaxate：3-years results from the AIM trial. Ann Rheum Dis, 70：1826-1830, 2011
6) Takeuchi T et al ; the GO-MONO study group : Golimumab monotherapy in Japanese patients with active rheumatoid arthritis despite prior treatment with disease-modifying antirheumatic drugs: results of the phase 2/3, multicentre, randomised, double-blind, placebo-controlled GO-MONO study through 24 weeks. Ann Rheum Dis 18：2012
7) Tanaka Y et al ; GO-FORTH Study Group : Golimumab in combination with methotrexate in Japanese patients with active rheumatoid arthritis: results of the GO-FORTH study. Ann Rheum Dis 71：817-824, 2012

■ おすすめの文献・書籍　もっと詳しく学びたい方へ

◇「よくわかるリウマチ治療薬の選び方・使い方」（松原司 編），羊土社，2011
→生物学的製剤ごとに詳細な解説が行われているだけでなく、さまざまな症例ごとにその薬剤が選択された理由などが記載されています。また症例ごとの内服処方例も記載されており、生物学的製剤以外にどのような薬剤を使用しているかも具体例としてわかりやすくなっています

◇「正しい生物学的製剤の使い方 関節リウマチ」（宮坂信之 編），医薬ジャーナル社，2012
→看護師向けに製作された本で平易な言葉で解説されています

◇「生物学的製剤によるリウマチ治療マニュアル」（安倍千之 編），日本医学館，2010
→実地医（開業医）の視点で書かれた解説書で、実地医療に役立つ情報が多く掲載されています

第3章 関節リウマチの治療とケアの実践

1. 薬物療法に伴うケア　B. 生物学的製剤

b. ケアの実践
生物学的製剤の投与の実際

飯田智子

> **ポイント**
> - 看護師と患者の双方が、疾患についての正しい知識と、現在の状態を把握しておく必要がある
> - 生物学的製剤使用において、必要性の理解と納得を得ることが重要である
> - 感染予防に対する継続した指導が必要となる
> - 患者の社会的地位・家族背景を含めた情報を得て、不安や抑うつ要素がないか、心理的サポートも考慮する
> - 治療目標とともに人生設計を立てる（T2T）

1 生物学的製剤導入の流れ

　医師から生物学的製剤適応についての説明があり、薬剤が決定し同意が得られた後、薬剤や投与方法の説明を行う。そして、負担額や、医療保障制度などの情報を提示、説明を実施する。その後、クリニカルパスに沿って、入院日程など治療スケジュールを説明し、入院となる。入院後は、看護師による患者指導をはじめとしたケアが開始され、また薬剤部からの薬剤指導や、リハビリテーション科による関節チェック等も行われる（図1）。

　このように、院内の連携、すなわちチーム医療により、無理なくスムーズな導入が可能となる。患者にとっても、各部門の医療従事者がかかわることによって、必要な情報が得られ、十分なサポート体制があるという安心感にもつながる。

> **看護のコツ**
> - 入院時は、生物学的製剤投与を理解・納得しているか、またRA疾患に対する不安や、経済的に継続できるだろうか、仕事や家事が続けられるだろうか等の心配事はないか、心理状態に配慮しながら対処し、不安の緩和・除去に努め、

指導を行う必要があります
- 理解力に応じ、家族への同席も依頼します

> **重要！**
> - 継続した治療であるため、負担額の説明は、十分に行う必要があります
> - 負担額により生物学的製剤を決定される方もおられるので、経済的負担は患者にとって重要な

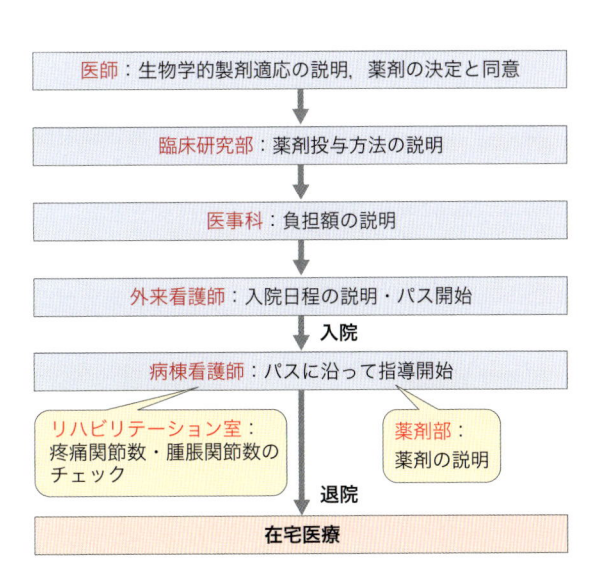

```
医師：生物学的製剤適応の説明，薬剤の決定と同意
          ↓
臨床研究部：薬剤投与方法の説明
          ↓
医事科：負担額の説明
          ↓
外来看護師：入院日程の説明・パス開始
          ↓ 入院
病棟看護師：パスに沿って指導開始
    ↓                    ↓
リハビリテーション室：    薬剤部：
疼痛関節数・腫脹関節数の  薬剤の説明
チェック
          ↓ 退院
       在宅医療
```

図1 当院における生物学的製剤導入時の患者説明の流れ

項目です。また利用できる医療保障制度などの情報提供も大切です

2 クリニカルパスを用いた入院スケジュール

■ 入院時

　患者は期待と不安を抱えての入院となる。当院では外来からのクリニカルパスに沿って（図2）説明を実施している。視覚を通じて説明することにより、スケジュールが把握しやすく、不安の緩和につながる。

　入院時には、患者の表情、言動、体動が、いつもと違って「何かおかしい」という異変に気づくことができるように、入院ごとの変化に目を向けることが大切である。気づきは、継続した看護となり、患者は「前回のことを覚えてくれていた」という安心感とともに、信頼感を持ってくれるようになる。

　小さな傷や軽い咳を、「このくらいだったら大丈夫だろう」と自己判断してしまう患者もいるため、体調の変化等はないか、積極的に聞き取りをしていく。

　1日のスケジュールが終了後、不安に思うこと、気になることはないか再確認し、検証する。

■ 実施時

　バイタルサインの測定とともに、SpO_2の低下はないか、また感冒様症状の有無や、皮膚状態の観察（化膿創・ヘルペス等）、排尿障害や、血尿等のチェックを行い、感染の兆候がないか、問診・観察を行う。点滴投与は、開始し約10～30分程でインフュージョンリアクション（投与時反応）が出現する可能性があるので、十分なモニタリングが必要である。

　当院において、331名の投与のなかで、皮疹出現は26名、体温上昇、血圧上昇・低下といった軽度の症例は4例あり、軽度症状に加え、チアノーゼ、心電図異常、胸部症状等の全身症状を伴った例が2例あった。こうした症状が出現した場合、点滴投与の生物学的製剤は、次回より投与実施30分前に、ステロイドの予防投与を実施している。

　皮下注射は、点滴注射と比べ、頭痛、動悸、悪心等の全身症状を伴う有害事象の出現はほとんどない。

　実施中は、患者がリラックスして、点滴を受けられるように、言葉の癒しである"ムントテラピー"を心掛けながらコミュニケーションを持ち、患者に異常がないか、とくに有害事象の出現に注意しながら、状態把握に努める。

■ 実施後

　2～3時間は、安静を促す。

　点滴注射は、点滴開始から24時間以内に、インフュージョンリアクションが発現することもある。またレミケードにおいては、投与後3日以上経過した後に、遅延性過敏症（筋肉痛・発疹・発熱・多関節痛・掻痒感等）が出現することもあるため、**異常があれば受診するよう説明する**。

　皮下注射は、注射部位の発赤・皮疹・掻痒感といった皮膚反応がほとんどで、点滴注射と比べ、全身症状を伴う有害事象の出現はほとんどない。

　また、**退院時や受診時には、感染症兆候がないかの問診・観察を行うとともに、体調変化時は受診するようくり返し指導することが大切である**。

> **看護のコツ**
>
> 　生物学的製剤治療に対する不安の訴えのなかに隠れている、真の不安を見逃さないようにしましょう！
>
> 　患者さんはときに、つらさ等を病気のせいだと表現するときがあります。病気のことだけではなく、経済的な不安や、家族のRAに対する理解不足からくる非協力的態度といった悩み、日常生活上の面からの問題点や不自由さを聴くことにより、病気以外の問題点が浮かび上がり、傾聴することでより具体的な解決へ導く内容が含まれていることもあります。
>
> 　また、治療効果でリウマチの調子がよくなったとしても、心配ごとの悩みは尽きません。いつでも相談できるという環境づくり、患者さんに寄り添い、積極的に声をかける姿勢が、信頼関係の構築につながります。

疾患以外の問題点

- **家族の理解不足**
  - →怠け病と思われている（疼痛、体動に日内変動があるため）
  - →痛みがあっても協力してくれない（家事、介護）
  - →離婚の危機
- **経済的負担**
  - →高額な治療費を家族に払ってもらっていることへの気兼ね
  - →子供の学資がかさんでくる、年金生活になると治療が継続できない
- **社会的地位**
  - →職場のいじめ
  - →職場へリウマチという病名を告げると退職させられるかもしれない
  - →職場へ病名を告げることができず、痛みを我慢して仕事をするつらさ

※さまざまな役割を果たせず鬱状態になることもある

3 生物学的製剤実施においてのケアと観察ポイント

■ 点滴時のポイント
[レミケード®・アクテムラ®・オレンシア®]

- パスに沿って、開始時間、投与に要する時間を説明する（図2）
- 投与中は、15分・30分・60分・90分・120分と定期的にバイタルサインのチェックを行いながら、一般状態に変化がなければ、患者や薬剤に応じた投与時間で点滴を実施する
- レミケードは約25％マウスの蛋白質が存在するため、アレルギー反応が出やすいことが予想され、ときに点滴を開始して10〜30分程で出現する投与時反応に注意する。この薬剤は速効性があり、当院では車椅子で入院した患者が歩行して退院した例もある
- アクテムラはCRPを陰性化するために、感染症に罹患していてもCRPが上昇しにくく、ときには発熱も見られないことがあるため、徹底した問診や画像診断が重要となる。また原因は不明であるが、憩室炎や、それに伴う穿孔が報告されており、憩室炎の既往歴がある患者は注意を要する。当院では、パスに便潜血検査を組み入れ、陽性であれば大腸ファイバーを実施している
- アクテムラ・オレンシアには、効果が実感できるまでに1カ月〜数カ月の期間を要するため、非ステロイド抗炎症薬（NSAIDs）やステロイド等の薬剤で疼痛コントロールを行いながら、生物学的製剤の効果を待つ

看護のコツ

- 投与当日は、十分な問診を取り、感染兆候がないか最終チェックを行います。感染源があると、生物学的製剤の投与により重症化するおそれがあり、感冒症状や尿路感染症、ヘルペス感染症の有無、化膿創がないか、また既往症の中での副鼻腔炎や歯肉炎等の悪化がないかも併せて確認することも重要です
- 関節の変形や痛みで、同一体位を保てない患者がいます。ベッド上で安楽に過ごせるように点滴の施注部位を考慮しましょう
- 有害事象時に備え、ベッドサイドには、酸素・吸引器のセットと、救急カートの準備をしておきます！

重 要！

※有害事象の出現は、投与開始後30分〜1時間以内が多いので特に気をつけましょう!!

- 蕁麻疹・顔面紅潮・発熱・血圧の上昇および低下等で全身症状を伴わない症状
  - →点滴速度をダウンさせ、Drコール！
- インフュージョンリアクション
  - ショック
    アナフィラキシー症状（呼吸困難、血圧上昇および低下、チアノーゼ、低酸素症、発熱等）
  - →ただちに点滴を中止し、速やかに生理食塩水の滴下に切り換え、Drコール！

投与前・検査

| 朝食(延・絶) | 昼食(延・絶) | 夕食(延・絶) |

□(右・左)手 MRI 撮影(/ :)
　造影(□有　□無)
● 胸部CT撮影(/ :)
● 心臓エコー(/ :)
● 呼吸機能検査(スパイロ)(/ :)
□ 頸動脈エコー(/ :)
● 腹部エコー(/ :)
● 胃カメラ(/ :)
● 大腸ファイバー(/ :)
● 心電図
● 血圧脈波検査(ABI)
● 採血
● 尿検査
□ 尿培養
□ 痰培養
● 便Hb(2回法)(容器持ち帰り)
● 胸部X-P(2方向)
● 両手・両足趾X-P(2方向)
□ 頸椎(4R)(屈伸)X-P
□ 頸椎正面開口位X-P
□ 両肩正面X-P
□ 肘(右・左)(2R)X-P
□ 両股正面X-P
□ 膝(右・左)(2R)X-P
□ 足関節(右・左)(2R)X-P
● 骨密度測定(DEXA)
● 蓄尿検査(/ : ～ / :)
● ツベルクリン反応検査(入院直後)
□ クォンティフェロン採血
□ マンモグラフィー(オレンシア時)
● 薬剤師による薬剤説明
● リハビリが関節状況を調べにきます

※　●は必ず実施する検査行です
　　□は必要時に行います

朝食(延・絶)	昼食(延・絶)	夕食(延・絶)
朝食(延・絶)	昼食(延・絶)	夕食(延・絶)
朝食(延・絶)	昼食(延・絶)	夕食(延・絶)

血液検査：臓器の検査、CRP(炎症度)測定、リウマチの活動性等をチェックします
尿検査：腎臓等の機能チェック

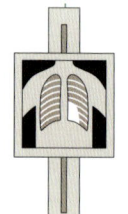

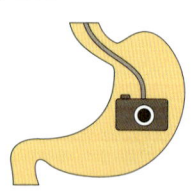

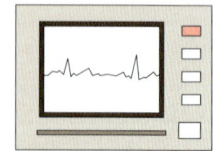

・尿を24時間蓄尿して腎臓の機能を調べます。
・48時間後に、主治医が判定します。
・ツベルクリン反応の結果、Dr.指示にて行います。

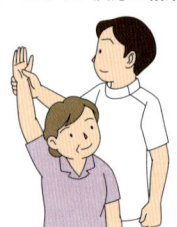

当日の検査が終了後、主治医の診察があります

図2　生物学的製剤導入時のクリニカルパス

投与当日

(/) 検査等に異常がなければ、実施します。
- レミケード3時間以上。モニターは毎回装着、2W–4W–8W
- アクテムラ1時間以上。1〜7までモニター装着、4W
- オレンシア30分以上。初回のみモニター装着、2W–2W–4W

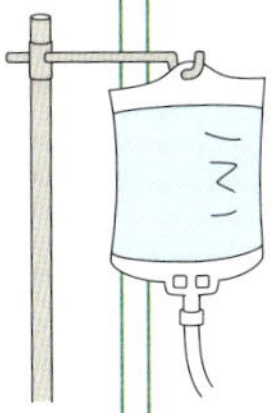

> 点滴前にはトイレをすませておいてください。
> 点滴終了後、2時間はお部屋にて安静にお過ごしください。

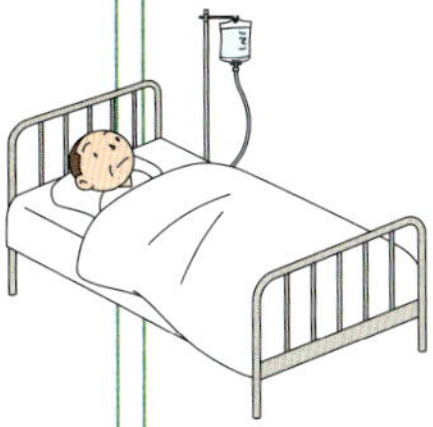

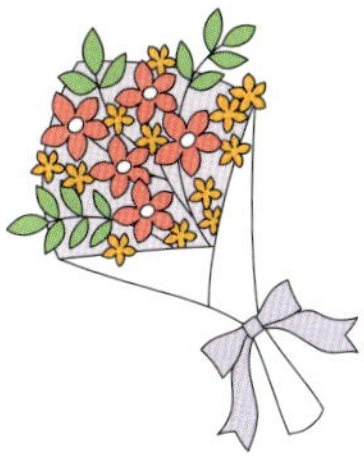

◎投与中、発汗・動悸・湿疹・息苦しさ・気分不良等の症状が出れば、すぐにお知らせください

- エンブレル（週1〜2回施注・投与量および回数はDr.指示）
- ヒュミラ（2週に1回・投与量および回数はDr.指示）
- シンポニー（月に1回・投与量および回数はDr.指示）

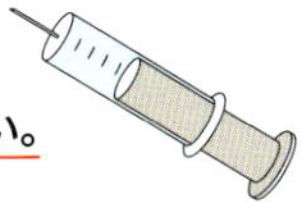

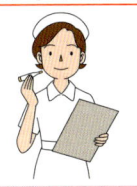

◎注射部位：腫れ・赤み・熱・かゆみ等の症状があれば、お知らせください。

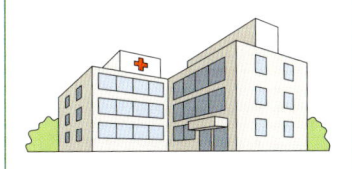

※
1) 手MRI撮影：X線ではわからない手関節の炎症状態を判断します。
2) 胸部CT：X線ではわからない肺の状態を観察します（無症状の肺炎をみつけることができます）。
3) 肺機能検査：肺の線維化や薬剤性の間質性肺炎の有無を精査します。
4) 腹部エコー：肝、胆、膵、腎などの臓器の精査をします。
5) 心エコー：弁膜症の有無や、心機能を調べます。
6) 頸動脈エコー・ABI：動脈硬化の程度を調べます。
7) 胃カメラ：食道、胃に異常がないか調べます。
8) DEXA：骨密度をみて、骨粗しょう症をチェックします。
9) 便潜血・大腸ファイバー：大腸に異常がないか調べます。

- 生物学的製剤導入前に上記の精査をしておくことにより、導入後に起こった異常かどうかの判別がしやすくなります。
- 悪性腫瘍があった場合は投与できないために事前に検査をします。

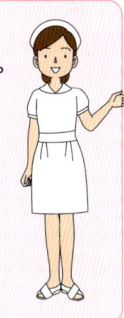

退院後

退院後、発熱・咳等の体調不良があれば、すぐに受診してください。

エンブレル・ヒュミラで自己注射実施日に、風邪症状や体調の変化があった場合は、連絡してください。

■ 自己皮下注射時のポイント
[エンブレル®・ヒュミラ®]

- 対象者は、成人学習者であり、プライドを傷つけないように指導を行う
- 患者が集中できるよう、落ち着いた環境と態度でコミュニケーションがスムーズに行えるような雰囲気づくりを心掛ける
- 看護師が、自己注射のパンフレットや、DVDを見ながら説明を行う。練習時は、注射の準備や後片付け・注射実施方法・患者手帳の記入方法等が書かれた自己注射チェックシートを用いながら、くり返し自己注射のトレーニングを行っていく（各薬品会社のチェックシートがあり、それを利用する）。また、手指の変形に応じ自助具を使用し、自己注射がやりやすい方法を見出す
- 説明のなかで、患者の理解力を把握し、患者個々に合った指導法を考慮するとともに、不安に思うことや、わからないことを抽出し解決していく
- 自己注射における不安解消の1つに、同じ薬剤を使用している患者との面談の場を設けることもある。患者同士での会話は、生の声が聞け、導入の患者には有用である
- **実施後は、バイタルサインのチェックとともに腫脹、発赤、掻痒感といった注射部位反応が出現する可能性があるため、皮膚状態の観察をする**

- エンブレル・ヒュミラは、2〜4週で効果が実感できるといわれている
- 自己注射のメリット、デメリットの説明を行う（図3）

自己注射についてのポイント

- 注射15〜30分前には冷蔵庫から取り出し常温に置く、もしくは取り出した後、手のひらで包むようにして、約1分間温める
- 穿刺時に痛みを感じる場合は、注射部位を氷等で冷却しておくか、穿刺部の皮膚を強くつまんで注射する
- 気泡抜きは、薬液が1〜2滴出たら止める。薬液が出すぎないように、多少気泡が残っても差し支えないことを説明する
- 同じ角度（30〜60度）を保ち注射針を根元まで刺し素早く穿刺し、注入はゆっくり行い、素早く抜針する
- 施注部位を揉まないこと（腫れることがある）
- 注射部位は、毎回場所を変える。（腹部、大腿部、上腕）同じ場所にする場合は、少なくとも3cmは離す。皮膚が赤くなっていたり、傷があったり、硬くなっている場所は避ける。ステロイドの関節内注射を受けた後に自己注射をする場合は、その関節から十分に離れた場所に注射をする（感染を引き起こす可能性があるため）
- 皮下注射の投与時反応は、注射部位の皮膚反応がほとんどであり、多くは自然軽快するが、治療を要する場合は、ステロイドの外用剤や、抗ヒスタミン剤の外用や内服で対処する
- 実施できたことをともに喜ぶ

デメリット
- 自己注射の手技を習得するまでの心身の疲弊
- 休薬や受診の判断を自分でしなければならない
- すぐに医療者に相談できない（通院回数が減るため）
- 自分で薬剤管理をしなければならない

↓

自己注射のメリットを十分に伝える〜QOLの向上
- 仕事や旅行など個々のライフスタイルに合わせて治療できる
- 通院回数が減る（交通費や，体力の負担軽減）
- 自分で自分の体を治していると思える
- 治療に参加している自信が持てる
- 災害時等のライフライン復旧まで、自分で治療が可能である

図3　自己注射のメリット・デメリットの説明

看護のコツ

- 自己注射可能になるまで援助するという安心感を与えましょう
- 患者さんによっては、施注するまでの葛藤があり、実施に至るまでに時間を要しても、本人の意思を尊重しながら、決して急ぐ態度を見せてはいけません
- 注射により改善していることを実感しているが、自分の体に針を刺すまでに時間がかかる患者さんもいます。時間を要しながら実施することに、

自らが納得していることもあり、時間がかかる場合もあります
＝自己注射に向いていないという決めつけはよくありません！

- 受診時、入院時には、手技操作の確認を行います（清潔操作、安全面）
- 適切に自己注射が行えないと判断した場合は、家族や、訪問看護師の導入協力が可能かを依頼、検討しましょう

重 要!

自己注射の適用は妥当性を慎重に検討し、以下を確認のうえ実施します。
- 自己注射の手技が安全に行える（清潔操作、正しい注射方法、注射の保管管理）
- 体調の管理、感染症の把握、理解ができ、体調の変化時には病院へ連絡する必要性が理解できている

エキスパートからのアドバイス

　感染症を発症した場合は、完治するまで生物学的製剤を休薬するため、RA症状の悪化や、効果が減弱する例もあります。よって、感染症を重症化させずに、早期発見するためには、患者教育が大切となってきます。看護師も、起こりうる副作用症状を予測しながら、積極的に患者さんをアセスメントし、患者さんのサインを見逃さないことが重要です。

　RA患者にとって望まれる状態は、ただ長生きできればいいということではありません。

　障害のある期間をできるだけ少なくし、心身ともに自立した期間をいかに長くしていくかという視点が必要です。患者さんが有意義な人生を送れるよう、また、自分の将来をイメージし、前向きに治療に取り組んでもらえるように、それぞれの人生に寄り添い、サポートしながらともに歩んでいくことが看護の原点だと考えます。リウマチの治療ゴールは、寛解を目指すことが世界的な合意となっている今、1人でも多くの患者さんが、症状から解放され、支障のない日常生活が送れるように、身体的・精神的サポートができるような「心まで看る看護」＝「心の寛解」を目指す目標を掲げて、医師と看護師双方の「シンの寛解」が患者さんに訪れるよう看護に取り組む姿勢を持つことが大切です（図4）。

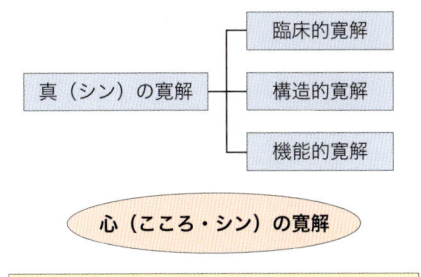

真（シン）の寛解
- 臨床的寛解
- 構造的寛解
- 機能的寛解

心（こころ・シン）の寛解
患者それぞれの人生に寄り添いともに歩む

図4 リウマチ看護における目標

■ 参考文献
◇「関節リウマチの治療とケア」（勝呂徹 著），pp8-110，pp129-131，メディカ出版，2009
◇「看護に活かすスピリチュアルケアの手引き」（田村恵子 他著），pp1-121，青梅社，2012
◇「こころの健康を支える臨床心理学」（山蔦圭輔 著），pp1-173，学研メディカル秀潤社，2012
◇ 強力陽子：整形外科看護，15（10）：71-79，86-96，2010

■ おすすめの文献・書籍　もっと詳しく学びたい方へ
◇「看護に活かすスピリチュアルケアの手引き」（田村恵子 他著），青梅社，2012
　→患者は何を望み、家族は何を求め、どのようなことが患者のためになるのか、事例を通して書かれています。末期癌のターミナル患者が対象ではありますが、スピリチュアルケアは、必ずしも末期癌患者に限ることではありません。本の中でケア方法を見出してみてください

第3章 関節リウマチの治療とケアの実践

1. 薬物療法に伴うケア　C. 鎮痛薬

慢性疼痛の考え方と鎮痛薬の使用法
（NSAIDs・ステロイドを含む）

川合眞一

ポイント

- 慢性疼痛は、「侵害受容性」「神経障害性」「心因性」に分類され、関節痛は侵害受容性疼痛に属する
- 鎮痛薬はさまざまな種類があり、疼痛の病態によって使い分ける必要がある
- アセトアミノフェンは最も汎用されている鎮痛薬であり、NSAIDs外用剤とともに慢性疼痛の第一選択薬である
- 関節リウマチにはNSAIDs内用剤が使われてきたが、抗炎症効果は弱く、見直しも必要である
- 非麻薬性オピオイドも慢性疼痛の有力な治療薬である
- ステロイドは強力な抗炎症作用によって侵害受容性疼痛に対する鎮痛作用を発揮する

1 はじめに

　関節リウマチ（rheumatoid arthritis：RA）では、関節炎および関節炎の結果生じた関節破壊や身体障害による疼痛が患者のQOL（quality of life）を大きく障害する。RA治療の原則はメトトレキサートを中心とした抗リウマチ薬ではあるが、最新治療にもかかわらず病態を抑制できない例や疾患活動性が抑制されていても疼痛が残る患者は少なくない。したがって、疼痛対策は現在でもRA治療に必須と考えられる。

　本稿では、まず慢性疼痛の考え方を述べ、その治療に関連して鎮痛薬およびステロイドについて、その使い方をまとめたい。

2 慢性疼痛の種類と対応

　運動器の疼痛は筋肉痛・関節痛・腰痛などさまざまであり、医療機関受診時の患者の訴えとして最も多いものの1つである。整形外科領域の疾患が原因であることが多く、各疾患が特定できた場合は手術を含めてそれぞれの特異的な治療を行う。疼痛は一般に、「侵害受容性疼痛」「神経障害性疼痛」「心因性疼痛」に分類される（表1）。関節痛をはじめとした運動器の疼痛は組織の損傷や炎症による侵害受容性疼痛であることが多いが、例えば線維筋痛症による筋痛は神経障害性疼痛や心因性疼痛の要素が強い。また、患者によってはこれらが混在することもある。

　関節痛は、RAに限らず変形性関節症（osteoarthritis：OA）や痛風性関節炎や外傷などさまざまな疾患で生じるが、それぞれに特異的な対応がある。

表1　痛みの分類

侵害受容性疼痛	機械的な刺激や熱刺激、化学刺激などによる組織の損傷や炎症による痛み	例）関節痛（RA、OAなど）、腰痛、背痛など
神経障害性疼痛	痛み刺激を伝える神経の損傷による痛み	例）ヘルペス、ヘルニアなど
心因性疼痛	組織や神経に損傷が認められない痛み	

（文献1より引用）

RAでは抗リウマチ薬、急性期を過ぎた痛風では高尿酸血症治療薬などだが、OAのように特異的な治療法がない疾患もある。しかし、疼痛対策は重要であり、いずれの場合でも鎮痛薬の適応がある。なお、悪性腫瘍が原因の場合は麻薬や神経ブロックなどの積極的適応となる。

3 鎮痛薬の種類

疼痛の薬物療法はきわめて多様である。表2に鎮痛薬の種類を示した。

一部の疾患群にはガイドラインが提唱されており、例えば悪性腫瘍に伴う疼痛には1986年（1996年改訂）のWHO方式がん疼痛治療法[2]（通称WHOラダー）が最も有名である。WHOラダーでは第1段階はアセトアミノフェン（acetaminophen：AAP）と非ステロイド性抗炎症薬（nonsteroidal anti-inflammatory drugs：NSAIDs）など、第2段階ではこれらに加えて弱いオピオイドを、第3段階は強いオピオイドを加えていく。

図1にはOAに対する英国NICE（national institute for health and clinical excellence）のガイドライン[3]を引用した。このガイドラインでは、患者への教育の次の段階の薬物療法はAAPとNSAIDs外用剤を選択すべきとしており、次の段階で経口NSAIDsとオピオイド、さらにはステロイド関節腔内注射などを選択すべきとしている。アメリカリウマチ学会も2012年にOA治療の推奨[4]を公表したが、AAPとNSAIDs外用剤と経口NSAIDsを同列に扱っており、一方でトラマドール以外のオピオイドは勧めていない。

以上から、**AAPとNSAIDsは疾患によらず基本薬として使われている**ことがうかがえる。これらのほかにも神経障害性疼痛緩和薬（プレガバリンなど）や抗うつ薬なども症例によっては適用される。さらにステロイドも鎮痛薬としてあるいは鎮痛作用を増強する薬物として使われるが、それについては後述する。

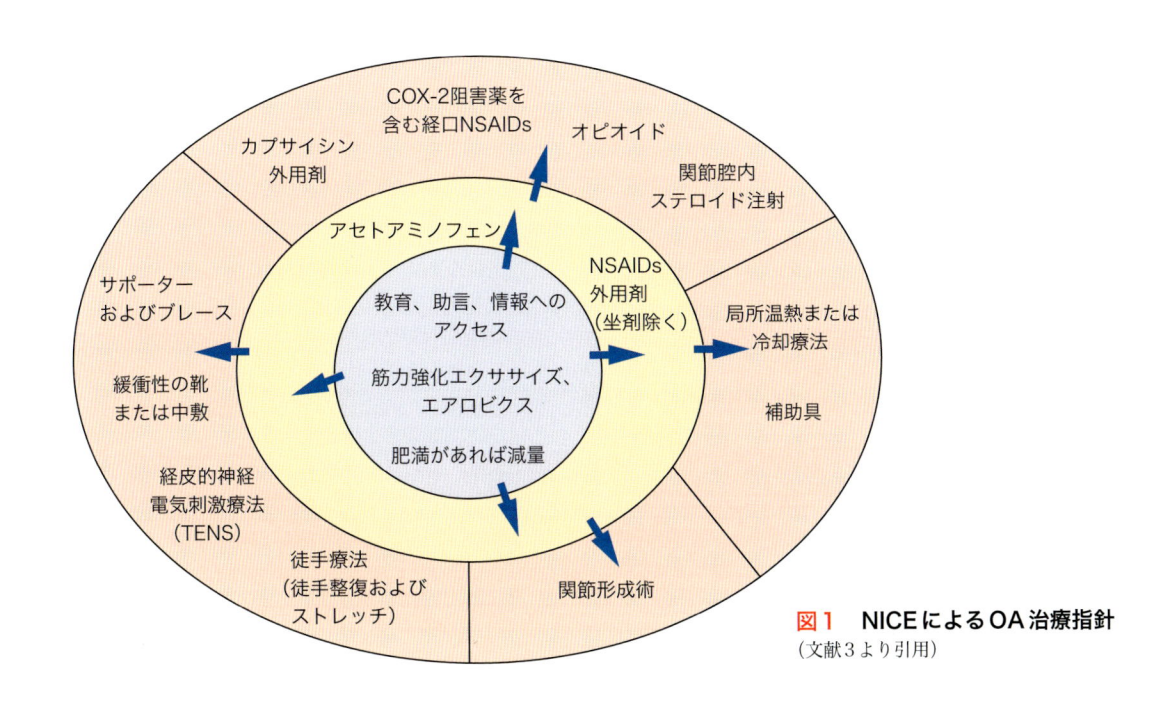

表2 鎮痛薬の種類

- アセトアミノフェン（AAP）
- 非ステロイド抗炎症薬（NSAIDs）
- 非麻薬性オピオイド
- 神経障害性疼痛緩和薬
- その他の鎮痛・解熱薬等

図1 NICEによるOA治療指針
（文献3より引用）

4 鎮痛薬の特徴

● AAP

1）用量

2011年1月にOAの適応症が承認され、同時に上限用量も1,500 mgから4,000 mg/日に増量された。海外のガイドラインをみると、その大部分がAAPを第一選択薬として推奨し、多くの国で上限用量を4,000 mg/日としている[5]。運動器疾患の慢性疼痛に対してわが国でAAPが広く使われてこなかった理由として、鎮痛効果が不十分であることに加え、過去の低い承認用量がある。

2）作用

AAPはNSAIDsで知られているシクロオキシゲナーゼ（cyclooxygenase：COX）阻害活性は弱いが、中枢に直接働いて鎮痛・解熱作用を示すと考えられている。一般に、中等度以下のOAによる疼痛には、高用量のAAPとNSAIDsとは有効性で明らかな違いはない。一方、高度の疼痛に対してはNSAIDsが勝るとされている。

3）注意点

最も問題となるAAPの副作用は**肝障害**である。AAPの肝毒性は用量依存性で、過量投与にはとくに注意を要する。また、肝障害の既往のある患者や高齢者など高用量に何らかの懸念のある患者では、1,500 mg/日以下から開始すべきである。なお、重症肝毒性が現れた場合は、解毒剤としてアセチルシステインを投与する。妊娠後期にNSAIDsを投与すると、動脈管閉鎖による胎児死亡の原因になることがある。AAPにも同様の報告が稀ながらあるものの、比較的安全とされている。アスピリン喘息患者に対するAAPの使用については、添付文書上は禁忌となっているが、NSAIDsに比べて安全性は高い。ただし、とくに高用量では喘息発作が誘発される例もみられることから、ほかに方法がないときには低用量から漸増投与を試みる。

● NSAIDs内用剤（選択的COX-2阻害薬を含む）

1）作用

NSAIDsは、COX活性の阻害によりプロスタグランジン等の合成を抑制する薬剤で、多くの適応症を有している。また、選択的COX-2阻害薬は、COX-1を阻害せずCOX-2のみを阻害すれば副作用が少ないという理論的背景に基づいて開発された薬剤である。いずれも一定の鎮痛効果があるため、わが国ではRAにも最も使われてきた。ただ、**RA炎症を十分に抑制する効果はなく、抗炎症薬と言うよりは鎮痛薬という位置づけ**であろう。

2）副作用

選択的COX-2阻害薬を含めてNSAIDsには多くの副作用がある（表3）[6]。これらの中で、頻度および重症度が最も高いのが**消化性潰瘍・穿孔、胃腸出血**である。選択的COX-2阻害薬は消化管障害を減少させうるが、消化管潰瘍の既往などの危険因子のある例ではプロトンポンプ阻害薬などの併用が勧められる。最近注目されているのが**心血管障害**である。これは、以前から腎障害や高血圧を介する心不全の悪化としてすでに知られている副作用であったが、選択的COX-2阻害薬の登場によって一層注目されるようになった。アスピリンを除くすべてのNSAIDsについては心血管合併症のリスクを若干高める可能性がある、というのが現状での専門家の比較的共通した理解と考えられる。

表3　NSAIDsの主な副作用

1	過敏症、ショック、虚脱、過度の体温下降、四肢冷却
2	消化性潰瘍・穿孔、胃腸出血、直腸・肛門出血（坐剤）、悪心、嘔吐、下痢、口内炎
3	浮腫、尿量減少、高血圧、腎障害、心不全
4	肝障害、膵炎
5	出血傾向、骨髄障害（再生不良性貧血、血小板減少症、白血球減少症）、溶血性貧血
6	眠気、めまい、耳鳴り、中毒症状（大量）、無菌性髄膜炎、インフルエンザ脳症増悪
7	動脈管閉鎖による胎児死亡（妊娠後期）
8	アスピリン喘息（アスピリンに限らず）
9	心血管系障害（アスピリンを除く）

（文献6より引用）

● NSAIDs外用剤

　NSAIDs外用剤にはさまざまな剤形がある。坐剤は直腸からの薬物の吸収がすみやかで高い血中濃度となるため、即効性かつ強力な効果が得られ、臨床では内用剤に代わって使われている。

　確かに坐剤は消化管粘膜への直接作用は少ないが、血流を介して消化管などの諸臓器に達するため、内用剤とほぼ同様の副作用がある。

　経皮用剤はRAによる関節痛には効果不十分とされてきたが、ケトプロフェンテープにはRAの関節痛を改善する効果が証明された。

　なお、**坐剤とケトプロフェンテープを除くとNSAIDs外用剤はRAを適応症として承認されておらず**、OA、肩関節周囲炎、腱・腱鞘炎、腱周囲炎、上腕骨上顆炎（テニス肘等）、筋肉痛、外傷後の腫脹・疼痛などが承認された適応症である。

　経皮用剤には発赤、発疹、掻痒感などの軽度の皮膚症状の報告は多く、稀に接触性皮膚炎や光線過敏症が重症化することがある。

● オピオイド

　麻薬性および非麻薬性オピオイドの一部は癌・術後・心筋梗塞・検査に伴う疼痛などが適応症のためここでは省略し、非癌性慢性疼痛を適応症とする非麻薬性オピオイドであるトラマドール配合剤とブプレノルフィンについて解説する。

1）トラマドール・AAP配合剤

　トラムセット®は、1錠中にトラマドール37.5 mgとAAP 325 mgを含んでいる。通常、1回1錠、1日4回で処方されるが、症状に応じて1日8錠まで増量可能である。1日8錠を内服すると2,600 mgのAAPを服用することになる。この量はAAP単独治療の承認用量範囲内ではあるが、**医師が配合剤であることを考慮せずにAAPを追加処方したり患者が自分で市販薬を併用すると、思わぬ過量投与となる**。なお、トラマドール単独経口製剤も開発中である。

2）ブプレノルフィン

　ブプレノルフィンは非麻薬性オピオイドで、そのテープ製剤（ノルスパン®）が、ほかの鎮痛剤で治療困難なOAおよび腰痛症に伴う慢性疼痛を適応症として承認された。本外用剤は、5、10、20 mgを含むテープ剤で、7日ごとに貼付する。5 mg剤より開始し、20 mg/週を超えない範囲で症状をみて増減する。トラマドール製剤と同様に、副作用についてはオピオイド特有のものがある。すなわち、悪心・嘔吐、便秘、めまいなどが多く、傾眠や逆に不眠などの睡眠障害も訴えることがある。稀ながら呼吸抑制や依存性が生じることもあるので、**使用時にはオピオイドであることを意識し、患者にも十分な説明をする必要がある**。また、急な中止は症状が悪化することがあるので、中止するときは漸減する。なお、ブプレノルフィンテープについては、すべての処方医にインターネットを介したe-ラーニング受講を義務づけている。

● 神経障害性疼痛緩和薬

　末梢性神経障害性疼痛を適応症としてプレガバリン（リリカ®）が承認されている。疾患としては帯状疱疹後の疼痛に使われることが多いが、線維筋痛症など侵害性疼痛ではないことが想定される疾患でも適応外使用として試みられている。1回75 mg、1日2回から開始し、症状をみながら漸増するが、上限用量は1日600 mgである。副作用として、めまい、睡眠障害（不眠や傾眠）、頭痛、霧視や複視などの眼症状、体重増加などが知られている。この薬剤も中止時は漸減する必要がある。

5　ステロイド

　ステロイドは前述した鎮痛薬とは作用機序が全く異なり、強力な抗炎症作用によって炎症に伴う侵害受容性疼痛を改善する。RAなどの炎症性疾患の疼痛には著効を呈するが、炎症所見が顕著でない疾患による慢性疼痛には効果が少ないことが多い。注射製剤による関節腔内などの局所投与も有効である。

　臨床では、ときに副作用（表4）[6]が大きな問題となる。そのため、**RAでは大量投与は行われず、プレドニゾロン換算で5 mg/日以下の投与が一般的**

である。RA以外の膠原病ではときに大量投与が行われるが、対象となる病態は関節痛ではなく重要臓器障害である。ステロイドには多くの使い方などに関する情報があるが、詳細は他誌[7]を参照されたい。

表4　ステロイドの副作用

とくに注意すべき副作用（高頻度かつ重症化しやすいもの）
- 感染症（全身性および局所）の誘発・増悪
- 骨粗鬆症・骨折、幼児・小児の発育抑制、骨頭無菌性壊死
- 動脈硬化病変（心筋梗塞、脳梗塞、動脈瘤、血栓症）
- 副腎不全、ステロイド離脱症候群
- 消化管障害
  （食道・胃・腸管からの出血、潰瘍、穿孔、閉塞）
- 糖尿病の誘発・増悪
- 精神神経障害（精神変調、うつ状態、痙攣）

ほかの注意すべき副作用
- 生ワクチン*による発症
- 不活化ワクチンの効果減弱
- 白内障、緑内障、視力障害、失明
- 中心性漿液性網脈絡膜症、多発性後極部網膜色素上皮症
- 高血圧、浮腫、うっ血性心不全、不整脈、循環性虚脱
- 脂質異常症
- 低カリウム血症
- 尿路結石、尿中カルシウム排泄増加
- ミオパシー、腱断裂、ムチランス関節症
- 膵炎、肝機能障害

高頻度の軽症副作用
- 異常脂肪沈着
  （中心性肥満、満月様顔貌、野牛肩、眼球突出）
- 痤瘡、多毛、皮膚線条、皮膚萎縮、皮下出血、発汗異常
- 月経異常（周期異常、無月経、過多・過少月経）
- 白血球増加

稀な報告例・因果関係不詳の副作用
- アナフィラキシー様反応、過敏症
- カポジ肉腫
- 気管支喘息、喘息発作
- ショック、心破裂、心停止
- 頭蓋内圧亢進、硬膜外脂肪腫

＊：麻疹・風疹・流行性耳下腺炎・BCG
（文献6より引用）

6　鎮痛薬・ステロイドの患者指導

　前述したように、鎮痛薬は疼痛の強さと患者が持つ副作用リスクを十分に考慮して種類を選択しなければならない。しかし、鎮痛薬投与は疼痛に対して行う対症療法であることから、原則的には患者自身の判断で適宜服用することは可能である。ただし、オピオイドとプレガバリンは急な中止により症状が悪化することがあるため漸減が基本である。

　ステロイドは本来は内因性のホルモンであるため、体外から投与すると内因性ホルモンであるコルチゾール分泌の低下（副腎皮質機能の抑制）をきたす。そのため、とくに大量・長期投与後に急な減量・中止をすると副腎不全を呈する。また、**RAではわずかプレドニゾロン1 mg/日を減量するだけでも症状の増悪をみることがある。したがって、患者自身の判断での服薬調整は基本的には不可である。**

看護師へのアドバイス

　鎮痛薬とステロイドは、RA治療薬の中心とは言えませんが、補助的治療薬として臨床では現在でもよく使われています。しかし、いずれも「対症療法として使われていることを常に意識して使っている」という原則を理解していただきたいと思います。また、副作用はときに重篤なこともあり、患者さんの訴えには常に注意していただきたいと思います。

■引用文献

1) 「疼痛ナビ 鎮痛薬の選択ポイント」（川合眞一 監）[http://www.e-paincontrol.com/contents/learning/analgesic/]
2) 「がんの痛みからの解放－WHO方式がんの疼痛治療法、第2版」（世界保健機関 編、武田文和 訳）, 金原出版, 1996
3) NICE（National Institute for Health and Clinical Excellence）. The care and management of osteoarthritis in adults：http://www.nice.org.uk/CG059
4) Hochberg MC, et al：American College of Rheumatology 2012 recommendations for the use of nonpharmacologic and pharmacologic therapies in osteoarthritis of the hand, hip, and knee. Arthritis Care Res, 64：465-474, 2012
5) 川合眞一：変形性関節症に対するAcetaminophen療法－文献調査と実態調査に基づく検討. 薬理と治療, 35：785-795, 2007
6) 「今日の治療薬 解説と便覧 2013」（浦部晶夫 他 編）, 南江堂, 2013
7) 「研修医のためのステロイドの使い方のコツ」（川合眞一 編）, 文光堂, 2009

■おすすめの文献・書籍　もっと詳しく学びたい方へ
（p81参照のこと）

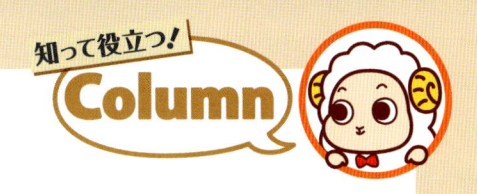

服薬指導
「コンプライアンス」から「アドヒアランス」へ

井戸智子

近年、服薬における考え方の主流は、「コンプライアンス」から「アドヒアランス」へ変わってきています。

医療者主導の「コンプライアンス」

「コンプライアンス」とは「服薬遵守」と訳され、指示どおりに患者さんがきちんと服薬していることを「コンプライアンスがよい」というように表現します。「コンプライアンス」は、医療者の指示を患者さんがどの程度守っているかで評価をします。そして、「コンプライアンスが悪い」場合、患者さんに問題があるものとして、医療者は患者さんに対してきちんと服薬するよう指導します。しかしながら、当然、コンプライアンスが悪い要因のすべてが患者さん側にあるわけではありません。例えば、医療者と患者さんとのコミュニケーション不足や、患者さんの生活習慣を無視した用法、服用困難な剤形の選択、服用意義の説明不足等、さまざまな要因が考えられます。

このように、患者さんの状況を考慮しない医療者側主体の「コンプライアンス」の考え方では、正確な服薬を継続することは難しいということから、最近では、「アドヒアランス」という表現が使われるようになってきました。

患者さん主体の「アドヒアランス」

「アドヒアランス」とは、患者さんが医療者の指示に従うだけではなく、患者さん自身が自ら病気を理解し、治療の必要性を感じて、積極的に治療に取り組むことを意味します。患者さんが薬を服用する意義をよく理解し、その必要性を感じて、きちんと服薬することを「アドヒアランスがよい」、患者さんが薬を服用する意義を理解していないため、その必要性がわからず、結果的にきちんと服薬できていないことを「アドヒアランスが悪い」というように表現します。

患者さんのなかには、副作用を恐がって服薬を中断してしまったり、「もう病気は治ったから」とか「効果がないから」などと言って、自己判断で服薬を中止してしまうケースが見受けられますが、これらは患者さんが服薬内容を積極的に了承できていないことから起こると考えられます。

アドヒアランスをよくするために

慢性疾患であるリウマチにおいては、服薬継続の有無が治療の転機の鍵を握るのは明らかです。それが実践できるかどうかは、「コンプライアンス」ではなく「アドヒアランス」にあるのかもしれません。アドヒアランスをよくするため、私たち医療者は、患者さんの積極的な治療への参加を促し、一緒に治療に取り組むといった姿勢が大切になります。

第3章 関節リウマチの治療とケアの実践

2. 手術治療に伴うケア

a. 治療編
関節リウマチの手術と適応

佐久間悠、桃原茂樹

> **ポイント**
> - 関節破壊・変形の程度だけで手術適応が決定するわけではない
> - 術後感染にはとくに注意が必要である
> - 皮膚・軟部組織の脆弱性が強いことを常に念頭に置く

1 RAにおける外科的治療

1) RAの症状の中心は関節障害である

関節リウマチ（RA）は、未だ明らかな原因は不明である進行性炎症性疾患であり、その炎症の主体は全身の四肢におけるほぼすべての関節である。本来は関節内を裏打ちする正常組織である滑膜が炎症性に増殖することで関節軟骨や骨組織を破壊し、また関節包や靱帯などの軟部組織にも破壊・変性をもたらして種々の関節障害が生じる。肺炎や血管炎などの関節外症状もRAによって生じうるが、症状の中心となりADL（activity of daily living）障害につながるのは関節障害である。

2) RAの治療の中心は内科的治療である

RAは全身性の炎症性疾患であるため、その治療は抗リウマチ薬をはじめとした各種薬剤を用いた内科的なものになる。近年、メトトレキサートなどの免疫抑制薬や分子標的薬である生物学的製剤の出現によってRA治療は劇的な変化を遂げた。かつてはステロイドや消炎鎮痛薬を中心として対症的に行われていたRA治療は、現在、発症早期から抗リウマチ薬を積極的に用いることによって関節の変形・破壊を可能な限り抑制していくことが中心となっている。さらに関節症状がとくに強い場合は外用薬や関節注射、装具やリハビリテーションなどを組み合わせて加療されるが、それでも症状が制御できず生活に支障をきたす場合、あるいは関節や軟部組織の変形・破壊が進行しさまざまな障害が生じてしまった場合には、外科的治療を検討する必要性が生じてくる。

3) RAでの外科治療は整形外科な手技が基本となる

RA領域での外科的治療は基本的には筋骨格・軟部組織の手術であり整形外科的な手技となるが、下肢大関節の人工関節置換術といった一般整形外科領域でも広く行われている手術から、手指人工関節や関節切除・固定といったRA領域以外ではあまり行われないような手術までその術式は多岐にわたる。手術適応や一般的な注意点、ケアなどに関しては一般整形外科におけるものと大きく変わるものではないが、RAにおいてはとくに以下の点に留意すべきである。

■ 手術適応

一般的にRAの関節変形は緩徐に進行するため、それらによって生じる障害に患者自身はある程度適応しており、日常生活動作を自分なりの方法で問題なく行えている場合もしばしばである。そのため高度な関節変形や可動域制限がみられてもそれだけで手術適応になるとは言えず、それらがあることだけを理由に手術治療をすることは、治療満足度を損

なったり手術前よりもADLを悪化させるといった事態にもなりかねない。

手術を決めるに際しては、患者自身の希望、ほかの関節の状態、ADL、患者背景などを十分に考慮し、併せて十分なインフォームド・コンセントを行うことが非常に重要である。

■ 組織の脆弱性

RAの罹病期間が長い高齢者やコントロール不良の症例などでは、骨・軟部組織の脆弱化がしばしば認められる。そのため**術後の創傷合不全や皮膚壊死、創部の水疱形成、褥瘡や骨組織の圧潰や二次的骨折**などには十分な注意が必要である。

■ 合併症

現在のRA治療における主体は抗リウマチ薬であり、近年は生物学的製剤の使用も非常に多くなってきているが、これら薬剤のメカニズムは基本的には免疫機構の抑制にある。また、ステロイドもいまだ広く用いられている。よってこれらの薬剤で治療中の患者に手術が行われる場合には、**術後感染の予防、および感染が疑われた際の迅速な治療介入**が非常に重要になってくる。

また、RA患者はRAそのものによる肺の変化や薬剤性肺炎など、肺にリスクを抱えている場合が多い。手術時の麻酔に際する挿管・人工呼吸管理により肺に影響が及ぶ可能性はあり、**術後の呼吸状態にはとくに注意してケアすることが重要である。**

2 手術の種類

RAでは四肢のほぼすべての関節、脊椎などが侵され、関節破壊の程度により、腫脹、動作時痛、安静時痛、可動域制限などさまざまな症状が生じる。これらの症状に対しては抗リウマチ薬によるRAの治療と並行して、消炎鎮痛薬、リハビリテーション、ヒアルロン酸やステロイドの関節注射、装具療法などが行われる。一般的にはこれらの**保存的治療を行っても症状が改善せず日常生活に支障をきたすような場合、外科的治療が考慮される**ことになる。一部の手術は関節の変形・破壊を予防したり遅らせたりすることが目的で行われる場合もある。

手術手技にはさまざまなものがあるが、ここでは「滑膜切除術」「関節形成術」「関節固定術」「人工関節置換術」に大別して説明する。

■ 滑膜切除術

関節炎の原因を成す炎症性滑膜そのものを外科的に摘出することで炎症と症状の抑制を図る方法である。原則として活動性の滑膜炎がある関節に行われるものであり、関節症状が関節の変形・破壊に起因している場合は大きな効果は期待できない。よって**関節破壊が軽度で滑膜炎による症状が中心である場合が適応**となる。症状が強いが人工関節置換術を行うにはやや若年である場合、あるいは何らかの理由で人工関節が適さない症例などでは姑息的に滑膜切除が行われる場合もある。

近年はその長期的効果を疑問視する報告も少なくないが、抗リウマチ薬の目覚しい発達により、今後は薬物療法に抵抗する関節に対し滑膜切除を組み合わせる適応症例が増える可能性もある。

なお、近年は関節鏡を用いることにより少ない侵襲で滑膜切除を行う手技が普及しており、症例を選んで行われている。

■ 関節形成術

変形・破壊に至った関節の骨・軟部組織を矯正・調整して機能の改善を図る術式である。

関節破壊が軽度であり、軟部組織のみを再建することで変形を矯正可能である場合は種々の軟部組織再建が行われる。中等度までの関節破壊や変形をきたし疼痛症状や皮膚・腱などの軟部組織に障害を認める場合は、種々の骨短縮術や骨切り術の適応となる。関節の破壊・変形が高度であるが人工関節置換や関節固定が適応とならない足趾などの小関節においては、関節部そのものを切除・摘出する切除関節形成術が適応となる場合がある。

■ 関節固定術

破壊・変形した関節を機能的肢位で固定することで、変形の矯正と安定性、疼痛の除去を図る方法である。関節破壊が高度であり、かつ変形が強く軟部組織再建が困難である場合に、安定性・支持性が重要となる関節に対して適応となる。ほぼ確実な除痛と高い安定性が得られる一方で関節の動きは犠牲となるため、肩、肘、股、膝など可動性も重要な大関節には適応はない。

■ 人工関節置換術

障害のある関節を、関節機能を持つ人工物に置換する方法である。高度な関節破壊があり、疼痛、可動域制限、不安定性が強い場合に適応となり、ある程度の関節可動範囲を残しつつ、高い安定性・支持性を得ることができる。長期的には人工関節の弛みや摩耗などをきたす場合があり、再置換術を要する可能性がある。そのため若年〜比較的若年症例への適応性は慎重に検討すべきであるが、高度な関節破壊によるADL障害とQOL（quality of life）低下が著しい場合には年齢にかかわらず適応となりうる。

以下では、最初に脊椎について述べ、ついで上下肢に対する手術について肩関節から順に述べる。

3 脊椎における手術とその適応

■ RAにおける頸椎病変

RAにおける脊椎病変でADLに大きく影響するものはそのほとんどが頸椎に生じる。滑膜炎により脊椎を連結・支持する靱帯が侵されて骨同士のずれ（亜脱臼）が生じてくることでさまざまな症状が現れる。

主な病態には、「環軸関節亜脱臼」「軸椎垂直亜脱臼」「軸椎下亜脱臼」がある（図1）。環軸関節亜脱臼は非常に多くみられる病態であり、無症状の場合も多いが、脱臼に伴う脊柱管狭窄が高度になると頸髄圧迫症状や神経根障害をきたす場合がある。

軸椎垂直亜脱臼はその障害部位から延髄圧迫症状や下位脳神経症状をきたす可能性がある。軸椎下亜脱臼も高度になれば脊柱管狭窄による脊髄障害をきたす。

これらの頸椎病変による疼痛や不安定感などの症状が高度である場合、神経根性の疼痛症状があり、装具や薬剤治療で改善が得られない場合、また脊髄・延髄圧迫症状などを含む神経症状をきたしている場合が一般的に手術適応とされる。

◆ 環軸関節後方固定

環軸椎亜脱臼や軸椎下亜脱臼に対して行われる。後方から椎間関節をスクリュー固定し、これにワイヤーやロッドなどを用いて椎弓後方の固定を組み合わせる方法が一般的である（図2 A）。

◆ 後頭－頸椎間固定術

軸椎垂直亜脱臼に対して行われる。前述の椎間関節固定に加え、頸椎と後頭骨を含めた全体を後方固定する（図2 B）。

いずれの術式においても、脊柱管の狭窄が高度である場合は椎弓切除による脊柱管の除圧が併せて行われる。また前方から固定する方法もある。

> **重要！**
> 頸椎手術の術後に最も注意すべきなのは、**血腫などによる頸髄圧迫とそれによる脊髄障害症状**です。手術直後からの変化を見逃さないようにし、状態の悪化が疑われればすみやかに医師に連絡することが重要です。

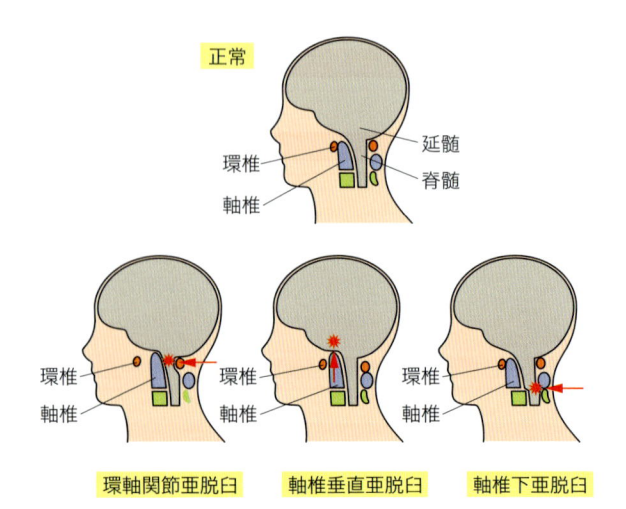

図1　RAにおける頸椎病変

4 上肢における手術とその適応

◼ 肩関節

滑膜増殖による関節破壊によって動作時痛、安静時痛が生じる。また関節周囲の筋腱である肩腱板は拘縮や断裂をきたし可動域制限をきたす。これらの症状によって徐々にADL障害が進み、整容・更衣動作などにも大きな障害を生じるようになった場合に手術治療が考慮される。

◆ 滑膜切除

関節軟骨は保たれているが活動性滑膜炎が高度であり、症状が強く保存的治療で効果が得られない場合に考慮される。ある程度の除痛効果を有するが、長期的な効果や可動域の改善はあまり望めないとされている。

◆ 人工関節置換術

除痛効果が高く、また関節可動域のある程度の改善を得ることができる（図3）。ただし術後の関節可動域は肩腱板機能に大きく依存しており、肩腱板が変性しており修復もしばしば困難であるRAでは、可動域に関しては大幅な改善が見込めないことも多い。また、骨頭の受け皿である肩甲骨関節窩の状態が保たれていれば、上腕骨側のみを置換する人工上腕骨頭置換術が行われる場合もある。

◼ 肘関節

肘関節は腕尺関節と腕橈関節からなるが、そのいずれの関節にも関節破壊が生じうる。また関節変形によって、ときに尺骨神経障害が生じる場合もある。

◆ 滑膜切除

肘関節は非荷重関節であり、中等度の関節破壊をきたしている症例でも滑膜切除による除痛効果・可動域改善効果が期待できるとされ、現在でも比較的行われている手技の1つである。

◆ 関節形成術

中等度の骨変形・骨棘などによる疼痛・可動域制限が愁訴で人工関節が適応とならない場合に適応が考慮される。滑膜切除と併せて行われることが多く、骨棘切除などのほか、関節破壊が腕橈関節中心に生じている場合は橈骨頭を切除することで症状の改善を図ることができるが、長期的には肘関節の外反変形につながる可能性がある。

◆ 人工関節置換術

きわめて高度な関節破壊・変形症例、強直症例における疼痛や可動域制限に対して適応となる。ムチランス型と呼ばれる関節周囲の骨吸収が強い症例に対しても用いることが可能であり、比較的安定した成績が報告されている（図4）。

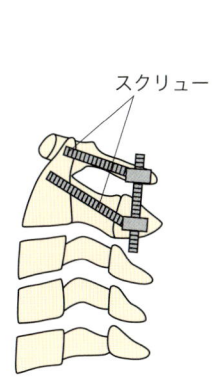

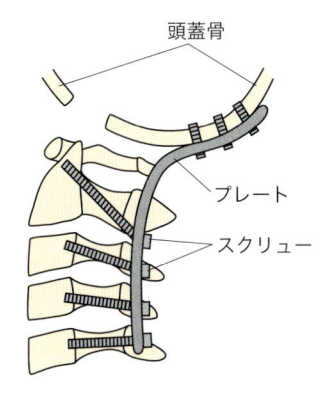

図2 頸椎の手術
A 環軸関節後方固定
B 後頭—頸椎間固定術

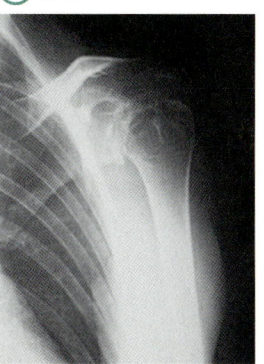

図3 人工肩関節置換術
A 術前
B 人工関節置換術後
（文献1、p942、図1より転載）

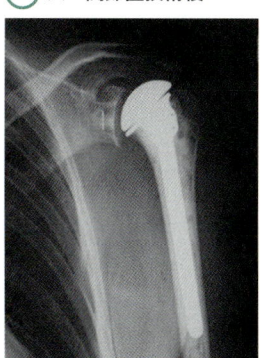

> **重要!**
> 術後は組織の腫脹を防ぐため患肢の挙上を行いますが、**前腕中心の挙上になりがちで肘部が下がる場合があるので注意を要します**。前腕を体幹に置き、肘下にクッションを置くなどすることで肘部を心臓より高い位置に保つ方法もあります。これらの処置を行っても肘関節周囲は腫脹が生じやすく、皮膚脆弱性から水疱形成もしばしば生じるので、それらの処置も術後ケアとして重要です。

■ 手関節

手関節は手根骨と橈骨および尺骨から成るが、RAではそれらを連結する多くの靱帯が侵され、手根骨は橈側回転・橈屈および掌側移動し、尺骨頭は背側亜脱臼するような変形が徐々に進行する。これにより疼痛および可動域制限が生じ、また背側に突き出た尺骨頭によって伸筋腱が摩耗して断裂をきたし、手指の伸展障害を生じる場合がある。

◆ 滑膜切除術

関節破壊や変形が軽度であり、活動性滑膜炎に起因する症状が強い場合に初期に適応となる。

◆ 関節形成術

背側亜脱臼した尺骨頭をその骨幹部から切り離して整復された位置で橈骨に固定することで、遠位橈尺関節に起因する症状と伸筋腱への機械的摩耗を改善し、かつ手根骨に対する棚を形成し安定を図る術式（Sauvé-Kapandji法）が一般的である（図5）。長期にわたる炎症性変化によって橈骨と手根骨が部分的に癒合している症例では棚の形成を必要としないため、単に尺骨頭を切除する方法がとられる場合もある（Darrach法）。

◆ 関節部分固定術/全固定術

関節破壊や骨吸収がきわめて高度であり、アライメント異常や不安定性、疼痛が強い場合に適応となる。手関節は、橈骨と近位手根列からなる橈骨手根関節、および近位・遠位手根列からなる中央関節の2関節で掌背屈動作が行われている。

部分固定術は橈骨と近位手根列のみ、すなわち橈骨手根関節のみを固定するもので、関節破壊と症状が橈骨手根関節に起因し手根中央関節が保たれている場合に適応が考慮され、ある程度の関節可動域を残すことができる。

いずれの関節も破壊が高度であり高度なアライメント不良を生じている場合は全固定術が適応となるが、**関節可動性は完全に失われるため、とくに注意して術前説明を行う必要がある**。

◆ 伸筋腱再建術

前述したように、手関節変形が強い場合は伸筋腱

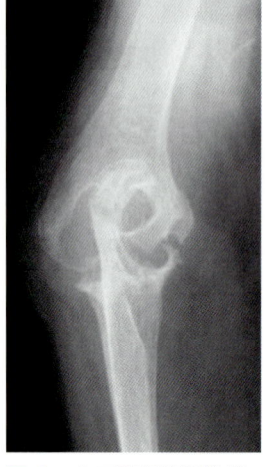

図4　人工肘関節置換術
Ⓐ 術前　　Ⓑ 人工関節置換術後
（文献1、p943、図3より転載）

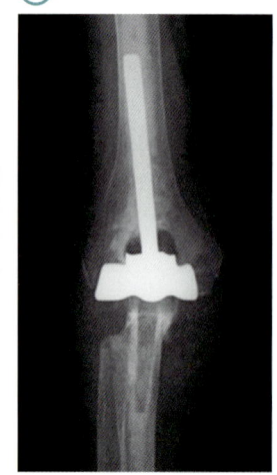

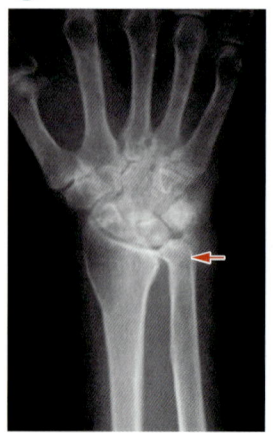

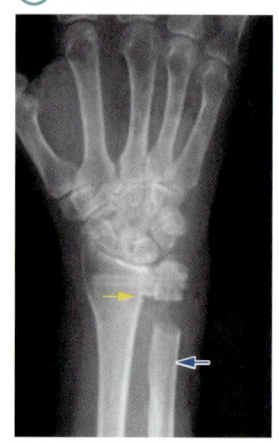

図5　関節形成術（Sauvé-Kapandji法）
Ⓐ 術前　　Ⓑ 手関節形成術後
背側亜脱臼した尺骨頭（→）をその骨幹部（→）から切り離して整復された位置で橈骨（⇨）に固定する
（文献1、p944、図5より転載）

断裂を合併する場合がある。伸展機構の再建は断裂した腱の断端を健常な腱へ縫合する腱移行術で行われることがほとんどなので、断裂腱の本数が多くなるほど再建は難しくなる。そのため**腱断裂が生じた場合はできるだけ早期に関節形成と腱再建を行う**ことが望ましい。腱断裂の原因となる変形も矯正する必要があるので、多くは前記の関節形成術と併せて行われる。

■ 指関節

手指の関節には、中手指節関節（MCP関節）、近位指節間関節（PIP関節）、遠位指節間関節（DIP関節）がある。**ボタン穴変形、スワンネック変形**がよく知られており、前者はPIP関節の滑膜炎から生じ、後者は上記すべての関節が関与した種々の要因から生じるもので、いずれも指伸展機構のバランスに障害をきたして変形に至る。またMCP関節においては種々の解剖学的要因によって手指が尺側を向き、かつ掌側へ亜脱臼するいわゆる**尺側偏位**が生じるが（図6 A）（p46も参照）、前述した手根骨の橈側回転変形も手指尺側偏位を助長する。

これらの変形における進行は一般的に緩徐であり患者は変形に適応していくため、その変形の程度に比較して強い不自由さ感じていることは少ないのが普通であるが、極端な変形はやはりADL障害をもたらし、また外観は著しく損なわれる。ある程度の巧緻性を保ちつつ整容目的での手術が行われることも多い。

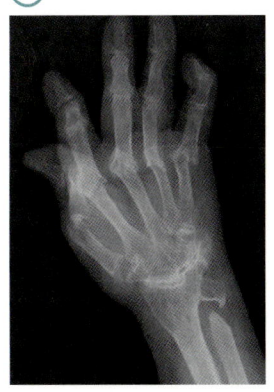

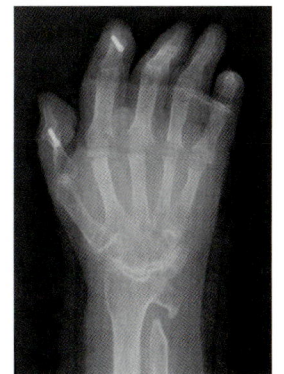

◆ 滑膜切除術

初期の段階における指関節の腫脹疼痛がステロイドの関節注射や装具などで改善しない場合に適応を考慮する。関節破壊や変形の進行抑制に一定の効果があるとされている。

◆ 関節形成術

関節破壊が軽度〜中等度であり、生じている変形の他動的な矯正が可能である場合は、ボタン穴変形、スワンネック変形、手指尺側偏位に対し、腱・靱帯組織を再建して変形を矯正する関節形成術が適応となる。手指に対する切除関節形成術は、母指の手根中手関節（CM関節）に対して主に行われる以外は手指においてほとんど行われることはない。

◆ 関節固定術

関節破壊が高度であり、かつ変形の程度が強く軟部組織による修復が困難である場合は、PIP関節もしくはDIP関節に対して機能肢位での固定が適応となる（図6）。母指においてはIP関節、MCP関節、CM関節のいずれにも固定術が行われる場合がある。ただし一般に1つの手指における2関節以上の固定は避けるべきであり、手指関節の固定は後述する人工関節や関節形成と組み合わせて行われることが多い。

◆ 人工関節置換術

関節破壊は高度であるが軟部組織の変性・変形が矯正可能な範囲にある手指MCPおよびPIP関節に対しては、人工関節置換術による治療が可能である。手指の人工関節には金属とポリエチレンからなる表面置換型と全体が連結しているシリコン型がある。PIP関節には主に前者が用いられる（図7）。手指尺側偏位を生じているMCP関節に対しては主に後者が用いられるが、症例によっては表面置換型も用いられる。変形矯正による外観の改善が患者満足度と相関するという報告が近年なされている。

図6 第2-5MCP人工関節置換術、母指IP関節・示指DIP関節固定術
A）手指が尺側を向き、掌側へ亜脱臼する尺側偏位が生じている
（文献1、p946、図7より転載）

> **重要**
> 手関節、手指の術後には肘同様に腫脹を防ぐために挙上を行い、また指末梢の血流の状態なども注意して観察する必要があります。また術後安静の目的で外固定されている部分以外の関節は、腫脹予防と循環促進のためにむしろ積極的に自動運動を行うことが望まれます。

5 下肢における手術とその適応

■ 股関節

変形の進行には、RAによる炎症のほかに、臼蓋形成の個人差などの先天的要素も関係する。

◆ 人工関節置換術

関節破壊が高度であり疼痛や可動域制限が強く移動歩行が困難である場合、人工股関節置換術が適応となる。おおむね良好で安定した成績が報告されている。

> **重要**
> 人工股関節後には脱臼に注意が必要です。脱臼肢位は手術展開の種類により異なりますが、一般的に両下肢を開いた外転位を保つことで予防できるため、外転枕が広く用いられています。ただし外転枕を装着するためのベルト部分により腓骨頭が圧迫され腓骨神経麻痺を起こすことがあるため、厳に注意が必要です（腓骨神経麻痺に関しては後述）。

■ 膝関節

RAにより関節破壊が生じる場合、一般的に関節の内側と外側両方が侵される場合が多いとされる。高度な内外反変形や強直をきたす症例も稀ではない（図8A）。

◆ 滑膜切除術

関節破壊が軽度であるが活動性滑膜炎を生じており保存的加療が奏効しない症例、人工関節置換術が施行できない症例などで適応となる場合がある。現在そのほとんどが関節鏡下で行われている。関節破壊の抑制効果は高くないが、短期的には除痛や症状緩和に有効であるとされる。

◆ 人工関節置換術

関節破壊が高度であり疼痛や可動域制限が強く移動歩行に大きな支障をきたす場合、人工膝関節置換術が適応となる（図8B）。かなり高度な変形をきたしている場合でも近年は手術が可能である。

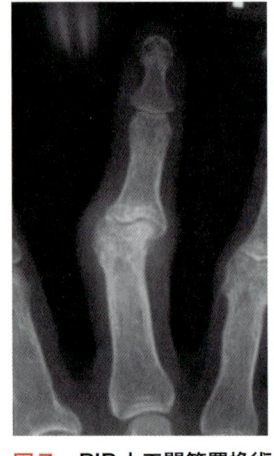

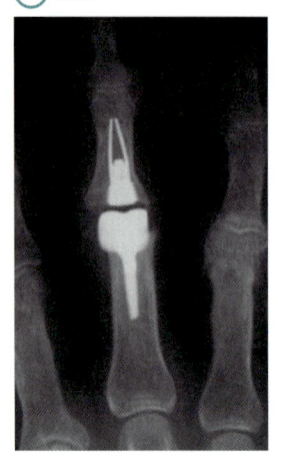

図7　PIP人工関節置換術
B）金属とポリエチレンからなる表面置換型
（文献1、p946、図8より転載）

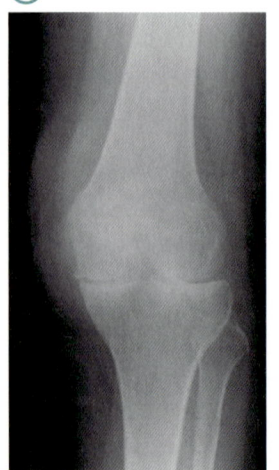

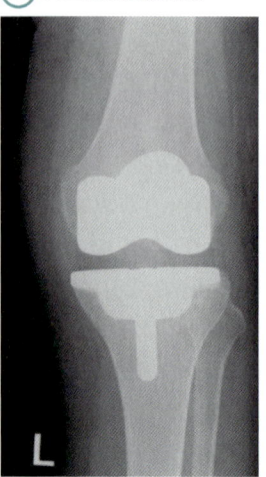

図8　人工膝関節置換術
A）関節裂隙の狭小化〜消失をきたしている
（文献1、p947、図10より転載）

> **重要！**
> 下肢関節手術でとくに注意を要する合併症は**深部静脈血栓症（DVT）**であり、とくに人工股関節および膝関節置換術は高リスクとされます。頻度は低いですが、血栓が肺動脈を閉塞する肺動脈血栓症を生じた場合はしばしば致命的となります。その予防目的で抗凝固薬投与やフットポンプ、弾性ストッキングなど種々の処置が行われますが、DVTによって生じる**Homans徴候**（足関節の他動背屈時に生じる腓腹部の痛み）などの所見に注意して見ていくことも重要です。

■ 足関節

　足関節は、変形が進むと高度な内外反変形をきたすことがある。**距骨の圧潰**や**距骨下**などの足部変形を伴うことが多い。

◆ 滑膜切除術

　初期の段階で滑膜炎による症状が強い場合は適応となる。

◆ 関節固定術

　高度な関節固定が生じており、かつ高度なアライメント異常や骨の圧潰などをきたしている場合は関節固定術が適応となるが、その術後成績は一般に良好である（図9 A）。なお日常生活での活動性が高い症例でも、その安定性や支持性・耐久性を考え固定術が選択される場合もある。前述のように足部変形を伴うことも多いため、距骨、踵骨と足関節を矯正してそのすべてを足底部から挿入するロッドで同時に固定できる**髄内釘**というインプラントが広く用いられている。

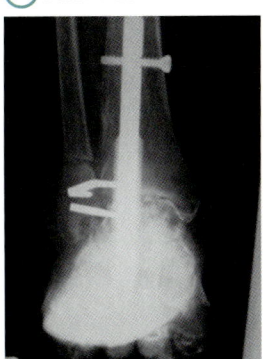

◆ 人工関節置換術

　関節自体の破壊は高度であってもアライメント異常が少なくある程度の骨量が保たれている場合は、関節の可動性を残すことができる人工関節を用いることが可能である（図9 B）。ただしその歴史は比較的短く、成績に関してはさまざまな報告がある。

■ 足根部、踵部

　足根骨と距骨および踵骨はいくつかの関節を形成しているが、それらの破壊と骨変形のため本来備わっている足底部のアーチに乱れが生じる。前述したように足関節障害も合併することがある。

◆ 関節固定術

　これらの部位に症状が生じ保存的加療で改善が得られない場合は、元来可動性が少なく支持性が重要な部位であることから関節固定による治療が適応となる。とくに距踵関節、距舟関節、踵立方関節などに対する固定術の頻度が高い。高度な足関節変形を伴う場合は前述のように髄内釘で足関節も同時に固定する場合がある。

> **重要！**
> 下肢関節手術術後は、その術式によらず麻酔や疼痛のために患者さん自身の自由がきかないことが多く、不適切な肢位や装具による腓骨頭の圧迫が続けば**腓骨神経麻痺**が発生します。この予防のために最大限の注意を払う必要があります。

■ 足趾

　中足趾節関節（MTP）関節中心に関節破壊と変形が生じる。母趾外反変形、MTP関節に背側亜脱臼が生じる**槌趾変形**、**内反小趾**が一般的に多く生じる。関節破壊自体の症状も生じうるが、中足骨頭が足底側へ突出することによる刺激性の皮膚の肥厚が疼痛の原因となる場合が多い。この病変は胼胝と呼ばれ潰瘍化する場合もあるが、変形を矯正しない限り根治は非常に困難である（図10）。

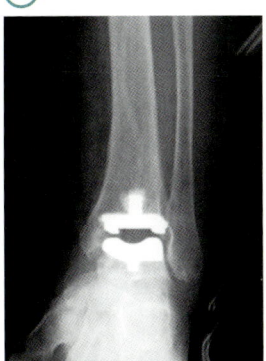

図9　足関節固定術および人工足関節置換術
（文献1、p948、図11より転載）

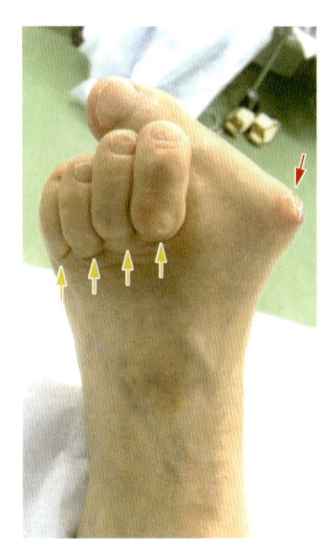

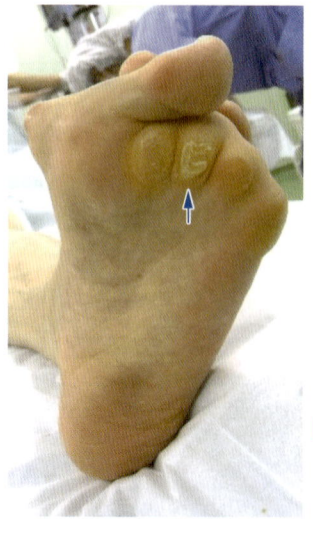

図10　RAにおける足趾病変
高度の外反母趾（→）および槌趾変形（⇨）がみられ、足底には胼胝（→）が生じている
（文献1、p949、図13より転載）

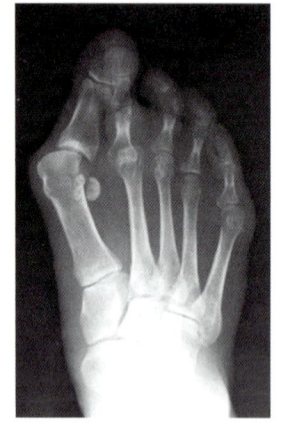

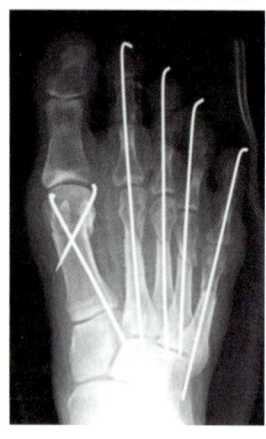

Ⓐ 術前　　Ⓑ 母趾外反矯正術　　Ⓒ 切除関節形成術
　　　　　　　第2-5趾短縮骨切り術

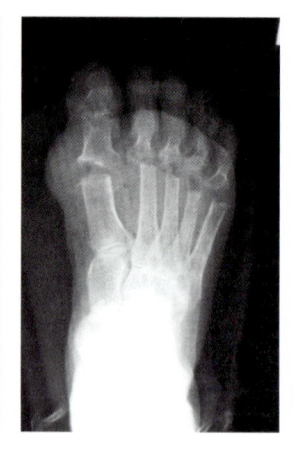

図11　足趾の手術
（文献1、p950、図14より転載）

◆ 外反母趾矯正術

　母趾においては**外反母趾**が単独で発症する場合もあり、種々の矯正術が行われている。変形がごく軽度である場合は内転筋切離などを含む軟部組織だけの矯正が施行される場合もあるが、多くの症例では、第1中足骨の角度や回旋を矯正する**骨切り術**が行われる（図11B）。第1MTP関節の破壊が強い場合には切除関節形成術（図11C）もしくは関節固定が適応となるが、症例によっては人工関節置換術が行われる場合もある。

◆ 関節形成術（母趾を除く）

　MTP関節破壊が高度である場合は、破壊された中足骨頭を切除摘出する切除関節形成術が適応となり、安定した成績が得られている（図11C）。MTP関節の破壊が軽度〜中度である場合には、中足骨を骨切りして短縮することにより関節を温存しつつ槌趾を整復する短縮骨切り術が適応となる（図11B）。一般的には関節の状態に応じ、先に述べた母趾の変形矯正術と同時に種々の方法を組み合わせて手術が行われている。

> **重要！**
> 足関節・足部の術後は**腫脹や血流不全**が生じやすいため、**足趾の色調や創部の状態に注意して見ていく必要があります**。一般的には上肢と同様に術後の挙上を行いますが、**血流不全においては挙上が逆効果になる**ため、術後肢位は注意して決めていく必要があります。

看護師へのアドバイス

以上述べたように、RAにおける手術治療は非常に多岐にわたります。関節の固定や切除、軟部組織のバランス矯正といった一般整形外科では比較的馴染みの少ない手術も多く、その術式や適応などを詳細に理解することは難しい部分もありますが、それらの病態をよく理解することは、適切で十分な看護を行っていくうえで重要です。

術後感染や皮膚脆弱性による創部障害、水疱形成などにも十分な注意が必要であり、また**RA患者は上下肢の多関節に障害を有する場合も多いため、術後の移動介助**などにも十分な注意を払わねばなりません。そのほか人工股関節後の脱臼、腓骨神経麻痺、DVTなどに関する注意は一般整形外科の術後ケアと同様ですが、いずれも非常に重要です。

■ 引用文献・参考文献
1) 佐久間悠, 桃原茂樹：関節リウマチにおける上下肢の手術と適応. 整形外科看護, 16：941-950, 2011
◇「図説 関節リウマチの手術 基本手技の展開とポイント. 第1版」（松井宣夫 他 編）, メジカルビュー社, 2002
◇「Evidence based medicineを活かす膠原病・リウマチ診療. 改訂第2版」（東京女子医科大学附属 膠原病リウマチ痛風センター 編）, メジカルビュー社, 2007
◇ RA手指変形の手術. 関節外科, 27 (1), 2007
◇「リウマチ診療の要点と盲点. 第1版」（木村共厚 他 編）, 文光堂, 2010

第3章 関節リウマチの治療とケアの実践

2. 手術治療に伴うケア
b. ケアの実践
術前術後の看護

阿部麻美

> **ポイント**
> - 関節リウマチ患者の術前術後の全身、患肢の状態確認、把握が重要である
> - 手術患者の精神状態の把握・安定化が求められる
> - 退院後も継続的に行える生活指導を目指す

1 手術目的の患者への看護[1)～3)]

　関節リウマチ（RA）に対する加療は「薬物」「リハビリテーション」「ケア」「手術療法」の4大治療法のコンビネーションで成っている。生物学的製剤の登場で、早期患者への使用により骨破壊を防止できるようになった。しかし、薬価が高額であり患者すべてに使用することはできず、また効果不十分な場合など、関節破壊が進行する例もみられる。破壊された関節には、関節形成術、人工関節置換術、関節固定術などの手術療法が行われ、日常生活動作にある程度の改善がみられる。関節手術の適応とされた患者の入院生活は、RAの疾患の特性を十分理解している看護師による看護が重要である。患者は手術に対する不安、さらに術後の機能回復や疼痛軽減に期待を抱いている。看護師はその不安と期待を共感しつつ、手術、リハビリテーションへの意欲を維持、向上できるようにかかわることが重要となる。

　当院では上肢と下肢の手術患者への看護を、入院生活表にしたがって説明している。外来で手術の目的入院が決まり次第、術前術後のスケジュールを示した生活表を患者に配布している。入院前に生活表に目を通すことで入院中の生活をイメージし、理解しやすくなる。同時に退院時への目標を患者本人が記入することで、手術の目的を明確化することもできる。

2 上肢手術患者への看護

　当院で使用している入院生活表を使用し、術前術後の患者への看護を述べる。

■ 入院時評価（表1①）

　RAでは手関節、手指関節の罹患頻度は全身関節のなかで最も高く、関節破壊、変形をきたしやすい。外観だけでなく、リーチ機能を失った肩、肘関節、物を握る、つまむという把持機能を失った手関節、手指関節は患者の生活の質（QOL）を大きく低下させる。実際は変形があってもそれなりに使っていたり、痛みがひどくない場合、術後手が使いにくくなるのではないかと不安を抱くことがある。そのため患者自身の自分の手に対する希望や、今の生活パターンを聞き出すことが重要となってくる。

> **看護のコツ**
> 変形があっても、その患者さん独特の把持方法、握り方があることが多いので、本人に確認することも必要です。

■ 術前リハビリテーション（表1②）

　手術を受ける関節だけではなく、そのほかの関節の可動域、変形、痛み、筋力の程度を評価し、リハビリテーションの計画を立案、患者とともに術後の

ゴールを設定する。上肢の手術では、特別な場合を除き、手指を動かすことができるが、**術後数日間は腫脹が強いため、利き手と反対の手で食事摂取を余儀なくされることがある**。利き手交換は作業療法士（OT）が指導を行うが、**病棟では看護師は食事に立ち会い、摂取法を確認することが大切である**。

RA患者は手の機能が障害されている場合が多く、膳や食器も滑りにくいように工夫が必要となってくる。そのため食事のオーダー時に「滑らないお膳」を選択することで、滑りにくい加工を施したお膳、食器を提供したり、食べやすい大きさにおかずをカットした物を提供するように給食との連携も必要である。

■ 術前検査（表1③）

術前から患者の全身状態の把握をしておくことで、術後の状態変化をいち早く察知することができる。血液、尿検査、心電図、X線写真所見などから、患者のRAの疾患活動性の程度、合併症の有無、栄養状態、感染症の有無などを確認する。

■ 手術前説明（表1④）

入院生活表（表1）を使用しながら患者とともに、手術前から手術当日、手術後の生活上の注意事項を確認する。術後、ギプス固定、患肢挙上が必要になることを説明する。

看護師は医師から術前説明を受けた後の患者が、手術の利点、欠点を十分に理解し、手術を受けようとしているのか確認する。また患者と医師の手術目的が一致しているのか確認が必要となる。手術の目的は、「疼痛の軽減」「関節の安定性」「機能回復」「整容」など患者の状態によりさまざまである。お互いの目的が異なっていると、術後（こんなはずではなかった）と訴える患者がいる。

> **重要！**
> 医師は術前、十分に手術の目的、効果等説明をしていますが、受け手側の患者さんがその説明を正確に理解できているか、確認する必要があります。

■ 手術直後〜術後2週間（表1⑤）

手関節固定術後はギプス包帯で手関節を固定するため、直後から神経、循環障害が起こらないように観察が必要である。手指の運動、爪床の色、しびれの有無や増強の程度、知覚障害の有無、疼痛の程度を定期的に確認し、異常が見られたら医師に報告をする。

患肢の腫脹は皮下の血腫を招き、創部治癒遅延を招くため、腫脹軽減、予防のため術直後から**患肢挙上**につとめる。歩行時のみでなく、臥床時にも挙上を指導する。安全、安楽に患者が患肢挙上できるよう、患者の意向を取り入れ、工夫をする。

■ スキントラブル予防（表1⑥）

RAの患者は長期に低用量のステロイドを服用している場合が多く、皮膚や表在血管の脆弱性からスキントラブルを起こしやすい。**絆創膏、皮膚保護剤の塗布には細心の注意が必要になる**。これらを使用する場合、患者に皮膚トラブルの既往を事前に確認しておくと、トラブルを防げることが多い。**ギプス包帯やリハビリ装具が皮膚にあたり、表皮剥離や潰瘍を生じることがある**ので、これらの使用時には、頻回に皮膚状態の確認が必要である。患者からの（ギプス包帯や装具があたる、痛い）という訴えを引き出せるように違和感等、些細なことでも申し出るように指導をする。

■ 術後リハビリテーション（表1⑦）

上肢の手術において、術後のリハビリテーションはきわめて重要である。術直後から患者に積極的に手指を動かし、関節拘縮を起こさないように指導する。患者のなかには、術部がギプス固定されているので、患側患肢全体を安静に動かさないようにと思っていることがある。**看護師が肩や肘関節など固定されていない関節の自動運動を声がけし、勧め、見守ることにより、患者は安心して自動運動することができる**。

医師からの禁止動作や運動域制限指示のある場合、患者が指示を守れるように環境整備や代償行動の確認を行う。また指輪の装着は患肢腫脹による血行障害をきたす可能性があり、ある程度創が落ち着くまで装着しないようにアドバイスする。

手の手術を受けられる方の入院生活表

_____ 様

日程	入院時	手術前日	当日手術前
月日	/	/	/
安静度			
リハビリ ①	*リハビリ室で手の機能評価を行います *右手の手術をする人は左手で食事をしたりトイレなどの日常生活動作の練習をします		
食事 ②	*おにぎりや滑らないお膳が必要かどうか相談します *必要時、スプーンや箸を使いやすいように工夫します	*夜9時以降は絶飲食です	*朝食、昼食が食べられません
清潔	*入浴（9時～17時） 　男性→月・水・金 　女性→火・木・土 *一人で入浴できない人はお手伝いします（月・金曜日） *シャワー室は毎日9時～17時利用できます	*入浴・洗髪・爪きり *化粧やマニュキュアはおとしてください *整髪料は使用しないでください	
内服	*薬剤師が持参薬の確認をさせていただき、薬の指導をします		*お薬は7時に（　　　　）のみ少量の水で内服してください *（　　　　）時ころ前麻酔の薬をベッドのまま手術室へ行きます
点滴・薬			*手術衣に着替え　6時～9時頃点滴を始めます
処置		*麻酔する脇の下の毛をそります	*（　　）時ころ手術部位を洗います *（　　）時ころから手を冷やします *おしっこの管を　入れます 　　　　　　　　　入れません
検査 ③	*手術に必要な検査を行います		
その他 ④	*医師より手術について説明があります　（　/　） *手術の同意書をいただきます	*指輪は前日のうちにはずしてください *手術の時は手術衣だけ着用します　希望の方は紙シャツを準備して下さい（売店で250円で販売しています） *睡眠は充分にとってください。どうしても眠れないときは看護師にお知らせください	*入れ歯、コンタクトレンズ、めがね、ヘアピン、ネックレスをはずしてください *手術中は意識はあるので、気分が悪くなったり、つらい時は声をかけてください
評価	痛みが強くなっていませんか（はい・いいえ） 入院生活に不自由を感じていませんか（はい・いいえ） 不安を言葉にすることができましたか（はい・いいえ）		手術前後の流れは理解できましたか（はい・いいえ）
ご希望や悩みをお書きください			

状況に応じて、予定が変更になることがあります。わからない事や心配な事がありましたら、遠慮なく声をかけてください

表1　手の手術を受けられる方の入院生活表

担当看護師

	当日手術後	術後1日目	術後2日目	術後7日目	術後14日目〜退院
	／	／	／	／	／〜
	帰室後から歩行できます（場合によっては翌日までベッドで過ごします）				<退院時の目標>
	*手の安静および腫れ予防のために寝るときは枕またはアームスリングで手を挙上します（術当日でも時々肩をまわすなど腕を動かしましょう） 約1週間は歩行時、アームスリングで腕を挙上します ⑤				
	*毎日リハビリを行いましょう！ （肩こりや首の痛みを防ぎ和らげることができます）　指の曲げ伸ばし運動／肩回し運動／肩の上げ下げ運動 ⑦				
	*夕食から食事開始				
			看護師が体を拭きます。	*入浴・シャワー浴は傷の状態を見て、医師の許可がでたら行えます　ギプスが濡れないようにビニールの袋をつけます *入浴介助の必要な場合は月・金曜日になります *洗髪を希望される方は看護師に申し出てください	
	*夕食後から通常通りお薬を再開してください				
	点滴が終了次第、針を抜きます。	*術後2日目まで抗生剤の点滴があります（10時・19時）			
	*手術部位に管がはいります →	ギプスをカットし管を抜きます 抜きます ⑥		*抜糸（　／　）	
	（帰室後ふらつきなど確認してからおしっこの管を抜いてトイレに行くこともできます）		*手術後約1ヶ月間はギプス固定され、その後1ヶ月間装具をつけます （手術の内容によっては固定期間が変更になることもあります）		
				7日目 ・血液検査 ・レントゲン	21日目 ・血液検査 ・レントゲン
	*医師より手術について説明があります ⑥				<退院後の注意点> *重いものを持たないようにしましょう *手の付き方に注意しましょう *転倒に注意してください *日常生活の中ですこしづつ手を使うようにしていきましょう ⑧
	*ギプスによる圧迫感、しびれがありましたら看護師にお知らせください				
	手術後の痛みは調整されていますか（はい・いいえ） 手の痺れは強くなっていませんか（はい・いいえ） ギプスによる圧迫感やあたる箇所はありませんか（はい・いいえ）		指導された運動が適度にできていますか　（はい・いいえ） 他の関節に痛みがでていませんか（はい・いいえ）		退院後の注意点を入院生活の中でも守れていますか（はい・いいえ） 退院後の不安はありませんか（はい・いいえ）

新潟県立リウマチセンター　リウマチ病棟　2010.2

第3章　関節リウマチの治療とケアの実践

リウマチ看護パーフェクトマニュアル　125

以下各関節について説明する。

1）肩関節

人工肩関節置換術の術後では、伸展、外旋が禁止動作であり、前あきの下着や上着の着脱時に注意が必要である。更衣の際に患側から袖を通す習慣をつけるように指導する。

2）肘関節

人工肘関節置換の術後では、患肢に体重をかけることや、内反外反ストレスとなる動作が禁止される。

3）手関節

術後の腫脹予防のため患肢挙上と手指の運動を勧める。患者の状態確認の際にその動作がきちんと行われているか確認し、自動運動を促す。

4）手指関節

伸筋腱再建術、スワンソンインプラント使用によるMP関節の関節形成術後は、アウトリガーやダイナミックスプリントの装着が必要となる。装具装着下でMP関節運動を促すが、屈曲制限の指示がある症例では、過度に屈曲していないかを確認する。手指形成術後は手指を牽引したり、ねじったりすることが禁止動作であることを指導する。

■ ギプス固定中の援助

手関節固定術後は一定の期間ギプス包帯固定が必要となる。患者には「排泄」「食事」「入浴」の際に援助が必要となる。とくに手術後1～2週間は**把持動作が困難**となり、トイレットペーパーの切り取り動作や牛乳パック、小分けした調味料、薬包等の開封ができないことが多い。そのため各トイレにあらかじめ適当な長さに切り取り折り畳んだトイレットペーパーを設置し、配膳時に牛乳パックや調味料、薬包などを開封しておくよう心がける。それにより**患者は排泄や食事の度に介助の依頼をせずにすみ、快適に入院生活の継続ができる**。入浴介助においては医師に入浴の可否を確認後、患者の意向を確認し、介助が必要なところのみ施行する。

■ ベッドから起き上がり動作の確認

患側のギプス包帯固定により、ベッドから起き上がり動作の変更を余儀なくされる患者も多い。起き上がり動作に反動を利用して起き上がる患者には**電動ベッドの使用を勧める**（p174参照）。環軸椎不安定性を増す原因となるほか、ステロイドの副作用で骨粗鬆症を合併している場合には脊椎の圧迫骨折を起こすことがあるためである。

肘関節に体重をかけ起き上がり動作を行う患者にも、人工肘関節置換術後のゆるみや脱臼の原因となり、肘頭の滑液胞炎を起こす可能性があるため、電動ベッドの使用を促す。退院後も電動ベッドの使用が必要と考えられる際は、退院の目処が立った時点で、退院時に間に合うよう患者とその家族の意向を確認し、使用可能な社会資源の調整を行う必要がある。

■ 退院指導（表1⑧）

医師に確認の後、患肢で重い物を持たないよう、例えば（500 mLのペットボトル○本までしか持てません）と具体的に指導する。退院後は生活のなかで積極的に患肢を使うように指導する。

3 下肢手術患者への看護

人工膝関節置換術（TKA）の入院生活表（表2）を使用し、術前術後の患者への看護を述べる。

■ 入院時評価（表2①）

手術を目的に入院するRA患者のほとんどは、日常生活動作が疼痛や変形により困難であると感じながらも、入院前の生活では自身の工夫や自助具により移動方法を獲得していることが多い。入院により環境変化があるため、その移動動作が入院環境でも安全か否かを判定することが必要である。**看護師が患者とともに入浴動作や排泄動作時の手すりの位置、車いすの進入方向や移乗のしかたなどを細かく確認すると、その後患者は安心して入院生活に入ることができる**。今まで疼痛、変形のための不便と感じながらも生活のなかで施行して来た方法を尊重することも重要で、看護師−患者の信頼関係の確立の助けになる。長期ステロイド服用による骨粗鬆

症を合併する患者が多いため、転倒や転落予防には細心の注意が必要である。

■ 術前リハビリテーション（表2②）

上肢と同様に手術を受ける関節だけでなく、そのほかの関節の可動域や変形、痛み、筋力の程度を評価し、リハビリテーションの計画を立案、患者とともに術後のゴールを設定する。手術に対して過度な期待や不安を持っていないか、確認のうえゴール設定を決めておくことが重要である。

術前からリハビリテーションを開始し、筋力訓練や関節可動訓練を理学療法士（PT）、作業療法士（OT）の指導のもとに施行する。術前のリハビリテーションが術後成績の向上につながることを説明し、積極的に取り組むように促す。術後の移動動作の変更が予測される場合は、車椅子への移乗や操作方法をあらかじめ訓練しておくことで、転倒、転落の予防ができる。

大腿四頭筋運動、足関節底背屈運動はベッド臥床時でも行えるため、術前から患者に積極的に行うように指導する。指導時には患者が自ら行えるように写真つきの冊子等でわかりやすく提示するとよい。

■ 術前検査（表2③）

術前から患者の全身状態の把握をしておくことで、術後の状態変化をいち早く察知することができる。血液、尿検査、心電図、X線写真所見などから、患者のRAの疾患活動性の程度、合併症の有無、栄養状態、感染症の有無などを確認する。

■ 術前確認（表2③）

人工関節置換術、関節固定など、人工材料を使用する手術では術前術後の感染に注意を払う必要がある。さらに生物学的製剤、免疫抑制薬、ステロイドを使用している患者、糖尿病を合併する患者は易感染性となりやすい。術直後の感染が否定されても、ほかの部位の感染症から血行性に細菌が運ばれ感染症を起こすこともある。う歯や扁桃腺炎、尿路感染、白癬症等の感染症があるときは、治療や処置がされているか否かを確認する。

■ 術直前（表2④）

当日は朝から禁食となり点滴が開始され、患者の緊張と不安は大きくなる。不安を軽減させるような声かけや、落ち着いた態度で患者に接するように心がける。何か異常があればいつでも対処できることを伝え、ナースコールは常に患者の手の届くところに設置する。朝の内服は医師に指示されたものを確実に服用できるように、確認し援助する。

■ 術直後〜術後2週間（表2⑤）

術直後には呼吸状態、循環動態、覚醒レベルを確認し、手術を終えた患者にねぎらいの言葉をかける。麻酔後の神経障害、循環障害にも注意を払う。患肢の自動運動の可否、程度、爪床の色、しびれの有無や増強の程度、知覚障害の有無、疼痛の程度を定期的に確認し、異常が見られたら医師に報告する。

下肢の術後に気をつけなければならない**腓骨神経麻痺は予防が重要**である。麻酔が覚醒するまで腓骨頭部の枕、ギプス包帯等の圧迫を避け、足関節や足趾の背屈が可能か、下腿外側から足背に痛みを伴う知覚障害の有無についてこまめに確認する。**深部静脈血栓症予防**のため、フットポンプを装着する。

術後2週間は創部の状態を確認する。抜糸までは創部からの出血や滲出液の量や性状、また局所の熱感、痛みなどの感染徴候がないか観察をする。少しでも疑われる場合、医師にすみやかに報告する。

■ 術後リハビリテーション（表2⑥）

術後のリハビリテーションは医師、PT、OTと連携し情報交換をしながら進める。患者が耐えられる痛みの範囲内で、かつ翌日に疲れを残さない程度に行うことが需要である。腫脹や痛みが強いときは安静と運動のバランスが保てているか確認し、患者が自主的に訓練に取り組むよう援助する。

禁止動作や一定方向の運動制限がある場合には、患者がその指示を守ることができるよう、環境整備や代償行動の確認を行う。以下各関節について説明する。

人工膝関節全置換術入院生活表

_____ 様

経　過 月　日	入院時	手術前日	手術当日	術後1日	
安静度 リハビリ	筋力強化指導があります 車椅子練習があります　②		手術は（　　　　）時頃になります ※麻酔は腰痛麻酔です 　意識があって下半身だけ 　痛みを感じません	・ベッドアップ90度 ・足の運動 　大腿四頭筋訓練を始めます	
食　事	普通食（納豆禁止食となります）※指示のある方は治療食となります	夜9時以降は絶飲食です		医師の診察後、術後1日昼から食事が開始されます	
清　潔	入　浴（9時～17時） 男性→月・水・金 女性→火・木・土	入浴・洗髪・爪切りをします		術後3日間は看護師が清拭します	
点　滴 内　服	持参薬の確認をします 薬剤師から薬の話があります		・7時に指示薬の内服 　（　　　　　　　）のみ少量の水で内服します　④ ・6時～9時頃に点滴を開始します ・点滴は翌日午前まで続きます ・手術室に行く前に薬を飲みます	抗菌剤の点滴があります（術後2日まで）	
処　置		・手術部位の毛を剃ります ・16時に浣腸があります ・夜はゆっくり休んでください ・眠れない時は申し出てください	＜手術前＞ ・手術部位をきれいに洗います ・おしっこの管を入れます ・貴金属　義歯は必ずはずします ＜手術後＞ ・心電図モニターがつきます　⑤ ・手術部位に管が入ってきます ・足に血栓予防のポンプがつきます	・心電図モニターがはずれます	
検　査	血液検査　　心電図 レントゲン　その他　③			血液検査	
指　導	・入院前の状態をお聞きします ・入院生活について説明があります　①	・手術について医師より説明があります（　　　） ・準備する物：タオル類、紙下着、リハビリ用靴 ・入院や退院後の生活などについて心配なことがありましたら何でもご相談下さい	手術後、医師より手術の説明があります		
評　価	痛みが強くなっていませんか（はい・いいえ） 入院生活に不自由を感じませんか（はい・いいえ） 手術の準備ができましたか（はい・いいえ）		＜術後1日＞ 神経麻痺がおきていませんか（はい・いいえ） 痛みは強くありませんか（はい・いいえ） お食事は開始されていますか（はい・いいえ）		
ご希望や悩みをお書き下さい					

状況に応じて、予定が変更になる場合があります。ご不明な点がございましたらお尋ね下さい。

表2　人工膝関節置換術の入院生活表

	術後2日〜3日	術後4日〜14日	術後15日〜	退院
				担当看護師
⑥	・ベッドの端に座ることができます ・手術部位の管が抜けると車椅子に乗ったり、歩行練習が始まります ・CPMという機械を使って膝の運動を行います	歩行器歩行、杖歩行を目標にリハビリを行います	退院に向けて1本杖歩行を練習します	退院の目標
	医師の許可があれば術後3日よりシャワー浴ができます シャワー介助浴は（火）（金）となります	抜糸後入浴ができます		
	・手術部位の管が抜けます ・おしっこの管が抜けます ※包帯がずれてきた時は看護師にお知らせください	術後14日に抜糸（抜鈎）があります ※回復期リハビリ病棟に移ります		
		7日　血液検査 　　　レントゲン	21日　血液検査 　　　　レントゲン	
⑦	社会資源の活用、家屋の改造、自助具について話し合いましょう	退院後の生活について説明があります。 必要に応じケースワーカーによる医療相談をうけることができます		
	<術後3日> 車椅子に乗れましたか（はい・いいえ） <術後7日> 足が挙がりますか（はい・いいえ） 膝が90度曲がりますか（はい・いいえ） 歩く訓練をしていますか（はい・いいえ） 創の痛み、腫れは強くなっていませんか（はい・いいえ）	<術後14日> 熱は出ていませんか （はい・いいえ）	歩行が安定していますか（はい・いいえ） 膝が100度以上曲がりますか（はい・いいえ） 退院後の生活に不安はありませんか（はい・いいえ） 入院時の目標が達成しましたか（はい・いいえ）	

担当医師：　　　　　　担当リハビリ：　　　　　　担当看護師：

新潟県立リウマチセンター　　リウマチ病棟

2010.1

第3章　関節リウマチの治療とケアの実践

1）股関節

人工股関節置換術（THA）後は脱臼予防のため、内外旋動作が禁止される。股関節周囲筋を切離、剥離するためである。

臥床時には股関節軽度外転、内外旋中間位に外転枕等を使用し保持する。側臥位への体位変換時には脱臼防止と患者の負担軽減のために、外転枕を使用し看護師2名で介助を行う。離床は下肢伸展挙上運動（SLR）ができるか確認し（p159）、移乗の援助方法を検討する。リハビリテーションが進み自ら寝起き動作ができるようになれば、着脱が容易なバンドつきの三角枕を使用する。脱臼防止のため、足を組むような動作をしないように指導する。

2）膝関節

人工膝関節形成術（TKA）では術後2日目から看護師付き添いのもと、CPM（continuous passive motion、他動運動訓練装置）を開始する。疼痛の程度を観察しながら、目標角度まで1時間ほど実施する（表2⑥）。創部が痛いため、膝下にタオルを入れ軽度屈曲位をとる場合があるが、膝関節の伸展障害を起こすことがあるので、きちんと説明をする。

3）足趾

足趾形成術では術後2週間は患肢挙上を励行する。ベッドで休んでいるときはクッション等で、下肢の高さが10 cmほど高くなるように工夫する。車椅子で移動するときはフットレストつきの車椅子を選び、そのフットレストが移乗動作の妨げにならないように、移乗方法を確認、指導する。

術後3週でアーチサポートを装着し、歩行練習が始まると、患肢の浮腫をきたし、不安を訴える患者がいる。歩行練習は続行が必要であること、夜間や安静時は患肢を挙上し、浮腫を軽減するように指導、説明する。

術前からあった足底の胼胝は術後3カ月程度で自然に消失することを説明し、自分で触って出血させたりしないようにする。アーチサポートは足趾変形の再発を防ぐために、退院後も装着継続するように指導する。

■ 退院指導（表2⑦）

退院指導として今後の体重コントロールの必要性、禁止動作を避けるために工夫された日常生活動作を説明、指導する。1 kg体重が増加すると関節にかかる負担は約3倍になることを説明し、人工関節置換術後は、機械の破損やゆるみを予防するために、体重を増やさないように指導する。

和式の生活、とくに正座や床からの立ち上がりを避けるため、椅子、ベッドを使用する洋式の生活へ変換することを勧める。

転倒、転落を予防するために、家屋の改造、手すりの設置、段差の解消、お風呂場の改良等（p169参照）が必要か否か、家族も含めて検討が必要である。

術前に立案したリハビリテーションのゴールへの到達、退院後の生活を患者、その家族とともに考え、安全で質の高い生活になるように指導する。ADLが術前レベルまで回復しないまま退院となる場合には、家族の介護力を推し量り、本人のケアマネージャーと連絡をとり、問題なく退院後の生活を送れるように手配する。

エキスパートからのアドバイス

RA患者は多関節の障害をもっていたり、全身状態の悪化（合併症も含む）等により、一般的な整形外科の外科的治療とは異なることが多くなります。

外来通院中から入院、その後の退院後の生活にスムーズに進めるようにケアをする必要があります。

身体の状態だけでなく精神面でのケアも手術後の結果に影響することも考え、多方面からのアプローチが必要と考えられます。

引用文献

1）「リウマチ・膠原病の治療と看護」（川合眞一，森脇美登理 編），南江堂，2006
2）「テキストRAのマネジメント改訂版」（山本純己 編），メディカルビュー社，2001
3）柴寿子ほか：パスで流れがわかる！整形外科の周術期ケア 関節リウマチに対する手関節の手術．整形外科看護，15（5）：86-93, 2010

第3章 関節リウマチの治療とケアの実践

3. 内科合併症に伴うケア　A. 臓器障害

a. 治療編
臓器障害の種類と対策

陶山恭博、岡田正人

ポイント

- 関節リウマチの患者に乾性咳嗽、労作時息切れ、発熱のいずれかがあれば、感染症のほかにメトトレキサート（MTX）による間質性肺炎を考慮する。もしMTXの内服があれば（とくに開始32週以内）、その内服の中止も検討する
- あらゆる薬剤により肝機能障害を生じる可能性がある。可能な予防策を行うことが重要で、低用量からのリウマチ治療薬の開始、MTX使用時のフォリアミンの併用、アザルフィジン処方開始時のサルファアレルギーの有無の確認などを行う。B型肝炎ウイルスのスクリーニングも徹底したい
- 下腿の浮腫の訴えがあれば、心不全のほか、関節リウマチによる足首の関節炎やベーカー嚢胞の腫大や破裂、そしてブシラミンによる腎機能障害などを考える。ブシラミンによる腎機能障害は、尿検査で蛋白尿を早期に検出することで重症化を防ぐ

1 はじめに

　関節リウマチ（RA）の臓器障害は表1のように、「初診時から認め、薬剤の選択に影響がある合併症」、「初診時から認め、加療により増悪するリスクがある合併症」、「リウマチ治療薬により生じうる合併症」の3つに区別することができる。前者2者は最後の「リウマチ治療薬により生じうる合併症」を起こすリスクを下げるためにも必要な情報で、初診時からリウマチ治療薬を開始するまでに評価する。最後の「リウマチ治療薬により生じうる合併症」はRAの加療を行うにあたり、常に注意すべきものといえる。その要点を次にまとめる。

表1　RAの臓器合併症

	初診時から認め、薬剤の選択に影響がある合併症	初診時から認め、加療により増悪するリスクがある合併症	リウマチ治療薬により生じうる合併症
呼吸器	・RAによる間質性肺炎	・結核や非定型抗酸菌症などの感染症	・MTXによる間質性肺炎 ・免疫抑制による肺炎
肝臓	・稀 （肝機能上昇があればRAよりもウイルス感染による関節炎を疑う）	・B型肝炎ウイルス ・C型肝炎ウイルス	・薬剤による肝機能障害
腎臓	・稀 （慢性経過による腎アミロイドーシスなど）		・ブシラミン、金剤、NSAIDsによる蛋白尿

2 呼吸器の合併症

■ 喀痰の絡まない咳はありませんか？

　RAの患者に咳をしている様子があれば、まず、考えるべきは細菌性肺炎をはじめとした感染症である。ステロイドなどの免疫抑制薬を内服していると感染症を合併するリスクが高くなるため、SpO_2を含めたバイタルサインを確認する。では、喀痰の絡まない咳だった場合はどうだろうか？　もちろん、マイコプラズマなどの異型肺炎では乾性咳嗽を呈することがある。しかし、"RA＋乾性咳嗽"という組み合わせをみた場合、**MTXによる間質性肺炎**を忘れてはならない。

　MTXはRA治療の"柱"に位置づけられている内服薬で、世界で処方されているRAの内服薬の7割を占めている（MTXの詳細はp78参照）。日本でも処方薬の中心になっており、RAの診療にあたるうえで、MTXの特性や副作用についての知識を持つことが求められている。そのトピックの1つが、MTXによる間質性肺炎である。これは薬剤に対する過敏反応と考えられており、初期症状、すなわち"乾性咳嗽"のうちに内服を中止し重症化を防ぐことが臨床では大切な判断となる。"**RA＋乾性咳嗽**"というキーワードに遭遇した場合はMTXの内服を考慮し、「週に1回内服しているお薬はありますか？」と声をかけることが、予後を左右する貴重な一声になる。

　典型的な経過は、2～3週間の亜急性の経過で発熱、労作時息切れ、乾性咳嗽が徐々に進行するとされている。MTXによる間質性肺炎の約半数（48％）はMTX開始後32週以内に発症したという報告もあり、**内服開始1年以内はより注意が必要である**。MTXによる間質性肺炎の発症危険因子としては、高齢、糖尿病、低アルブミン血症、既存の間質性肺炎が挙げられる[1]。既存の間質性肺炎については、胸部単純X線で放射線科医が間質性肺炎なしと判断したRA患者での発症率は0.4％で、ありと判断した場合の14.7％と比較してリスクは低いことが知られている[2]。この点から、**RAの治療薬を選択する**前には必ず胸部単純X線の検査も行い、間質性肺炎の合併が疑われる場合はMTX以外の薬剤で治療を行うことになる。

> **看護のコツ**
> - 咳を咳で終わらせないようにしましょう
> - 喀痰が絡むかどうか、労作時の息切れがあるかどうか、MTXの内服をしているかどうかまで確認しましょう

3 肝臓の合併症

■ 体重測定とアレルギー歴の問診を

　RAで肝機能障害を合併する場合、原因はほぼ薬剤にある。そこで、抗リウマチ薬では肝機能を定期的にモニターすることが推奨されており、T-bil、AST、ALT、ALPを定期的に採血する。こうした薬剤を安全に継続するためにも、低用量から内服を開始し、慎重に増量する。さらに、MTXでは肝機能障害を予防するために、葉酸（フォリアミン®）の内服を併用し、体重に応じた調節も行う。患者が体重を覚えていない場合もあり、**体重計を準備しておくことはRAの診療で助けとなる**。

　サラゾスルファピリジンはサルファ剤の一種であることから、開始7～21日に認めるアレルギー反応である遅延型反応（血球減少、肝機能障害、薬剤熱、皮疹）を数％に認める。処方開始時には、発熱や皮疹があれば内服を中止してすぐに連絡することを伝え、**過去の薬物アレルギー歴の確認も必ず行**う。もし、ST合剤（バクタ®）に対するアレルギーのような**サルファアレルギーの既往**があれば、使用を控えなければならない（サラゾスルファピリジンの詳細はp77、78参照）。

■ 倦怠感はありますか？

　肝機能障害＝「黄疸」というイメージがあるが、実は黄疸を指摘することは簡単ではない。これは、黄疸がT-Bil＞2.5～3.0 mg/dLとある程度の肝機能障害が進行した段階になって生じ、自然光で眼球結

膜や皮膚を観察した場合に黄疸は指摘しやすく、蛍光灯の元での診察では黄疸を指摘する率はより低くなってしまうからである[3]。実際の臨床で肝機能異常を疑うポイントは黄疸ではなく、"倦怠感"の訴えであることが多い。関節症状以外に、だるい、つらいという全身症状の訴えがあれば、それは血液検査をする1つのタイミングとなる。

■ B型肝炎ウイルスと抗リウマチ薬

RAの治療前には、必ずB型肝炎ウイルスのスクリーニングとして、HBs抗原、HBs抗体、HBc抗体（CLIA法）を検査する。B型肝炎ウイルスキャリアであることが判明した場合は治療薬の選択枝が狭まり、サラゾスルファピリジン、ブシラミン、レフルノミド、低用量のステロイドが基本となる。B型肝炎ウイルスの増殖による重篤な肝機能障害を起こす可能性があるため、抗リウマチ薬（MTX、タクロリムス、レフルノミド、ミゾリビンなど）とすべての抗リウマチ生物学的製剤の使用は、肝臓内科専門医と相談のうえ慎重に考慮することが推奨されている[4]。

> **看護のコツ**
> - 肝機能障害の予防には、体重測定とアレルギー歴の確認も大切です
> - 肝機能障害を早期発見するには"だるい"という全身症状の訴えにも耳を傾けましょう

4 腎臓の合併症

■ 靴が入りにくくなることはないですか？

ブシラミンによる腎機能障害は、蛋白質が尿から失われるネフローゼタイプが多く、この場合は下腿の浮腫として生じる。そのため、ブシラミンを処方する際には毎回採尿検査を行うとよい。自覚症状を認める以前の段階で蛋白尿を検出するように努め、蛋白尿があれば早期に処方を中止する。しかし、急性発症の場合は下肢の浮腫が突如として現れ、患者から「足が象のように太くなった」「靴が履きにくくなった」という言葉を耳にすることもある。また、下肢のむくみの原因としては、心不全のほか、RAに特有の原因として足首の関節の炎症やベーカー嚢胞の腫大や破裂などによることもある。

■ 外来の内服薬はそのまま継続しますか？

抗菌薬同様、MTXなどの多くの免疫抑制薬は腎機能に応じて用量を調節する。そのため、とくに入院時に脱水や食欲低下のエピソードがある場合は、血流不足により腎機能が低下している可能性を考えなければならない。外来の内服薬を継続するのではなく、いったん、腎機能を確認して用量を決定するほうがより安全だと言える。

> **看護のコツ**
> - 靴が入らなくなったという訴えがあれば、下腿浮腫の有無を確認しましょう
> - 入院時に脱水や食欲低下がある場合は、外来処方を継続せず、採血による腎機能の確認を待ちます

> **重要！**
> 臓器合併症の中でも「リウマチ治療薬により生じる合併症」は新たな薬剤が追加となった後に生じる危険が高くなります。注意すべきは、新規にRAと診断されて加療が開始となった時期、関節の症状が増悪するも治療の強化にて落ち着きをみせた時期です。関節炎が軽快し喜ぶ患者さんがいれば、それを共感する一方で、前述の臓器合併症がないかを確認する姿勢が大切になります。

Advanced Lecture

歯周病のケアをしていますか？

歯周病は近年のRAのトピックとなっています。これは歯周病がRA発症のリスクの1つである可能性があることに加えて、歯周病のケアがRAの治療の1つになりえるからです（p202参照）。実際、歯周病があるままに生物学的製剤を使用した群と歯周病のない状態で生物学的製剤を使用した群とで比較すると、歯周病のない群のほうでより治療効果が大き

かつたという報告もあります。RAでは歯科領域も注目すべき臓器の1つです。口腔内も、しっかり観察しましょう[5]。

看護師へのアドバイス

毎回同じことを質問し確認していると、患者さんもこの症状には注意するのだと理解を深めることができます。外来のたびに"挨拶＋決まった項目の確認"は、臓器障害の早期発見・早期加療につながります。

> **決まった項目の確認**
> ○「乾いた咳や労作時の息切れはないですか？」（MTX内服者）
> ○「足がむくみ、朝から靴がきつくなることはないですか？」（ブシラミン内服者）
> ○「だるく倦怠感を覚えることが増えるようなことはなかったですか？」（ほぼすべての内服薬）

と毎回声をかけることは大切な習慣です。

引用文献

1) Saravanan V, Kelly CA : Reducing the risk of methotrexate pneumonitis in rheumatoid arthritis. Rheumatology 43 : 143-147, 2004
2) Ohosone Y, Okano Y, Kameda H, et al : Clinical characteristics of patients with rheumatoid arthritis and methotrexate induced pneumonitis. J Rheumatol 24 : 2299-2303, 1997
3) 「マクギーの身体診断学―エビデンスにもとづくグローバル・スタンダード」（McGee S 著，柴田寿彦 訳），エルゼビア・ジャパン，2004
4) 「B型肝炎ウイルス感染、リウマチ性疾患患者への免疫抑制療法に関する提言（2011年10月17日改訂）」（日本リウマチ学会 編），2011
　　→日本リウマチ学会のHPよりダウンロード可能
5) Savioli C, Ribeiro AC, Fabri GM, et al : Persistent periodontal disease hampers anti-tumor necrosis factor treatment response in rheumatoid arthritis. J Clin Rheumatol 18 : 180-184, 2012

第 3 章　関節リウマチの治療とケアの実践

3. 内科合併症に伴うケア　A. 臓器障害
b. ケアの実践
臓器障害の看護

漆山由美子

ポイント
- セルフモニタリングは具体的な症状を提示する
- 何かいつもと違うと感じたら、かかりつけ医療機関に相談するよう指導する
- 指導はくり返し行っていくことが重要である

1 セルフモニタリングと合併症早期発見のための指導

■ セルフモニタリングの目的

　慢性疾患の看護において、セルフマネジメントの支援は必要不可欠であり、患者自身が効果的なセルフケア・セルフモニタリングができるよう専門的知識を提供しなければならない。また看護師は患者が自分の生活と折り合いをつけながら、「何とか頑張っていけそう」という気持ちが持てるよう、病気と仲よく付き合っていく方法について患者とともに考えていくことが重要である。

　セルフモニタリングの本来の意味は、体重・血圧・血糖値などを自分で観察、記録しその変化を把握し、対処法を決定する指標にしていくという概念である。しかし患者へ毎日バイタルサインの測定や記録を求めても個々の都合によって継続困難なことは容易に予測できる。そこで重要なのが、「**この症状が出たら必ず病院に相談する**」という指導である。

■ 合併症早期発見・対処のための指導のポイント

　関節リウマチ（RA）疾患患者は鎮痛薬や免疫抑制薬など多くの薬剤を長期に使用するため臓器障害の合併症が出現することがある。また臓器障害には自覚症状のある場合と、ない場合がある。自覚症状のある場合は、患者が自ら症状が出現した時点で早めに医療機関へ相談することによって重症化を防ぐことができる。合併症の治療は早期発見・早期対処が重要であり、臓器障害の症状とセルフモニタリング内容について具体的に説明し、事象出現時に患者がすみやかに相談できるようくり返し指導していく。自覚症状のない場合でも定期受診時の検査データから発見されるため、自己判断で定期受診を中断しないよう指導していく必要がある。

　発熱や食欲不振で受診される方に、いつ頃から具合が悪かったですか？ と問診すると、「2～3日前から」と答える。また重症化している患者に医師から「大分前から咳がひどかったんじゃないですか？」と尋ねられると「そう言われてみればそうでした」といった返答が返ってくることがある。これらのことが重症化する分かれ道となり、症状を自覚したときにとるべき行動がきちんと指導されていない、あるいは指導していても患者がその意味について理解できていなかったことが原因であると考えられる。

> **重要！**
> 指導とはどこまで理解できているか確認し、わかるまでくり返し行っていくことで身についていくものであり、くり返し指導することによって「理解できる」から「覚えこむことができるようになる」[1]に変わります。そのための指導が看護者に課せられた重要な役割であるといえます。

2 肺障害

■ 肺炎

　肺はガス交換を行う重要な臓器であり、つぼ状の肺胞と呼ばれる組織が数億個ブドウの房のようになって構成されている。この肺胞に炎症が起きてくるのが肺炎であり、肺炎は炎症の主たる場所によって「肺胞性肺炎」と「間質性肺炎」に大別される。

- **肺胞性肺炎**：肺胞腔内が主たる炎症の場。肺胞構造は基本的には保たれ、治療は抗菌薬を用いる
- **間質性肺炎**：肺胞壁が主たる炎症の場。肺胞構造は線維化により肥厚し、治療はステロイドや免疫抑制薬が中心となる

　この2つの肺炎は治療法が異なるため鑑別することが重要であり、鑑別するために行う検査がKL-6やβ-Dグルカンという検査項目である。KL-6は間質性肺炎マーカーとも言われ、間質性肺炎の活動性と非活動性の診断にも使われる。β-Dグルカンは真菌の細胞壁に含まれる成分であり、真菌症の感染を鑑別するのに有効な検査であり、ニューモシスチス肺炎でも上昇がみられる。

■ RA患者と感染予防

　RA患者はステロイドや免疫抑制薬を使用することにより、免疫力が低下し、細菌性、真菌性、結核、ニューモシスチス肺炎、日和見感染など呼吸器系の感染症を生じやすい。間質性肺炎は肺胞の壁である間質に炎症を有する疾患の総称であり、炎症により間質が肥厚するため十分なガス交換が行えず、低酸素血症をきたすことになる。喫煙者、RAの疾患活動性が高い人に発症しやすく、また治療薬のメトトレキサート（MTX）も発症因子となりうる。患者へは日頃から感染に対する予防を心がけるよう指導し、とくに感冒症状には注意していくよう説明する。

■ 具体的な指導

　感染予防の指導としては上気道感染が起因となることが多いため、外出後の手洗い、含嗽の励行、人混みや空気の汚れている場所への外出はなるべく避ける、風邪を引いている人と接触しないなどの説明を行う。

　増悪時は重篤な状態になる前に早期対応が重要となるため、呼吸苦や咳嗽に注意し、いつもと同じ仕事や家事をしているのに何かおかしい、体全体がだるい、呼吸が楽にできない、痰がからんで出しにくいなどの症状が出現したら必ずかかりつけの医療機関へ早急に連絡をとり、受診するよう説明する（表1）。

3 肝機能障害

■ 肝機能障害とハイリスク患者

　RA患者の多くは鎮痛薬やステロイド、免疫抑制薬や生物学的製剤など多くの薬物を使用しており、ときに薬剤性の肝機能障害を生じることがある。肝機能障害は自覚症状が乏しく、知らない間に病状が進行していることがあるため、定期的な外来受診で発見されることが多い。また肝炎の既往感染者、あるいはキャリアの患者が、薬物療法による免疫機能の低下によって、肝炎の発症や急性憎悪による劇症肝炎に至る場合もある。

■ 具体的な指導とケア

　薬剤性の肝機能障害は、新しい薬が追加、あるいは変更になったときなど、今までと違う薬が開始になったときに薬物の副作用によって発症してしまうことがあるため、**薬の処方内容が変わったときは肝機能障害の症状について具体的に説明する必要がある**。いつもと同じ動作をしているのに著しい倦怠感を感じる、黄疸の出現など、体調の変化を見逃さないようにしてもらい、体調がおかしいな？と感じたときにはまず病院へ電話相談をしてもらうよう、普段から指導していくことが重要である。多くの場合は原因と考えられる薬物を中止することで肝機能は改善されるが、必要に応じて肝庇護剤が処方される。また飲酒の習慣がある患者へは、飲酒によって肝機能障害が悪化する可能性があることを説明し、改善するまで控えるよう指導する。

表1　臓器別セルフモニタリング

臓器	症状	検査項目	セルフモニタリングポイント（事象出現時必ず病院に連絡をしてほしいこと）
1. 肺	発熱 呼吸困難 チアノーゼ 咳嗽 痰のからみ 倦怠感	WBC KL-6 CRP β-Dグルカン 血液ガス 胸部X線 胸部CT	・38℃以上の高熱 ・咳が続いて痰がからむ ・いつもと同じ動作（仕事・家事）をしているのに呼吸が苦しくなる ・いつもより口唇色が不良で安静にしても改善しない ・著しい倦怠感
2. 肝臓	倦怠感 疲れが取れにくい 黄疸 吐き気や嘔吐	AST ALT γ-GTP	・著しい倦怠感 ・眼球や皮膚黄染の自覚・他覚症状
3. 腎臓	倦怠感 浮腫 蛋白尿 血尿 体重の推移 食欲不振	BUN Cre	・靴下を脱いでからしばらくしても跡がとれない ・浮腫部分を圧排して戻りが著しく遅い ・体重が急激に増加した ・著しい倦怠感

4　腎機能障害

■ 腎機能障害の原因

RAに伴う腎機能障害の原因としては、アミロイド沈着や抗リウマチ薬による副作用があげられる。蛋白尿が高度の場合は、糸球体を通過する際に腎糸球体構造を破壊するため蛋白制限を行う必要がある。また高血圧は糸球体内圧を上昇させ糸球体に負荷をかけるため、塩分制限や血圧降下薬により血圧を管理する必要がある。エネルギー代謝の増加に伴い老廃物の産生も高まるため、できるだけ安静にして腎臓への負担を少なくしなければならない。バイタルサイン、**急激な体重の増加、浮腫**や検査データに注意していく必要がある。

■ 具体的な指導とケア

患者への指導としては、靴下を脱いだ際、クッキリと履き口に沿って跡が残り、脱いでからしばらくしても跡が取れない、また浮腫部位を圧排して戻りが遅いなどの症状に気がついたら体重を測定し、急激な体重増加がみられたら必ず受診してもらうよう指導していくことが重要である。

腎機能障害の看護としては、医師の指示のもと塩分制限を行わなければならないが、それによって食欲低下を招いてしまうことがある。エネルギー不足は体内の蛋白質を消費することになり、老廃物の増加を招いてしまうため必要エネルギーが摂取できるよう管理栄養士と連携し、食事の形態や献立内容についてできる限りの配慮を行っていく必要がある。また尿中からの蛋白質喪失により感染症を招きやすい傾向にあるため、感染予防の指導も必要である。人混みの多いところへ外出するときはマスクを装着すること、外出から帰ったら含嗽と手洗いの励行を指導する。

浮腫がある場合は、皮膚が薄く伸展し容易に傷つきやすくなっているため、打撲や切り傷を起こさないように説明する。また弾性ストッキングの装着を促し、長時間の座位を行わないように説明し、臥床時は下肢を挙上するよう指導する。

> **看護のコツ**
> 血液検査の結果を主治医から渡されても、患者さんは検査データにさほど関心を示さない、あるいは「見せてもらってもわからないからよく見てません」という声を聞くことがあります。臓器障害がデータから発見されたとき、その検査項目と検査値について説明すると、患者さんは検査値に関心を示すようになります。そのとき異常値を示している項目について、どの臓器に障害が起きて

いるのか説明し、障害が起きると検査値が変動することを知ってもらい、患者さんが検査データに関心を持てるようかかわっていくようにしましょう。また検査データと症状を照らし合わせてみるよう指導し、自分も治療に参加しているという実感がわくように援助していくことが大切です。そうすることで外来受診が定期的に継続できるようにしていくことが看護者の役割であるといえます。

重要!

臓器障害の徴候出現時連絡してほしい項目については医師と相談し、セルフモニタリング項目、内容についてその病院独自で具体的に取り上げ、指導用のパンフレットを作成し統一した指導を行っていくことが望ましいといえます。また患者さんはRAだけでなくその他の臓器障害が起きてしまうことで精神的なショックを受け、治療に対し不安が強くなることが考えられます。看護者は患者さんとコミュニケーションをとり、精神的な不安が軽減するようかかわっていく必要があります。

Advanced Lecture

トシリズマブ使用患者の感染サインを見逃さない！

生物学的製剤のなかで、トシリズマブを使用しているとマスキングという作用によって咳や痰、発熱、CRPの上昇がマスクされ、感染徴候を隠されてしまうことがあります。マスキングによってたとえ肺炎を起こしたとしても高熱は出なくなります。また「何だか呼吸が苦しい」あるいは「咳が続いて痰が切れない」などの症状で、かかりつけ医でない医療機関を受診してもマスキング作用によってCRPは陰性化したままなので感染の徴候を見逃してしまう危険性があります。トシリズマブ治療患者には薬物の特性

について必ず説明し、著しい倦怠感、感冒症状が出現したら必ずかかりつけの病院へ電話相談をするよう徹底して指導し、重篤な呼吸器感染症とならないよう援助していくことが重要です。当院では点滴治療時にパンフレットを渡し、くり返し指導を行っています。

エキスパートからのアドバイス

患者さんは医師から処方された鎮痛薬を、痛みが軽い状態でも処方通りに1日3回服用していたり、あるいは1日2回定期的に坐薬を使用し続けたことで消化管潰瘍を発症することがあります。しかしよく話してみると痛いから鎮痛薬を使っているのではなく、使うと安心だからという理由で薬に依存し、薬の副作用について説明はされていても「痛みが出るのが怖くて」と鎮痛薬を使用することで得る安心感を優先させていることがあります。当院では患者さんに1日の生活表を記入してもらい、活動内容と痛みの出現時間、程度について申告してもらっています。その生活表をもとに鎮痛薬やステロイドの効果的な服用方法について患者さんとともに話し合いを進めます。その後医師と相談し、薬剤の減量が行えることもあります。薬剤の種類が減量されれば、それだけ副作用の出現率も軽減できるといえます。

看護者は患者さんの一番身近な存在となり、医師へ言いにくいことについて橋渡し的役割を担っていくことが必要です。またPTやOTからは関節に負担をかけない起居動作や自助具の使用方法、薬剤師による服薬指導、MSWによる社会福祉サービス調整などを行い、チーム医療で連携し治療を継続していくことが重要です。

■ 引用文献
1)「上手な患者の教育法」(ドナR, フォルヴォ 著, 津田司 訳), pp184, 医学書院, 1992

■ おすすめの文献・書籍　もっと詳しく学びたい方へ
◇「関節リウマチの治療とケア」(勝呂徹 著), メディカ出版, 2009
◇「膠原病ノート」(三森明夫 著), 日本医事新報社, 2006

第3章 関節リウマチの治療とケアの実践

3. 内科合併症に伴うケア　B. 感染症

a. 治療編
感染症対策

陶山恭博、岡田正人

> **ポイント**
> - 予防できる感染症をルーチンとして予防するには、問診と検査によるスクリーニング、ワクチン接種を日常診療のなかに組み込んでいく必要がある
> - 本稿では特に、歯周病関連の重症細菌感染症、結核、ニューモシスチス肺炎、帯状疱疹、B型肝炎に焦点をあて、"問診"を中心にそのポイントをまとめていく

1 口腔ケアと重症感染症

　口腔ケアは感染症予防という点でも大切なトピックである。なぜなら、**歯周病は、歯髄炎、眼窩内蜂窩織炎、髄膜炎、感染性心内膜炎など、重篤な細菌感染症の原因となりえるからだ**。そのため、抗リウマチ薬を開始する以前、生物学的製剤を開始する以前に歯周病の治療を終えることが理想となる。ただし、関節リウマチ（RA）は早期発見・早期加療がキーワードでもある。初回から生物学的製剤を開始することは比較的頻度が少ないことから、実際には、内服加療を開始する段階より歯周病のケアも同時に行うことが多い。

　また、RAはそれ自体が口腔ケアを難しくする疾患でもある。すなわち、顎関節の炎症のために開口自体が難しいことや、手の痛みや変形により"歯ブラシを口元まで運べない""細かなブラッシングができない"ことがある。先端の小さな歯ブラシや電動歯ブラシを使用するなど道具を工夫することで対応できる場合もあるため、日常の口腔ケアの様子や困っている点についても確認するようにしたい。
［※詳細は第4章「口腔ケア」（p202）参照のこと］

> **看護のコツ**
> 　歯周病は不顕性に進行します。症状に乏しく、口腔ケアをはじめるには何らかの契機が必要となることから、上手に声をかけることが大切です。そこで、歯周病の治療がRAの予防・治療に関連することを説明するとともに、「**歯ブラシのときに出血したり、口臭が気になったりすることはありませんか？**」と歯科受診の目安をわかりやすく伝えると、意識の高い口腔ケアにつながりやすくなります。

2 結核

　日本の結核罹患率は人口10万人あたり17.7人（2011年）と、多くの欧米諸国の4倍以上とされている。本邦では2012年7月に添付文書が改訂され、生物学的製剤に加えてメトトレキサート（MTX）でも結核のスクリーニング検査を行うことが推奨されるようになっている。

　手順は、問診からはじまる。まず問診で結核の既往歴や曝露歴、家族歴を確認し、該当しなければ検査へと進む。検査項目は、ツベルクリン反応と採血によるクオンティフェロン、胸部の画像検査が利用されている。結核既往歴がある場合やスクリーニン

グ検査で既感染が疑われる場合は、抗結核薬の予防内服をする。

> **看護のコツ**
> 最初のステップである問診を丁寧に行うことが肝になります。まず、結核の呼び名が地域や世代により異なることがあります。結核という単語には馴染みがなくとも、"肋膜（ロクマク）"という単語には反応する場合もしばしば経験されます。肺浸潤（ハイシンジュン）と呼ぶこともあります。「結核はありますか？」ではなく、「**結核と言われたこと、ロクマクやハイシンジュンと言われたことはありますか？**」と質問するとよいかもしれません。
> 既往歴、家族歴、暴露歴を正確に把握することもときとして難しくなります。「既往歴はありますか？」と質問するよりも「**入院したことがありますか、お薬を内服したことがありますか、手術をうけたことがありますか？**」と具体的例をあげるほうが患者さんも思い出しやすくなります。家族歴や暴露歴も、「**ご家族や親戚、学校の先生や同級生で結核の治療をうけた方がいらっしゃいますか？**」と尋ねることもできます。よりわかりやすい表現で、患者本人、ご家族に対して結核の既往歴・家族歴・暴露歴を確認するようにします。

高齢者、ステロイド6 mg/日以上の使用、既存肺疾患の合併症の3項目のうち2項目以上で発症のリスクが高くなるという報告もある。予防としては、一般的にST合剤の内服が第1選択薬となっている。

> **看護のコツ**
> ニューモシスチス肺炎は早期発見が難しい疾患でもあります。なぜなら、発症時であっても聴診で呼吸音が正常であることや、胸部単純写真で明らかな異常所見が認められないことがあるからです。診断への手掛かりは「**労作時の呼吸苦**」のエピソードで、自宅や職場、病院内や駅での階段の上り下りでの息切れを見逃さないことが重要になります。肩で息をしている様子や疲れたという言葉があれば一歩踏み込んで、どういった場面で疲れるのかを確認するようにします。

Advanced Lecture

ニューモシスチス肺炎の診断については、本邦で開発された採血検査「β-Dグルカン」が有用とされており、β-Dグルカン（ワコー）では31.1pg/mLをカットオフとすると感度92.3%、特異度86.1%だったという報告もあります[2]。

3　ニューモシスチス肺炎

RAそのものはニューモシスチス肺炎を生じるリスクの低い疾患ではあるが、生物学的製剤の登場とともにそのスクリーニングが重要視されるようになっている。ニューモシスチス肺炎発症のリスクについてはステロイド投与量との関連が有名で、プレドニゾロン換算で16 mg以上8週間以上や20 mg以上4週間以上が1つの目安といわれてきた。しかし、ステロイドのみならずそれ以外の要因も含めたリスク評価が大切で、本邦では表1のような基準が発表されている。

生物学的製剤についてはRA患者を対象とした国内のインフリキシマブ市販後調査から、65歳以上の

表1　ニューモシスチス肺炎一次予防開始基準案

① 経口ステロイド単独ではPSL換算 1 mg/kg以上
② PSL換算 0.5 mg/kg以上かつ免疫抑制薬併用
③ リンパ球 400 /mm³
④ IgG 700 mg/dL以下
①あるいは②、かつ、③または④に該当する症例が高リスク

（文献1より引用）

4 帯状疱疹

　帯状疱疹でも、早期発見・早期加療が重視されている。とくに**発症3日以内**に治療を開始すると、帯状疱疹後神経痛の発症率を低くすることにつながると言われている。そのため、帯状疱疹では前駆症状を見逃さないことがポイントとなる。具体的には、「"**皮膚の表面がピリピリとする疼痛**"を自覚したら、数日以内に帯状疱疹による小水疱が出現しうること」「**所見があれば迷わずに医療機関を受診すること**」「**帯状疱疹は肋骨に沿った胸部や腰部だけでなく顔面や下肢にも起こりうること**」などを確認するとよいかもしれない。また、帯状疱疹の予防ワクチンが本邦でも今後のトピックとなることが予想されており、効果や安全性についての議論に注目したい。

看護のコツ

　免疫抑制薬、とくに生物学的製剤を使用している場合は入院による点滴加療が必要となる場合があります。入院加療か外来通院か、その判断は皮疹の分布により決まります。つまり、「**三叉神経領域を含む場合**」、「**2デルマトーム以上の場合**」、「**播種している場合**」のうちいずれか1つに合致する場合は点滴加療が好ましく、入院の適応となります（表2）。

　三叉神経第1枝領域にまたがる場合には、眼科受診を行い、樹枝状角膜炎、結膜炎、虹彩毛様体炎、強膜炎、視神経炎、眼筋麻痺の有無を確認することも推奨されています。

Advanced Lecture

- 通常の帯状疱疹の治療はバラシクロビル（バルトレックス®）1,000 mg 1日3回7日間の内服加療となります。しかし、免疫抑制薬、とくに生物学的製剤を使用している場合は、表2のようにアシクロビル10 mg/kgを1時間以上かけて、8時間ごとに1週間の点滴加療目的に入院となることがあります
- バラシクロビル、アシクロビルともに腎機能に合わせて用量を調節する薬剤であることから、治療を開始する場合は腎機能を確認します

5 "B型肝炎ウイルスの再活性化"とde novo B型肝炎

　人間ドックなどの一般検診では急性肝炎や慢性肝炎のスクリーニング検査を「HBs抗原」1項目にて評価することが多い。しかし、RAの分野では「HBs抗原」のみの検査では不十分とされ、最低限、「HBs抗体」と「HBc抗体」まで測定するようになっている。

　これは、B型肝炎ウイルスが「一度でも体内の肝細胞に感染すると、その二本鎖DNAは細胞内から完全に排除されることはなく細胞内に存在し続ける」という特徴を持つことによる。RAでは免疫抑制薬を使用することで"眠れるB型肝炎ウイルス"を呼び覚まし重症肝炎を生じる可能性がある。より慎重な対策を立てることが求められている。

表2　ヘルペスウイルス感染／帯状疱疹（免疫不全患者）

重症でないとき	免疫正常者と同じ ※悪化すれば点滴へ
重症 ＞1デルマトーム or 三叉神経にまたがる場合 or 播種している場合	アシクロビル（ACV）10〜20 mg/kg 点滴 ・1時間以上かけて、8時間ごとに7〜14日 ・高齢者では、7.4 mg/kgに減量 ・腎毒性出現に注意 ・症状が改善したら、5 mg/kg（8時間ごと）に変更

日本リウマチ学会は「B型肝炎対策ガイドライン」を作成し、MTX、レフルノミド、高用量ステロイド、生物学的製剤を使用する場合には、そのアルゴリズムに沿ったスクリーニング検査を行うことを推奨している。概要は図1のような内容で、"現在急性肝炎・慢性肝炎を起こしているか？"という点を確認するのに適したHBs抗原の測定のみならず、"過去にB型肝炎に感染した形跡があるか？"という点まで確認できる「HBs抗体、HBc抗体」を測定し、感染の疑いがあれば"ウイルスが増殖しているか？"を評価するための「HBV-DNA定量（TaqMan）」をくり返すことを意図したものとなっている。予防治療を開始する場合には、肝臓専門医にコンサルトし併診を依頼することが望まれている。

> **看護のコツ**
> 　HBe抗体が陽性となりHBe抗原が陰性となった状態はセロコンバージョンと呼ばれ、免疫機能によってウイルスの活動性が抑え込まれた状態（B型肝炎が治まった安心な状態）と考えられてきました。そのため、「過去に医師からB型肝炎はセロコンバージョンしているから安心していいと説明をうけたことがある」という声を耳にすることがあるかもしれません。しかし、前述のようにB型肝炎ウィルスは「体内に潜伏し続ける」ウイルスです。一度でも過去にB型肝炎ウイルスへの感染を指摘されたことがあれば、RAの治療を行う場合には"大丈夫"と言い切ることはできません。

> **重要！**
> 　ワクチンも予防医療の重要な柱の1つです。日本リウマチ学会によるRAのガイドラインでは、生物学的製剤投与前にインフルエンザワクチンと肺炎球菌ワクチンの2つを摂取することが推奨されています（p148参照）。ワクチン摂取については、以下の質問を受けることがあります。

質問：抗リウマチ薬を内服しているけれどもインフルエンザワクチンを打っていいですか？

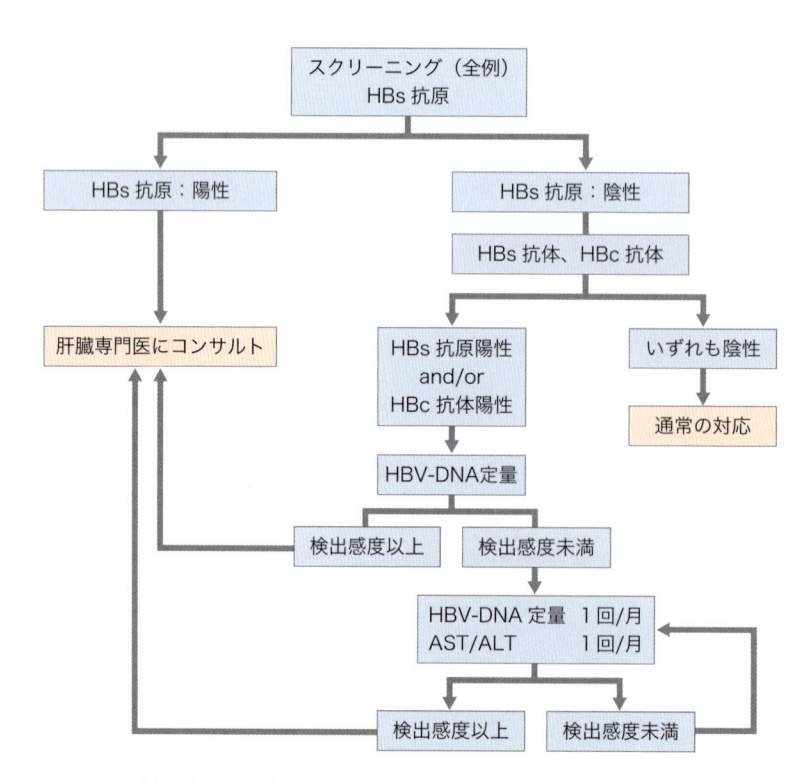

図1　免疫抑制・化学療法により発症するB型肝炎対策ガイドライン（改訂版）の概要
（文献3より改変：一部簡略化している）

答： 基本的に大丈夫です
⇒ 一般の内服をしていない場合と同じであり、体調不良の場合や過去にインフルエンザワクチン摂取に対してアレルギー反応を起こしたことなどがない限り、摂取は可能です。肺炎球菌ワクチンは5年が経過していれば、初回摂取時に重篤な副反応がなければ、追加摂取を行うこともできます。

質問：インフルエンザワクチンと肺炎球菌ワクチンを同日に接種することはできますか？

答： できません
⇒ 小児ワクチン接種の原則と同様、「生ワクチンの摂取後は4週間（中27日）」「不活化ワクチン摂取後は1週間（中6日）」の期間をあけることが、本邦では添付文書に記載されています。インフルエンザワクチンも肺炎球菌ワクチンも不活化ワクチンであるため、中6日の間隔をあけて摂取することになります。米国では、左右の別々の腕にインフルエンザワクチンと肺炎球菌ワクチンの同時摂取が許可されていることから、今後、本邦でも安全性の確認がなされれば、変更となるかもしれません。

看護師へのアドバイス

細菌感染症や帯状疱疹をはじめとして、B型肝炎、結核やニューモシスチス肺炎は抗リウマチ薬の開始後に再燃していく例も認められます。いずれも重症化を阻止するためにも早期加療が望まれます。そのため、予防と並行して、感染症の早期発見を目指すこともRAの診療では重要になります。したがって、スクリーニング検査を一度きりで終わらせるのではなく、定期的にくり返す必要があります。そして、問診は「くり返し説明する・確認する」ことで、注意すべきポイントの理解がより高まっていく項目でもあります。日々の口腔ケアの実践状況（歯周病）、発熱や下気道症状（結核や肺炎）、労作時呼吸苦（ニューモシスチス肺炎）、皮膚の違和感（帯状疱疹）については、診察の度に確認するようにしていきましょう。

引用文献

1) 厚生労働科学研究費補助金 免疫アレルギー疾患等予防・治療研究事業―，「免疫疾患の既存治療法の評価とその合併症に関する研究」（H17-免疫-一般-012）
2) Tasaka S, Hasegawa N, Kobayashi S, et al : Serum indicators for the diagnosis of pneumocystis pneumonia. Chest 131 : 1173-1180, 2007
3) 免疫抑制・化学療法により発症するB型肝炎対策ガイドライン（改訂版），2011
　→日本リウマチ学会のHPよりダウンロード可能

第3章 関節リウマチの治療とケアの実践

3. 内科合併症に伴うケア　B. 感染症

b. ケアの実践
感染症予防看護

粥川由佳

> **ポイント**
> - 関節リウマチ患者のセルフケア能力に応じた感染予防行動と、感染の早期発見・早期治療を可能にするための教育的支援が重要である
> - 易感染状態の患者が感染予防行動を生活のなかに取り入れられるまでに獲得できるよう、継続した支援が求められる
> - 患者が適切な自己管理を継続可能にするために、看護師は精神的支援も行う必要がある

1 はじめに

　関節リウマチ（rheumatoid arthritis：RA）患者は、健常対照群に比べての生命予後がやや悪いといわれているが、その主な理由として、関節機能障害による日常生活動作（ADL）の制限や、種々の関節外症状、慢性炎症による体力の消耗などがあげられる。

　近年、RAの治療の中心にメトトレキサート（MTX）と種々の生物学的製剤が位置づけられ、今までの治療で十分効果が得られなかった患者に対しても症状の改善が期待できるようになった。その一方で、これらの薬剤は免疫を抑制する作用を持つため重篤な感染症が生じる可能性がある。RA患者が感染症を併発することなく治療を継続するために、患者のセルフケア能力に応じた感染予防行動と、感染症の早期治療を可能にするための患者教育が重要である。

2 看護における観察ポイント（表1）

■ 呼吸器感染症

　RA患者は関節外病変として間質性肺炎を合併することが多く、これを基礎疾患として肺炎を併発する頻度が高くなる。また、生物学的製剤使用下における最も留意すべき副作用は感染症であり、なかでも呼吸器感染症はとくに多い。

1）危険因子

　危険因子として、**65歳以上の高齢者、既存のリウマチ性肺障害、糖尿病、低アルブミン血症、過去の抗リウマチ薬の使用歴**などがあげられる。また、慢性呼吸器感染症（副鼻腔炎、慢性気管支炎）や歯周病などの慢性感染症の合併や、日和見感染症（肺結核、ニューモシスチス肺炎など）の既往なども危険因子となるため注意したい。

2）観察のポイント

　来院時の患者管理では、RA薬物療法中にとくに注意すべき感染症を念頭におきながら、感染症を管理するうえで必要な観察を行う。呼吸器感染症の場合、発熱、咳、痰の性状・色・量、安静時・歩行時の息切れの有無、治療前に比べてSpO_2の低下がないか観察することが大切である。

表1　感染症を早期発見するための観察ポイント

全身症状	□発熱：悪寒戦慄はあるか
呼吸器症状	□咳嗽：湿性咳嗽、乾性咳嗽 □喀痰：性状、色、量、粘稠度 □呼吸困難：労作時の息切れの有無、チアノーゼ、頻呼吸 □SpO_2：治療前より低下していないか □胸痛
皮膚症状	□足趾変形部位の潰瘍、潰瘍への二次感染 □褥瘡好発部位、骨突出部の褥瘡、創部への二次感染 □蜂窩織炎：発赤、腫脹、熱感 □帯状疱疹
腎尿路系	□膀胱炎症状：残尿感、排尿時痛 □発熱を伴う腰背部痛
消化器症状	□嘔吐、下痢 □発熱を伴う腹痛
頭頸部症状	□口腔内清潔度：口臭、歯垢・食物残渣の有無、動揺歯の有無 □口腔乾燥度 □副鼻腔炎症状：鼻閉感、鼻汁、頭痛、歯痛
筋骨格系症状	□発赤・熱感の強い関節腫脹
その他	□末梢白血球数、リンパ球数、IgG □インフルエンザワクチン接種歴 □肺炎球菌ワクチン接種歴 □肺炎患者との接触 □予防内服薬の有無（ST合剤、抗結核薬）

（文献1より改変）

トシリズマブ（tocilizumab：アクテムラ®）にて治療中の患者の場合、この薬剤がIL-6の作用を阻害する作用を持つことからCRPの上昇が抑制される。そのため、CRPは感染症の有無や重症度判定には使えない。肺炎の初期症状である発熱などの発現が抑制される可能性もあるため、倦怠感や微熱などの軽微な自覚症状にも注意を払う必要がある。

3）指導のポイント

呼吸器合併症は最も合併するリスクが高いため、患者が自身の異常を早期発見できるように日常の診療のなかで注意すべき症状を具体的に指導する。呼吸器症状に変化があった場合に自己判断で治療を続けないよう、緊急時の連絡方法についても確認しておく。

> **重要！**
> 感染症の重篤化を回避するためには医師への報告をすみやかに行い、指示された処置や投薬を迅速に行うことも重要な看護援助です。呼吸器症状が目立たなくてもSpO_2が普段より低下している場合は呼吸器感染症や間質性肺炎の可能性があるため、RA患者の看護ではSpO_2のモニタリング、呼吸器症状の観察を継続的に行う必要があります。

■ 皮膚感染症

RA患者は血管炎などを合併した場合、血流障害が引き起こされ皮膚潰瘍をきたしやすい。

また、慢性炎症性疾患であるRAには貧血やアルブミンの低下をきたしている患者も多いことや、全身関節痛や変形・拘縮により、活動性、可動性が制限される患者が多く、褥瘡形成のリスクも高い。とくに罹病期間の長い患者では、仙骨部や大転子部などの褥瘡好発部位だけではなく、手指や足趾の変形部位に潰瘍形成を起こすこともある。潰瘍や褥瘡への二次感染がないか観察する。

また、蜂窩織炎や帯状疱疹などの皮膚・軟部組織の感染症を認めることも多い。蜂窩織炎は足白癬や外傷が原因となることがあるため、下肢の浮腫の程度や保清の状況などを常に観察する必要がある。

> **看護のコツ**
> RA患者は外反母趾など足部の関節変形を伴うことが少なくなく、骨突出や変形している部分に圧がかかることで胼胝（べんち）や表皮剝離を起こしやすく、感染性の潰瘍を形成するリスクが高い状態です。清潔保持の重要性は理解していても、手指の変形や握力の低下、関節可動域の制限などにより十分に保清ができないことも多いため、重篤な足病変を予防するために患者さんの状態に合わせたフットケアを実践していくことが重要です（p189）。

3　感染症予防に対する看護ケア

■ 接触・飛沫感染の予防

接触・飛沫感染の予防策として、免疫抑制薬や生物学的製剤による治療を受けている患者には、デパートなどの混雑する場所へ外出する場合は、マスクの着用と外出後の手洗い・うがいを励行するよう

指導する。石鹸・流水でしっかり手洗いを行うことが理想的ではあるが、RA患者は関節障害により十分に手洗いが行えないこともある。その場合は、速乾性アルコール製剤を利用するなど、患者が行いやすい方法を指導する。

外来の待合室ではポスターを掲示するなど、患者に咳エチケットを意識づけることが大切である。咳嗽時にすぐ対処できるように、ティッシュと廃棄ボックス、手洗い場（もしくは速乾性アルコール製剤）を設置したり、マスクの自動販売機を設置したりするなど、環境を整備することが望ましい。また、呼吸器症状を伴う受診者は隣の受診者と1m以上離れてもらい、場合によっては特別な待合室に誘導するなどの配慮をする。

その他、高齢者においては、肺炎球菌ワクチンが推奨されている。また、インフルエンザワクチンは年齢と関係なく、できる限り接種するよう指導する。

■ 口腔ケアによる誤嚥性肺炎の予防

1）RA患者に起こりやすい誤嚥

肺炎の要因の1つとして誤嚥性肺炎が考えられる。誤嚥は、老化や脳血管障害の後遺症などによって嚥下機能が弱くなり発生しやすい「顕性誤嚥」と、睡眠中に口腔内分泌液や逆流した胃液などを誤嚥する「不顕性誤嚥」に分類され、顕性誤嚥より不顕性誤嚥のほうが多いと考えられている。また、不顕性誤嚥はむせ・咳などの症状がない場合が多く見落とされがちであり、注意が必要である。

RA患者の場合、頸椎病変（環軸椎亜脱臼）のある患者は前屈位をとることで症状が憎悪したり、頸椎カラーを装着していることによる前屈位の制限により顕性誤嚥を起こしやすい。嚥下障害がみられる場合は、食事形態の調整により嚥下しやすいよう工夫する必要がある。

2）口腔ケアの工夫

顎関節の障害による開口制限や、上肢の関節可動域の制限、握力の低下によって効果的なブラッシングが困難となる場合もある。また、シェーグレン症候群を合併すると唾液腺障害による口腔内乾燥感（ドライマウス）を生じることがある。唾液の分泌が低下し口腔内の自浄性が低下することによって口腔内の細菌数が増加しやすくなり、古くなって剥がれた粘膜上皮や気道分泌物が歯や粘膜に固着し、ケアが困難になり粘膜の障害も生じやすい。

不顕性誤嚥による肺炎を予防するためには、口腔ケアにより口腔内の清浄性を高め、細菌数を減少させることが第一目標とされている。開口制限により口腔ケアが行えない場合、開口器やバイドブロックを利用する方法もあるが、器具が入らない場合や顎関節痛を伴うこともある。その場合、刷毛部の小さい歯ブラシや、柄の曲がる歯ブラシを使用するなど、患者の状態に合わせた方法を指導している。

上肢の関節可動域に制限のある患者や、握力の低い患者は、個々の状態に合わせて福祉用具をはじめ、タオルや割り箸などを付けて歯ブラシを持ちやすくするとケアが行いやすくなる。口腔内の乾燥に対しては、人工唾液や市販の保湿剤の利用、唾液腺マッサージや口腔機能のリハビリテーションも有効である（p206、207）。頸部・体幹リラクゼーションや顎関節機能訓練、顔面マッサージなど、口腔機能改善のリハビリテーションにはさまざまなものがあるが、頸椎や顎関節の状態によっては症状を悪化させる恐れもあるため、医師やリハビリテーション科のセラピストの判断を仰ぐ。

また、ステロイド性骨粗鬆症の予防のためにビスホスフォネート製剤が投与されている場合、齲歯が原因となって顎骨壊死や顎骨骨髄炎が発現したり、敗血症、化膿性関節炎などの重篤な感染症を引き起こすことがある。できる限りMTXや生物学的製剤による治療をはじめる前に、歯科治療をすませておくよう指導する。

> **重要！**
> 誤嚥性肺炎、齲歯の予防のためにも、患者さんの個別性をふまえた安全・有効な口腔ケアが必要です。そのためには歯科医師、歯科衛生士と連携し、知識を共有しながら適切な口腔ケアを実施することが望ましいといえます。定期的に歯科受診をし、常に口腔環境を整えておくことが感染症予防にも効果的です。

■ 糖尿病患者の血糖コントロール

ライフスタイルの欧米化に伴い、糖尿病を併発しているRA患者は年々増加している。また、ステロイドを使用しているRA患者は、ステロイドが肝臓における糖新生亢進や末梢組織におけるインスリン抵抗性の増強などの作用を持つことから、糖尿病を発症する場合もある。このようなケースでは、血糖コントロールが不良となると、白血球機能の低下により遊走能、貪食能、殺菌能の低下や血流障害により易感染状態となる。良好な血糖コントロールを維持することで感染症の発症を予防することにもなり、感染症の予後も良好となるため、適切な食事療法や運動療法などが実施できるよう支援する。

エキスパートからのアドバイス

RA患者の感染症予防に対する看護援助では、一般的な感染対策と同時に、使用する薬剤に応じた教育も必要です。また、RA患者は疾患特有の関節痛や関節可動域の低下などがありますが、その程度は個々の患者さんで異なるためセルフケア能力にも個人差が生じます。

RAは全身疾患であり、一部の例外はあるものの、種々の関節症状と関節外症状の両者が出現しながら寛解と憎悪をくり返し、慢性的に経過します。そのなかで、患者さん自身が疾患や治療に対する正しい知識を持ち、感染予防行動を日常生活のなかに組み込めるまでに習得できるように支援することが重要です。

RA患者は長期に渡る経過のなかで、常に感染症に注意を払いながら生活していかなければなりません。看護師はこうしたRA患者の負担を理解したうえで、患者さんが主体的に感染予防行動を継続していけるように、精神的支援にも努めていく必要があります。

■ 引用文献・参考文献

1) 杉原毅彦 他：関節リウマチの薬物療法と感染症．からだの科学，273：88-91，2012
◇ 鈴木貴博：感染症のリスクを低下させる管理・患者説明のポイント．薬局，60（3）：110-111，2009
◇ 鈴木美紀 他：生物学的製剤の副作用と使用上の注意点．Pharma Medica，28（3）：39-42，2010
◇ 池田雄一郎：口腔と呼吸のかかわり．呼吸器ケア，10（7）：12-16，2012
◇ 「Nursing Selection④ 代謝・内分泌疾患」（池田匡 他 監修），pp56-88，学研，2005
◇ 西久保周一：口腔内トラブルシューティング．呼吸器ケア，8（7）：35-39，2010
◇ 幡中美沙子 他：対象別口腔ケアのツボ 誤嚥性肺炎．看護学雑誌，74（9）：22-26，2010
◇ 「看護のための最新医学講座 第2版，第11巻 免疫・アレルギー疾患」（日野原重明 他），pp120-140，中山書店，2009
◇ 「病気とともに生きる 慢性疾患のセルフマネジメント」（ケイト・ローリッグ他 著，日本慢性疾患セルフケアマネジメント協会編），pp2-11，日本看護協会出版会，2008
　→口腔ケアは誤嚥や低栄養を防ぎ、誤嚥性肺炎やその他の疾病の予防にもつながるという報告が多数されています。RA治療を円滑に進めていくためにも、適切な口腔ケアを実践したいと考えています。

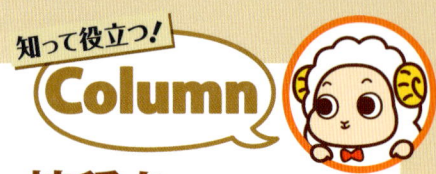

呼吸器感染症の予防にはワクチン接種を

中園　清

感染症のハイリスク者は要注意！

　細菌やウイルスの感染で起こる肺炎は、2011年度の日本の死因の第3位に浮上しました。その死亡者数の95％は65歳以上が占め、肺炎で一番多い病原菌は肺炎球菌です。

　感染症においてDoranらは関節リウマチ（RA）患者は非RA患者に比べ約2倍の感染リスクがあると報告しています。免疫抑制薬や生物学的製剤の登場によりRAの治療は進歩してきました。その反面、感染症のリスクは上昇してきています。とくに呼吸器感染症は生命予後への影響から対策が重要です。生物学的製剤の副作用の解析から、感染症の危険因子として、①ステロイドの使用、②呼吸器感染症の既往・合併、③65歳以上の高齢者などがあげられています。そのためリスクを持つRA患者には予防対策が必要となります。

　風邪やインフルエンザにかかると喉や気道の粘膜が傷つけられ、細菌が進入しやすくなり、肺炎を起こし重症化を起こしやすくなります。その予防として、インフルエンザワクチンと肺炎の主たる原因菌の肺炎球菌をターゲットとした肺炎球菌ワクチンが重要となります。

インフルエンザワクチン

　インフルエンザワクチンは、A/H1N1亜型・A/H3N2亜型・B型の混合です。一般ではその効果は入院や死亡で70〜90％と報告されています。抗TNF製剤やMTX使用のRA患者でも、ワクチンが有用との報告が多くみられます。ワクチン効果は、接種後2週間で現れ、5ヶ月間程度持続します。接種時期は10月から12月頃がよいでしょう。

肺炎球菌ワクチン

　肺炎球菌ワクチンは肺炎球菌の病原性を担う莢膜抗原90種類中23種類を含んだワクチンです。アメリカでは保険でカバーされて高齢者の接種率が70％と高いのですが、日本では任意のため4〜5％の低い状況です。接種して約3週間で抗体ができ、免疫は5年以上持続します。再接種も5年以上経過で可能となりました。接種時期の制限はありません。インフルエンザワクチンとの併用で、肺炎球菌性肺炎による入院が36％、死亡率が57％減少したとの報告があります。抗TNF製剤使用のRA患者でも抗体産生には問題ないと報告されています。

　生物学的製剤を使用していたり、感染リスクを持っているRAの患者さんには肺炎予防に両ワクチンを積極的に接種することが勧められます。

第3章 関節リウマチの治療とケアの実践

4. 妊娠・出産時のケア

磯島咲子、村島温子

> **ポイント**
> - 関節リウマチ患者が妊娠を希望する際は計画的な妊娠が望まれる
> - 必要と判断された薬剤は過度の心配をせずに使用することが大切である
> - 産後はRAが悪化することが多いので家族の理解と協力が必要である

1 「RA」と「妊娠」が互いに与える影響

関節リウマチ（RA）は女性に多い病気であり、とくに中高年女性の疾患という印象があるが、リウマチ白書（日本リウマチ友の会発行）によると3分の1のRA女性は20～30代に発症しており、妊娠・出産は大事なテーマである。

RA患者の妊娠を考えたとき、(A) RAが妊娠に与える影響、(B) 妊娠がRAに与える影響の2つを考えていく必要がある（図1）。

■(A) RAが妊娠に与える影響

RAの活動性が抑えられていない状態だと、そのこと自体に加え、関節痛に対して使用する非ステロイド性抗炎症薬（NSAIDs）の影響で妊孕性が下がると考えられており、抗リウマチ薬（DMARDs）でしっかり活動性を抑え、寛解状態のときに妊娠を考えるほうがよい。また疾患活動性の評価と合わせて関節可動域などの機能障害の評価も重要であり、体重増加や自然分娩が問題となる症例では産科や整形外科との連携が必要になってくる。

■(B) 妊娠がRAに与える影響

妊娠すると一般的に約75％の症例でRAは改善し、とくに妊娠初期に改善の多くを認める。関節腫脹や疼痛、朝のこわばり時間が減少するため妊娠のために治療薬を中止していても症状が強く出てこないことが多い。しかし多くの症例では出産後数カ月以内に再び活動性は上昇し、治療の再開もしくは強化が必要になってくる[1)2)]。妊娠が終了し、以前の体内環境に戻ったことに加え、体重増加による関節への負担や、育児での関節使用量の増加が活動性の上昇に関与していると考える。

(A)(B)双方の影響を考え患者をケアしていくことが重要である。

> **看護のコツ**
> - RA患者さんの妊娠では寛解状態での計画妊娠が望ましいことを伝えます
> - 多くの患者さんで産後は悪化するため、育児のサポート体制を調整してあげることが大切です

・妊娠後は改善傾向
・産後は悪化傾向

妊娠 ⇄ RA

・妊孕性が低下する可能性
・妊娠経過
・産後の育児

図1 RA合併妊娠

2　RA合併妊娠の管理

多くの症例で妊娠中は落ち着いているが、定期的に内科にも受診してもらい活動性の評価をしていくことが大事である。

1）運動
妊娠中は関節症状が楽になるため、運動量が増えてしまうことがあるが、適度な休息をとっていく。

2）食事
ステロイドを内服しながらの妊娠継続ではとくに体重増加をきたしやすい。過度の体重増加は股関節や膝関節など下肢の関節に負担をかけてしまうほか、妊娠糖尿病を起こすと児の発育にも影響が出てくるため、適正体重内での体重増加をこころがける。

3）貧血
RA患者ではもともと慢性炎症による貧血を併発していることがあるが、妊娠時はさらに血漿循環量が増加するため、希釈性の貧血となり、貧血が強く出ることがある。立ち眩みやめまい、動悸といった貧血の訴えに注意しながら、必要に応じて鉄剤を使用し、治療していくことが必要である。

4）呼吸障害
妊娠時は腹部からの圧迫にて呼吸苦を訴えることがあるが、RAでも気管支拡張症や間質性肺炎などの肺障害を合併することがあり、注意が必要である。

5）分娩時
開脚制限があると経腟分娩が妨げられたり、頸椎病変や顎関節病変がある場合は全身麻酔をする際に困難なこともある。妊娠前に頸椎を含め関節可動域の評価を行うことが必要である。

6）産褥
前述したように多くの症例で、産後は悪化するため管理をしっかり行っていく必要がある。産後は育児で指関節や手関節を多く使うほか、休息や食事を十分にとれない場合が多い。母親が頑張りすぎないように周りからの気遣いが必要になってくる。

内服を行いながらの授乳に関しては立場によって可否が変わってくる。薬剤師の立場では添付文書をもとに情報提供することになるが、臨床の現場では母乳栄養の利点を尊重した判断が望まれる。児への薬の影響を考えるのであれば、内服の直前に授乳する、もしくは児が長時間寝る前の授乳後に内服するなど、工夫して行っていくとよい。

> **看護のコツ**
> 妊娠経過中はとくに問題がなければ通常の妊娠と同様の経過をたどり、産後はRAが再燃することが多くなります。授乳に関しては母乳育児の利点を考慮し、患者さんの希望をくみ取った対応が必要です。

3　妊娠中の薬剤

RAに限らず、慢性疾患をもつ患者は薬剤を使用しながらの妊娠となることが多く、薬剤が妊娠に与える影響を理解することが大事である。

妊娠中に薬剤を内服することは胎児の奇形や発育に問題が出ると考え、抵抗感がある人が多い。しかし妊娠中の薬剤がすべて奇形につながるわけではなく、奇形全体からすると薬や化学物質が原因なのは2％以下である[3]。

妊娠中の薬物投与による胎児への影響は妊娠週数によって考えていくとよい。

■ 妊娠3週まで（All or None）

妊娠2週（受精の時期）から妊娠3週（実際は4週数日といわれている）は「All or None」の時期といわれ、この時期に胎児に影響する可能性のある薬剤を使用したことにより有害な影響があった場合、受精卵は着床しないかまたは流産となる。流産にいたらなければ、奇形として影響が残ることはないと考えらえている。

> **重要**
> 妊娠反応は通常受精後約2週間で陽性となるため、生理予定日の頃に妊娠反応を行い、陽性であった場合に薬の服用を中止すれば、その薬剤への曝露は最小限におさえることができます。

■ 妊娠4～15週（器官形成期）

妊娠4～7週までは重要臓器が発生する絶対過敏期であり、奇形に関しては最も敏感になる時期である。妊娠8週以降は薬剤に対する過敏性は低下する時期ではあるが、外性器の分化や口蓋の閉鎖が起こる時期であり、投与薬剤には注意が必要である。

■ 妊娠16週～分娩まで

薬剤による奇形の心配はなくなるが、胎児毒性が問題となってくる。

薬の服用を恐れて、母体の全身状態が悪化すれば、かえって胎児の発育環境も悪くなり悪影響が出ることが考えられる。よって薬剤使用のリスクとベネフィットを天秤にかけて、ベネフィットが勝ると判断した場合は必要最低限で使用していくことが望まれる。

> **看護のコツ**
> 薬＝奇形ではないので、治療上必要と判断された薬剤の使用は母体、胎児にとってメリットがある可能性が高いと伝え、自己中断をしないように見守ることが必要です。

Advanced Lecture

妊娠中に薬剤使用における安全性について臨床研究を行うことは倫理上不可能です。よって発売当初は動物実験の結果を参考にして、妊婦への使用の可否が決定されます。

発売後しばらくすると、市販後調査や疫学研究が行われ、少しずつヒトのデータが集まってきます。妊娠の可能性のある女性に薬剤を投与する場合には疫学研究で安全性が示されているもの、ないしは経験年数が長く、リスクを示す報告がないものを優先すべきです。

4 治療薬投与の実際

RA患者で使われることが多い、NSAIDs、ステロイド、DMARDs、生物学的製剤について以下に述べる。

■ NSAIDs

NSAIDs全体としての催奇形性は否定されているが、排卵や着床、胎盤血管の発育に必要なCOX-2を阻害してしまうため、**妊娠を希望している場合は極力使用頻度を減らすことが望ましい**。妊娠後期に常用することで胎児動脈管の早期閉鎖を起こし肺高血圧症を起こしたり、腎血流を低下させるといった胎児毒性を考える必要がある。**妊娠後期では湿布薬も含め使用を避けたほうがよい**。この時期にRAが悪化し疼痛の訴えがある場合は以下に述べるステロイドの内服量の増量、もしくは関節内注射で乗り切るほうがよい。

授乳に関しては、NSAIDsの乳汁への分泌は非常に少ないため、可能と考える。とくにイブプロフェンやロキソプロフェンでは児の血中濃度を測定し、非常に低かったという報告がある[4)5)]。

■ ステロイド

ステロイドの種類は多く、各薬剤別の奇形発生の解析はないが、現在までの研究結果では妊娠中の副腎皮質ステロイドホルモンによる奇形全体の発生率の増加はないと考えてよい。ただし、妊娠初期の使用により口唇口蓋裂のリスクは少ないながらも増加するだろうと考えられている。

胎児毒性としては**子宮内発育遅延**があるため、妊娠中に内服する場合は**胎盤透過性の違い**を知っておくことが重要である（**表1**）[6)]。

母体の疾患活動性をコントロールする目的で使用する場合は、胎児への移行が少ないとされるプレドニゾロンが優先的に使用され、逆に胎児の肺成熟や心ブロックを治療する際には胎児移行性の高いデキサメタゾンやベタメタゾンを使用する。

妊娠後期に継続してステロイドを使用していた場

表1 主なステロイドの力価ならびに胎児への移行性

	主な商品名	ステロイド作用の力価	胎児移行性
ヒドロコルチゾン	コートリル®	1	不明
プレドニゾロン	プレドニゾロン、プレドニン®	4	10%
メチルプレドニゾロン	メドロール®	5	30%
デキサメタゾン	デカドロン®	25	100%
ベタメタゾン	リンデロン®	25	高い

合は、出産後、児の**副腎機能に注意が必要である。**

児が母乳から吸収できるステロイドの量は母体摂取量のごくわずかであることから、超大量のステロイドパルス療法以外は可能と考える。

> **看護のコツ**
> 基本的にはステロイド内服しながらの授乳は可能であるので、過度に不安にならないようにすることが大切です。

■ 抗リウマチ薬（DMARDs）

現在RAの治療の中心となっているメソトレキサート（MTX）は流産のリスク、奇形のリスクがあり[7]、日本リウマチ学会のMTXガイドラインには妊婦、または妊娠している可能性やその計画のある患者、授乳中の患者は投与禁忌と記載されている。本薬剤は組織内に長時間留まるため欧米では中止後3カ月以上経ってから、日本の添付文書では中止してから最低1回の月経をみてから妊娠を許可するとなっている。よって**RAの維持療法でMTXを使用している人が妊娠を希望した場合は、中止、もしくは他剤への切り替えが必要になってくる。**サラゾスルファピリジンは炎症性腸疾患を対象した疫学研究でリスクが否定されており[8]、妊娠を考えるRA患者の第一選択と考えられる。ブシラミンは日本で開発された薬剤であり、英語圏に普及していないため妊娠中の使用経験についての情報がないが、発売から20年たって有害情報が出ていないため挙児希望の女性への使用は容認される。

DMARDsのうち、MTX、ミゾリビン、レフルノミドは母乳栄養と両立できないが、サラゾスルファピリジンは使用経験が多く、母乳栄養との両立が可能と考える。

■ 生物学的製剤

妊娠希望する患者で、サラゾスルファピリジンやブシラミンが無効であった場合、次に検討されるのが、TNFα阻害薬の中でもエタネルセプトである。しかし、長期的な胎児への影響の研究が不十分であるため、現段階では妊娠判明まで使用するという方法が望ましいと考える。授乳に関してはTNFα阻害薬のその特性から母乳を介して、児に吸収される可能性は非常に低く、授乳は可能である。とくにエタネルセプトでは母乳栄養児の血液検査からもそのことが証明されている[9]。

看護師へのアドバイス

妊娠・授乳中に使用できる薬剤は限られているため、RA患者の妊娠・出産ではいかにして上手に薬を使用していくかが決め手になってきます。関節破壊を進行させないためにも、計画的な妊娠をこころがけ、活動性に応じた治療を行っていくことが大切です。

適切な時期に適切な量で薬を使用し、疾患活動性を抑えていくことが、母体、胎児の健康につながります。薬を内服しながらの妊娠、授乳に関しての過度の不安から薬の自己中断が起こらないように見守っていくことが重要です。

■ 引用文献

1) Perseliin RH：The effect of pregnancy on rheumatoid arthritis. Bull Rheum Dis, 27：922, 1977
2) Barrett JH：Dose RA remit during pregnancy and relapse postpartum？ Arthritis Rheum, 42：1219-1229, 1999
3) Queisser-Luft A, et al：Serial ezamination of 20,248 newborn fetus and infants：correlation between drug exposure and major malformation. Am J Med Genet, 63：268-276, 1996
4) Townsend RJ, et al：Excretion of ibuprofen into breast milk. Am J Obstet Gynecol, 149：184-186, 1984
5) 石川雅嗣 他：後陣痛に対するロキソプロフェンナトリウムの有効性に関する研究．産婦の世界，2：77-84, 1990
6) 伊藤真也 他：妊娠と授乳，pp181-184, 南山堂，2010
7) Donnenfeld AE, et al：Methotrexate exposure prior to and during pregnancy. Teratology, 49：79-81, 1994
8) Rahimi R, et al：Pregnancy outcome in women with inflammatory bowel disease following exposure to 5-aminosalicylic acid drugs：A meta-analysis. Reprod Toxical, 25：271-275, 2008
9) Murashima A, et al：Etanercept during pregnancy and lactation in a patient with rheumatoid arthritis：drug levels in maternal serum, cord blood, breast milk and the infant's serume. Ann Rheum Dis, 68：1793-1794, 2009

■ おすすめの文献・書籍　もっと詳しく学びたい方へ

◇「膠原病とリウマチの治し方」村島温子 著，講談社，2009

第3章 関節リウマチの治療とケアの実践

5. リハビリテーション
a. 病院でのリハビリテーション

村澤 章

ポイント

- 患者と看護師を中心に据えたチーム医療がリウマチ治療にも拡がっている
- 基礎療法は患者サイドのプライマリケアから医療者側が行うセカンダリケアへの接点となる
- エネルギー節約の原則に基づいて関節負担を軽減する関節保護法が再認識されている
- 筋委縮や関節拘縮の予防（廃用予防）のため、早期から積極的な運動療法の介入を行う
- 生物学的製剤が導入された現時点でも、薬物療法、手術療法、リハビリテーション、ケアのトータルマネジメントが基本となる

1 はじめに

欧米では看護、リハビリテーション（リハ）、療養、予防などを幅広く包括してhealth careと呼び、症状が出てからクリニックまでの住民サイドのケアをprimary health care、クリニックから専門病院での患者のケアをsecondary health careとして、二面に分けて論じている。

本邦ではケアの概念は抽象的であるため、家庭や外来で指導されるケアをプライマリケア（primary care）とし、**入院での看護やリハなどの専門性の高いケアはセカンダリケア（secondary care）と統一した**（図1）。

関節リウマチ（RA）のリハの目標は、障害や活動制限の回復と社会参加や職の維持にある。リハではこれらの達成のために利用できる手法や訓練によって機能の維持と回復を目指す。

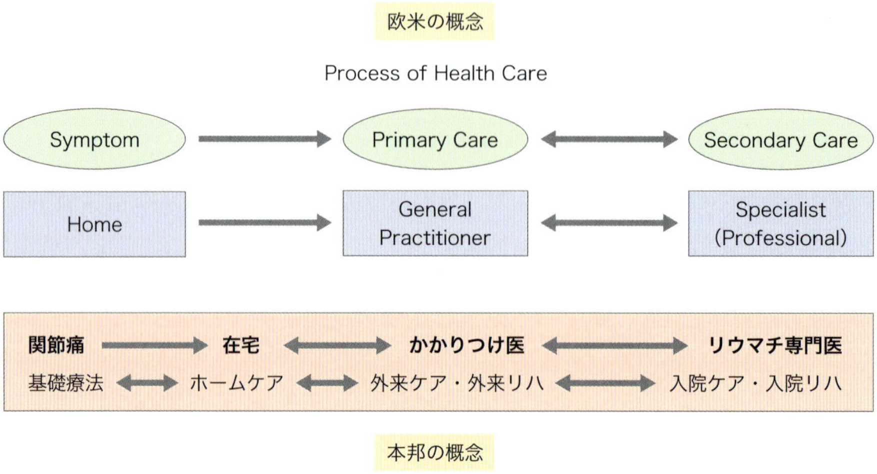

図1 ケアの概念

> **看護のコツ**
> リウマチにかかわる看護師は薬物療法、手術療法、心理療法および理学療法、作業療法を理解してチーム医療のコーディネーターとしてリハに関与します。

2 RAのリハアプローチ

■ 基本的アプローチ

RAに対するリハのアプローチは、2001年に改訂されたWHO（世界保健機構）のICF（国際生活機能分類）（図2）[1)]に従って、①機能障害（impairment）に対する治療的アプローチ、②活動（activity）制限に対する適応的アプローチ、③参加（participation）制約に対する環境改善アプローチなどを基本としている。

RAのリハの目的は、①疼痛の除去と腫脹の軽減、②筋力低下の防止と増強、③関節変形の予防と矯正、④日常生活動作（ADL）の改善、⑤社会復帰への援助と自立生活への支援などである。

その手段には、①物理療法（理学療法）、②運動療法（理学療法）、③作業療法、④装具療法などがあり、その他心理療法やケースワーカー指導も含まれる。

具体的には、基礎療法や在宅での簡単な理学療法、入院による専門的な物理・運動・作業療法、退院後の在宅ケア・自立支援・介護援助などがあげられる。

> **重要！**
> 1980年の国際障害分類での障害は、障害者の立場から捉えられ、いったん障害された機能や活動、参加は固定されたものとなり、マイナスな面が強調されていました。2001年の国際生活機能分類では障害は固定されたものでなく個人の健康状態や考え方、環境などによって変わりうるものとされ、プラス志向のとらえ方になっています。

■ チーム医療

RAのリハの目標が患者の身体的障害のみでなく、社会・心理・経済的な面まで多岐にわたるため、各

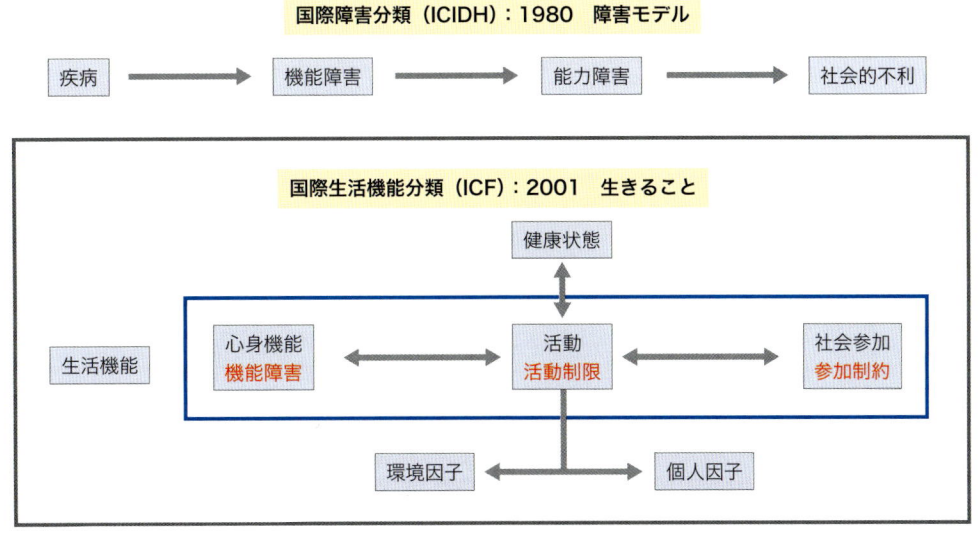

図2　生活機能分類
1980年の国際障害分類での障害は、障害者の立場から捉えられ、いったん障害された機能や活動、参加は固定されたものとなり、マイナスな面が強調されていた。2001年の国際生活機能分類では障害は固定されたものでなく個人の健康状態や考え方、環境などによって変わりうるものとされ、プラス志向のとらえ方になった
ICIDH：international classification of impairments, disabilities and handicaps
ICH：international classification of functioning, disability and health

分野の専門家によるチーム医療が求められる。参加する職種は医師・看護師以外に、理学療法士（PT）・作業療法士（OT）・医療ソーシャルワーカー（MSW）、さらに薬剤師・栄養士・保健師・臨床心理士などが含まれる（図3）。

■ 各病期におけるアプローチ

RAは従来、慢性かつ進行性疾患のため各病期によってその対応も異なっていた。病期は早期・進行期・晩期に分けられ、各病期に対して種々のアプローチがとられた。早期には関節機能障害が生じないような予防手段とADLの維持が図られ、進行期には関節機能の維持とADLの改善のために必要に応じて外来や入院によって専門的なリハが行われた。晩期には自立を目標にホームリハや自助具作製、住宅改造などが行われた（図4）。

■ 生物学的製剤導入後のリハの変化

1）早期RAへのリハ

早期RA患者は障害が軽度に思われがちであるが、骨関節破壊のスピードは意外と速い。また新しい薬物療法がいかに進歩しても現実的には薬物の効果が得られない患者も存在し、骨関節破壊が進行する場合もありうる。したがって**早期のリハ介入はRAの予後予測に基づいて、障害が固定する前から行われる必要がある**。

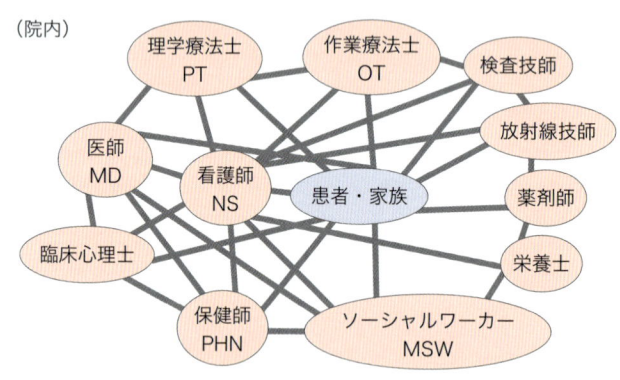

図3　RAのチームアプローチ

	早期	進行期	晩期
理学療法	関節機能予防 物理療法 （温熱、温泉） 運動療法 （リウマチ体操）	関節機能維持 ――――――――――――→ ――――――――――――→	
作業療法	ADL維持	ADLの改善	ADL自立
装具療法	手足のサポーター	変形予防、矯正 （頸椎カラー、膝装具、 　手指スプリント、足底装具）	自助具 （杖、歩行器、車椅子）
その他	関節保護法 基礎療法	入院リハ 就労支援	在宅ケア 社会的支援

図4　各病期におけるリハアプローチ

水落[2)]によると早期RAはメトトレキサート（MTX）や生物学的製剤の反応性によって3つのタイプに分かれ、それぞれに対して早期リハ介入が異なることが指摘された。

タイプ1：早期関節炎寛解例 → 過度の関節負担を防止し、局所の安静を保つ回復的リハ指導を行う。

タイプ2：炎症は改善しているが関節痛は残存し関節拘縮や変形などの機能障害がみられる例 → 従来の温熱療法と運動療法を行い、関節保護の原則に従った生活指導など障害予防的リハを行う。

タイプ3：治療に抵抗する従来の慢性進行例 → 障害予防的リハに自助具や装具、移動補助具、住宅改造、在宅ケアなどの代償的リハが加味される。

2）中期RAへのリハ

一方、中期におけるできあがった関節破壊や変形にも、MTXや生物学的製剤による疼痛のコントロールが可能になった結果、過度な運動や関節の使用によって腱断裂や軟骨破壊の進行など新たな障害（**オーバーユース症候群**[3)]）が発生し、その対応のために従来よりも一歩進んだ関節保護法やリハ指導が重要となってきた。

3）晩期RAへのリハ

晩期においては完成された関節障害はもちろんであるが、骨粗鬆症や高齢、感染症など内科合併症への対応と、住まいや社会参加など全人間的アプローチが必要とされる。

■ RAリハの進め方

RAのリハ治療を開始するにあたり、RAを多方面から評価し、ゴールを設定し、治療計画を立てる（図5）。**評価はRAの炎症、関節機能、関節外症状、内科合併症、ADL、生き甲斐（QOL）のほか、患者・家族の教育程度、生活環境なども対象になる。**

これらの評価によって、治療目的・方法・方針の決定やゴールの設定が行われる。最終目標はQOLの向上に根ざした社会復帰であるが、その設定はリハチーム医療のなかで各スタッフの協力を得て行う。

> **看護のコツ**
>
> 患者さんの入院看護ケアを進めるうえで、まず最初に行われるのは患者評価です。関節評価や炎症評価などはリハ専門評価ですが、その他の患者情報はリハと共通する部分が多いため、リハビリテーション総合実施計画書作成やケースカンファランス、退院時指導などでリハ部門と情報を共有化するとチーム医療をスムーズに行うことができます。

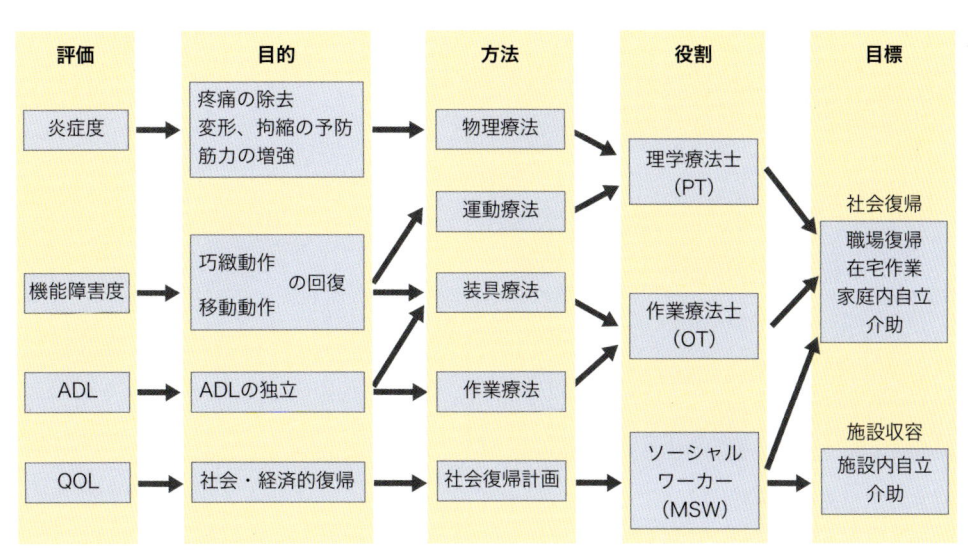

図5　RAリハの実際

3　RAのリハ手段

■ 基礎療法

　基礎療法とはRA患者の痛みを軽減し、日常生活をより快適に過ごすための種々の方法で、RAの知識の教育、安静と運動のバランスの改善・維持、ストレス対処、栄養・身の回りの看護指導、関節機能改善のための運動療法、環境整備などを行う。

■ 物理療法

　物理療法は痛みの緩和・消炎を目的とし、運動療法の前処置として利用される。広く一般に使用されているものとして、温熱療法、寒冷療法、水治療法、電気療法、レーザー光線療法などがあげられる。
　温熱療法は局所の血流を改善し、組織の新陳代謝を活発にし、関節の腫脹や疼痛を軽減させる。ホットパック、パラフィン浴、マイクロ波、超音波などが利用されている。
　水治療法には渦流浴・気泡浴がある。近年、温泉や**温水プールの中で行われる運動療法は有効性が認められ注目されている**（図6）[4]。
　その他に電気刺激療法やレーザー光線療法があり、低出力のレーザーや近赤外線が利用されている。

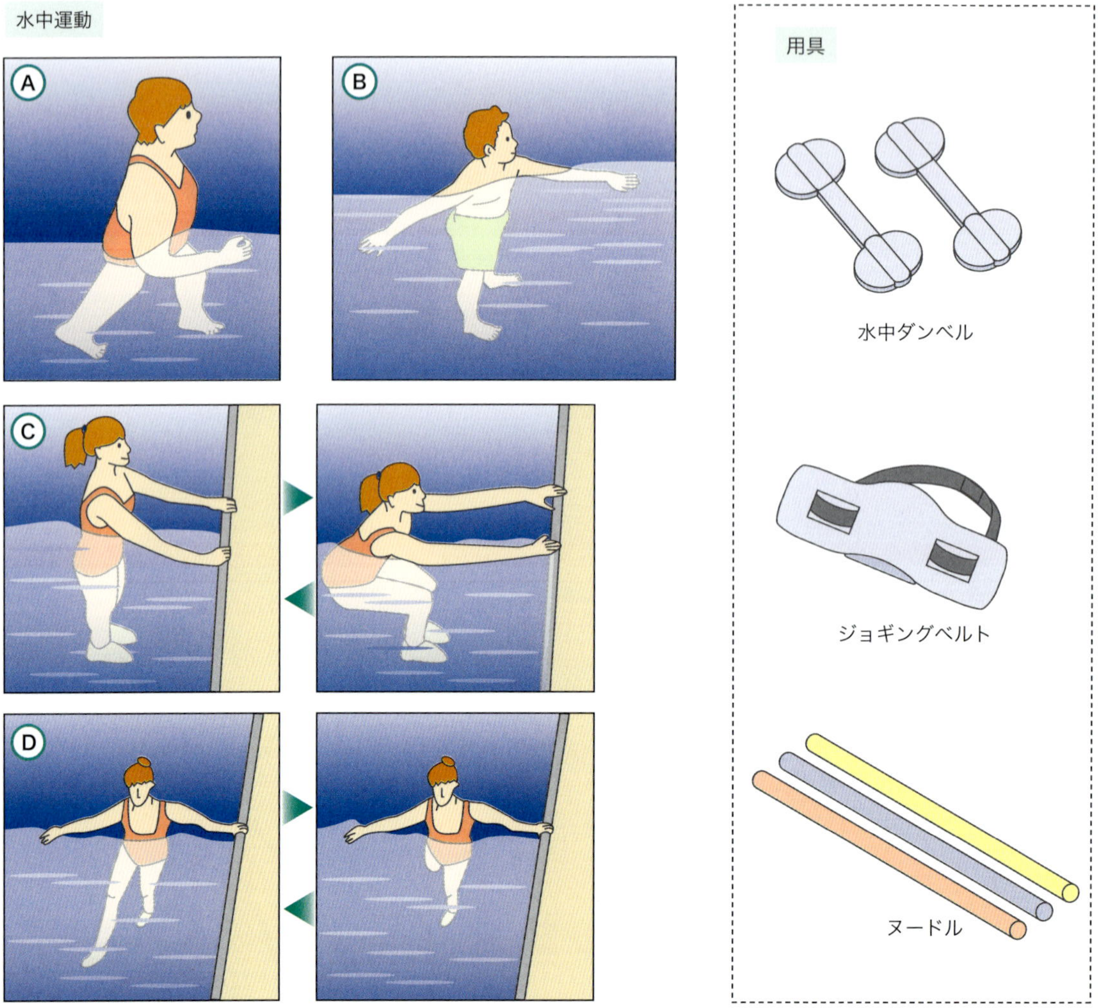

図6　さまざまな水中運動と用具
A）歩行（前進）、B）体幹正中位を保ちながらの上肢の交互挙上運動、C）スクワット、D）レッグスウィング
腰に巻くジョギングベルトや，体幹や上下肢を乗せることができるヌードルによって浮力を利用した運動が可能になる
（文献6より引用）

■ 運動療法

運動療法の目的は、関節可動域の改善・維持、筋力の増強・維持、持久力の増強、協調性（バランス）の改善などである。

関節可動域訓練には、自動運動、介助運動、他動運動がある。拘縮を起こした関節には伸張（ストレッチング）訓練が有効である。筋力増強訓練には等尺性収縮、等張性収縮、等運動性収縮などがある。**関節疾患では関節運動を伴わない等尺性訓練が利用される。**

■ 作業療法

作業療法の目的は、関節機能の改善、ADL維持と社会参加の支援にある。ADLアプローチでは関節への負荷を軽減する動作を習得するよう、**関節保護法とエネルギー節約の原則に基づいた指導**を行う。自助具の処方は関節保護とADLの自立を支援する。

社会生活のサポートのために関節保護や省エネ指導のほか、住宅改造などの環境整備、福祉サービスの提供、家族の介助指導や心理的サポートを行う。

■ 装具・自助具

家庭生活をよりよく過ごすために装具・自助具を有効に使用する。**装具はどちらかというと医学的効果を期待して用いるのに対し、自助具はADLの助けとなる目的で利用されている。**

装具の中で最も広く利用されているものには、頸椎カラーと手関節用固定装具、指のスプリント、膝サポーター、足関節用固定装具、足底板などがある（p165）。

自助具は上肢機能障害の助けとなるものが多く利用されている。握りやすいように設計されたレバー式水道栓、大型爪切り器、ホルダー付フォークなどがある。リーチ動作では長柄ブラシやくし、リーチャーなどが用いられる（p168、175参照）。

4 入院リハの実践

■ 術後リハ―上肢

手関節や手指の術後は、クリニカルパスにのっとって、主にOTが訓練を担当する。ギプス、装具、スプリントなどが利用されるので、使用法、装着期間などを理解する。

■ 術後リハ―下肢

主に人工股関節、膝関節術後が中心になり、PTが担当する。股関節では脱臼防止策や荷重時期を、膝関節では大腿四頭筋筋力増強法（図7）や屈曲角度の設定などを理解する。近年手術手技や人工関節材料などの進歩により、早期運動療法[5]が確立し、入院期間の短縮が図られている。

■ 骨粗鬆症による脆弱骨折

RAに伴う骨粗鬆症により、肋骨骨折や骨盤骨折、

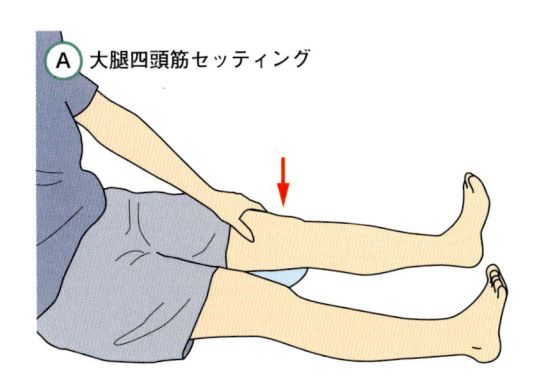

A 大腿四頭筋セッティング

B 自動下肢伸展挙上運動

図7 下肢の術後のリハの一例

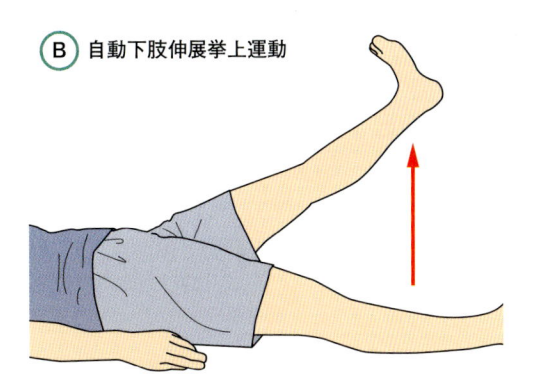

脊椎圧迫骨折などが発生する。保存療法ではベッド安静時から廃用症候群（後述）を防止するため、積極的なベッドサイドリハが処方される。側臥位、起座、端坐位、車椅子への移乗や起立歩行動作への一連の動作介助法をマスターする。

■ 呼吸器リハ

RAに伴う呼吸器疾患で加療中の患者には呼吸訓練や種々の運動療法を組み合わせた呼吸器リハが行われる。

■ 廃用症候群

内科合併症で点滴や大量ステロイド使用などによって長期臥床を余儀なくされる場合、全身の筋力低下、循環器機能低下、呼吸器機能低下など招くため、症状にあったリハが必要となる。**最も大切なことは廃用症候群を起こさない廃用予防リハを行うことである。**

■ 入院時リハ総合実施計画書

入院リハは定期的に医師、看護師、PT、OT、ST、MSWなどの多職種によるリハ総合実施計画を作成するよう義務づけられている。看護師も一員としてこれに参加しなければならない。チーム医療の重要性を診療報酬の面からも求められている。

5 おわりに

RA治療のなかでも、薬物療法や手術療法の進歩は目を見張るものがあるが、それらによって患者の苦痛、悩み、不安などがすべて解消されるわけではない。リハ治療はRAの発症から社会復帰に至るまで全経過で求められ、ADLの拡大からQOLの向上まで、RAのトータルケアの一環として位置づけられている。

看護師へのアドバイス

入院時の看護アプローチとリハアプローチはセカンダリケア（専門技術）と位置づけられていますが、リハ手法や器具のいらない基礎療法などの実践において両者の垣根は低くなっています。入院患者の評価や目的、リハ手段、目標を明確にして、退院や在宅ケアのアドバイスを行います。**看護師はチーム医療のコーディネーターとして患者を中心に据えた連携を推進する重要な職種です。**

◼ 引用文献

1) 「国際生活機能分類．国際障害分類改訂版」（世界保健機関 編），pp16-18，中央法規出版，2002
2) 水落和也：特集；関節リウマチの治療―薬物療法を中心に―治療における最近の話題．総合リハ，38：211-219，2010
3) 三浦靖史：関節リウマチの最新治療．第23回日本RAのリハビリ会誌，7-11，2009
4) 橋本 明：慢性関節リウマチのプールによるリハビリテーションの実際．リウマチ科，10：365-376，1993
5) 加藤祝也 他：関節リウマチの理学療法―外科手術前後の理学療法―．MB Med Reha，71：39-45，2006
6) 相澤純也：関節リウマチ．「ビジュアル実践リハ　整形外科リハビリテーション」，p480，羊土社，2012

◼ おすすめの文献・書籍　もっと詳しく学びたい方へ

◇ 佐浦隆一：運動器のリハビリテーション．「リウマチ病学テキスト」，pp458-465，診断と治療社，2010
→RAも含めた運動器全体のリハの総論が理論的に述べられています

◇ 椎野泰明，定松修一，児島由起子：リハビリテーション総論・各論．「関節リウマチのトータルマネジメント」，pp97-119，医歯薬出版，2011
→RAリハの総論・各論を実臨床の立場からわかりやすく解説しています

第3章 関節リウマチの治療とケアの実践

5. リハビリテーション
b. 在宅でのリハビリテーション

後藤喜代美、相波 岳、内藤 寛、島垣 昇

ポイント
- 関節リウマチ特有の姿勢を理解することが運動を指導するうえでのポイントにつながる
- エネルギー節約の原則に基づいたオーバーユース症候群に対する指導が早期から重要である

1 姿勢・変形の特徴

　関節リウマチ（RA）では、持続する関節の炎症により関節包・靱帯・腱が破壊され、関節の動揺性が起こる。一方で、初期の痛みは炎症による発痛物質の産生が原因であるが、前述の関節の動揺性が加わることにより持続的な痛みとなってしまう。これらの痛みが**防御性収縮（関節のこわばり）**を誘発させる。この状態が長期的に続くことで骨破壊や全身のアライメント（関節軸）の異常をきたし（図1）、**特徴的な姿勢**（頸部・体幹の前屈、肩、肘関節および股、膝関節の屈曲姿勢）を呈することとなる（図2）。

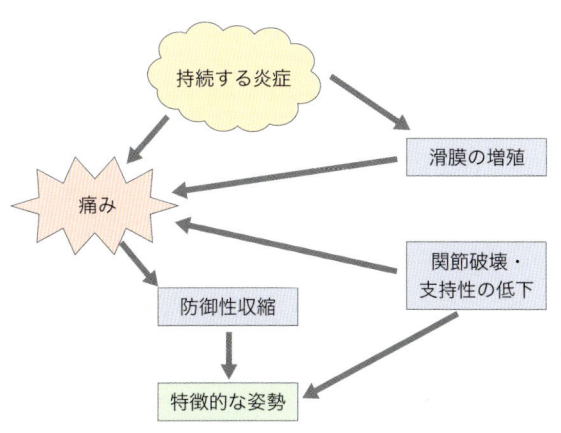

図1　特徴的な姿勢の機序

2 よい姿勢・運動のポイント

　家庭でのリハビリテーションは関節の動きを維持し、関節破壊による変形、拘縮、筋力低下、筋萎縮から起こる日常生活動作（ADL）障害を防ぐ。**上肢においては関節の可動性**を、**下肢においては体の支持機構としての筋力を含めた安定性**を重要視すべきである（図3）。

1）頭頸部
　環軸関節の脱臼を助長する頭部前屈位を長時間とるような姿勢や動作は避ける。頸部症状に応じて枕の高さを調節する。原則として**頸椎の運動は行わない**。

2）肩関節
　肩関節の変形は**不安定肩**と**拘縮肩**に大別することができる。拘縮肩においては屈曲・内転・内旋方向に変形が起こりやすい。拘縮予防として伸展・外転・外旋方向への運動を行う。

3）肘関節
　痛みに対する防御性収縮により屈曲位となりやすい。肩関節同様に**伸展方向**への運動を行う。

4）前腕
　ADLにおいて回外運動の使用頻度は高いので**可動域の維持**に努める。

5）手関節

早期より障害されやすい関節である。炎症持続による疼痛や骨破壊による関節変形から起こるADL障害に対しては、装具療法を併用しながら**可動域の維持**に努める。

6）手指

手指の変形はスワンネック変形、ボタン穴変形などさまざまであるが、手掌では中手骨が内転位をとりやすいので**外転方向**に広げる。同様に**母指と示指の間（水かき部）**も広げる。

7）股関節

発病初期の股関節の障害は稀で無症状の場合が多いが、病勢が進行してくると、屈曲・内転・内旋方向に拘縮が起こりやすい。股関節周囲の筋力維持は、立位保持・歩行のために行う。

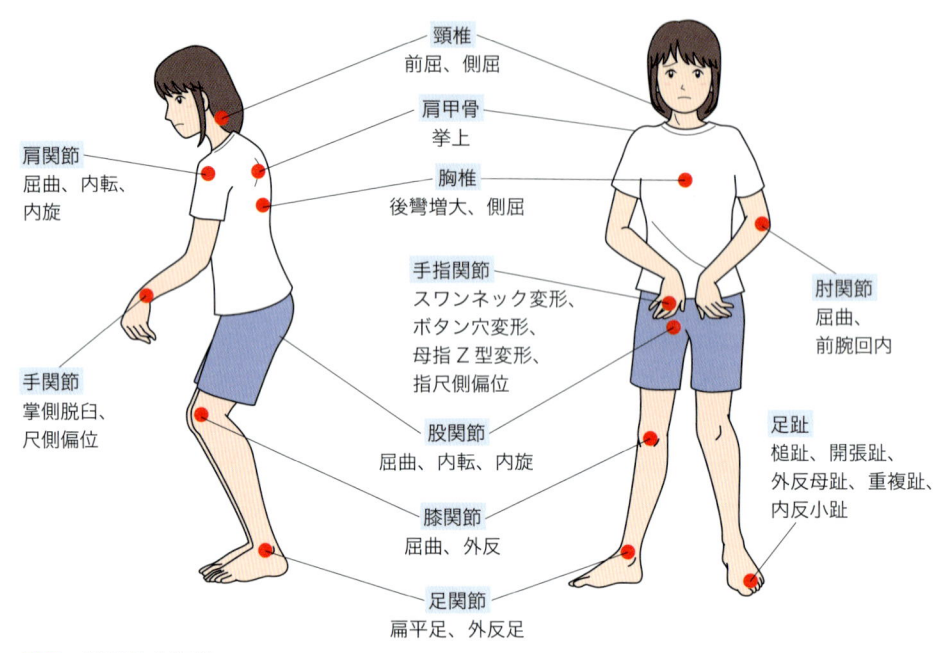

図2　特徴的な姿勢

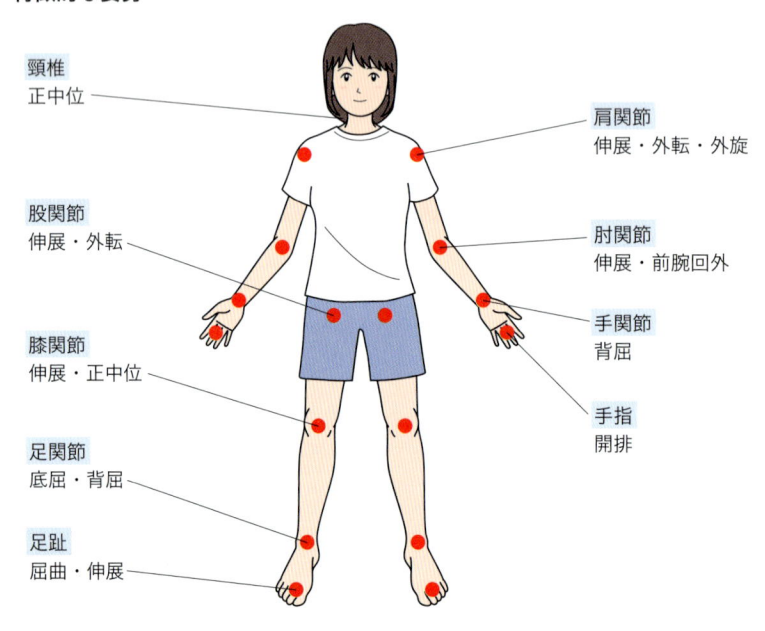

頸椎：前屈、側屈
肩甲骨：挙上
胸椎：後彎増大、側屈
肩関節：屈曲、内転、内旋
手指関節：スワンネック変形、ボタン穴変形、母指Z型変形、指尺側偏位
手関節：掌側脱臼、尺側偏位
肘関節：屈曲、前腕回内
股関節：屈曲、内転、内旋
膝関節：屈曲、外反
足関節：扁平足、外反足
足趾：槌趾、開張趾、外反母趾、重複趾、内反小趾

図3　よい姿勢

頸椎：正中位
肩関節：伸展・外転・外旋
股関節：伸展・外転
肘関節：伸展・前腕回外
膝関節：伸展・正中位
手関節：背屈
手指：開排
足関節：底屈・背屈
足趾：屈曲・伸展

8）膝関節

滑膜炎の好発部位であり、関節機能の破綻それに伴い重力下での円滑な関節運動が障害されやすい。そのため屈曲拘縮や外反変形を起こしやすい関節である。大腿四頭筋の筋力維持は立位保持・歩行のために行う。

9）足関節・足趾

内反・外反変形やアーチの破壊による偏平足、足趾では外反母趾や槌趾などさまざまな変形を生じる部位である。安静固定を目的とする以外は、足関節底背屈と足趾屈伸の関節可動域維持・拡大を行う。

看護のコツ

- 在宅では椅子生活が中心となるため、股・膝関節は屈曲傾向となりやすくなっています。股・膝関節の伸展可動域と筋力維持が重要であることを強調して指導しましょう
- 人工関節置換術などの手術歴のある場合は、脱臼肢位や生活での禁忌動作を理解したうえで、正しく指導しましょう

※自宅での運動方法については付録の「リウマチ体操の実践例」（p278）を参照。

3　関節保護

近年では、生物学的製剤など薬物療法の進歩により、早期から関節の炎症を抑えることで疾患の低活動性が維持されるようになってきた。その反面、ADLや仕事などで使いすぎ（**オーバーユース症候群**）による関節への負担増大が問題である。したがって、「**関節保護**」を理解することは非常に重要となる。関節保護の実践には、**小さな関節に負担をかけずにできるだけ大きく丈夫な関節を使って仕事・活動を行い関節機能を維持すること**や、関節変形の予防に対して**自助具・装具などの道具を利用する**ことなどが効果的である。

■ 装具

関節の安定（支持性の向上）、関節のアライメントの修正、痛みの軽減、変形の予防を目的として使用される。素材は硬質なものから軟性なものまでさまざまあり、状態により使い分ける。代表的なものを紹介する。

1）上肢装具

関節の安定性を求めた硬性装具や、能動性を有する軟性サポーターがある。手指変形に対してはさまざまな矯正装具が工夫されている（図4、5）（手関節サポーターについてはp180参照）。

2）下肢装具

膝用、足関節用装具、足底アーチ保持用足底板、靴中敷（インソール）、外反母趾矯正用足趾間クッションなどが利用される（図6）。

重要！

誤った装具装着による過度の圧迫が発赤や神経症状を引き起こす可能性があります。

とくにRA患者は皮膚が脆弱であるため発赤から引き起こされる皮膚トラブルによりさまざまな感染症を引き起こしやすくなります。重篤化した場合には人工関節の抜去に至ることもあるため、正しい装具装着方法を理解したうえでの指導や外した後の観察を行うことが重要です。

Ⓐ 肘装具　　　　　　　　Ⓑ 手関節装具

硬性肘装具　　　　　　　硬性手関節装具

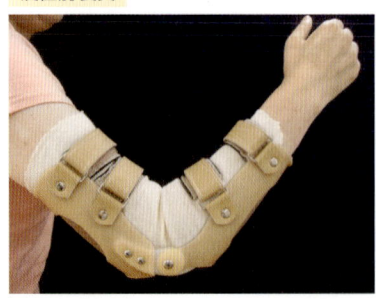

軟性肘サポーター　　　　軟性手関節サポーター

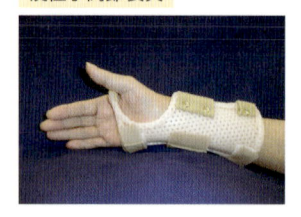

筒型　　　　　　　　母指ひっかけタイプ

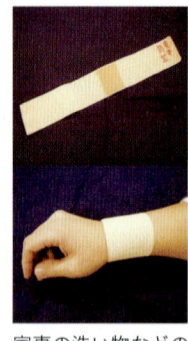

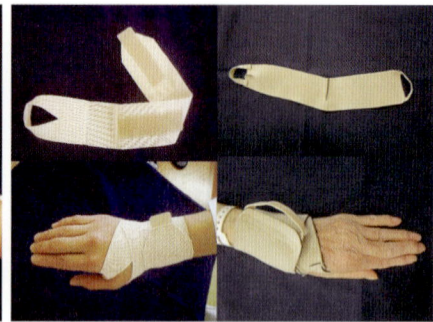

家事の洗い物などの　　　　　装着時にずれにくい
水仕事でも濡れない
で装着できる

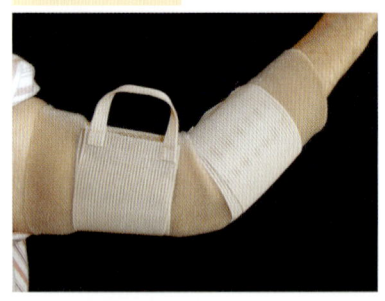

図4　上肢装具
素材は薄く一方向に伸縮し通気性の高いものや中にゴムが入っていてどの方向へも伸縮し厚みのあるものなど状態に合わせて作成する

尺側変位用装具　　母指用装具　　　　　　　　　　　　　　スワンネック変形用装具

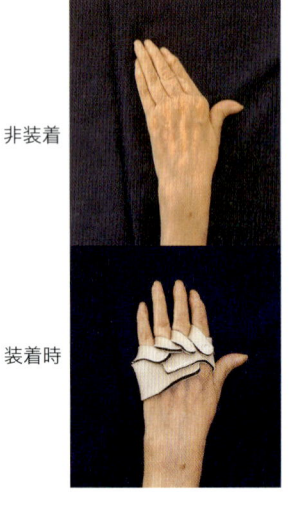

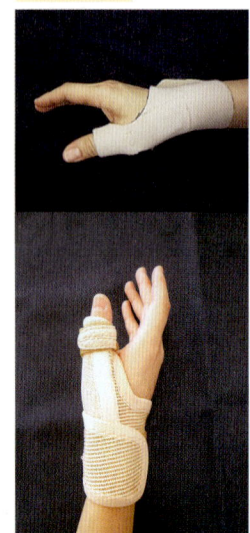

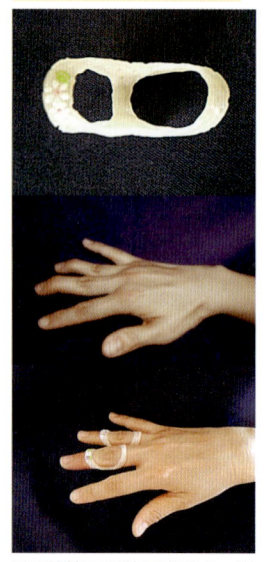

非装着

装着時

　　　　　　　CM関節・MP関節用　　IP関節用

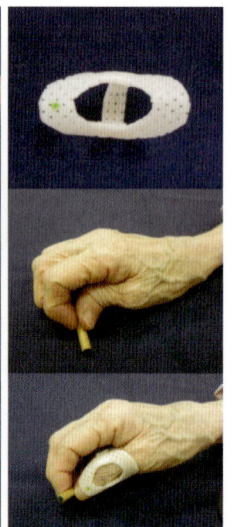

非装着　　　　　　　　　　非装着

　　　　　　　　　　　　　装着時

PIP関節の過伸展を抑え、握りができる

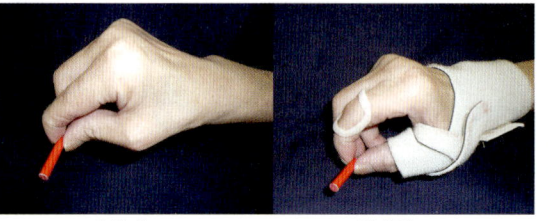

図5　手指装具
アライメントを修正することで手指屈筋が働きやすくなり、握力を増加させ、一方で装具のストラップにてMP関節を伸展位に支持することで大きなものの把持を可能にする

非装着　　　　　　　装着時

母指装具とスワンネック装具の組み合わせでつまみやすくなった例

膝サポーター
ベルト型　　　　筒型

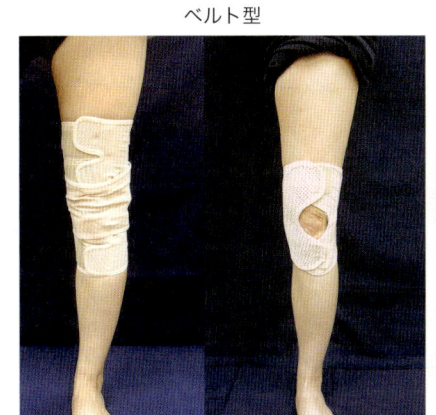

ベルトサポーター

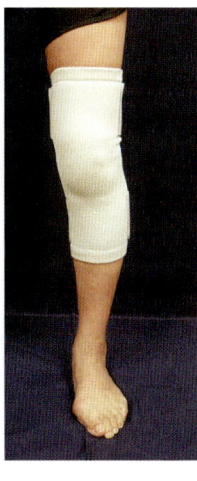

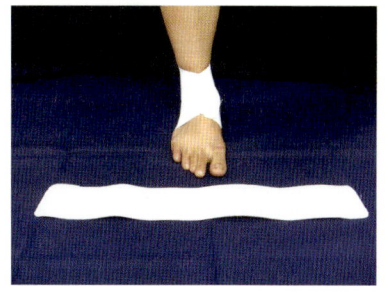

足関節にゴム製のベルトサポーターを八の字に巻きつけることで、安定性が増し痛みの軽減につながる

〈ベルト型膝サポーター〉
・側方動揺を抑え、筋出力を高める効果があり動作時の膝の支持性を得ることができる
・腫脹の日内変動に対しても調整することができる

〈筒型膝サポーター〉
・保温性があり、着脱が容易である。ただしサポーターを引き上げる把持機能が必要である

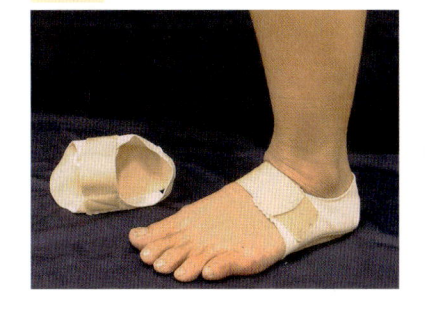

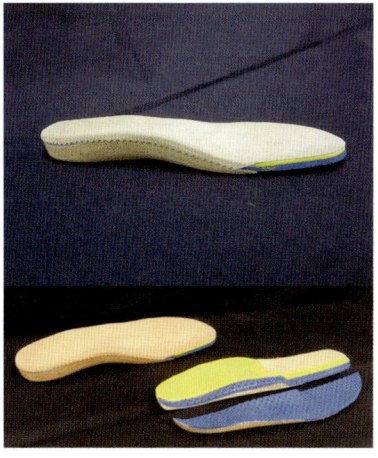

足底板　　　　インソール　　　　インソールが交換可能な履物

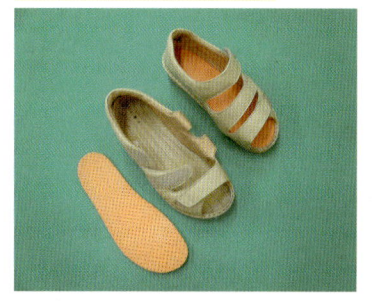

・足部、足趾の変形進行を予防しアーチ機能を保持する役割がある
・足底板は着脱式であり屋内でも使用できる
・インソールは履物の中敷きとして使用する

軟性の足趾間クッション

非装着時　　　装着時

ポリマーゲル素材で、軽度の外反母趾や足趾変形による足趾間の圧迫と摩擦を和らげる

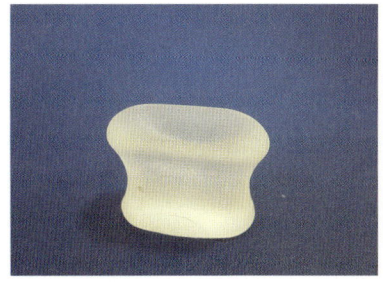

図6　下肢装具

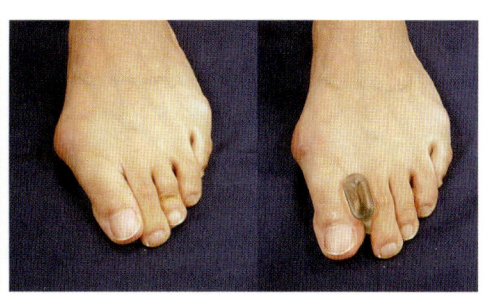

第3章　関節リウマチの治療とケアの実践

● 自助具

　関節可動域（リーチ機能）、筋力、手の把持機能を補う代替用具として使用される。

　「2010年リウマチ白書」に記載されていた8,307人のADL調査の結果では[1]、介助を必要とする上位項目は、びん類のふたの開閉、タオル・ふきんを絞る、爪切り、靴の紐を結ぶという手指の把持能力と筋力を必要とする活動であった。そのため手指の機能を補う自助具は多様である。

- 肩や肘の機能を補うもの（図7）
- 手関節や手指の機能を補うもの（図8）
- 下肢の機能を補うもの（図9）

　その他として、電動ベッドのギャッジアップ機能や昇降機能も非常に有益である。

- 簡単な代用リーチャー：ハンガーを利用してのつくり方（図10）

● 移動動作補助具の選び方（表1）

　RA患者の歩行については原則として、荷重関節としての構造を有しない上肢は使用しないような治療計画を立てる必要がある。使用する歩行補助具には、T字杖、松葉杖、歩行器（図11）、リウマチ杖（図12）、歩行車（図13）などがある。

● 住宅の工夫

　ADLを快適に過ごすためには、関節保護およびエネルギー節約の観点に立った住環境の整備が必要である。RA患者のニーズの高い浴室（図14）、台所（図15）、トイレ（図16）についての工夫を紹介する。

> **看護のコツ**
> RA患者へ和式生活から洋式生活への転換を勧めるときは立ち上がり時の座面の高さが重要になります。ベッド、トイレ、椅子などの座面の高さは通常よりやや高めの45～50cmが適しています。

看護師へのアドバイス

　RA患者の疾患活動性と生活の中での運動量を把握することが、オーバーユース症候群に陥らせないための重要なポイントです。また日常生活の評価・指導のみならず、前述のICF「病院でのリハビリテーション」の項、図2、p155）に基づいて、環境因子（家屋状況、家族の理解、介護者の有無など）や個人因子（年齢、職業、合併症の有無など）の影響を考慮しながら多岐にわたっての評価およびマネジメントが必要となります。

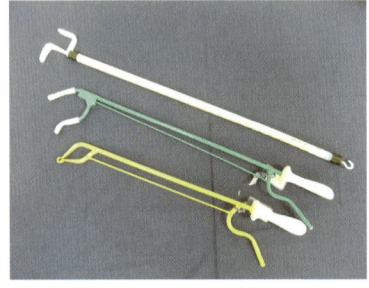

リーチャー類
手の届かない範囲のものに対して、引っかける、つまむ、押す等先端の種類により使い方はさまざま

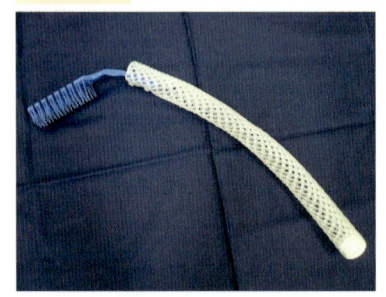

長柄ブラシ
握りやすい棒の先端にブラシを取り付け、髪全体をムラなくとかすために使用する

洗体タオル
長めのタオルの端にループをつけたり、端を折り返し輪にすることで握らなくても洗体しやすいようにする。かつ背中などのとどきづらい箇所を洗うことができる

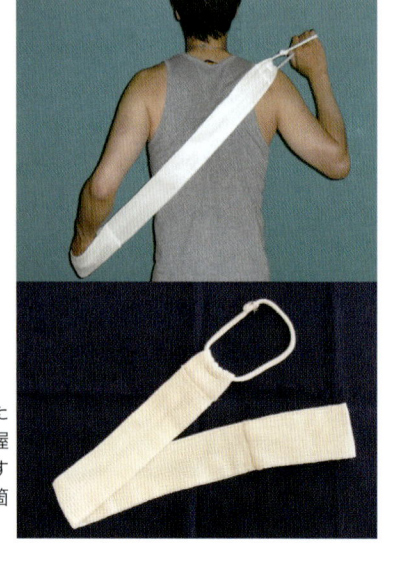

図7　自助具（肩や肘の機能を補うもの）

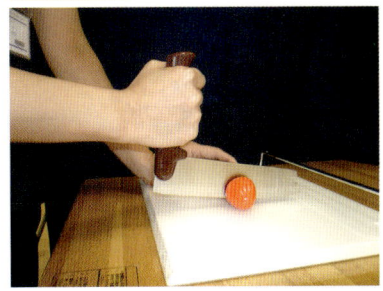

L字型包丁
手関節へ負担をかけずに切ることができる

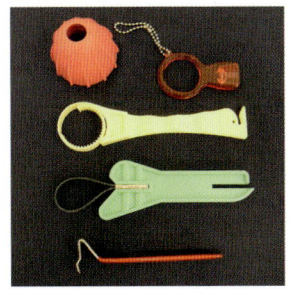

オープナー類
握力が弱くてもプルトップ、ペットボトルの蓋を開けることができる

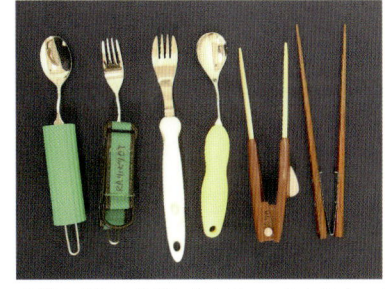

箸・スプーン類
手指の変形の状態に合わせて、持ちやすいようにロールやカフをつけたスプーンやフォーク、特殊なバネ付き箸などさまざまなものがある

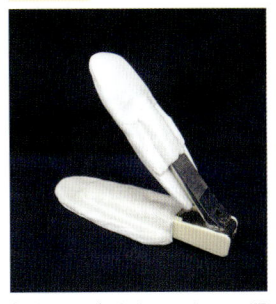

爪切り
柄を長く広くすることで、弱い力で爪を切ることができる。また写真のようにおいた状態で上の柄をおして切ることもできる

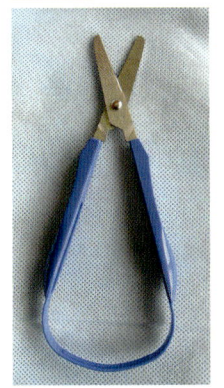

ハサミ
バネの力で自然に開き、軽く握るだけで楽に切れるハサミ

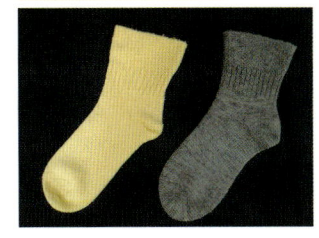

ゴムのゆるいソックス
指の力が弱くても引き上げて履くことができる

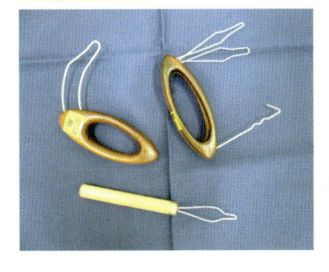

ボタンエイド
変形などでボタンをつまめなかったり、指先に力が入らない場合に使うことでボタンの掛け外しができる

図8　自助具（手関節や手指の機能を補うもの）

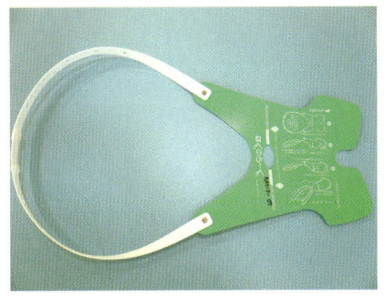

ソックスエイド
主に股関節・膝関節の可動域低下などにより足部に手が届かない場合に使って履くことができる

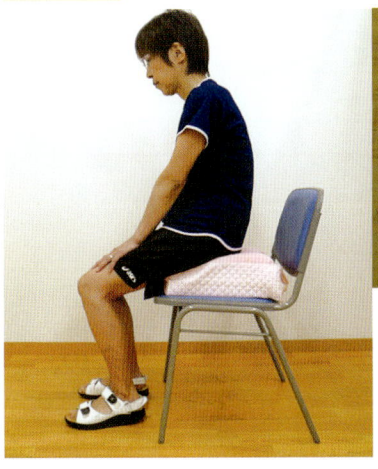

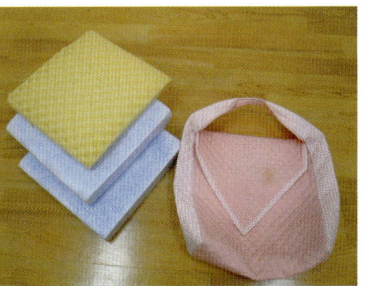

補高マット
座面を高くし立ち上がりやすくする。写真は発泡スチロール素材のものを重ね、携帯できるように布製のカバーに持ち手をつけたもの

図9　自助具（下肢の機能を補うもの）

第3章　関節リウマチの治療とケアの実践

リウマチ看護パーフェクトマニュアル

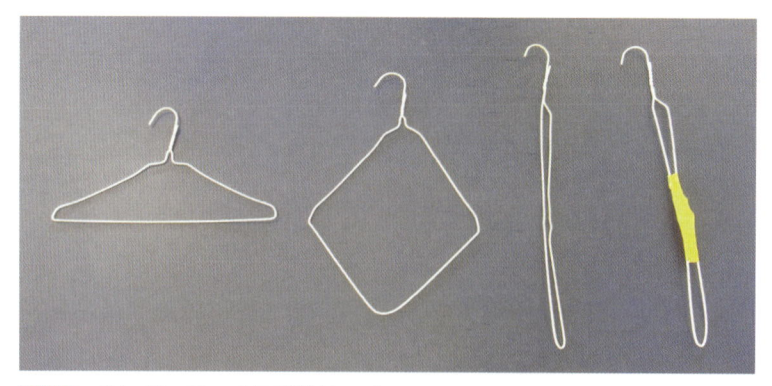

図10 ハンガーでつくる簡単リーチャー
ハンガーを縦に引き伸ばし、患者の手の握りに合わせて幅をテープで固定する

表1 移動動作の補助具

補助具		利点	欠点	その他
杖（T字杖）		・バランス補助に適している	・手関節への負担が大きい ・支持性の補助は難しい	
松葉杖		・支持性補助に適している	・肩、肘、手関節、手指への負担が大きい	
歩行器（図11）	ピックアップ式	・支持性補助の機能は大きい	・手関節への負担が大きい	
	キャスター付き		・段差昇降が困難	
リウマチ杖（図12）		・軽量 ・バランス補助に適している	・ある程度の歩行能力が必要	・オーダーメイドが必要
歩行車（図13）		・前方に体重をかけて推進力が得やすい ・支持面が変化せずに安定性がある ・手関節、手指の負担が少ない	・肘、肩関節への負担が大きい ・段差昇降が困難	・歩行バランスの悪い場合には後輪固定タイプが望ましい

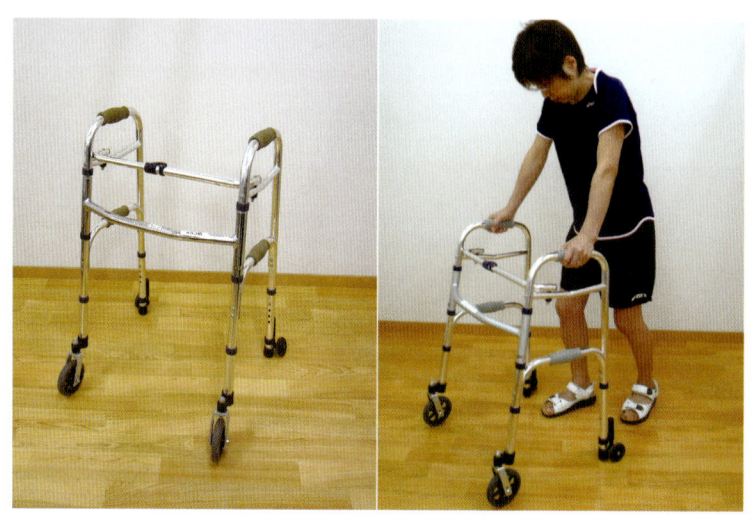

図11 歩行器（キャスター付き）

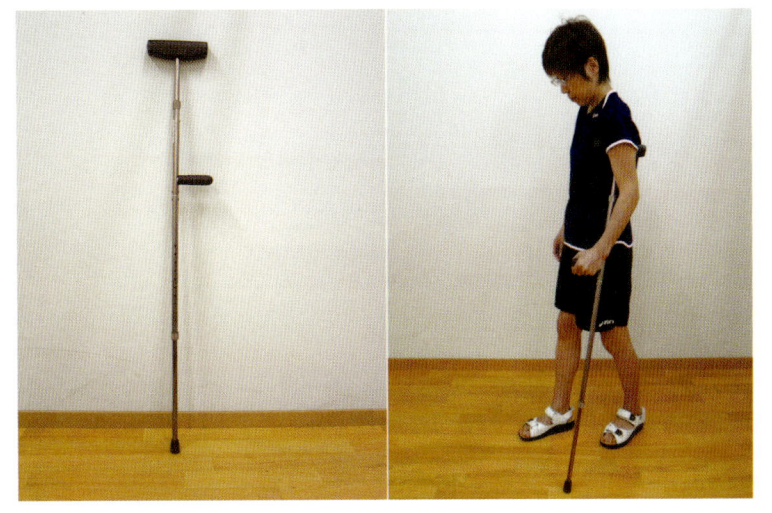

図12 リウマチ杖

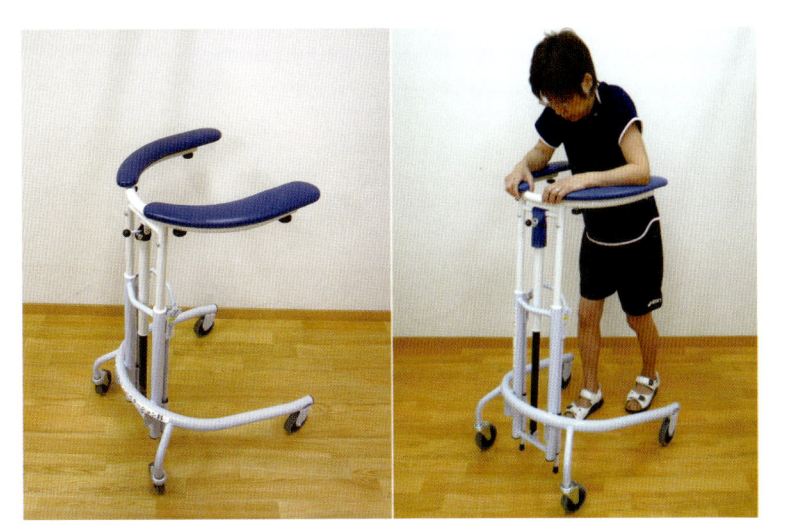

図13 歩行車

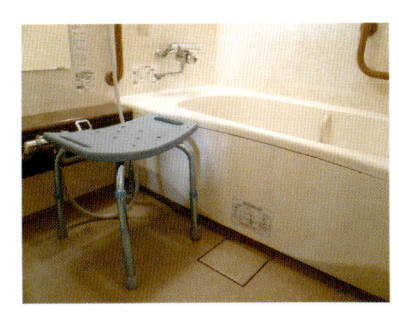

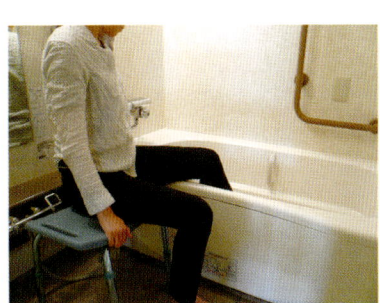

図14 浴室の工夫　　シャワーチェアを利用した浴槽の出入り　　浴槽縁に簡易手すり、浴槽内に低い椅子を設置した例

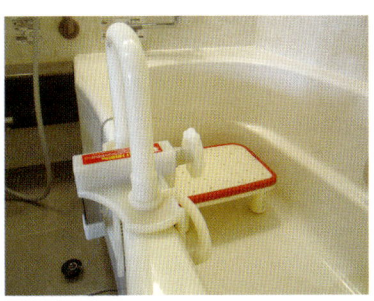

第3章 関節リウマチの治療とケアの実践

リウマチ看護パーフェクトマニュアル

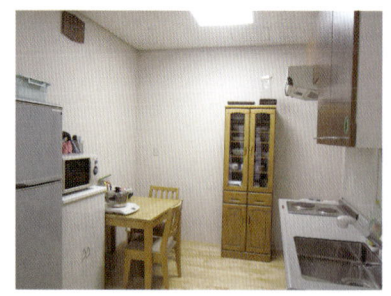

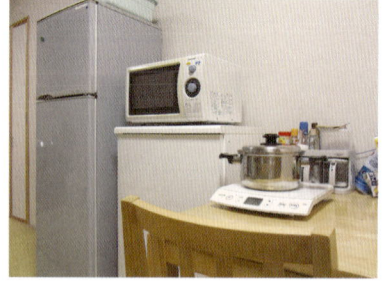

短い動線となるように冷蔵庫・電子レンジを脇に設置

図15 台所の工夫

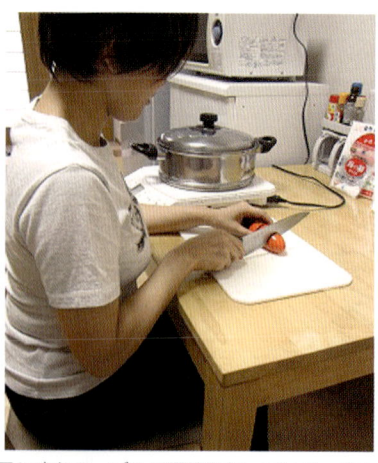

椅子に座りテーブルで調理を行っている。どこでも持ち運べる電磁調理器を利用。また手の届く範囲に調味料などの必要な物も置いてある

電動昇降機能つき便座

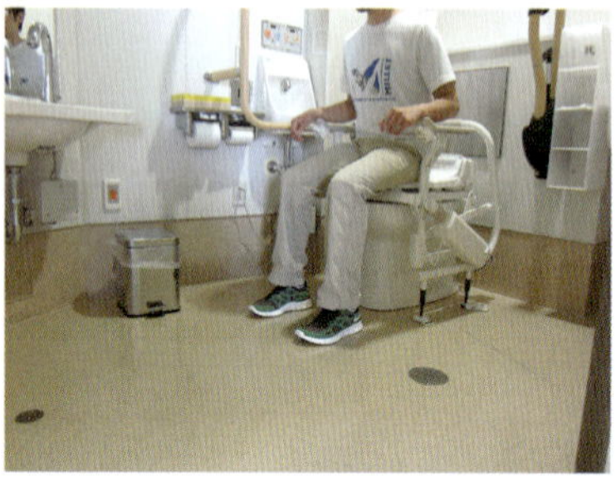

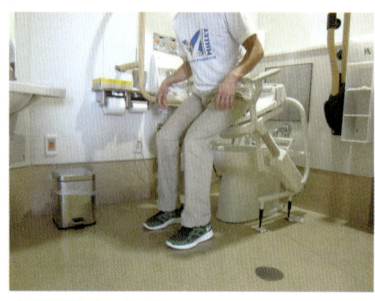

市販のウォッシュレット付補高便座

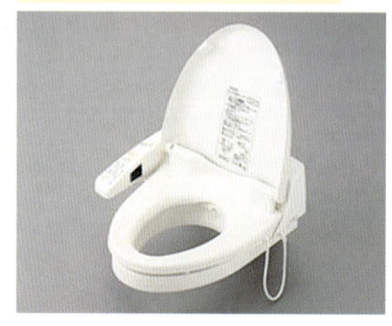

座面が前方へ傾斜することで立ち上がり動作を補助する

バスマットで作成した補高便座

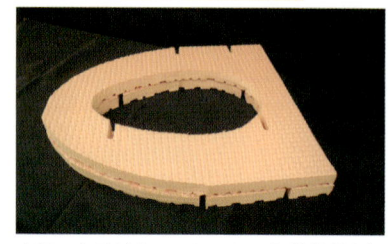

安価であるがウォッシュレット機能付き便座には適さない

図16 トイレの工夫

■ 引用文献
1) 日本リウマチ友の会：2010年リウマチ白書，リウマチ患者の実態＜総合編＞．流，277：44，2010
2) 田中一成 他：新時代リウマチ治療の現状とリハビリテーションの展望．作業療法ジャーナル，45：998-1004，2011
3) 谷村浩子 他：関節リウマチ．作業療法ジャーナル，46：881-885，2012
4) 東克己：関節リウマチの動作障害に対する理学療法アプローチ．理学療法，27：139-145，2010

■ おすすめの文献・書籍　もっと詳しく学びたい方へ
◇「関節リウマチのトータルマネジメント」（日本リウマチ財団 編），医歯薬出版，2011
→関節リウマチの症状，診断，治療，リウマチ患者の看護，栄養指導，服薬指導，転倒予防，妊娠時の注意，精神的なサポート等，内容はきわめて広範囲なものになっています

第3章　関節リウマチの治療とケアの実践

6. 看護からみたプライマリケア

宮崎よりの、元木絵美

> **ポイント**
> - 患者の身体機能や関節リウマチ（RA）の疾患活動性だけでなく、RAという疾患が患者の身体機能にどのような影響を及ぼし、それに伴う機能低下や能力の喪失が患者の生活にどのような問題を起こしているかを理解することが重要である
> - 看護師は、確実に安全に治療が継続できるよう患者を支援しながら、患者のセルフケア能力や生活状況に応じた自己管理方法を一緒に考えていく

1 はじめに

看護師は、発症早期にある方から関節破壊が進行した方まで、それぞれの時期に必要なケアが提供できるよう問題を見極め、ケアをマネジメントしなければならない。ここでは、在宅療養を行う患者へのケアとして、治療継続を支援するコツを述べた後に、薬の管理や副作用への対処、関節に負担をかけない身体の使い方や生活調整、筋力や柔軟性を保つための運動、栄養バランスの管理、感情のコントロールなどについて述べる。

2 治療継続を支援するために

RAやその治療によって患者の身体はどう変化したかを一緒に確認したり、患者や家族が治療効果を実感できるように働きかけるなど、患者の治療継続を支援する方法はさまざまある。しかし、方法にかかわらず理解しておかねばならないことがある。患者がどのようにRAを体験しているかということである。

RA患者は、療養においてさまざまなことを行っている。
例）
- RAの急性増悪、治療の副作用や感染症への適切な対処
- 痛みやこわばり、疲労、抑うつなどの不快な症状の管理
- 薬物療法やリハビリテーションの継続とそれに伴う家族や周囲の理解の促進

それは医療者が思うほど簡単なことではない。関節変形などの目に見える障害を持つ患者の場合、社会的なスティグマに悩まされることもある。そうなると、RAのことを周囲に説明するのが煩わしくなり、自然に人との付き合いが少なくなることで、社会的な疎外が起きたりする。RAの特徴である「症状が一定しない」とか「経過が予測できない」といった不確かさは、患者に無力感を抱かせ、不安を増大させる。患者は、その不確かさを何とか受け入れようと、障害や痛みを隠して取り繕ったり、何ともないように振る舞ったりすることに多くのパワーを割くようになる[1]。

> **看護のコツ**
> RA患者のなかには、「他科の医療者にリウマチのことをわかってもらうのが難しい」と感じている方が少なくありません。自分の身体状況や心配事をうまく医療者に伝える方法やコミュニケーションの取り方について指導する必要もあります。
> - お薬手帳は必ず持参する
> - 生物学的製剤治療を行っている場合は知らせる
> - 身体状況、困っていること等、伝えたいことはメモにして具体的に伝える
> - わからないことは遠慮しないで質問する
> - 自分はどうしてほしいのか意志を明確に伝えることが必要

> **重要！**
> 患者さんの治療継続を支援するにあたっては、患者さんの身体機能やRAの疾患活動性だけでなく、RAという疾患が患者さんの身体機能にどのような影響を及ぼし、それに伴う機能低下や能力の喪失が患者さんの生活にどのような問題を起こしているか、また患者さんはそれについてどのように対処しているかといったことを理解することが重要です。

3 薬の管理と副作用への対処

■ 薬の管理

免疫抑制薬や生物学的製剤の使用に抵抗感を持っている患者に対しては、それらの薬は非ステロイド性抗炎症薬（NSAIDs）やステロイドと違って関節破壊を抑制する効果があることを説明する。しかしそれらの薬は、効果が出るまでに時間がかかるので、その間中断や自己調整を行わないように説明する。効果が出るまでは、NSAIDsやステロイドを補助的に使用することになる。

それらの薬は、痛みに合わせて用法・用量を調整できる場合があるので、患者の痛みや生活状況に合わせてどのように調整したらよいかを一緒に検討していく。薬の副作用を経験している場合や、患者や家族が治療費用に負担を感じている場合も治療中断・自己調整の原因になりうるので、治療の経過や薬物療法に対する患者の考えを理解しておくとよい。

免疫抑制薬や生物学的製剤は休薬日があり習慣化しにくいので、服薬を忘れないための工夫も必要となる（p87）。免疫抑制薬の服薬を忘れてしまったときには中止し、決められた曜日に決められた量を服薬するよう説明する。生物学的製剤の自己注射を忘れた場合は、思い出した日に注射してもよいが、その後は決められた間隔を空けて注射するよう指導する。

■ 感染症予防

RA患者は、治療薬の影響で免疫力が低下している。感染症を発症したときには中止し、すみやかに受診するよう指導する。高齢患者はとくに感染のリスクが高く、注意が必要である。多いのは呼吸器感染症（p136参照）だが、原因は細菌、真菌、結核、ウイルスなどさまざまである。日頃から手洗い、うがいを励行し口腔内の清潔に心がける、人ごみに出ない、マスクをする、家族内感染の予防に努める、「おかしい」と思ったら早めに受診する、インフルエンザや肺炎球菌ワクチンの接種など、について患者、家族に指導を行う。

また呼吸器以外の感染症についても注意が必要である。中耳炎や蓄膿症、歯肉炎、膀胱炎、爪周囲炎、帯状疱疹（ヘルペス）など重篤でなくても、新たな症状が出現した、あるいはすでにある症状が悪化した場合も早めに受診するよう指導する。

> **重要！**
> 感染症は薬の副作用の1つです。しかし副作用のなかには自覚できないものがあるため、定期的に受診して検査をしなければならないこと、認識できたいつもと違う症状は、必ず医療者に伝えてほしいと伝え、治療参加を促しましょう。

4 痛みのコントロールをどうするか？

日常生活においては、関節を守ることが痛みの軽減につながり、しいては変形予防につながる。毎日

の暮らしのなかで関節に無理な負担がかからないよう、患者それぞれの状況に合わせた体の動かし方や生活調整方法を習得してもらうよう支援する。

■ 関節に負担をかけない動作の工夫

- 和式より洋式の生活を勧める（電動ベッド、トイレ、テーブル、椅子など）
- 変形を増強させる方向に力を加えない（指の尺側変形がある場合テーブルや窓などを拭くときは外側から内側に拭く）
- 鍵や鉛筆、スプーン、フォークなど、細くてつまみにくいものは太くして持つようにする（p167）
- 水道の蛇口はレバー式にする
- 茶碗を持つときは指先で持たずに手のひらを使って持つ
- びんのふたを開ける動作は尺側変形を助長させるため自助具の使用を進める（p167）
- パソコン、折り紙などは同じ関節変形を誘発させるため長時間使用しない
- 下肢の関節を保護するために、長時間の起立や歩行は避ける
- 太りすぎは下肢の関節に負担をかける。自身の標準体重を知り、守ってもらう
  ［標準体重（kg）＝身長（m）^{2} × 22］

■ 負担はたくさんの関節に分散させる（p275）

- コップは両手を添えて持つ
- 鍋やフライパンなどの調理道具も両手で持つ
- 包丁は両手で使用する
- タオルや雑巾を絞るときは水道の蛇口にタオルを引っかけて両手で絞る
- 荷物袋は片手で持ったりせずに、肘や肩にかける、リュックサックを使用するなどしてより大きな関節を使うようにする
- 立ち上がり動作は、手掌部だけでなく前腕全体を使用して体重を支える

■ エネルギーの無駄使いを防ぐ

クラスⅢ・Ⅳ、あるいは疾患活動性が高く生活機能障害を抱えた患者では、日常生活動作の1つ1つに痛みや不自由を伴う。関節変形や痛みがある状態では動作に力が入り、エネルギーを浪費する。患者の生活を一緒に振り返り、動作や環境、時間の使い方などについて工夫できないか検討していく。

> **看護のコツ**
> **ベッドからの起き上がり**（図1、次頁参照）
> 関節変形がある患者が反動をつけて起居動作を行う姿を見かけますが、反動をつけた動作は関節に負担をかけます。とくに頸椎（環軸関節）に変形がある場合は、注意が必要です。

> **看護のコツ**
> **ヘッドアップしても枕が落ちないように**（図2）
> ①バスタオルの片方の端をマットレスの下に入れ込む
> ②枕を頭の位置に合わせバスタオルで枕を包む。枕の位置はベッドが曲がる位置に臀部がくるように臥床して位置を決めるとよい
> ③もう一方のバスタオルの端をマットレスの下に入れ込む

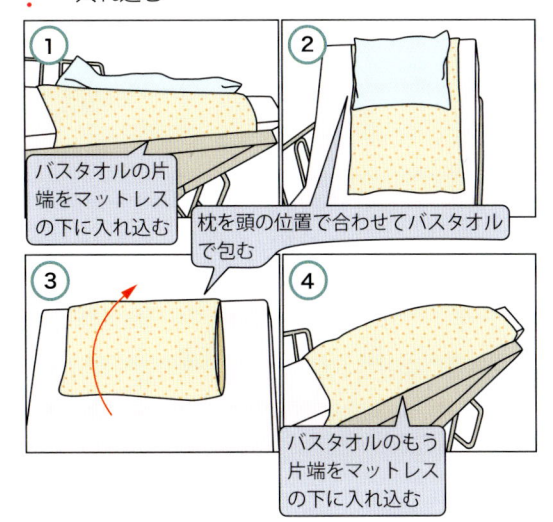

図2 ヘッドアップしても枕がずれ落ちない工夫

■ 環境を整える

関節にかかる負担の軽減は、環境を整えたり、自助具を利用することによっても可能である。また、困難を要するので諦めていた日常生活動作が、「1人でできるようになる」ことは、「何かにつけ人手を頼むこと」が最もつらいRA患者にとって、大きな意味がある。

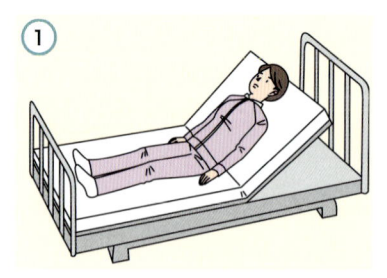

① ベッドが曲がる位置に臀部がくるように臥床する

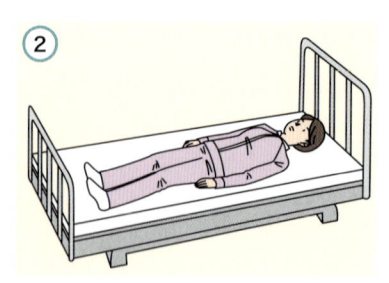

② 足を下垂する方向にすこし体を寄せておく（人工股関節置換術を行っている場合は、脱臼予防として健足側に下垂するよう指導する）

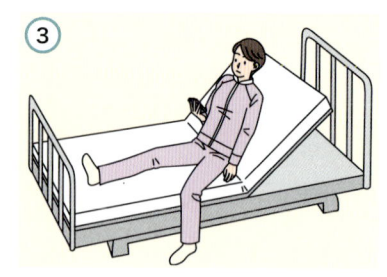

③ ベッドリモコンでヘッドアップを行いながら、下垂する側の足をベッドから垂らす。反対側の足も少しずつ移動する

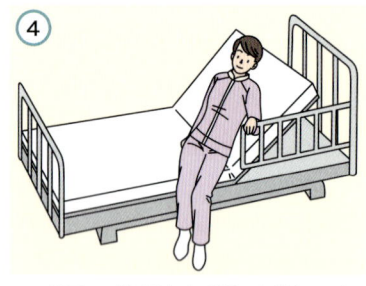

④ ヘッドアップを最大まで行った後に、ベッド柵を持って起き上がる。同時にもう片方の足をベッドから垂らし、端座位になる

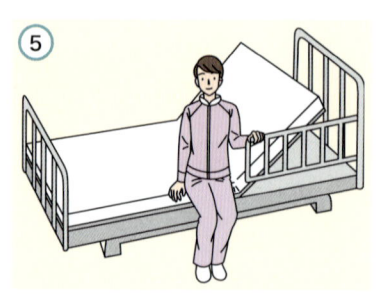

⑤ 端座位を保持する場合、ベッドの高さは両足が床に着く状態で、膝関節が約90度となる高さが好ましい（膝関節を深く曲げると股関節も過屈曲になり股間節脱臼の原因になる）

※起立する場合は、ベッドの高さは少し高めに調整すると立ち上がりやすい

図1　ベッドからの起き上がり動作

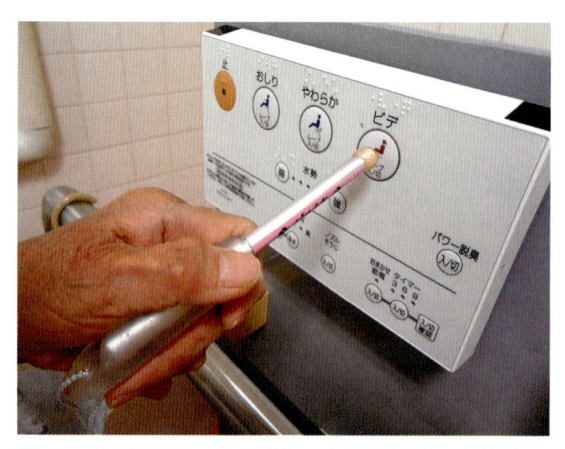

図3　ウォシュレットのボタンを押すための自助具

1）寝具
- 頸椎の前屈を予防するため、枕は柔らかすぎない低めのものがよい
- 布団やマットは、体が沈まない適切な固さを選び、脊椎の彎曲が強まるのを防ぐ
- ベッドは、モータ式でヘッドアップと、ベッド高の調整ができるものが好ましい。高さは布団を含め55～60cmが適当で、柵があると起居動作が容易である

2）椅子
- 椅子は、座面ができるだけ固いものを選び、座面の奥ゆきが深くないものにする。脊椎の負担を少なくするために奥まで深く腰掛け、背を伸ばすように座る
- 椅子の高さは、両足底を床につけたときに膝関節が90度前後になるよう、座布団の厚さを調整する

3）トイレ
- 便座の高さは48cm前後が適当である。便座が低い場合は補高便座を利用して高さを補う（p170）
- 排泄後、臀部に手が届かない場合などはウォシュレットを利用するよう勧める。ボタンを押す際、指関節に負担がかからないよう押し棒自助具（図3）を利用するとよい

4）入浴、整容
- 長い柄付きブラシ（図4）を利用することで手の届かない部分を洗うことができる

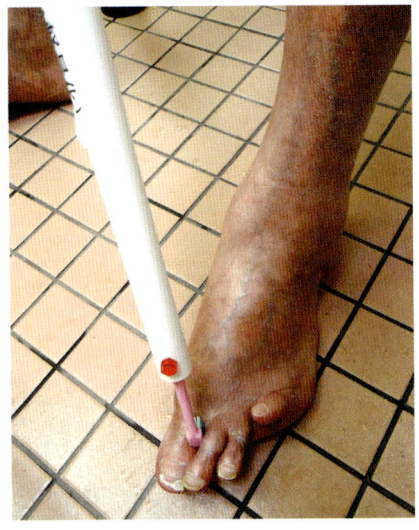

図4　柄付きブラシ

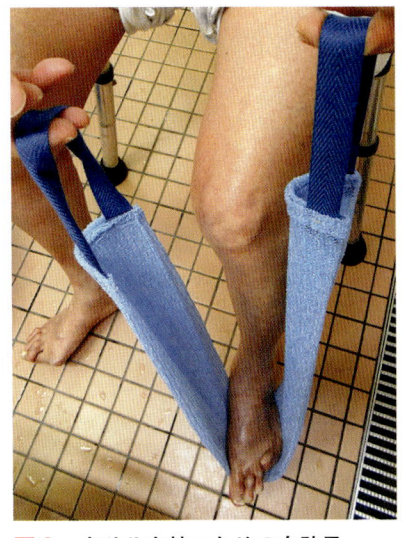

図6　タオルを持つための自助具

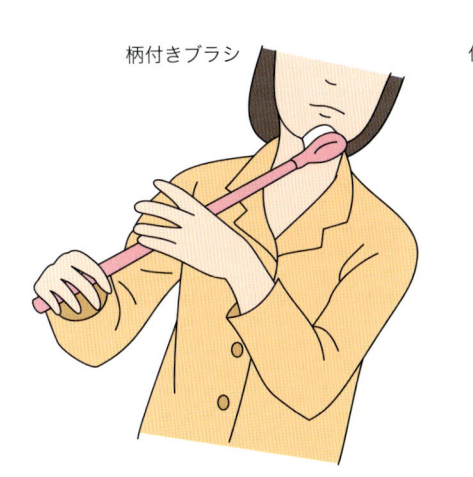

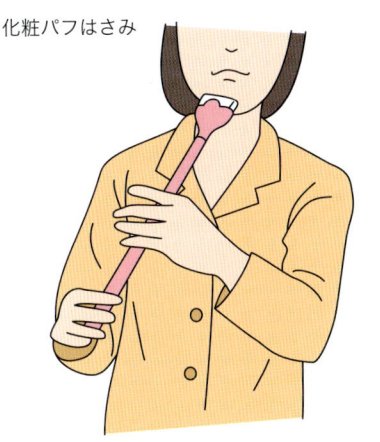

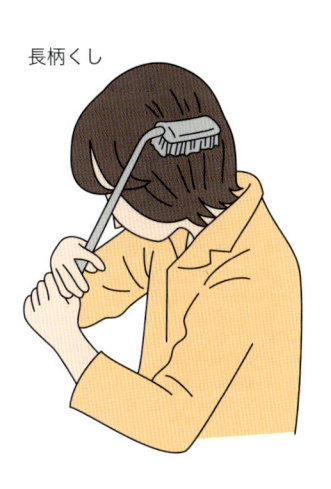

図5　化粧水をつけるための自助具

- 化粧水をつけるための"化粧パフはさみ"や髪をとく"長柄くし"もよく使われている（図5）
- タオルが持ちにくい場合は垢擦りグローブを勧めたり、両端にループを付けたタオル（図6）を利用すれば届かなかった足先や、背中の洗体などができるようになる

5　運動の行い方

　適度な運動は、筋肉や腱、靭帯などの強度や関節柔軟性の維持に役立ち、関節の安定性や衝撃吸収力を高める効果がある。関節機能障害の有無にかかわらず、患者には発症早期から、筋力を高めたり、関節可動域の維持/拡大、変形、拘縮予防を目的に、適度な運動を定期的に行うよう指導する。運動を行うにあたっての留意点は以下の通りである。

- 起床時など、痛みやこわばりが強い場合は無理に行わない
- 関節を"伸ばす"運動は、体幹の代償により早くから障害されやすい。**関節の運動は、可動域いっぱいまで伸ばすようにする**。筋力や柔軟性を維持するためには、筋肉が動いているのを意識しながら可動域いっぱいまで伸ばし、10〜20秒程度その状態を維持してからゆっくり曲げるようにする

とよい。**反動をつけたり勢いをつけて動かさないよう注意する**
- 左右均等に、同じ回数動かす
- はじめは軽く、運動後の疲労や痛みを確認しながら少しずつ増やすようにする。疲労感や痛みが、運動後2時間以上残る場合は、次回から運動量を減らす。異常な疲労感や痛みが続く場合は医療者に相談する
- 身体状況に合わせた運動方法を選ぶ

〔例〕

① **発症早期など疾患活動性が高い患者**
　痛みを回避するための同一肢位を避け、関節をゆっくり動かすような軽い運動

② **疾患活動性が低いあるいは寛解期にある患者**
　関節運動に加えて、負荷として重力を利用するなど、筋力強化や持久力向上に重点を置いた運動。肩関節挙上運動は、仰臥位より立位で行うほうが、より重力の影響を受ける

③ **すでに関節破壊が進行し、変形や拘縮をきたしている患者**
　関節可動域や筋力の維持、血液循環を促すことに重点をおいた運動

看護のコツ
姿勢について

痛みを軽減しようと、いつも膝下に座布団などを入れていると膝関節の伸展不足が起こります。立位時、バランスをとるために股関節が連動して屈曲し、骨盤は前傾します。このままの姿勢で歩くと、臀部を後ろに突き出し、腰を前に張って歩くRA患者特有の姿勢（図7）になります。この歩き方は頸椎や腰椎に負担がかかるため、新たな痛みの原因となってしまいます。さらに呼吸機能の低下から活動量の低下や筋力低下、最終的には寝たきり状態を引き起こすといわれています。また前屈みの不良姿勢は患者さんの視野を狭めるため、安全面においても問題です。首と肩の力を抜き、背筋を自然に伸ばしたよい姿勢を保つためにも、筋力や柔軟性を維持する運動が必要となります。

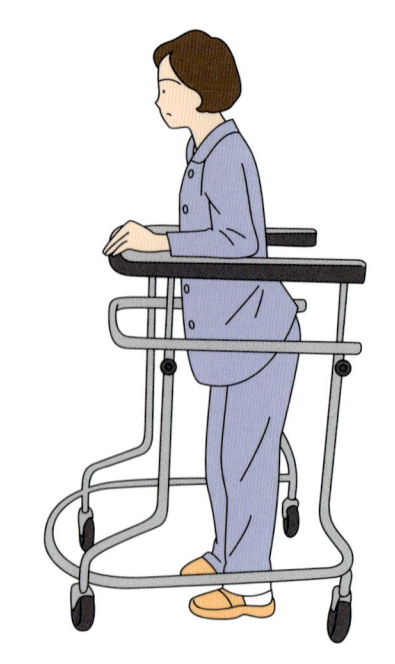

図7　リウマチ患者に特有の姿勢

6　栄養のとり方

慢性的な炎症に伴い、RA患者のエネルギー代謝率は上昇していることが多い。そのため、体重の変化をモニタリングしながら、標準体重に達するようエネルギー摂取量を調整する。炎症やメトトレキサート（MTX）治療によって蛋白質の分解が亢進するため、良質な蛋白質を摂ることも重要である。しかし薬の副作用である食欲不振や倦怠感、胃腸障害などがあると、患者の食欲は低下する。口腔や咽頭粘膜に乾燥をきたすと味覚変化や嚥下障害が起こる。関節機能障害があると、食材を買う、調理する、食べるなどの日常生活動作（ADL）が制限され、顎関節が冒されると咀嚼・嚥下機能が低下する。いずれも患者の摂食量を低下させることにつながるので、アセスメントが必要である。

その他、関節外症状としてアミロイドーシスは、消化管粘膜の消化・吸収に悪影響を及ぼす。合併症を持つ方は合併症に応じた食事とする。

Advanced Lecture

貧血と免疫機能に大切な鉄

RAの慢性的な炎症に伴い貧血が起こることがあります。その他、鎮痛薬やステロイドの副作用によって消化器に潰瘍や出血が生じるなど貧血の原因はさまざまですが、最も多いのは鉄欠乏性貧血です。鉄が不足すると免疫機能も低下します。

鉄を多く含む食品
- 豚レバー、鶏レバー、牛レバーなどの肉類
- 小松菜、切干大根
- 納豆、高野豆腐など

※鉄の吸収を高めるビタミンCや、蛋白質を一緒に摂るよう勧めるとよい

ビタミンCを多く含む食品
- アセロラ、グアバ、柿、キウイフルーツ、苺などの果物類
- 赤ピーマン、黄ピーマン、ブロッコリー、にがうりなどの緑黄色野菜

良質の蛋白質を多く含む食品
- 魚介類、肉類、卵、大豆食品、乳製品

血液の成分をつくるのに必要な葉酸とビタミンB群

細胞の遺伝情報を司る核酸(DNA)の合成に必要な栄養素で、細胞が分裂するときに大切な役割を果たしています。葉酸が不足すると、骨髄において赤血球がうまくつくれなくなり、貧血が起こります。鉄欠乏性貧血とは異なる種類の貧血で、口内炎や胃腸障害が起こりやすくなります。RA治療薬のMTXはこの葉酸の働きを妨げる作用を持つため、副作用の予防や治療のために葉酸製剤を併用されている方が多いです(p86)。

葉酸を多く含む食品
- ホウレンソウ、ブロッコリー、キャベツ、春菊などの野菜類
- 納豆、ゆで大豆などの豆類
- 豚レバー・鶏レバー・牛レバーなどの肉類
- みかん、柿、バナナなどの果実類

ビタミンB_{12}は、葉酸とともに赤血球をつくるために必要な栄養素です。ビタミンB_{12}が不足すると葉酸不足と同じように貧血を起こします。

ビタミンB_{12}を多く含む食品
- しじみ、赤貝、あさり、ほっきがい、牡蠣
- かつお、さんま
- 豚レバー、鶏レバー、牛レバーなど

極端な菜食に偏ると不足します。葉酸とビタミンB_{12}を効率よくとるために、野菜類と動物性食品をバランスよく組み合わせることが大切です。

骨を丈夫に保つために摂りたいカルシウム、ビタミンD

RA患者の多くが骨粗鬆症を合併しています。関節周囲の炎症以外にも、ステロイドの影響や、女性の場合は閉経とともに女性ホルモンの作用が低下し、急激に骨密度が低下するためです。骨粗鬆症を予防するために、カルシウム(表1)とその吸収を高めるビタミンDを摂るよう勧めましょう。

ビタミンDを多く含む食品
- あんこう、まいわし、かわはぎ、さけ、かつお、にしん、さんま、うなぎなど

表1　カルシウムを多く含む食品

食品名	常用量(g)	目安量	カルシウム(mg)
低脂肪乳	200 mL	コップ1杯	270
普通牛乳	200 mL	コップ1杯	227
いわし・丸干し	40	中2匹	176
プロセスチーズ	25	1切れ	158
厚揚げ	60	1枚	144
高野豆腐	20	1枚	132
木綿豆腐	100	1/3丁	120
プレーンヨーグルト	100	1/2カップ	120
小松菜	70	約2株	119
桜えび(素干し)	3	大さじ1	60
チンゲン菜	70	約2株	70
ひじき(乾燥)	5	煮物1鉢	70
絹ごし豆腐	100	1/3丁	43

女性の1日所要量は600 mgだが、骨にカルシウムを蓄えようとすると約1,000 mgは必要

脂肪の質は炎症に影響する?!

　食べ物の脂質は飽和脂肪酸と不飽和脂肪酸に分けられます。ラード、バター、肉類などには飽和脂肪酸が多く、植物性の油や魚油には多価不飽和脂肪酸が多く含まれています。RAに対しては、飽和脂肪酸よりも多価不飽和脂肪酸を、多価不飽和脂肪酸のなかでもn3系（αリノレン酸やEPA、DHA）を摂取することが関節炎の抑制に効果的であるといわれています[2]。αリノレン酸は体のなかでEPA（エイコサペンタエン酸）やDHA（ドコサヘキサエン酸）に交換されて炎症を抑えます。このEPAやDHAは炎症を引き起こす物質（プロスタグランジン、トロンボキサン、ロイコトリエンなど）が体内でつくられるのを抑え、関節炎を軽くする作用を持っています。

- **αリノレン酸**：しそ油、えごま油、などの食用油に多く含まれている。これらの食用油を用いる際には、酸化されやすいので加熱しないで用いること、古くなったものは使用しないこと、抗酸化作用を持つβカロチンやビタミンC、ビタミンE（種実類）と一緒に摂取するとよいとされる
- **EPAやDHA**：はまち、きんき、まいわし、さば、うなぎ、まだい、さんま、ぶり、ほんまぐろ、さけ、さわら　などの魚に多く含まれる

7　感情のコントロール

　痛みや疲労感などの不快な症状、身体機能の低下、それらに伴う能力の喪失などによって、多くの患者は不全感や無力感を抱いている。社会生活を維持していくためのストレスや将来への不安が増大すると、気分が抑うつになり、痛みなどの症状がさらに増すといった悪循環に陥ることがある。RAは絶えず治療を受け、管理し続けなければならない病気である。RAと上手に付き合うためには、自らの感情を上手にコントロールする術を持っているとよい。

■ ストレスをためない工夫

- リウマチという自分の病気を理解する
- 自分を大切に、肯定してあげる
- 医療者にわからないこと、困ったことを相談する
- リウマチである自分を理解してくれる人をつくる
- 同じリウマチの患者で、相談できる人をつくる
- 趣味や楽しみを見つける
- 自分へのご褒美をつくる
- 笑う、泣く、怒るなど感情は表出し、気持ちをすっきりさせる

■ リラクゼーションを楽しむ

1）呼吸法

　怒り、悲しみ、緊張や不安などは、呼吸パターンの変調を引き起こす。そのようなとき、意識して呼吸を整えると、気持ちが自然に落ち着いてくる。呼吸法は単に効率よいガス交換にとどまらず、気持ちを集中させ身体の力を抜くリラクゼーション法の1つである[3]。

- 集中できる静かな環境で行う。立つ、座る、仰位になるなど、どのような姿勢でもよい。楽な姿勢をとり、全身の筋肉をリラックスさせる
- 導入としてはじめは口から息を大きく吐き、続けて吸気をゆっくり行う（深呼吸）。導入として深呼吸を数回行った後に、腹式呼吸を行う
- 胸部の筋肉は緊張させ、腹部を膨らましながら鼻から深く「1、2、3、4」と数えながら息を吸う。「1、2」と数えながらいったん吸気を止め「3、4」と再開する方法もある
- 息を吐くときには、胸腹部の筋肉の緊張をゆるめ、「1、2、3、4、5、6、7、8」と数えながら口からゆっくり吐いていく。腹式呼吸がうまくできない場合は、左右の手を胸部と腹部にそれぞれ当てて、胸腹部の動きを確認しながら行うとよい

2）入浴、足浴、温罨法などの温熱療法

　温めることにより血液循環が促進されると、筋緊張がとかれ、リラックス効果が期待できる。足浴については、皮膚血流量や皮膚温の上昇によって熱放散が促進された後に、深部体温が低下することによって眠りが誘発される効果や、自律神経系を介して副交感神経を優位に導く効果がある。足浴は、40±2℃の湯に10分間は足を浸すようにする（p182）。

看護師へのアドバイス

　RA患者の看護には、発症早期の患者さんから関節破壊が進行し、クラス、ステージの高い患者さんまで、その人に合ったケアをマネジメントすることが必要です。それには、①患者さんを治療やケアに巻き込み、患者さんが治療に参加している実感や効果を体感できるようにする、②患者さんに今何が起きているのか、それはどのような状況なのか、患者さんが体験している症状、状態をきちんと観て患者さんの思いに寄り添う、③看護を提供するだけではなく、患者さんがどうしたいのかを聴き一緒に考え、解決していく、④ステージ、クラスの高い患者さんには自助具の工夫や残存機能を生かしてQOLを低下させないようにすること、が必要です。

■ 引用文献・参考文献

1) Strauss A, et al：第8章 慢性関節リウマチによる負担．「慢性疾患を生きる」（南裕子 訳），pp115-131，医学書院，1984
2) Mahan LK, et al：第44章 リウマチ性疾患の医学的栄養療法．「食品・栄養・食事療法事典」（木村修一 他 監訳），pp1122-1133，産調出版，2006
3) 呼吸法（Breathing）．「看護にいかすリラクセーション技法　ホリスティックアプローチ」（荒川唱子 他 編），pp18-29，医学書院，2001
◇ 髙木千恵 他：第12章　食事．「リウマチと上手に付き合おう」（甲南病院加古川病院リウマチ膠原病センター 編），pp178-188，燃焼社，2009
◇ 第1章 足浴ケアが生体に及ぼす影響．「看護実践の根拠を問う」（小松浩子 他 編），pp1-11，南江堂，1998
◇ 「アロマテラピー図解事典」（岩城都子 著），高橋書店，2008

■ おすすめの文献・書籍　もっと詳しく学びたい方へ

◇ Kate Lorig, et al：「病気とともに生きる 慢性疾患のセルフマネジメント」（日本慢性疾患セルフマネジメント協会 編，近藤房恵 訳），日本看護協会出版会，2008
　→自分の病気をうまくコントロールするために、慢性疾患患者さんはどのようなスキルを身につけたらよいかが紹介されています

手首の痛みに、リストサポーター！

石川　肇

　RAでは、高頻度に手関節が罹患し、滑膜炎による痛みとともに、遠位橈尺関節が不安定となるために、前腕の回内・回外運動が制限されてきます。そのような場合には、全身に施される薬物療法ともに、リストサポーター（senami wrist supporter：SWS）はきわめて有用です（図1）。

サポーターの効果

　手関節に痛みがある112名の入院中のRA患者さんの203手関節にサポーターを装着し、その後1年以上経過した平均17カ月後に、アンケート調査を行ったところ、家庭での装着率は平均73％で、約半数の例で"手首がしっかりして力が入りやすくなる"との回答がありました。とくに手関節破壊が軽度（Larsenグレード2以下）な例でよく使われていました。装着によって、痛みはただちに52％の例で軽減し、握力は平均12mmHg、前腕の回旋可動域も平均3度、有意に改善していました。調査時には10％の例で、薬物治療の効果もあって、無痛となり、サポーターも不要となっていました[1]。

　遠位橈尺関節の不安定性に対して、サポーター装着によって適合性が改善し、症状が改善したと考えられ、このサポーターは早期の手関節炎のある患者さんには、ぜひお勧めです。

サポーターの形状

　サポーターの素材は、オペロンの一種、パワーネット・FEタイプです。伸縮性があり薄く通気

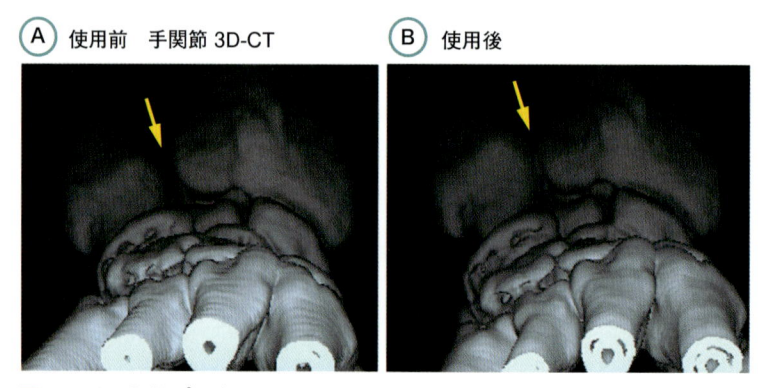

Ⓐ 使用前　手関節 3D-CT　　Ⓑ 使用後

図1　リストサポーター
これは、SWS装着によって遠位橈尺関節に変化がみられるか、3 D-CTで比較したものです。ご覧のように、装着によって遠位橈尺関節にできたギャップは小さくなり（矢印）、ある程度適合性が改善されているのがわかります

知って役立つ！Column

① ②

③ ④

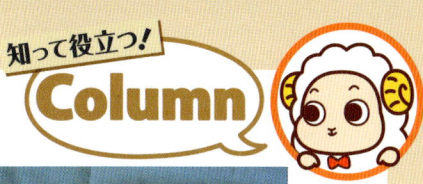

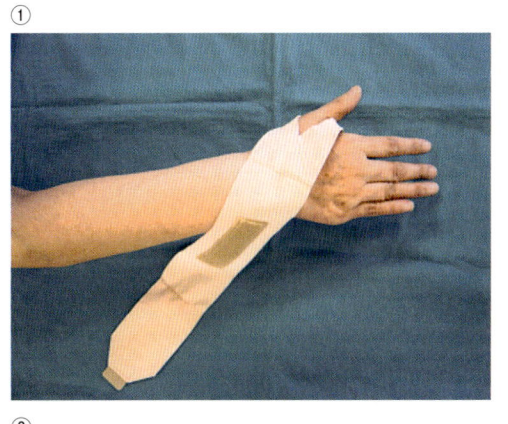

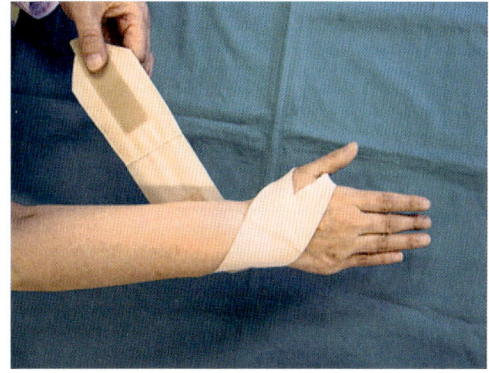

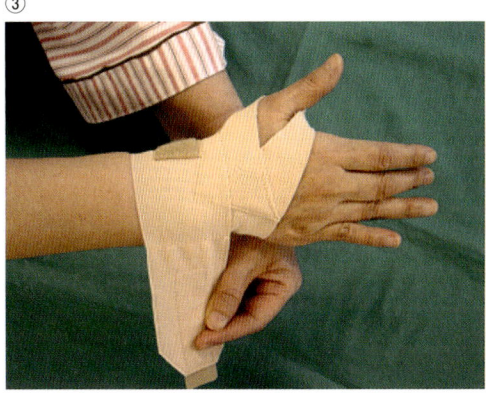

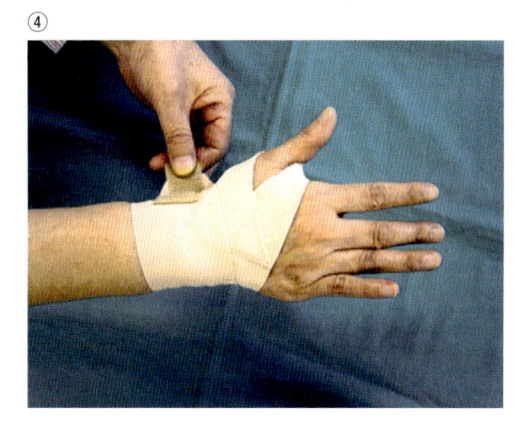

図2　リストサポーター（SWS）の装着方法
①ループに母指を通す、②③適度な強さで手首に巻きつける、④マジックテープで止める

性のよい合成繊維です。デザインは、幅6cm、長さ約40cmの帯状で、その一端には母指を通すループがあり、手首に巻きつけ、マジックテープで止められるようになっています（図2）。手首の腫脹や疼痛の程度に応じて強くも弱くも巻くことができます。私たちは、当センターの作業療法士さんにお願いして作製してもらっていますが、既成品（SWS　フリーサイズ　左右兼用、株式会社P.Oコンセプト作製　1個1,000円＋送料で、FAX：025-384-8070で注文受け付け可）もあります。

■ 文　献

1） Ishikawa H, Murasawa A, Suzuki A, et al.：The Senami Wrist Supporter for the patients with rheumatoid arthritis. Mod Rheumatol, 10：155-159, 2000

ハーブ足浴

岩﨑百合子

❦ ハーブの効能

ハーブにはさまざまな効能があると言われています。例えば、ヨモギにはシネオールなどの精油が多く含まれ、鎮静や睡眠を促す作用や保温効果、冷え症、リウマチや神経痛などに効果があり万能薬として知られています。韓国旅行に行かれた方なら「ヨモギ蒸し」を体験された人も多いのではないかと思います。一般的には補完/代替療法として、エッセンシャルオイル（精油：essential oil）を用いて行うアロマテラピーが知られていますが、コストがかかります。当院では、敷地内で栽培したラベンダー、ミント、ローズマリー、レモンバーム、セージやバジルなどの生ハーブ、グレープフルーツ、柚子などの柑橘類、バラや桜の塩漬けなどを足浴に使っています（図1）。

❦ ハーブ足浴の方法（図2）

具体的なハーブ足浴の方法は、次の通りです。乾燥ヨモギの蒸らし液に湯を入れて40℃前後の患者さんが気持ちいいと感じる温度にし、湯量はくるぶしが浸かる程度とします。そこに生ハーブ、柑橘類の皮などを入れます。足を浸けてもらう時間は10〜15分程度です。音楽を流す、患者さんとのコミュニケーションを大切にするなど、雰囲気つくりにも気を遣いながら、和気藹々と行っています。

❦ ハーブ足浴の効果と今後の課題

ハーブ足浴は、体験した誰からも喜ばれるケアであり、副次効果としてケアを行う職員のモチベーションの維持、向上によい影響があるだろうと感じていました。ハーブ足浴の効果を明らかにするために研究に取り組んだ結果、保温

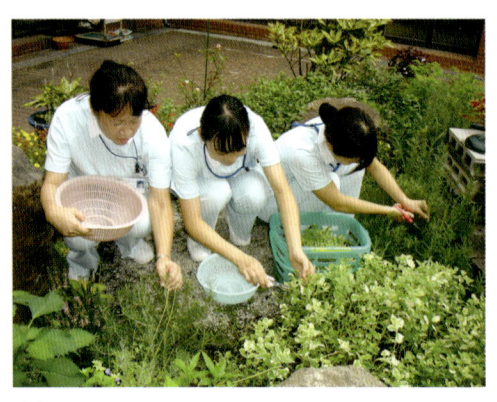

院内の敷地で栽培

図1　ハーブ栽培の様子

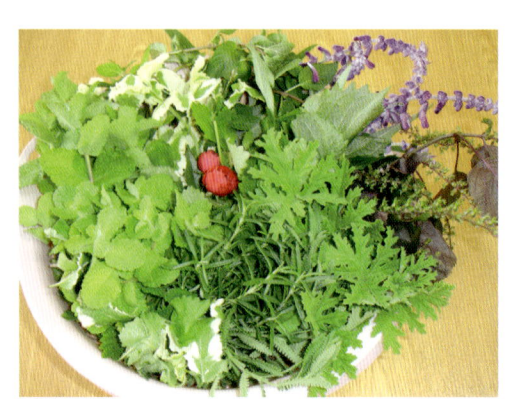

ラベンダー、ミント、ローズマリー、レモンバーム、セージ、バジルなど

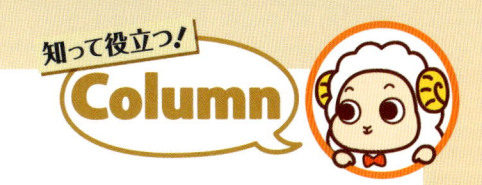

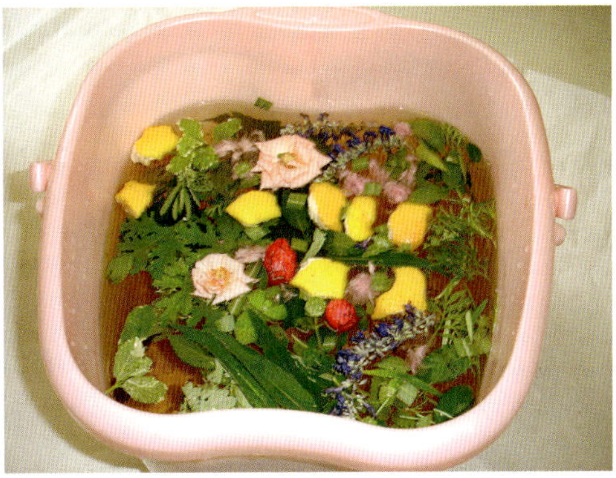

乾燥ヨモギの蒸らし液に湯を入れて40℃前後にする。そこに生ハーブ、柑橘類の皮などを入れる

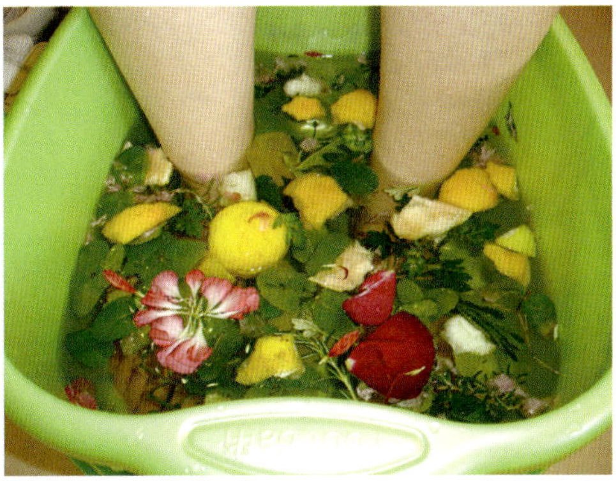

足を浸けてもらう時間は10〜15分程度。くるぶしが浸る程度の湯量

図2　ハーブ足浴の方法

効果やリラックス効果、不眠や痛みを軽減、緩和する効果、またRAの疾患活動性や免疫能に好影響を与えることが明らかになりました[1)〜3)]。

しかし当然ながら、その効果が持続しないこともわかりました。患者さんに看護ケアとして提供する場合、いつ行うか、どのくらいの間隔で行うかなど、効果的な方法についてはさらに研究を重ねる必要があります。

文献

1) 宮崎よりの 他：関節リウマチ患者の疾患性に対するハーブ足浴の効果．第54回日本リウマチ学会総会・学術学会プログラム・抄録集 W-3-G-5-4，2010
2) 大西瑠美 他：関節リウマチ患者の睡眠障害に対するハーブ足浴の効果．第54回日本リウマチ学会総会・学術学会プログラム・抄録集 W-3-G-5-5，2010
3) 岩崎百合子 他：関節リウマチ患者の疾患性に対するハーブ足浴の効果．第54回日本リウマチ学会総会・学術学会プログラム・抄録集 W-3-G-6-3，2010

第4章　身につけたい看護技術

1. 皮膚の見かたとケア

山本俊幸

> **ポイント**
> - 関節リウマチ（RA）患者の皮膚では、皮膚萎縮、びまん性の色素沈着、手掌紅斑、黄色調皮膚、リンパ浮腫、局所多汗、関節背面の角化性変化、乾皮症などがしばしばみられる
> - 足には胼胝（タコ）、鶏眼（ウオノメ）、陥入爪（巻き爪）などがしばしばみられるが、これは関節の変形や加重負荷により生じる。また、手足の指趾の変形により開きが悪くなり、通気性が悪くなり湿潤した環境になるため、真菌に感染しやすくなる
> - 下腿や足の外果に潰瘍が生じ、長期間かけて治ったあとも再発することがしばしばある
> - 看護のコツとしては、感染を起こさないよう、皮膚局所の清潔を保つこと。骨同士が当たる場所は、指の間にガーゼを挟むなどして、クッションの役割を果たすよう工夫する。潰瘍が治ったあとの皮膚は脆弱であり、外的刺激を受けやすい部位はガーゼ保護などが必要である

1 皮膚の構造と役割

われわれ人間の体を覆っている皮膚は、上から表皮、真皮、脂肪組織の3層構造をしている、人体最大の臓器である。表皮は、厚さ1mmもないが、**バリア機能**といって、機械的刺激、化学的刺激から身体を保護し、**外界からの異物（紫外線、細菌、ウイルス等）の侵入**を防御している。また、皮膚のなかでもとくに最外層に位置する角層は、**生体内の水分**が蒸散するのを防いでおり、この保護作用が低下すると皮膚は乾燥してくる。

2 RA患者の皮膚の特徴

RA患者の皮膚にはいくつかの特徴がある。**皮膚萎縮（菲薄化）（図1）、びまん性の色素沈着、手掌紅斑（図2）、黄色調皮膚、リンパ浮腫、局所多汗、**

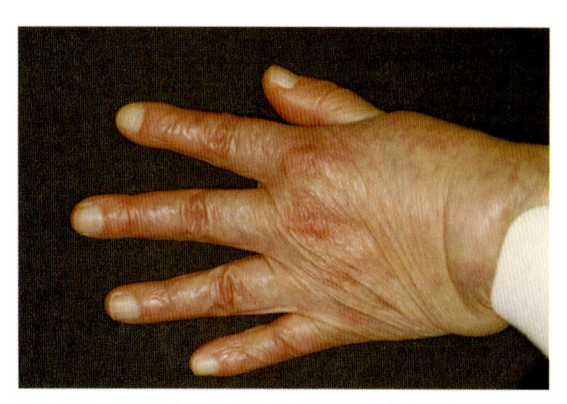

図1　手背の皮膚萎縮と手関節のリンパ浮腫

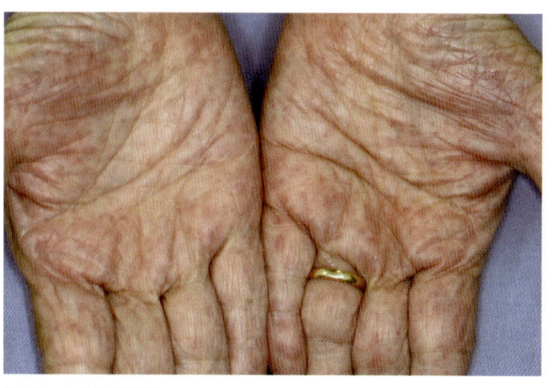

図2　手掌紅斑

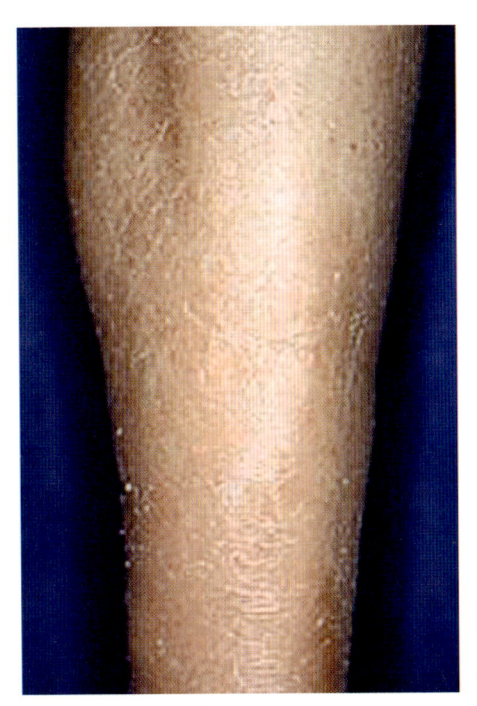

図3　下腿の皮脂欠乏症

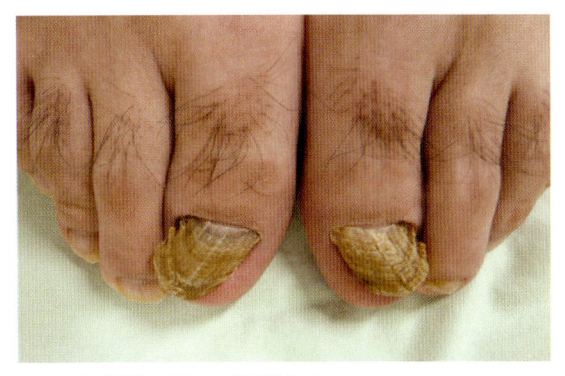

図4　両側第1趾の爪甲彎曲症

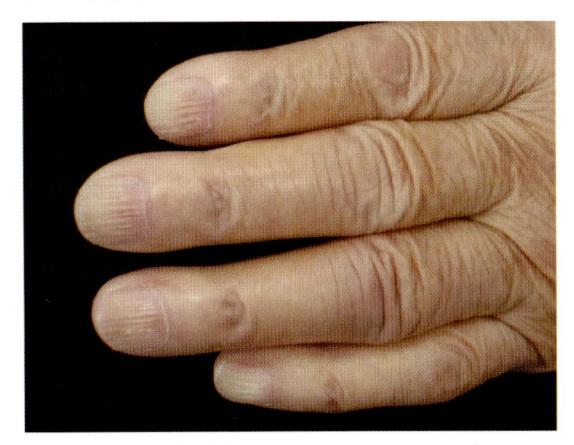

図5　手の爪の縦線条

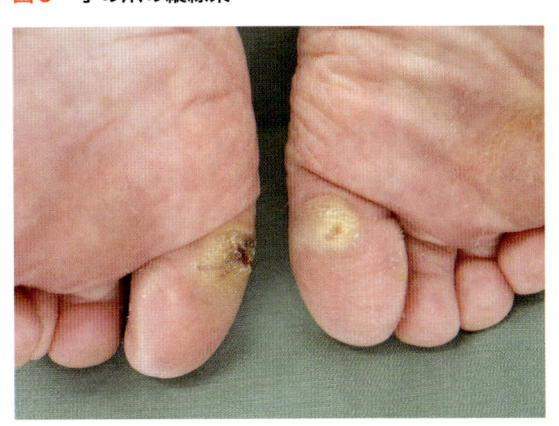

図6　荷重部位にみられる胼胝

関節背面の角化性変化、皮脂欠乏症（図3）などがしばしばみられる。加えて、長期間の副腎皮質ステロイドや抗凝固薬の内服により、皮膚の**脆弱性**や**易出血性**などもみられる。

> **看護のコツ**
> 手、下腿、足の外果、足の裏などに注目して、RA患者の皮膚を観察しましょう。とくに、靴下で隠れている部分をよく観察することが大切です。

3　RA患者の皮膚病変

足の1趾の爪甲が硬く厚くなり、2趾側に彎曲する爪甲彎曲症（図4）をはじめとし、爪甲の肥厚、混濁、変形、**陥入爪**といった爪の変化は高率に認められる。足だけでなく、手の爪の**ばち指**、**白色調変化**、**縦または横方向の溝状の変化**もしばしばみられる（図5）。関節の変形により骨同士がぶつかることによって起こる**鶏眼**（ウオノメ）や、荷重負荷や慢性の外的刺激（靴の当たる刺激など）によって起こる**胼胝**（タコ）（図6）も高頻度に認められる。

さらに、**足・爪白癬**も多く、とくに趾間の足白癬はしばしば蜂窩織炎を併発するので注意が必要である。

以上より、とくにリウマチ患者の足病変には気を配る必要があり、きめ細かなフットケアが必要になる（p189参照）。

また、手の変形により、手の**指間カンジダ症**などの真菌症も多い（図7）。とくにステロイドや免疫抑

制癌薬内服中の患者には**体部白癬**（図8）や**手足爪白癬**（図9）、カンジダ症（舌や手指間）がしばしばみられる。誤ってステロイド外用剤を処方されることも多く、直接鏡検で真菌を確認する必要がある。ほかには、薬疹や蕁麻疹も比較的多くみられる。

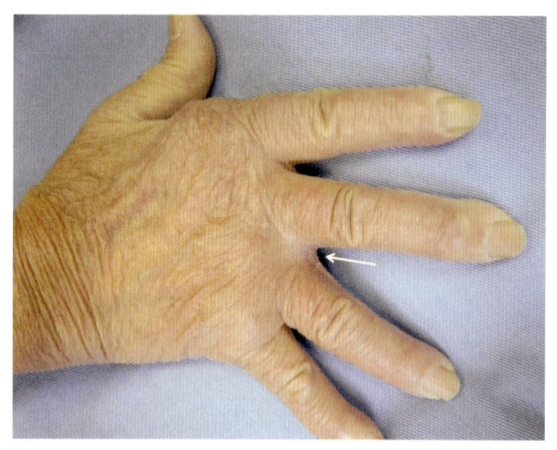

4 看護のポイント

■ 爪切り

爪が極端に厚くなると、通常の爪切りではうまく切れない。ニッパタイプの爪切りを使用する。かなりの力が必要で、しかも患者と反対方向からでないと切れないので、患者本人以外がやらないと無理である。

■ 巻き爪

保存的な治療から手術法まであるが、爪の巻き具合や、これまでくり返し痛みが生じているか、などによって治療法が分かれる。

痛みや化膿を起こさないための基本的な注意事項は、**深爪をしないこと**と、**きつい靴を履かないこと**である。爪を切った角が当たり、そこから痛みや発赤が生じ、そのうち肉芽組織（赤い、ジクジクした結節）が生じてくる、という順序で悪化する。足だけでなく、手の爪に起きることもある（図10）。普段から**爪はあまり短くせず、むしろ長めにして、四角くカットする**よう指導する（p193参照）。いったん炎症を起こした場合は、爪の脇の皮膚を外側に引っ張る**テーピング**が有効で、粘着力の高いテープを用いるが、巻き爪用のテーピング用絆創膏も何種類か市販されている。また、爪の角の下に絆創膏を滑り込ませ、浮かせるようにするやり方もある。さらに、矯正用の形状記憶合金やクリップも市販されている。

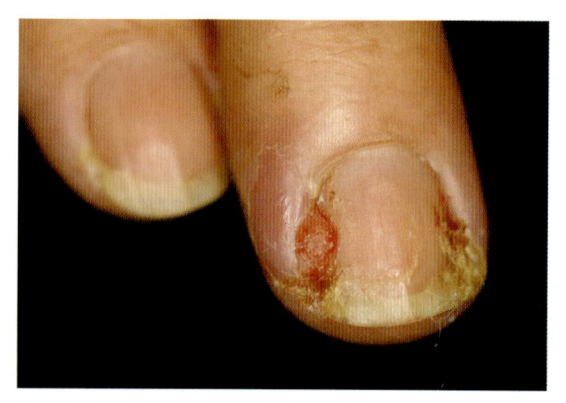

図7　指間カンジダ症（矢印）

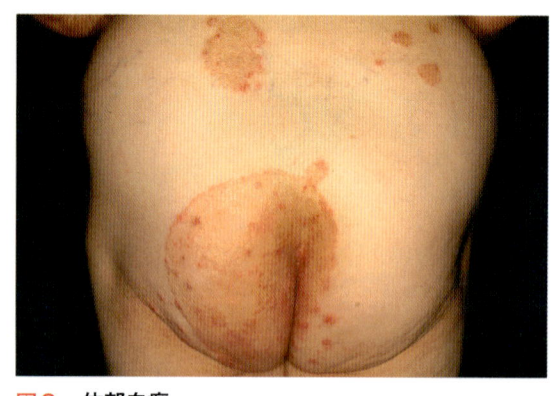

図8　体部白癬
環状を呈する

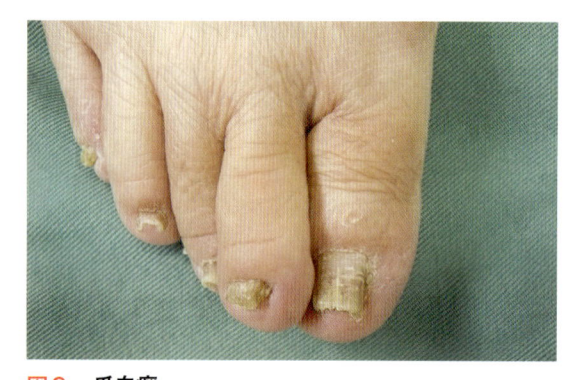

図9　爪白癬
爪の肥厚と白濁がみられる

図10　陥入爪と、爪の脇の肉芽組織

■ 浮腫

循環障害によって、主に下腿に浮腫がみられるが、腕に浮腫がみられることもある。**下から上に（必ず末梢の方から巻いていく）弾性包帯を巻く**。下腿の浮腫に対しては、足から膝にかけて巻いていく。

■ 褥瘡

寝たきりの状態が続くと、仙骨部や、腸骨、足の外果に褥瘡が好発する（図11）。いったん生じると厄介で、深くなると感染の温床になるので、予防が大切である。**入浴や清拭**はこまめにし、よごれたおむつや下着はすぐに交換する。また、**頻回の体位交換**を心がける。エアマット、耐圧分散マットレスなどを積極的に導入し、外力が加わる部位にはスポンジクッションなども使用する。体位変換の際にバスタオルで患者を移動させると、無理な力が加わり摩擦やずれが生じ、褥瘡の発生原因の1つになるといわれる。

■ 外傷

RA患者は転倒しやすく、**深い裂傷**などがしばしばみられる（図12）。また、前腕に**老人性紫斑**や**内出血**もよくみられる（図13）。前腕や手背の紫斑は、血管の脆弱性によるもので、ぶつけたわけでもなく、擦れただけでも内出血する。出血は自然に吸収されるのを待つしかないが、皮膚がうすく剝けてびらんになることもある。処置時には、**包帯を巻いた後テープを直接皮膚に貼付しないことが大切**である。

> **重要！**
> - RA患者の皮膚は脆弱で、外的刺激（擦過、テープ貼付、打撲など）により容易に傷害されやすいことを留意しましょう
> - 末梢の指趾の変形により、真菌症、タコやウオノメもできやすい状態です
> - 寝たきりや車椅子の生活により、褥瘡ができることも多いため、予防が大切です

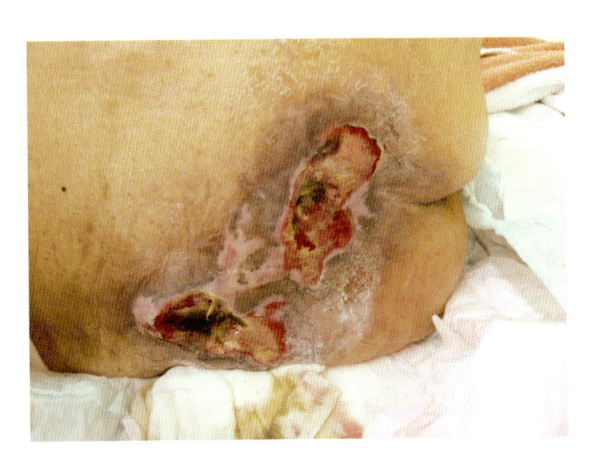

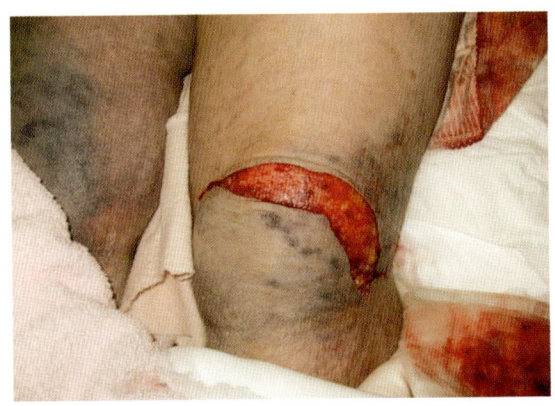

図11　仙骨部の褥瘡
潰瘍と壊死組織がみられる

図12　転倒した際の裂傷

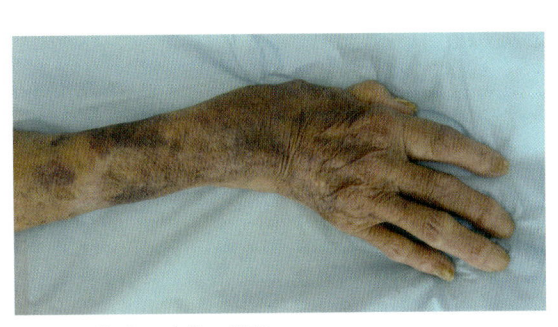

図13　前腕〜手背の紫斑

第4章　身につけたい看護技術

リウマチ看護パーフェクトマニュアル

Advanced Lecture

　RA患者にみられる皮膚症状は、疾患特異的（ほぼRA患者にしかみられないもの）と、非特異的な皮膚症状（RA患者に限らずにみられる、ありふれたもの）とに分かれます。後者の方が圧倒的に多くみられます。RAに特異的な皮膚症状のうち最も有名なものが**リウマチ結節**です。手指、肘、足、後頭部、臀部など、すぐ下に骨がある場所に好発します（図14）。通常痛みはありません。触ってみて硬ければ、まずリウマチ結節を考えてよいでしょう。

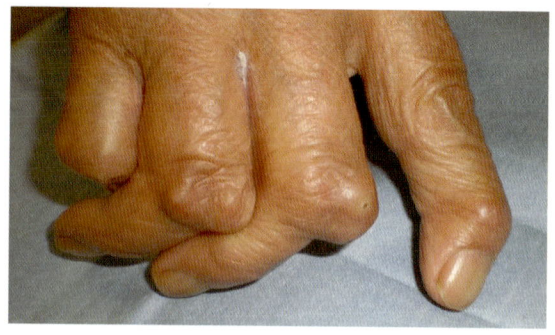

図14　手指の関節に生じたリウマチ結節

看護師へのアドバイス

　皮膚の清潔と保護を心がけましょう。RA患者は、関節の変形や痛みによるQOLの低下に加え、皮膚が障害されると日常生活が損なわれます。少しでも日常生活を不自由なく過ごせるようサポートしていくことが大切です。

■ おすすめの文献・書籍　もっと詳しく学びたい方へ
- ◇ 山本俊幸：関節リウマチに特異的な皮膚病変．日本医事新報，4531：67-70, 2011
- ◇ 山本俊幸：関節リウマチに基づく血行障害・血管炎による皮膚病変．日本医事新報，4535：67-70, 2011
- ◇ 山本俊幸：関節リウマチに合併しやすい皮膚症状．日本医事新報，4539：67-70, 2011
- ◇ 山本俊幸：関節リウマチの非特異的な皮膚症状－薬剤による皮膚症状を含めて．日本医事新報，4543：67-70, 2011

第4章 身につけたい看護技術

2. フットケア

西田壽代

ポイント

- 生物学的製剤による治療を行っているときには、白癬症など足の感染予防に留意した生活指導を行う
- 足に創傷形成をしないために、スキンケアや爪のケアが大切である
- 足の変形をきたしている場合は、靴型装具や足底装具による免荷をする
- 医療者の知識不足による患者への情報提供の滞りがあってはならない

1 はじめに

関節リウマチ（RA）といえば、「関節機能が損なわれ、徐々に進行していき激痛を伴う」疾患であり、今もその強いイメージがぬぐいきれない。近年、治療法の進歩により、早期に対処すれば、関節破壊の進行を抑制することができるようになった。しかし、その結果、薬剤の副作用の対応も必要になっている。RAに使用する薬剤の代表的なもののなかにステロイドがあるが、その副作用として糖尿病や易感染状態等を引き起こす可能性がある。また、進行を劇的に食い止める生物学的製剤は、免疫抑制効果が強いため、感染症に罹患する可能性が高い。感染症に罹患すると、薬物療法継続の中断にもかかわってくる。

これらをふまえ「足」という観点から、RA患者への留意点や日常生活援助、患者教育のポイントについて述べる。

2 なぜRA患者にフットケアが必要なのか

疾患の特性から、RA患者にとってなぜ医療的なフットケアが必要なのかを、以下の4点にまとめた。

- 関節炎に伴う疼痛や変形により、ADLに支障が出やすい
- 足の変形により、突出した関節部や足底圧が強くかかる胼胝形成部位に創傷形成のリスクがある
- RAの治療薬により免疫能が低下し、易感染状態に陥りやすい
- 血管炎や低栄養、薬剤の副作用などから皮膚の菲薄化、脆弱化がみられ、創傷が発生しやすく、難治性となりやすい

これらの病態については、他稿をご参照されたい。

3 フットケアの実際

RAによる足の変形が起こると、靴などのフットウェアが合わず潰瘍を形成したり、痛みによりADLに大きな支障が出る。足は体の一番遠くにあるため、自分ではなかなか眼が行き届きにくいため、日ごろから意識してケアを心がけたい。近年では、患者の高齢化により、RAという疾患のほかに、加齢に伴う弊害にも考慮する必要がでてきている。

医療におけるフットケアは、予防的ケア、治療的

ケア、対症療法的ケアに大別される。そのなかでも看護師が取り組むべき主たるケアは、予防的フットケアである。予防的フットケアとして以下を行う。

- 足のスキンケア
- 胼胝、鶏眼の削り処置
- 爪切りと爪の周りの皮膚のケア
- 靴・インソールなどのアドバイスと圧調整、等

こうしたケアを行う前提として、患者の足の状態を把握することが大切である。そのためには、フットケアはまず足をみることからはじまる。足の観察ポイントを図1に示す。あわせて、足をみせてもらえるような医療者－患者関係を築くことを忘れてはならない。

> **重要!**
> フットケアは足をみることからはじまります。

■ 足のスキンケア

RA患者の皮膚の特徴として、**ステロイド内服や、血管炎による皮膚の菲薄化、脆弱化**があげられる。いずれも疾患が進行してからみられる状態ではあるが、例えば血管炎になると、それに伴い下肢の浮腫がみられ、皮膚が伸展して菲薄化が起こり、いとも簡単に皮膚表面に亀裂が走ったり、微小血管の血流障害により潰瘍を形成する。しかも難治性となりやすい。そのため、**できるだけ健康な皮膚の状態を保つこと、また定期的に皮膚を観察し、創傷の形成を早期に発見して治療を行うこと**が予防的ケアの役割となる。また、常日頃から、足の清潔を保つことで、創傷部の感染を予防する。そのため、足のスキンケアの基本は「保湿」と「保清（清潔保持）」となる。

> **重要!**
> できるだけ健康な皮膚の状態を保つこと、定期的に皮膚を観察し、創傷の形成を早期に発見して治療を行うこと。

1）保湿

◆ 足の皮膚の特徴

足底部はとくに、常に歩行などによって圧がかかっている部分であるため、その刺激により角質が厚くなる。また、外気温の低下や汗腺の萎縮、皮膚の摩擦の持続等何らかの原因により乾燥がみられるようになると、とくに踵部では古くなった鏡餅のように亀裂がはいることがある。易感染状態のときにそこから感染をすると、蜂窩織炎になりかねない。そのため保湿することで皮膚の柔軟性を高めておく必要がある。

人間の皮膚は、表皮、真皮、皮下組織の3層構造である。そのうち**表皮は4層構造だが、手掌と足底は5層構造で他の部位と比べて厚くなっている。ほかにも、体毛がみられずそれに伴い脂腺もない、汗腺の数が多い、色素細胞数が少ない**といった特徴がある。

◆ 保湿剤の選び方

通常、脂腺から分泌される皮脂が、表皮の表面に皮脂膜を形成し、それが天然のバリアの役割をしている。しかし足底部は皮脂の分泌がなく汗腺が多いため、発汗量が多く、それによって潤いを保っている。つまり、本来の皮膚の機能を保つために、**足底**

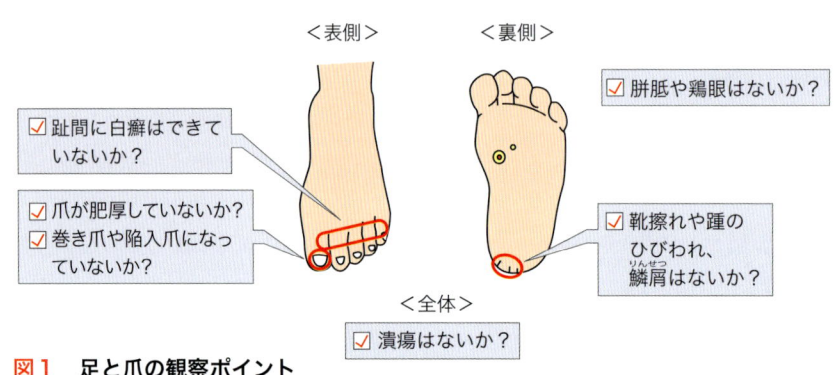

＜表側＞　＜裏側＞

- ☑ 趾間に白癬はできていないか？
- ☑ 爪が肥厚していないか？
- ☑ 巻き爪や陥入爪になっていないか？
- ☑ 胼胝や鶏眼はないか？
- ☑ 靴擦れや踵のひびわれ、鱗屑（りんせつ）はないか？

＜全体＞
- ☑ 潰瘍はないか？

図1　足と爪の観察ポイント

部に乾燥がみられる場合は、水分を多く含んだ保湿剤を使用することが望ましい。反面、足背部や下腿部は、皮脂の分泌があるため、油分の含有があるクリームタイプのものを使用するとよい。

◆ セルフケアを継続するための工夫

ただ、それぞれの皮膚によって保湿剤を使い分けることは、その分ケアの手間がかかることになる。とくに**患者にセルフケアを促す場合には、できるだけシンプルにして、継続性を持たせることが重要**である。そのため筆者は、クリームタイプか乳液タイプもしくはゲル状のものを用いて全体を保湿し、場合によっては閉塞剤として、部分的にワセリンやプロペト、オリーブオイル等の油性基剤を併用するようにしている。また、**患者自身が入手しやすいものを使用する**ことも、継続ケアをしていくうえでは重要なポイントである。薬局で購入しやすいもの、病院の売店で購入できるもの（もしくは購入できるように依頼する）がよい。また、**患者自身が使い慣れているものがあれば**、とくに問題とならなければそれを使用していただくことが筆者の場合は多い。あえて紹介してほしいと患者が希望した場合は、下記製品を紹介する。保湿剤ではセキューラシリーズ（ML、DC）、キャビロンハンドモイスチャーローション、コラージュメディパワー、ソフティ薬用ミルクローション、市販品としてはニベアスキンミルク、ニベアボディミルクシリーズ、閉塞剤としては、先にあげたもののほかに、セキューラPOなどである。いずれも患者の皮膚の状態を観察しながら適したものを選択していく。また季節によって皮膚の状態も変わるため、それに合わせて使用するものを変更する。

◆ 角質削りの注意点

また、踵部の角質が厚くなると削る人もいるだろう。基本的には、毎日の入浴後の保湿を習慣化することのほうが大切である。ただ、肥厚が強く、保湿剤を塗布してもなかなか改善しない場合は、ある程度削ってもよい。しかし、皮膚の脆弱化がみられやすい疾患であるため、踵専用の角質削り（レデューサー）（図2）を用い、目の細かい方を使用して、2週間に1度程度をめやすに行うとよい。

> **看護のコツ**
> 患者さんにセルフケアを促す場合には、できるだけシンプルにして、継続性を持たせることが重要です。

2）保清（清潔保持）

◆ 白癬症の治療

日常生活のなかで気をつけるべき感染症に、白癬症がある。**白癬症**は、角層の深部に至る真菌感染症だが、角層のバリア機能が破綻することにより、二次感染を起こし、蜂窩織炎等深部の感染症に至ることもある。また、場合によっては治療の継続が危ぶまれる可能性もある。

足に起こる白癬症は、皮膚に起こる足白癬と、爪に起こる爪白癬がある。両方とも**治癒までに短くて1カ月、通常は数カ月から1年以上を要するため、根気強く治療を継続するように、患者教育を徹底する**ことが大切である。

◆ 早期発見

足白癬は、足趾の間にできる「趾間型」、主に土踏まずなどの部分に小さな水疱形成をたくさんつくる「小水疱型」、足全体に粉をふいたように鱗屑が起こる「角質増殖型」に大別される。

趾間型は、**足趾の間を開いて第3者の目で観察**することが早期発見につながる。小水疱型は、掻痒感を伴うため比較的受診につながりやすい。しかし、**角質増殖型はかゆみがみられず**、いわゆる慢性型の白癬症であり、爪白癬も合併していることが多い。そのため足が乾燥しているのではないことを患者に説明し、受診を勧める必要がある。

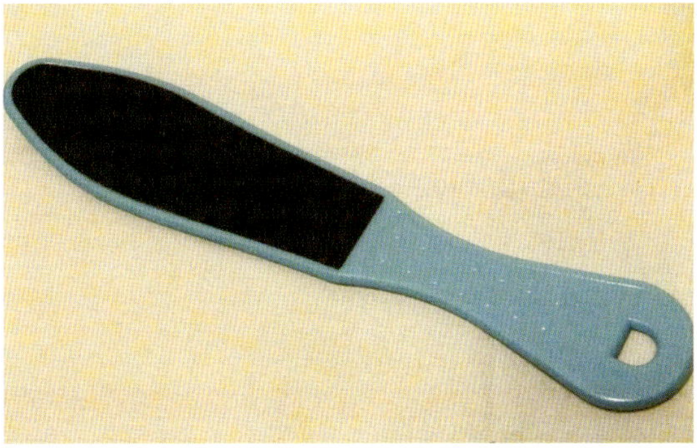

図2 踵用レデューサー

◆ 予防

　白癬症は、**皮膚に付着しているだけの段階で洗い流せば、予防できる疾患である**。入浴しない日でも、毎日石鹸を用いて、趾間や爪周囲の皮膚など洗い残しをしやすい場所に留意しながら洗浄し、シャワーや綺麗な湯でかけ湯などにて洗い流すことが大切である。また、その後は十分に水分をふき取り、とくに趾間の拭き残しがないようにする。また、足を洗っているときに細かい部分まで観察をし、異常の早期発見に務める。

◆ 日常の注意点

　また、家族に白癬の罹患者もしくは未治療者がいると、相互感染を起こすことがある。バスマットやスリッパの併用を避ける、毎日同じ靴を履かない、こまめに床掃除をする等、日常生活にも気をつけるよう患者教育を行う。

> **看護のコツ**
> 　白癬症は治癒までに時間を要するため、根気強く治療を継続するように、患者教育を徹底することが大切です。

■ 胼胝・鶏眼の削り処置

1）胼胝・鶏眼とは

　RAでは、第1趾が体軸に対して外側に向く外反母趾、第5趾が体軸に対して内側に向く内反小足趾となり、第1～5中足骨骨頭部付近にある横アーチが低下し、とくに第2、第3中足骨骨頭部に胼胝や鶏眼を形成する場合が多くある（図3）。

　胼胝は、部分的に圧を受け続けたところに角質が肥厚してできるものをいい、鶏眼は、バラのとげ状に角質が奥深くまで入り込んだ状態をいう。通常胼胝は痛みを伴わず、鶏眼は痛みを伴うというが、胼胝も、乾燥が強く石のように固いものが骨突出部にできると、痛みを伴う場合もある。

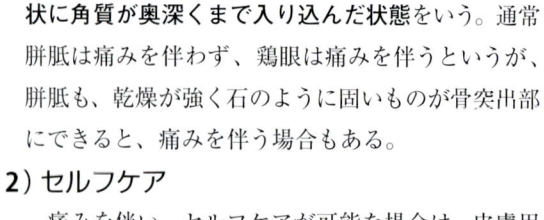

2）セルフケア

　痛みを伴い、セルフケアが可能な場合は、皮膚用もしくは爪用のやすりを用いて少しずつ削ってもよいが、**その周辺の健康な皮膚を傷つけてしまうと、なかなか治癒しなくなる可能性もあるため、定期的にケアの状態を確認**する。自分でケアすることが困難な場合は、看護師が医師に確認をして安全に削るか、もしくは皮膚科で削ってもらうのがいいだろう。

3）看護師が行うケア

　看護師が行う場合は、グラインダーと呼ばれる専用の機器を用いたり、メスなどの刃物で削る場合もある（図4）。皮膚用もしくは爪用のやすりを用いるのもよい。また、局所に圧が集中しないよう、**足底装具と靴型装具の検討**を行う（p165参照）。胼胝や鶏眼は、ほかにも外反母趾の突出部分、ハンマートゥがあれば指先や関節部分、内反小趾があれば、第4～5趾の間などにできることもある。

　また、皮膚の脆弱化を少しでも防ぐために、蛋白質、ミネラル、亜鉛等の栄養摂取を心がけることと、睡眠をしっかりとることを指導する。

> **看護のコツ**
> 　胼胝処置を患者さん自身で行う場合は、刃物は使わず皮膚用もしくは爪用のやすりを用います。また、局所に圧が集中しないよう、オーダーインソールと靴型装具の検討を行いましょう。

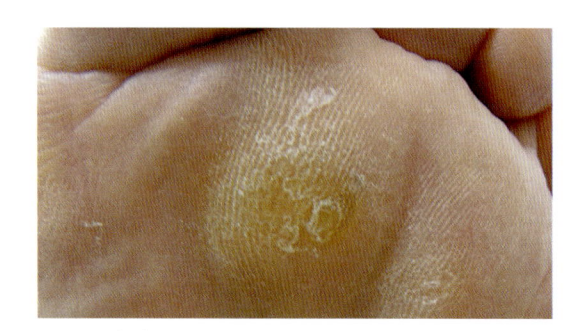

図3　胼胝
削ると下から鶏眼がみられる

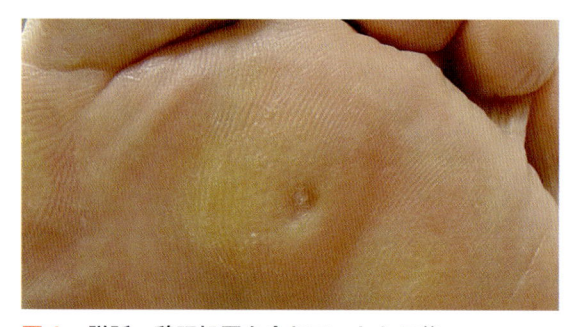

図4　胼胝・鶏眼処置を含むフットケア後

■ 爪切りと爪の周りの皮膚のケア

爪切りは、手指の変形が起こり、力が入りにくいときは、場合によっては自助具を用いることもあるが、足の爪はこれらを用いても切りにくいと思われる。自分で行うことが無理なら、誰かに頼むようにする。とくに、肥厚・変形・巻き爪等がある場合は、切除が困難であるため、看護師等が行うほうがよい。

1）巻き爪となるしくみ

RAに多くみられる足の変形として外反母趾があるが、その場合、足の横アーチが低下する。そのため、足趾が浮いた状態になり、歩行や立位時に指先が地面につきにくくなり、その結果歩行時に足趾の底面に接地面からの力がかからなくなる。

爪甲は、もともと3層構造になっており、2層の縦巻きと1層の横巻きのものが交互に積み重なって構成されている。そのため、底部からの力が加わらない状態であれば、自然に縦方向にコイル状に巻いてくる。つまり、足趾の上に付着している爪甲は、歩行や立位などにより足趾の底部から加わる力を受けることで、爪甲が平らに維持される。足趾が浮いた状態になっていると、足趾の底面から力が加わらず、その結果巻き爪になることがある。爪が巻いているだけであれば大きな問題とはならないが、不適切な靴を履くことで、靴から圧迫を受け爪縁が足趾に深く食い込み出血したり（図5）嵌入爪となり、疼痛や炎症、肉芽形成を伴うようになる（p186参照）。

2）爪甲の圧迫とケア

このように、爪甲の圧迫が原因で創傷を形成することを防ぐためには、**正しい靴選びと履き方をマスターすると同時に、正しい爪切りの方法を指導する必要がある。**

爪甲は**直線もしくはなだらかな弧を描くように切除し、先端の角を深く切り込まない。足趾より若干短めまで伸ばして、その状態を維持する**（図6）。

◆ 爪甲の肥厚とケア

また爪甲が肥厚する原因としては、爪白癬、硬彎

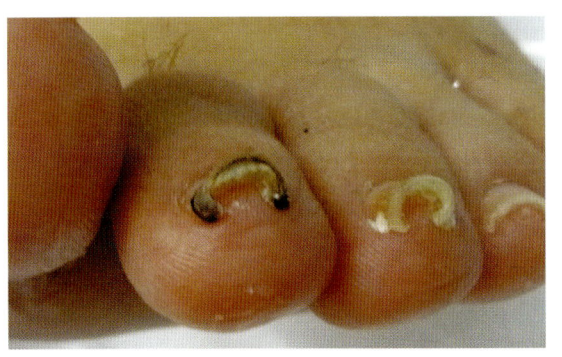

図5　巻き爪による出血の後（暗赤色の部分）

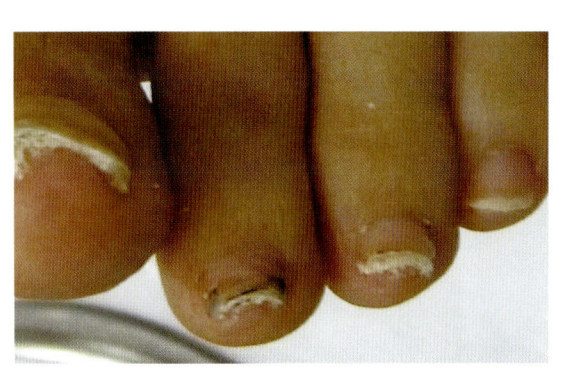

図7　図5の爪甲処置後

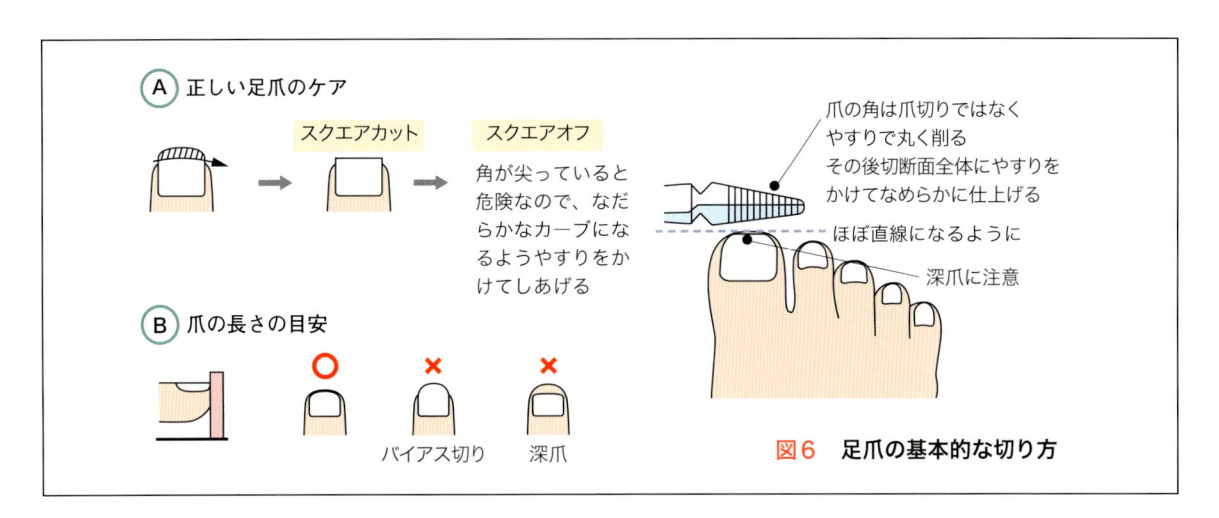

Ⓐ 正しい足爪のケア

スクエアカット　→　スクエアオフ

角が尖っていると危険なので、なだらかなカーブになるようやすりをかけてしあげる

爪の角は爪切りではなくやすりで丸く削る
その後切断面全体にやすりをかけてなめらかに仕上げる

ほぼ直線になるように

深爪に注意

Ⓑ 爪の長さの目安

○　　×バイアス切り　　×深爪

図6　足爪の基本的な切り方

症などが考えられるが、まずは皮膚科などで診断を受けてから処置方法を検討する。肥厚があると、靴や靴下の着用、もしくは爪甲自体により爪甲下を圧迫し創傷や血腫を形成することがある。その部分は直接見て確認することが困難であるため、気がつかないうちに深達度が深くなり、難治性となる可能性がある。そのため、やすりやグラインダーという専用の器具を使用して、研磨する（図7）。

3）爪辺縁の圧迫とケア

また、爪辺縁は溝になっていて、古い角質などが溜まり感染源となる菌が存在していることがある。そのため爪縁が圧迫を受けて創傷形成すると、感染を起こす可能性が出てくる。したがって、普段から指の間や爪にも留意して、毎日足を洗う習慣をつける。

> **重要!**
> 爪甲の圧迫が原因で創傷を形成することを防ぐためには、正しい靴選びと履き方をマスターすると同時に、正しい爪切りの方法を指導しましょう。

■ 靴・インソールなどのアドバイス

1）靴の悩み

2010年リウマチ白書によると、**靴について「悩んでいる・悩んでいた」と回答した方が77.1％**（図8）、また、こうした悩みがあるのに相談していない方が38.3％（図9）、それにもかかわらず、市販の靴やインソールで対応しているのは72.6％、なかには諦めているという方も6.2％いた（表1）。しかし一方で、使用した補装具で最も多いのは足底板で48.5％、3位が靴で36.9％であった（図10）。ちなみに第2位は杖であり、使用した補装具のスリートップは歩くことに関連したものであったことから、RAの方にとって、歩くことに関するケアがいかに必要とされているかがわかる。

2）治療靴の実状

RAでは、足の変形が徐々に進むため、一度適合した靴も、いずれ合わなくなってしまうと考えられ、同じ靴を履いていればいいというわけにはいかない。また、教科書通りの靴を義肢装具士に介入して作成してもらったからといって、それが必ずしもその方に合ったものであるとは限らない。日本では、まだそうした治療靴の位置づけが確立しておらず、高い技術を持ったものが少ないのが現状である。そうとはいえ、近年では、こうした治療靴や足底装具の重要性が叫ばれ、この分野に関心を持って取り組む義肢装具士が増えつつある。

治療靴は、患者の加入している社会保険ごとに助

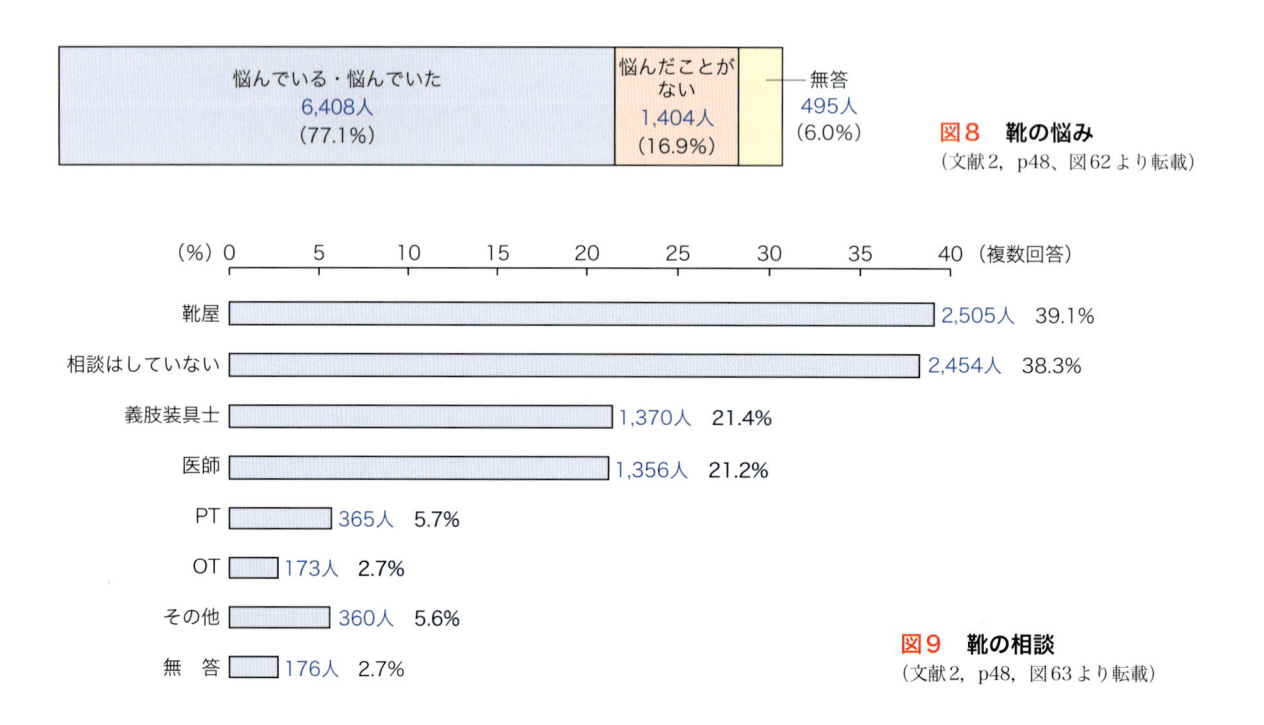

図8　靴の悩み
悩んでいる・悩んでいた　6,408人（77.1％）
悩んだことがない　1,404人（16.9％）
無答　495人（6.0％）
（文献2，p48、図62より転載）

図9　靴の相談（複数回答）
靴屋　2,505人　39.1％
相談はしていない　2,454人　38.3％
義肢装具士　1,370人　21.4％
医師　1,356人　21.2％
PT　365人　5.7％
OT　173人　2.7％
その他　360人　5.6％
無答　176人　2.7％
（文献2，p48、図63より転載）

成制度がある。また、足底装具、靴型装具として障害者自立支援法に基づく助成がなされる場合もある（p212）。両者とも、1年半に1回の助成が行われる（図11）。

3）靴の選び方と手入れ

治療靴でなくとも、市販の靴を購入するときにも、選定のポイントがある。まず、ヒールが高く細い靴は足に負担をかけるので（図12）、**4cm未満の高さの靴を選ぶとよい**。擦れて傷をつくらないために、靴の内側に縫い目や段差などがないもの、足背や足の側面等、皮膚の当たる部分は**柔らかい素材でできていて伸縮性のあるもの、足全体を包み込む足背部まで覆われた形のもの**（パンプスタイプではないもの）、**インソールを入れる余裕がある靴**を選ぶこと等が望ましい。

また、靴内環境を整え白癬菌などに感染しないために、また靴を長持ちさせるために、**毎日同じ靴を履かない、靴は陰干しし、インソールが入っている場合は外して自然乾燥させる**ことも大切である。

> **看護のコツ**
> RA患者に足の変形が起きている場合は、靴型装具と足底装具を検討しますが、その場合公的助成制度を1年半に1回活用できることを知っておくとよいでしょう。

表1　靴・足底板（中敷） （複数回答）

合計	市販の靴をそのまま履いている	靴も中敷も市販のもの	市販の靴に手を加える	靴は市販のもので足底板（中敷）のみ義肢装具士が作製	靴も足底板（中敷）も義肢装具士が作製	あきらめている	その他	無答
8,307人(%)	3,786 (45.6)	2,241 (27.0)	1,404 (16.9)	1,297 (15.6)	1,219 (14.7)	511 (6.2)	399 (4.8)	379 (4.6)

（文献2，p49，表20より転載）

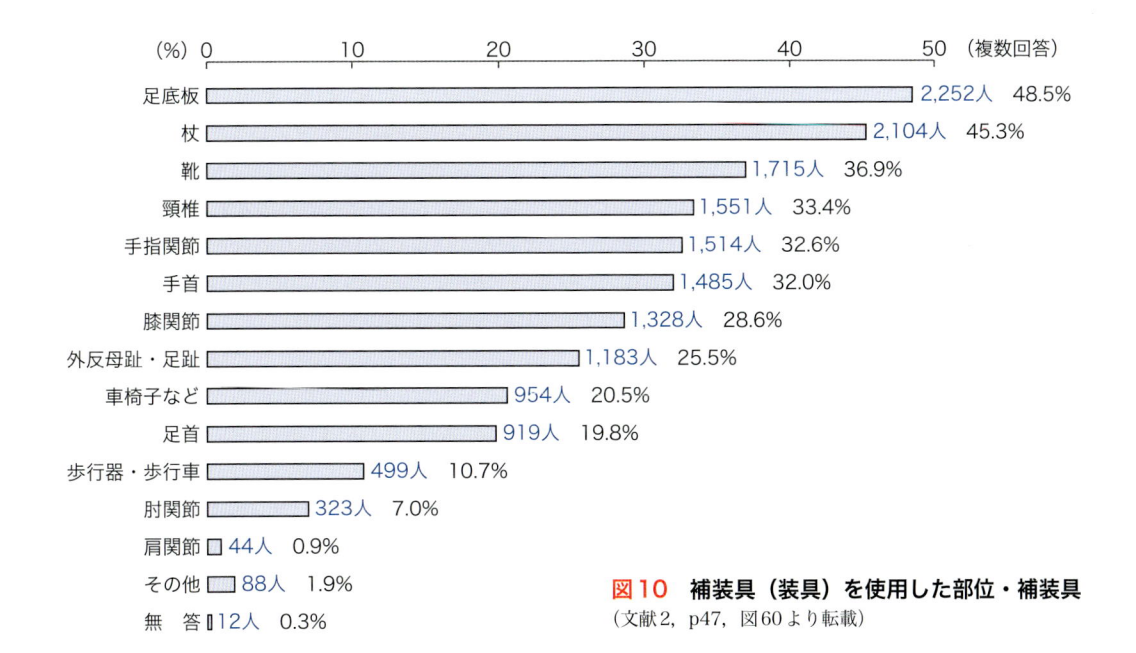

部位・補装具	人数	%
足底板	2,252人	48.5%
杖	2,104人	45.3%
靴	1,715人	36.9%
頸椎	1,551人	33.4%
手指関節	1,514人	32.6%
手首	1,485人	32.0%
膝関節	1,328人	28.6%
外反母趾・足趾	1,183人	25.5%
車椅子など	954人	20.5%
足首	919人	19.8%
歩行器・歩行車	499人	10.7%
肘関節	323人	7.0%
肩関節	44人	0.9%
その他	88人	1.9%
無答	12人	0.3%

図10　補装具（装具）を使用した部位・補装具
（文献2，p47，図60より転載）

●保険適用の流れ

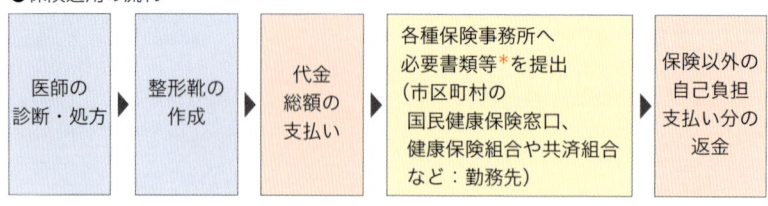

```
医師の診断・処方 → 整形靴の作成 → 代金総額の支払い → 各種保険事務所へ必要書類等*を提出（市区町村の国民健康保険窓口、健康保険組合や共済組合など：勤務先） → 保険以外の自己負担支払い分の返金
```

＊必要書類：医師の診断書、整形靴の領収書、保険証、還付金振込口座番号、印鑑など
　詳しくは担当窓口で確認するように伝えてください

図11　補装具助成の流れ

踵をあげたときの体重負荷の変化（静止時）

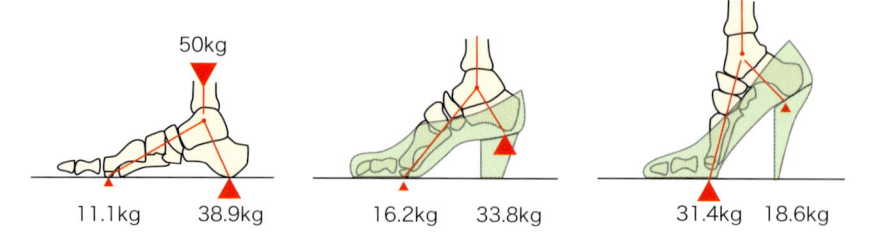

50kg　　　　　　　　　　　　　　　　　　　
11.1kg　38.9kg　　　16.2kg　33.8kg　　　31.4kg　18.6kg

図12　ヒールの高さによる加重分布の変化
（文献3より改変）

4　おわりに

　RAの治療は画期的に進み、早期対処により足の変形の進行を食い止めたり遅延させることができるようになった。しかし、それに伴い新たに感染への配慮というケアを要することとなった。また、依然足の変形への対策に苦慮している患者もいる。このようにRAの足への介入の難しさはあるが、患者に対して医療者側の知識不足により、2010年リウマチ白書のような結果を招いているようにも感じる。医療者は、その重要性の認識を高く持ち、RA患者の足を守るために積極的にかかわってほしいと願っている。

看護師へのアドバイス

　RAの患者には、足のことで困っていても、一人で悩みを抱え込んでしまったり、足のことを誰に相談したらいいのかわからず、靴店を何軒も回って歩く方も少なくありません。看護師として知識や経験がないから相談に乗れないと考えるかもしれませんが、話を聞いてもらうだけでも気持ちが楽になったり、改善のきっかけが得られることもあります。「こんな足は自分だけではないか」と思っている患者さんもおり、孤独感や劣等感を感じている場合もあるため、まずは共感的に接し、足を見せたいと思わせる関係性を構築してほしいと思います。

■引用文献
1)「日本フットケア学会編：はじめよう！フットケア 第2版」（西田壽代 監），日本看護協会出版会，2009
2)「2010年リウマチ白書」日本リウマチ友の会，2010
3) http://www.mizuno.co.jp/card/report/no018/no18.html

第4章 身につけたい看護技術

3. 関節リウマチのメンタルヘルスケア

村上修一

ポイント
- 関節リウマチ（RA）患者は心身症の側面を持ち、抑うつの合併が一般人口より多い
- 不安・抑うつの早期発見のためには、不眠、食欲の変化、疼痛の増悪などの身体症状に注目する
- 不安・抑うつ傾向を評価するために、SDS、STAI、HADS等の質問紙を利用することが有用である
- 病的不安や希死念慮を伴う場合は精神科への受診を勧める。リウマチ科スタッフが引き続き支援することを保証することも大切である

1 RAは心身症の側面を持つ

　関節リウマチ（RA）は心身症の側面を持つ疾患である。心身症とは日本心身医学会により「身体疾患のなかでその発症や経過に心理社会的因子が密接に関与し、器質的ないし機能的障害が認められる病態」とされている。RA患者は身体的には、関節炎による疼痛、関節機能異常による日常生活動作の障害、心理的には、不安、抑うつ、社会的には、親として、配偶者として、また、経済的担い手等の役割機能の喪失など身体、心理、社会的に障害を抱えている。以上から、RAは心身症の側面を持っていることが理解されよう。

2 RA患者は抑うつの有病率が高い

　疫学調査によれば、RA患者は一般人口より抑うつの有病率が高いことが明らかとなっている。RA患者を対象にした質問紙法による調査では287名中113名（39％）に抑うつ傾向を認めたとの報告[1]]がある。また、構造化面接法を用いた調査では、6.8％に大うつ病性障害を認めたとの報告[2]もある。世界精神保健調査における日本人の気分障害の1年有病率は3.1％、大うつ病性障害は2.9％である[3]ことから、RA患者は一般人口に比べ気分障害の有病率が高いことが示唆される。

3 不安・抑うつの早期発見には身体症状に注目

　看護にあたって患者の不安・抑うつに気づくためには、患者の身体症状に注目することが有用である。

■ 不安の身体症状

　不安の身体症状として、不眠、動悸、手の振え、こわばり、血圧上昇、口渇がある（表1）。リウマチそのものの症状や合併するシェーグレン症候群の症状の場合もあるが、**以前にも増して症状が強くなったとき、客観的検査と解離する症状の推移をみたとき**は不安による身体症状の可能性を疑う。

■ 抑うつの身体症状

また、抑うつの身体症状としては、不眠、過眠、食欲不振、便秘、疼痛の増加などの身体症状がある（表2）。眠剤でも改善しない不眠や、内視鏡検査などの画像検査にても原因が判明しない消化器症状等があるときは、抑うつによる身体症状の可能性を疑う。また、筆者の検討では、RAの疼痛評価に用いるvisual analogue scale（VAS，p35参照）は抑うつ尺度と弱い正の相関を示した。**VASが印象よりも疼痛を強く表現しているときは、抑うつがある可能性がある。**

> **看護のコツ**
> 以上の身体症状によって不安・抑うつの存在を疑ったときには、直接患者さんに問いかけて確認するとよいでしょう。まず、RAが心理社会的要因の影響を受けやすい疾患であることを簡単に説明した後に、「何かお体の調子を崩すきっかけはありませんでしたか」と患者さんの考えを問う質問や、一歩踏み込んで「お体の調子に影響を与えるような、気苦労、大変な出来事、負担はありませんでしたか？」と質問してみましょう。患者さんによっては、すでに、自覚があり、何らかの原因を説明できる場合がある一方、自覚できずにいる場合もあります。そのようなときには、質問紙を用いることが簡便です。

4 質問紙を活用する

ここに代表的な不安、抑うつを評価する質問紙を紹介する。なお、質問紙で異常が検出されても診断が確定するわけではないので注意が必要である。

■ SDS（self-rating depression scale）

Zungの開発した代表的な抑うつ評価質問紙である（表3、4）。20項目の質問からなり、4段階の評価（いつも、しばしば、ときどき、めったにない）を行う。日本人の場合、福田らの判定で40点未満は「抑うつ状態はほとんどなし」、40点台で「軽度の抑うつ性あり」、50点以上で「中等度の抑うつ性あり」

表1　不安（パニック発作）の症状

強い恐怖または不快を感じるはっきり他と区別ができる期間で、そのとき、以下の症状のうち4つ（またはそれ以上）が突然に発現し、10分以内にその頂点に達する

1	動悸、心悸亢進、または心拍数の増加
2	発汗
3	身震いまたは震え
4	息切れ感または息苦しさ
5	窒息感
6	胸痛または胸部の不快感
7	嘔気または腹部の不快感
8	めまい感、ふらつく感じ、頭が軽くなる感じ、または気が遠くなる感じ
9	現実感消失（現実でない感じ）または離人症状（自分自身から離れている）
10	コントロールを失うことに対する、または気が狂うことに対する恐怖
11	死ぬことに対する恐怖
12	異常感覚（感覚麻痺またはうずき感）
13	冷感または熱感

（文献4より引用）

表2　大うつ病の症状

以下の症状のうち1または2を含む5つ（またはそれ以上）が同じ2週間の間に存在し、病前の機能からの変化を起こしている

1	抑うつ気分
2	興味または喜びの喪失
3	食事療法をしていないのに、著しい体重の減少、あるいは体重増加（例：1カ月で体重の5％以上の変化）、またはほとんど毎日の、食欲の減退または増加
4	ほとんど毎日の不眠または睡眠過多
5	ほとんど毎日の精神運動性の焦燥または制止（他者によって観察可能で、ただ単に落ち着きがないとか、のろくなったという主観的感覚ではないもの）
6	ほとんど毎日の易疲労性、または気力の減退
7	ほとんど毎日の無価値観、または過剰であるか不適切な罪責感（妄想的であることもある。単に自分をとがめたり、病気になったことに対する罪の意識ではない）
8	思考力や集中力の減退、または決断困難がほとんど毎日認められる（その人自身の言明による、または他者によって観察される）
9	死についての反復思考（死の恐怖だけではない）、特別な計画はないが反復的な自殺念慮、または自殺企図、または自殺するためのはっきりとした計画

（文献4より引用）

と判定されている。高齢者や疾患を持った人は点数が高くなる傾向があるとされるが、汎用されている。

■ HADS (hospital anxiety and depression scale)

これはZigmondが開発した、身体疾患を持つ患者の抑うつ、不安を評価する質問紙である。抑うつ7項目、不安7項目よりなり、4段階で評価する。得点が高いほど抑うつ、不安が強いと判定する。

■ STAI (state trait anxiety inventory)

Spierbergerの開発した不安評価質問紙である。普段の不安傾向を示す特性不安20項目と、今現在の不安を示す状態不安20項目よりなり、4段階で評価する。

■ CMI (cornell medical index) 健康調査表

これは幅広い身体症状、不安、抑うつ、不適応、過敏、怒り、緊張等を評価することができる質問紙である。健康調査票の様式なので、患者の抵抗感が少なく、幅広い健康情報を入手できる。

5 病的不安・抑うつ患者への対応

次に、精神科への受診を勧めるべき状態か判断する。必ず面接を行い精神的症状の確認をする。精神科への受診が必要と判断した場合は主治医にその旨を報告する。

表3 Zungの質問紙

		めったにない	ときどき	しばしば	いつも
1	気が沈んで憂うつだ				
2	朝がたはいちばん気分がよい				
3	泣いたり泣きたくなる				
4	夜よく眠れない				
5	食欲はふつうだ				
6	まだ性欲がある (独身の場合)異性に対する関心がある				
7	やせてきたことに気がつく				
8	便秘している				
9	ふだんよりも動悸がする				
10	何となく疲れる				
11	気持はいつもさっぱりしている				
12	いつもとかわりなく仕事をやれる				
13	落ち着かずじっとしていられない				
14	将来に希望がある				
15	いつもよりいらいらする				
16	たやすく決断できる				
17	役に立つ働ける人間だと思う				
18	生活はかなり充実している				
19	自分が死んだほうがほかの者は楽に暮らせると思う				
20	日頃していることに満足している				

(文献5より引用)

表4　SDS質問項目の抑うつ状態像と評価点

	抑うつ状態像因子	応答欄（評価点）			
		めったにない	ときどき	しばしば	いつも
1	憂うつ、抑うつ、悲哀	1	2	3	4
2	日内変動	4	3	2	1
3	啼泣	1	2	3	4
4	睡眠	1	2	3	4
5	食欲	4	3	2	1
6	性欲	4	3	2	1
7	体重減少	1	2	3	4
8	便秘	1	2	3	4
9	心悸亢進	1	2	3	4
10	疲労	1	2	3	4
11	混乱	4	3	2	1
12	精神運動性減退	4	3	2	1
13	精神運動性興奮	1	2	3	4
14	希望のなさ	4	3	2	1
15	焦燥	1	2	3	4
16	不決断	4	3	2	1
17	自己過小評価	4	3	2	1
18	空虚	4	3	2	1
19	自殺念慮	1	2	3	4
20	不満足	4	3	2	1

（文献5より引用）

■ 不安

患者から、感じている不安感がどのようなものであるのか質問する。自分も同じ立場なら当然感じる不安感の場合を「健康範囲内の不安」、対象が不明確で、患者本人で対処不能な不安を「病的不安」と分けるのが簡便である。パニック発作や強迫症状などの病的不安の場合は主治医に報告し精神科への紹介を依頼する。

■ 抑うつ

診断基準を用いた面接により症状を確認する必要がある。なぜなら前述したSDS、HADSなどの質問紙の結果がうつ状態を示したからといって、大うつ病性障害かどうかは確定できないからである。**最も**有用なのはDSM－Ⅳ－TR（表2）を利用して患者に問診する方法である。また市販されている半構造化面接法（mini-international neuropsychiatric interview：MINI）を用いるのも有用である。抑うつ気分、または興味の喪失のうち1つ、または両方を含む5つの症状が2週間の間連続してあれば、大うつ病性エピソードと診断する。大うつ病性障害を疑わせる結果となった場合は主治医に報告し、精神科への受診を依頼する。

■ 対応の原則

病的不安や、うつ病を疑うときは原則として、精神科の受診を勧める。もし、患者が精神科への受診を希望しないときは、初発であること、躁状態を伴わない単極性であること、希死念慮がないときに限り、心身医学的治療の経験があるリウマチ医が診療することがある。そのときも、非専門医の治療には限界があるので、効果がないときは精神科に受診することを約束してから治療を開始すべきである。逆に、**精神科への受診を希望したときは、今後も、精神科と一緒に診療を続けていくことを保証し、リウマチ診療スタッフが患者を見放したような印象を与えないよう配慮することが大切である。**

6　心身相関と認知行動療法

ここまで、不安・抑うつを持つ患者をスクリーニングし、鑑別する流れについて説明した。最後に、心身相関と認知行動療法について紹介する。

■ 心身相関

精神的変化が身体症状を形成し、身体疾患の病状に影響を与えることを心身相関と呼ぶ。RA患者は不安・抑うつが身体感覚の敏感度を増加させ疼痛を強めることが報告されている。また、日常臨床でも、配偶者との死別や経済的困窮などのストレスが身体症状を悪化させることを経験する。

ストレスが発生したときに、どのようにそれを受

け止め（認知）、ストレスに抵抗する資源（ストレス対処資源）を活用して、その結果どのように行動するかによって身体症状は影響を受ける（図1）。

ストレスに対抗する資源としては、医療、家族、経済的支援、福祉制度などがある。看護師は、医療ソーシャルワーカーと協働して患者のニーズにあった支援を立案することでストレス対処資源を豊富にすることができる。

■ 認知行動療法

患者の認知については認知行動療法が有効である。認知行動療法は、認知に働きかけて気持ちを楽にする心理療法である。健康問題が発生したとき、通常は問題を有効に解決するよう適応的な行動を取ることができるが、強いストレスを受けると認知に歪みが生じる。その結果、抑うつ感や不安感が強まり、非適応的な行動が増加することで、さらに認知の歪みが引き起こされる悪循環が生じる。認知療法では、そうした非適応的な認知のバランスを取って問題に対処できるよう支援する。とくに、自動思考と呼ばれる、ストレスを受けたときに患者の頭に浮かんでいた考えに注目し、その思考が健康問題を解決するのに有効であるかを検証し、問題解決を援助する。これは精神科医師や臨床心理士によって、面接、ホームワークを用いて行われるので、看護師は、主治医を通じて、またはチーム医療の一環として相談・依頼するとよい。

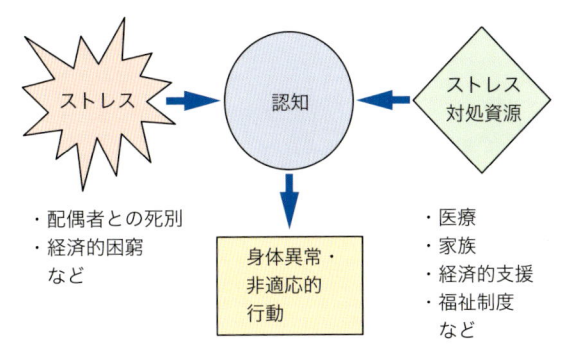

図1　ストレス発生時の身体症状への影響のしくみ

看護師へのアドバイス

RAは身体心理社会的に障害が生じる心身症の側面を持った疾患です。抑うつの有病率も一般人口より高く、身体症状だけではなく心理社会的苦痛に配慮した治療が重要となります。看護にあたっては、最も患者さんのそばに寄り添うことができる立場を生かし、日々の身体症状の評価と問いかけ、そして質問紙を活用して、早期に患者の心理的異常を把握していただきたいと思います。そして、医師、心理療法士、医療ソーシャルワーカーらと協働して患者さんの支援にあたっていただきたいと願います。

■ 引用文献

1) 行岡正雄 他：関節リウマチ患者の抑うつ傾向. リウマチ, 42（3）：584-590, 2002
2) Sato E, et al：Major depressive disorder in patients with rheumatoid arthritis. Mod Rheumatol 23：237-244, 2012
3) Kawakami N, et al：Twelve-month prevalence, severity, and treatment of common mental disorders in communities in japan：preliminary finding from the world mental health japan survey 2002-2003. Psychiatry Clin Neurosci 59（4）：441-452, 2005
4) 「DSM-IV-TR 精神疾患の分類と診断の手引き」（American Psychiatric Association 著, 高橋三郎他 訳）, 医学書院, 2002
5) Zung, WW：A self-rating depression scale. Archives of General Psychiatry, 12：63-70, 1965

■ おすすめの文献・書籍　もっと詳しく学びたい方へ

◇「認知行動療法入門　Book1/ 2」（伊藤絵美 著），医学書院, 2011
　→看護師向けに書かれた入門書です。患者さんだけでなく、看護師のストレス軽減にも役立つ一冊です

◇ ジョン・D・オーディス：慢性疼痛の治療.「治療者向けガイド－認知行動療法によるアプローチ－」（伊藤雅臣 訳），星和書店, 2011
　→慢性疼痛に関する数少ない邦訳のガイドです

第4章 身につけたい看護技術

4. 口腔ケア

小林哲夫

ポイント
- 手指の関節痛・機能障害で口腔清掃が困難な場合は、電動ブラシや洗口剤を導入する
- 口腔乾燥症を認めたら、生活指導、保湿剤の導入、唾液腺マッサージを試みる
- ステロイド・免疫抑制薬の使用により易感染状態な場合は、歯周病のリスク因子を排除する

1 RA患者の口腔の3つの問題点（図1）

■ 不十分な口腔清掃

　口腔の2大疾患であるう蝕・歯周病は特定の口腔細菌によるものである。口腔清掃が不十分であると、歯表面および歯と歯肉との境に**歯垢**（＝細菌とその代謝物の粘着物）が蓄積する。歯垢中のう蝕原性菌は、食物の糖質から酸を産生して歯表面を溶かしはじめて**う蝕**を引き起こす。う蝕が進行すると歯髄炎を伴う疼痛が現れるようになる。一方、**歯周病原細菌**は、はじめに歯肉の炎症を誘発して**歯肉炎**が生じる。歯肉炎が進行すると、歯周ポケットの形成や歯槽骨の吸収を招いて**歯周炎**となり、歯肉の腫れ・痛みや歯の動揺を呈するようになる。

　関節リウマチ（RA）患者では手指・肘に痛み・腫れなどの関節症状が認められる。とりわけ、手指の関節症状が進行して機能障害が現れるようになると歯ブラシの保持が困難になり、口腔清掃が不十分になることが多い。その結果、う蝕・歯周病が発生しやすくなる。

　また最近では、歯周病とRAの関連性が示唆されており、代表的な歯周病原菌の1つである*Porphyromonas gingivalis*に感染すると歯周病のみでなくRAにも罹患しやすくなるという報告も多くみられる（図2）（「Advanced Lecture」参照）。

Advanced Lecture

RAと歯周病の関連性について[1]

　RA患者は、一般集団と比べて歯周病の罹患率が高く、より重度な歯周病を呈することから、2つの疾患の関連性が示唆されています。RAと歯周病は共通する病因も多く、インターロイキン-1（IL-1）、腫瘍壊死因子（TNF）、プロスタグランジンE_2などがあり、遺伝素因（IL-1遺伝子多型など）や環境因子（喫煙など）にも共通して影響を受けることが指摘されています。

　これら2つの疾患は双方向性の因果関係にあることが示唆されています。RAに罹患すると、手指関節

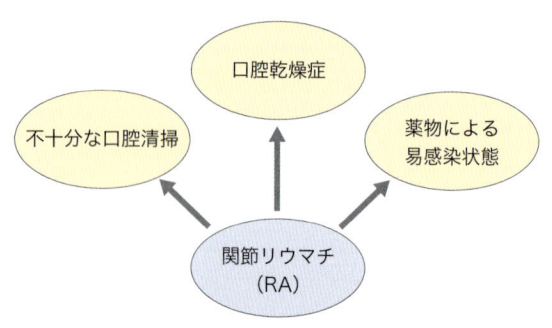

図1　RA患者の口腔の3つの問題点

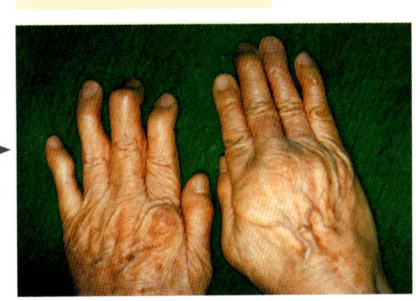

図2　歯周病はRAの原因の1つ

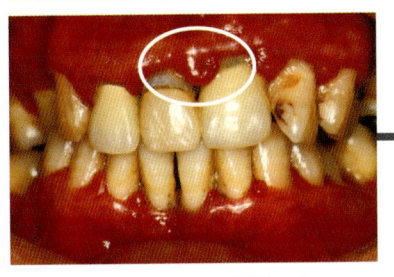

歯周病／細菌の産生するPADによるシトルリン化／歯周病原細菌ポルフィロモナスジンジバリス（P. gingivalis）／RAの自己免疫反応を惹起

の障害による不十分な口腔清掃、骨減少症・骨粗鬆症の併発、ステロイドによる易感染性を引き起こし、歯周病が発生しやすくなります。一方、歯周病が歯周病原細菌の感染を通して、RAの発症因子にもなりえます。歯周病原細菌の1つである *P. gingivalis* は、口腔内細菌で唯一、シトルリン化変換酵素（PAD）を保有します。*P. gingivalis* の口腔内感染が起こると、PADにより歯周組織の蛋白質がシトルリン化され、RAの自己免疫反応を惹起することが報告されています（図2）。著者らの研究グループも、*P. gingivalis* 感染による血清抗体価の上昇が、RAの発症や同患者の歯周病の重症度と相関することを報告しました[2]。

■ 口腔乾燥症

口腔乾燥症は唾液の分泌低下・抑制によるものであり、原因として、加齢、ストレス、食習慣、唾液腺障害、全身疾患（シェーグレン症候群など）、薬剤（抗不安薬、鎮痛薬、降圧薬、利尿薬など）の副作用などがある。

RA患者の約2～5割はシェーグレン症候群を併発し、慢性唾液腺炎や乾燥性角結膜炎など乾燥症状を呈する。また、同患者は関節痛のために鎮痛薬を服用したり、日常生活の不自由さや精神的ストレスを訴えることも多い。これらはすべて、唾液分泌の障害・抑制を招くことから、その結果、口腔乾燥症が発生しやすくなる。

軽度の乾燥症では、口腔内の違和感（ネバネバ感）、う蝕、歯周病、口臭などが認められる。しかしながら、重度の乾燥状態が続くと、強い口臭、会話障害、味覚障害、舌表面の形態異常、舌の痛みによる咀嚼・嚥下障害が現れることもある。

■ 薬物による易感染状態

RA患者は薬物の投与・服用を受けていることが多い。RAに用いられる薬は、①非ステロイド性抗炎症薬、②副腎皮質ステロイド薬、③抗リウマチ薬、の3つに大きく分類できる。そのうち、抗リウマチ薬の1つである免疫抑制薬メトトレキサート、ならびに炎症性サイトカインTNF・IL-6を標的とした生物学的製剤はよく用いられる。現在、国内で認可されているTNF抑制薬としては、インフリキシマブ、エタネルセプト、アダリムマブ、ゴリムマブ、セルトリズマブペゴルがあり、IL-6抑制薬としてはトシリズマブがある（p91参照）。また、痛み・腫れなどの関節症状に対して即効性があるステロイドも使用されることが多い。

これらのメトトレキサート、生物学的製剤、ステロイド薬は、RAに高い効果がみられる一方で、正常な免疫反応を抑える作用もあるため、細菌・ウイルスによる重篤な感染症が発生しやすくなり、結核、肺炎、口腔感染症（歯周病など）にかかりやすくなるので注意が必要である。

2　RA患者の口腔ケア（図3）

■ 不十分な口腔清掃に対するケア

1）口腔清掃法

一般に、ブラッシングによる**口腔清掃法**には、①歯ブラシを用いた歯の唇・舌側と噛み合わせ面の

第4章　身につけたい看護技術

リウマチ看護パーフェクトマニュアル

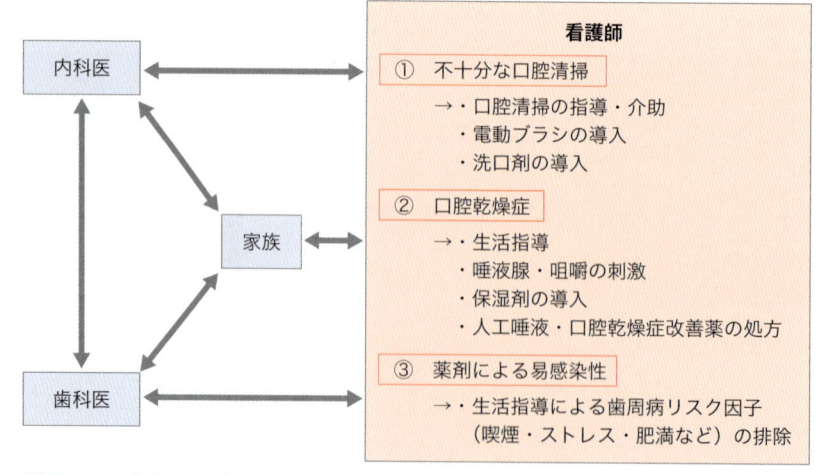

図3 RA患者の口腔ケア

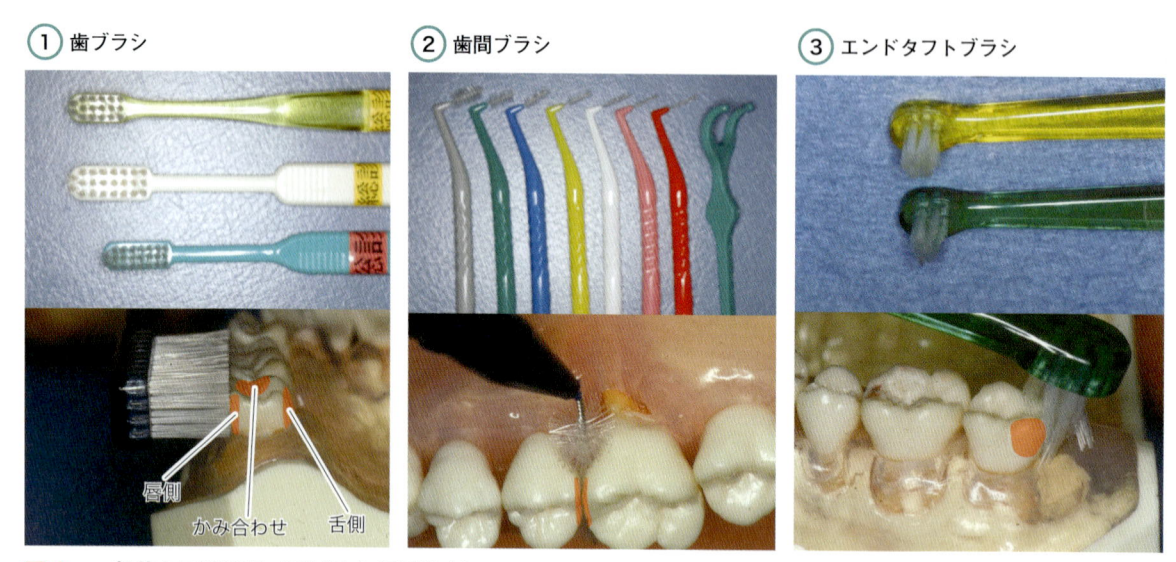

図4 一般的な口腔清掃（機械的な歯垢除去）
①歯ブラシ ②歯間ブラシ ③エンドタフトブラシ
一般に、口腔清掃法には3つあり、①歯ブラシによる歯の唇・舌側と噛み合わせ面、②歯間ブラシによる歯と歯の間、③エンドタフトブラシによる最後方歯の後方面における、各々の清掃で、歯の全面の歯垢（プラーク）を除去できる

清掃、②歯間ブラシを用いた歯と歯の間の清掃、③エンドタフトブラシによる最後方臼歯の後方面の清掃、の3つがあり、おのおのの清掃を行うことで歯の全面の歯垢（プラーク）を除去できる（図4）。

また、歯周病予防のための口腔清掃法も同様であるが、歯ブラシの毛先を歯と歯肉の境の溝（歯肉溝・歯周ポケット）に当てることが重要である。

重要！

歯ブラシ・歯間ブラシの選び方

口が小さい、大きな口を開けられない、歯並びが悪い、嘔吐反射が強い場合、小さめの歯ブラシが適切で、歯肉が赤く出血しやすい場合は、柔らかい歯ブラシを使うべきです。歯と歯の間に食物がよく挟まる方はデンタルフロスよりは歯間ブラシが効果的で、歯間ブラシのサイズは挿入時に軽い抵抗を感じる程度がよいでしょう。

2）電動ブラシ

しかしながら、RAの病状が進行して手指の強い関節痛や機能障害が現れるようになると、前述のような細かい口腔清掃が十分にできないことが多い。その場合は、歯ブラシを保持しているだけで植毛部が自動的に動く**電動ブラシ**の導入が有効である。現在は、①電動歯ブラシ、②音波ブラシ、③超音波ブラシ、の3種類がある。

電動歯ブラシには、着脱できる植毛部の振動として、回転運動、前後往復運動、上下運動、楕円運動、それらの組み合わせ（複合）運動などがある。

音波ブラシは、リニアモーターの技術を応用してブラシを1分間に30,000回転振動させることで音波（20〜20,000Hz）を発生させて歯垢を除去・破壊する。

超音波歯ブラシは、耳に聞こえない超音波振動（約20,000Hz以上）によって歯垢を除去・破壊する。

また、適切な口腔清掃用具の選択のほかに、患者の口腔清掃状況や達成度を確認することが大切である。患者自身がうまくブラッシングできない場合は、実際に傍らで患者の口腔清掃を指導してあげたり、ブラシを持って介助してあげることが必要である。

> **看護のコツ**
> **歯ブラシの介助**
> 歯ブラシをペンと同様に持ち、歯と歯肉の境に歯ブラシの毛先を当てて、2〜3歯ずつ、なるべく軽圧で横磨きをしましょう。

3）化学的な歯垢抑制法

このように、ブラッシングによる機械的清掃が、歯垢を除去する主要な手段であるが、その他に、補助的な方法として化学的な歯垢抑制法も有効である。主なものとしては、①酵素剤含有の**歯磨剤**、②抗菌薬含有の**洗口剤**、などがある。

歯垢分解として歯磨剤に配合されるデキストラナーゼ、ムチナーゼ、ヒアルロニダーゼなどは蛋白質・多糖体の分解酵素であり、う蝕予防の点で効果が期待される。

洗口剤に含まれる抗菌薬としては、クロルヘキシジン、フェノール化合物、ポビドンヨードがあり、特に、殺菌・界面活性作用を有するクロルヘキシジンは歯垢形成に対する抑制作用が強く、歯周病の予防効果の報告も多い（図5）。

> **重要！**
> **洗口剤による口腔ケアのポイント**
> 洗口剤のタイミングは歯ブラシによる口腔清掃の直後が適切です。洗口剤を口に20〜30秒間含ませて、すぐ吐き捨てさせないことが大切なポイントです。

■ 口腔乾燥症に対するケア

唾液分泌の低下・抑制を招く原因によって対応が多少異なる。一般に、口腔乾燥症に対するケアとしては、生活指導や症状軽減のための対症療法が中心になる。

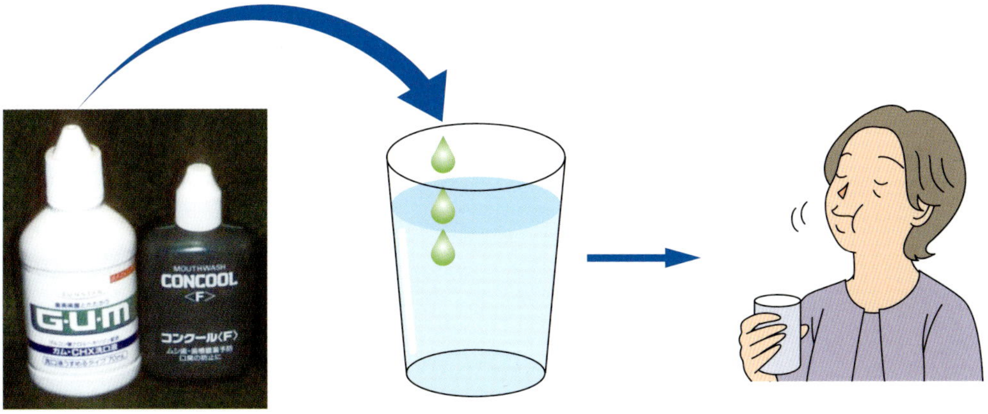

クロルヘキシジン含有洗口剤　→　説明書の指示通り洗口剤を混和　→　口に20〜30秒間含みすすぎ数回繰り返し（すぐ吐き捨てない！）

図5　洗口剤による口腔ケア

1）生活指導

ストレスや食習慣などが原因の場合が対象となる。

リウマチ患者は関節痛や疲労感のみならず、日常生活での不自由さ、社会生活での疎外感を抱くことも多く、ストレスをかかえやすい。したがって、患者の日常生活や社会生活の状況について家族と連絡をとったり、精神的サポートを図りながら親身になって話し相手になり、気分転換や安静を心がけた生活指導をすべきである。

また、ファーストフードや柔らかい食物は十分に噛みくだかなくても簡単に飲み込めるために唾液分泌の低下につながりやすい。したがって、なるべく野菜・魚・肉などの噛みごたえのある食物を摂取するよう指導すべきである。

さらに、患者との対話で服用中の薬剤の副作用の影響が大きいと考えられる場合、主治医へ対診を依頼して、薬剤の変更や減量が可能かを諮ることが大切である。

2）唾液腺・咀嚼の刺激

会話の機会が少なく口腔周囲筋や唾液腺の活動が低下した患者には特に有効である。

唾液腺マッサージでは、耳下腺、顎下腺、舌下腺の3カ所を毎日、食前に患者本人にマッサージしてもらい、唾液の分泌促進を図る。患者自身がうまくできない場合は傍らで指導してあげたり、介助してあげることが必要である（図6）。

舌のストレッチでは、咀嚼・嚥下運動の円滑化と唾液分泌の促進が期待される（図7）。また、シュ

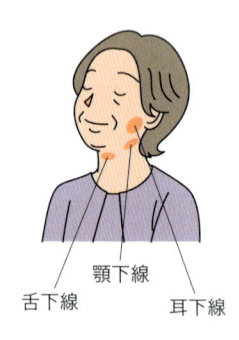

図6　唾液腺マッサージ
加齢により分泌能力が低下したり、内服液などの影響で口が渇きやすくなる。マッサージをして唾液の分泌を促そう

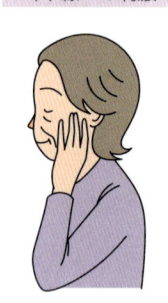

耳下線への刺激：人差し指から小指までの4本の指を頬にあて、上の奥歯のあたりを後ろから前へ向かって回す（10回）

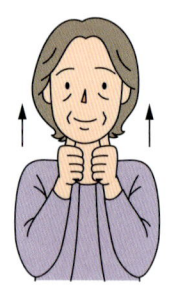

顎下線への刺激：親指をあごの骨の内側の柔らかい部分にあて、耳の下からあごの下まで5カ所ぐらいを順番に押す（各5回ずつ）

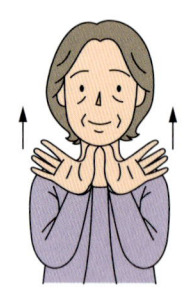

舌下線への刺激：両手の親指をそろえ、あごの真下から手をつきあげるようにゆっくりグーッと押す（10回）

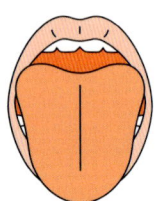

図7　舌のストレッチ
舌の動きがスムーズになると、食べ物を咀嚼したり飲み込んだりする動きはもちろん、発音や唾液の分泌も促進される

- 口を開けたまま舌を前方に突き出す
- 口を大きく開けて舌を上あごにつける
- 口を開けたまま舌を左右に出す
- 口を開けて舌先で唇をなめる

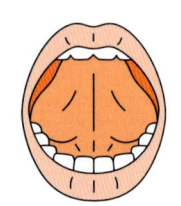

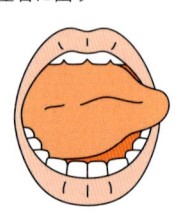

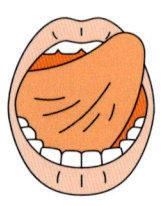

ガーレスガムの導入も唾液の分泌促進の点で有効であることが多い。

3）保湿剤の導入

口腔粘膜への直接的な保湿作用と蒸散防止作用を持つ**保湿剤**が市販されている（表1）。1日数回（食後1〜2時間後）、歯肉、舌、口蓋、または義歯全体に保湿剤含有のジェルを塗り広げたり、洗口あるいはスプレー噴霧することで効果が期待できる。

4）人工唾液・口腔乾燥症改善薬の処方

主治医に処方を依頼することで導入できるが、適応症がシェーグレン症候群に限られる。**人工唾液**としては唯一、サリベート®があり1日数回噴霧する。一方、**口腔乾燥症改善薬**（唾液分泌促進薬）としては塩酸セビメリン（サリグレン®、エボザック®）やピロカルピン塩酸塩（サラジェン®）がある。副交感神経刺激薬であり、唾液腺細胞内のムスカリン性アセチルコリン受容体を刺激して唾液の分泌を促進させる。

■ 易感染性に対するケア

通常よりも生体防御機能が低下している状態であるため、生活指導によって環境的な**感染リスク因子**を減らす必要がある。特に、RA患者は歯周病が発症・進行しやすい背景を持つことが指摘されており、歯周病のリスク因子をよく理解して日常生活で注意していく必要がある。

1）口腔清掃の徹底

歯周病原細菌をしっかり排除することが重要である。そのため、前述のように、歯ブラシ、歯間ブラシ、電動ブラシによる機械的な口腔清掃や抗菌薬含有の洗口剤を積極的に導入していくことが必要である。

2）禁煙指導

喫煙はRAと歯周病に共通したリスク因子であり、非喫煙者と比べて喫煙者では歯周病のリスクが約2〜8倍高い。喫煙により、歯周組織の微小循環系の障害や線維芽細胞の機能障害などが起こり、歯周病が発症・進行しやすくなる。したがって、喫煙者に対しては根気強く、禁煙指導を行うべきである。

3）ストレス回避

RA患者が受けやすいストレスは、歯周病のリスク因子でもある。ストレスによって、免疫反応の抑制、唾液の分泌低下などが起こり、歯周病の発症・進行を促進する。前述のように、気分転換や安静を心がけた生活指導を行うべきである。

4）食生活・栄養指導

肥満は歯周病のリスク因子である。BMI（体格指数、body-mass index）や体脂肪率の高い方は、健常者と比べて歯周病の相対リスク度は高い。脂肪組織から分泌されるアディポサイトカインが歯周組織

表1　口腔乾燥症ケアでの主な保湿剤

商品名	包装・保湿成分	依頼元
オーラルアクアジェル	40 g/本・ジグリセリン	株式会社ジーシー (http://www.gcdental.co.jp/sys/data/item/927/)
コンクールマウスジェル	50 g/本・ホエイタンパク	ウエルテック株式会社 (http://www.weltecnet.co.jp/products/concool/mouthjell.php)
コンクールマウスリンス	250 mL/本・ホエイタンパク	
洗口液オーラルウェットスプレー	28 mL/本・ヒアルロン酸	株式会社ヨシダ (http://www.yoshida-dental.co.jp/)
バイオティーンオーラルバランスジェル	42 g/本・ポリグリセリルメタクリレート	ティーアンドケー株式会社 (http://www.biotene-tk.co.jp/product/biotene)
バイオティーンオーラルバランスリキッド	45 mL/本・プロピレングリコール、ヒマワリ油	
ハニーウェットプロ	90 g/本・はちみつ	日本ゼトック株式会社 (http://www.ztcshop.com/products/detail.php?product_id=10)

に対して悪影響を及ぼしている可能性が示唆されている。また、ビタミンC、ビタミンD、およびカルシウムの摂取不足は歯周病の発症にかかわることも報告されている。したがって、バランスのとれた食生活習慣と栄養摂取の指導と実践が必要である（p177参照）。

看護師へのアドバイス

このように、RA患者では、う蝕、歯周病、口腔乾燥症などの口腔疾患が多くなります。そのため、口腔の症状も現れやすく日常生活のストレスや**生活の質（QOL）**の低下につながり、リウマチや口腔疾患をさらに悪化させるような悪循環にもつながります。また、リウマチによる歩行障害があると歯科医院への受診行動も低下しがちです。したがって、患者さんの傍らにいる看護師に対して求められる使命・役割は大きいと言えます。口腔ケアを通してぜひ患者さんのQOL向上に貢献いただきたいと願っています。

■ 引用文献

1) 小林哲夫 他：歯周炎と関節リウマチ－関連性と臨床対応－．日本歯周病学会会誌，54：11-17, 2012
2) Okada M, et al：Antibody responses to periodontopathic bacteria in relation to rheumatoid arthritis in japanese adults. J Periodontol, 82：1433-1441, 2011

■ おすすめの文献・書籍　もっと詳しく学びたい方へ

◇「歯周病と7つの病気」（吉江弘正 他 編），永末書店，2007
　→口腔の健康と全身の健康とのかかわりに焦点を絞り、歯周病が7つの病気に対して、どう影響して、どのような対策があるのかを端的にまとめています

第5章 リウマチケアに役立つ知識

1. 患者のライフサイクルからみた生活支援制度と利用法

村山隆司、伍賀道子

> **ポイント**
> - 生物学的製剤の治療法による関節リウマチ（RA）患者の経済的負担の軽減を図ることが、RA治療には重要な要素となっている
> - RA患者のライフサイクルに応じた生活支援制度を活用することが求められている
> - RA患者が抱える生活上の問題に対し、看護師が利用可能な生活支援制度の情報提供を行うことで、患者の負担軽減につなげる機会をつくることができる

1 はじめに

わが国では、メトトレキサート（MTX）や生物学的製剤の導入により、RAに対する治療薬の範囲が広がり、臨床的寛解のみならず、構造的寛解、機能的寛解をも得ることができるようになってきた。

一方で、これら生物学的製剤による治療法はMTX治療の30～40倍の薬剤費が必要であり（p97参照）、患者の経済的負担は重くなっている。そのため、RA患者が利用できる医療費助成制度、福祉制度などを理解し上手に活用することが大切である。

本項では患者のライフサイクルからみた生活支援制度とその利用法について解説する（図1）。これら制度の詳細は地域により若干の差異があり、今後、適宜改訂されることもあるので、利用の際には、その都度確認が必要である。現時点（2012年10月）での制度について解説する。

2 小児に関する制度

小児期に罹患するリウマチ性疾患としては、若年性特発性関節炎、全身性エリテマトーデスなどの膠原病、川崎病などが知られている。これら疾患に罹患した小児に関する生活支援制度について概説する。

■ 小児慢性特定疾患治療研究事業

子供の慢性疾患のうち、治療期間が長く、医療費負担が高額になる表1の疾患が対象になる。対象年齢は18歳未満で、引き続き治療が必要であると認められる場合は、20歳未満まで適応され、所得に応じて医療機関に一部負担金を支払うことになる。その

表1 小児慢性特定疾患治療研究事業の対象疾患群

11疾患群（514疾患）
1. 悪性新生物（白血病、悪性リンパ腫、神経芽腫、等）
2. 慢性腎疾患（ネフローゼ症候群、慢性糸球体腎炎、水腎症、等）
3. 慢性呼吸器疾患（気管支喘息、気管狭窄、等）
4. 慢性心疾患（ファロー四徴症、単心室、等）
5. 内分泌疾患（成長ホルモン分泌不全性低身長症、等）
6. 膠原病（若年性関節リウマチ、等）
7. 糖尿病（1型糖尿病、2型糖尿病、その他の糖尿病）
8. 先天性代謝異常（アミノ酸代謝異常症、骨形成不全症、等）
9. 血友病等血液・免疫疾患（血友病、慢性肉芽腫症、等）
10. 神経・筋疾患（ウエスト症候群、結節性硬化症、等）
11. 慢性消化器疾患（胆道閉鎖症、先天性胆道拡張症、等）

他、小児慢性特定疾患日常生活用具給付事業（特殊便器、特殊寝台、特殊マット、歩行用補助用具など）や小児慢性特定疾患児ピアカウンセリング事業も行われている。

> **看護のコツ**
> この制度を利用する場合は、①交付申請書、②医療意見書、③児童の属する世帯の住民票等の写し、④保護者等児童の生計を主として維持する者の所得等に関する状況を確認することができる書類の写し等を用意し、住所地所管の保健所に申請します。

■ 子ども医療費助成制度

子ども医療費助成制度（自治体によって名称が異なる）は、医療保険に加入している子どもが、保険診療でかかった医療費の自己負担額を各自治体が負担する制度である。対象年齢、保護者の所得制限、助成する医療費の範囲、自己負担の有無については各自治体にて違いがあるので確認が必要である。各自治体に申請し医療費受給者証の交付を受ける。

■ 自立支援医療

身体上の障害がある小児や、今ある疾患を放置すると将来、障害が残ると認められる小児が、対象の障害ごとに定められた疾患に対する医学的処置、薬

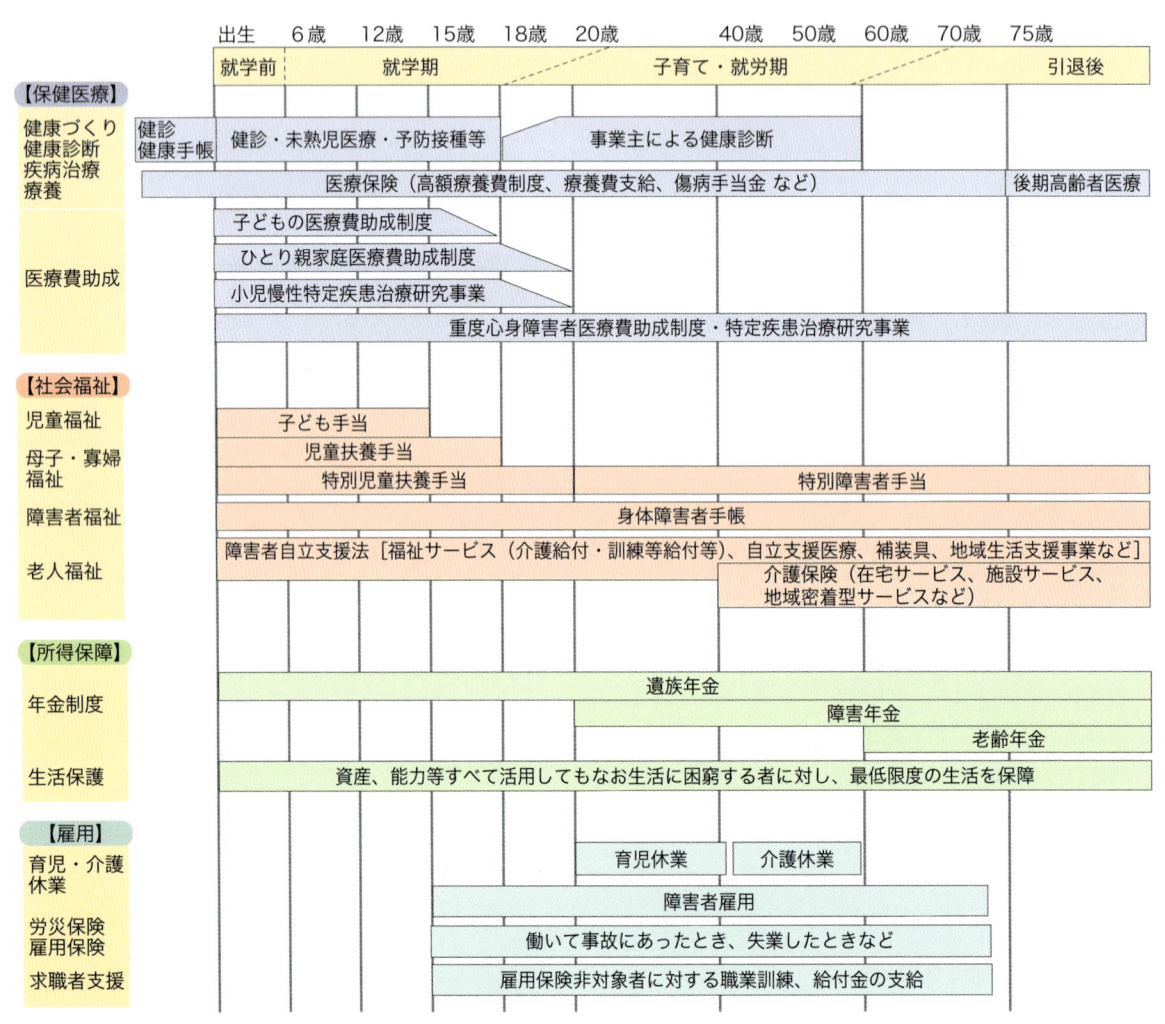

図1 RA患者のライフサイクルからみた生活支援制度
（文献1より作成）

剤または治療材料等の支給にかかる費用の一部を、公費によって支給する制度である。世帯の所得や疾患の重症度などによって一部自己負担の限度額が定められている。

> **看護のコツ**
> 患者本人の親権を行う人、または後見人（一般的には、保護者がこれにあたる）が住所地所管の保健所に申請します。

3 ひとり親家庭医療費助成制度

ひとり親家庭医療費助成制度（自治体により名称が異なる）は、親が離婚、または死亡した子供のいる家庭に対して、親と子の医療費の自己負担額の一部を助成する制度である。その内容は各自治体によって異なる。対象は義務教育終了までの児童とその児童を養育する父または母、あるいはその他の養育者となる。

> **看護のコツ**
> 自治体に申し込み医療証を交付してもらいます。ただし、各自治体が定める所得制限があります。ひとり親家庭に対するその他の制度としては、児童扶養手当制度、母子自立支援制度、母子生活支援施設などがあります。

4 失業者に関する制度

■ 失業したときの生活保障

雇用保険の基本手当は、雇用保険に加入している人が、自己都合、あるいはリストラなどの会社都合で離職した場合に、再就職先を見つけるまでの生活を支えてくれる手当である。基本手当の日額は、退職前の賃金をもとに算出した1日あたりの支給額を指し、金額は年齢や賃金水準によっても異なる。また支給日数についても、離職の理由や年齢、勤続年数などで決められている。会社都合での離職や、身体的な条件によって再就職が難しいケースは支給日数が長めに設定されており、自らの意思で会社を辞めた場合は、短めに設定されている。

> **看護のコツ**
> 住所地を管轄するハローワークで求職申込みをした後、離職票を提出の上、失業認定申告を行う必要があります。

■ 退職時の医療保険の選択

サラリーマンや公務員が加入している職域保険では退職後も何らかの医療保険への加入手続きをしなければならないが、その場合、図2の4つの選択肢のなかから選ぶことになる。その際には医療保険

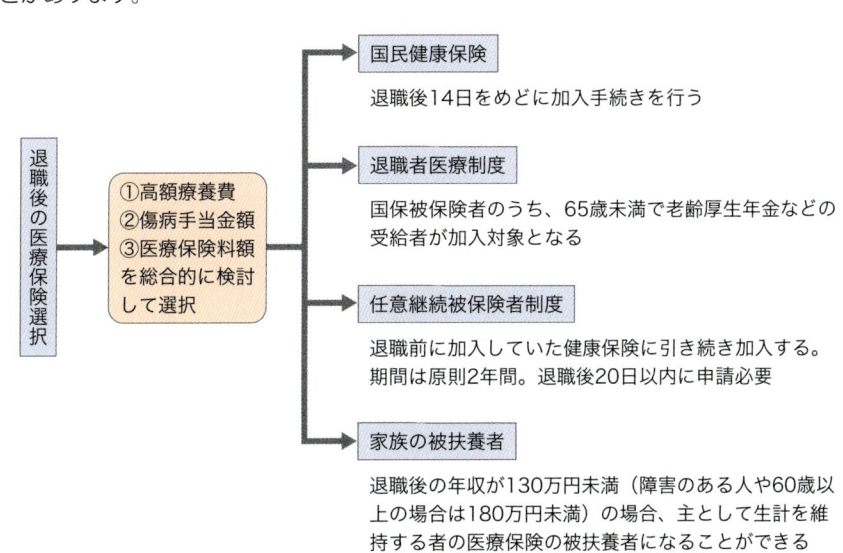

退職後の医療保険選択 → ①高額療養費 ②傷病手当金額 ③医療保険料額 を総合的に検討して選択 →

- **国民健康保険**
  退職後14日をめどに加入手続きを行う

- **退職者医療制度**
  国保被保険者のうち、65歳未満で老齢厚生年金などの受給者が加入対象となる

- **任意継続被保険者制度**
  退職前に加入していた健康保険に引き続き加入する。期間は原則2年間。退職後20日以内に申請必要

- **家族の被扶養者**
  退職後の年収が130万円未満（障害のある人や60歳以上の場合は180万円未満）の場合、主として生計を維持する者の医療保険の被扶養者になることができる

図2　退職時に選択できる医療保険

料・傷病手当金・高額療養費を相互に勘案して選択する必要がある。なお、年齢が75歳以上になると後期高齢者医療制度に加入することになる。

5 医療に関する制度

■ 高額療養費制度

高額療養費とは、病院などの窓口で支払う医療費を一定額以下にとどめる目的で支給される制度である。1カ月間（同月内）に同一の医療機関でかかった費用を世帯単位で合算し、自己負担限度額を超えた分について支給される。

> **重要！**
>
> 同月内同一医療機関が原則のため、月をまたがった場合（月末から月初に入院した場合など）や、医療機関をまたがった場合は、高額な療養費を負担していても合算の対象とならず、自己負担限度額を超えずに支給を受けられない場合があります。また、70歳未満と70歳以上では限度額が異なります（表2）。従来、自己負担限度額を超えた分については後に支給されていましたが、事前に「限度額適用認定証」の交付を受ける手続きをすれば、外来・入院とも自己負担限度額を超える分について医療機関窓口で支払う必要はなくなっています。

> **看護のコツ**
>
> 高額療養費返還の申請は、病院・診療所などの領収書、保険証、印鑑、銀行などの通帳等を用意のうえ保険者に行います。ただし、申請から支給までに3カ月ほど期間がかかるため注意が必要です。

■ 療養費支給（鍼・灸・マッサージ／治療用装具）

病気やけがで治療のために医師の指示に基づき治療用装具を作製した場合は、療養費が支給される。つまり、いったんは費用の全額を支払うが、申請により保険診療の料金を標準として計算した額から、自己負担額を差し引いた分の払い戻しを受け取ることができる（p196）。対象となる療養費は表3のとおりである。

> **看護のコツ**
>
> RAの場合には、各種装具、スプリント、サポーターなどが対象になりますが、日常生活や職業上必要とされるものは対象外です（例：歩行補助杖）。また、原則として市販品は含まれず、装具会社にて作製されたものが対象となります。

表2　高額療養費制度の医療費自己負担額

（70歳未満の場合）

所得区分	3回目まで	4回目以降
上位所得者[*1]	150,000円＋（総医療費－50万円）×0.01	83,400円
一般	80,100円＋（総医療費－26.7万円）×0.01	44,400円
住民税非課税所帯	35,400円	24,600円

（70歳以上75歳未満の場合）

所得区分	外来（個人単位）	外来＋入院（所帯単位）
現役並み所得者	44,400円	80,100円＋α（総医療費－26.7万円）×0.01　4回目以降は44,400円
一般	12,000円	44,400円
低所得者Ⅱ[*2]	8,000円	24,600円
低所得者Ⅰ[*3]	8,000円	15,000円

[*1]：上位所得者とは標準報酬月額53万円以上を超える所帯
[*2]：低所得者Ⅱとは世帯全員が市町村民税非課税の人たち
[*3]：低所得者Ⅰとは世帯全員が市町村民税で所得が年金収入80万円以下の人たち
75歳以上は後期高齢者医療制度が適応されるが、70歳以上75歳未満と同額

● 傷病手当金

業務外の病気やけがで会社を休み、給料等がもらえなくなったときに支給される。給付の条件を表4に示す。職域保険の（地域保険にはない）給付金の1つで、病気休業中に被保険者とその家族の生活を保障するために設けられた制度である。休業1日につき、標準報酬日額の3分の2相当が支給され、4日目から1年6カ月の範囲で支給される。

> **看護のコツ**
> 申請先は、保険者（全国健康保険協会または健康保険組合、各種共済組合）で、「傷病手当金請求書」に事業主の証明と医師の意見書を添えて提出します。

● 特定疾患治療研究事業

特定疾患治療研究事業とは「原因不明、治療方法未確立であり、かつ後遺症を残すおそれが少なくない疾病」として調査研究を進めている疾患のうち、特定の疾患（診断基準が一応確立し、かつ難治度、重症度が高く患者数が比較的少ない）について、公費負担により原因の究明、治療方法の開発等を行うことを目的とした事業である。表5に示す56疾患が対象となっている。悪性関節リウマチは対象疾患になっているが、RAは対象疾患になっていないので注意を要する。

> **看護のコツ**
> 手続きは、特定疾患医療受給者証交付申請書に臨床調査個人票、その他必要書類を添付し、住所地を管轄する保健所に提出して行います。そのほかの特定疾患以外の疾患についても、それぞれの自治体の実状に応じて医療費等の公費負担を行っているので、詳細は最寄りの保健所に問い合わせるとよいでしょう。

Advanced Lecture

悪性関節リウマチ（MRA）

既存のRAに、血管炎をはじめとする関節外症状を認め、難治性もしくは重篤な臨床病態を伴う場合、悪性関節リウマチ（MRA）といいます。内臓障害がなく、RAの関節病変が進行して関節の機能が高度に低下して身体障害がもたらされる場合にはMRAとはいいません。MRAの血管炎は結節性多発動脈炎と同様な全身性動脈炎型（内臓を系統的に侵し、生命予後不良）と内膜の線維性増殖を呈する末梢動脈炎型（四肢末梢および皮膚を侵し、生命予後は良好）

表3　療養費支給の範囲

- 旅先での急病など、保険証を持たずに診療を受けた場合
- 骨折、捻挫などで柔道整復師の施術を受けた場合
- 医師が必要と認めたマッサージ、針・灸を受けた場合
- 医師が必要と認めた義手、義足、義眼、コルセット、ひざサポーターなどの治療用装具を購入した場合
- 生血の輸血をした場合
- 会社が健康保険の手続き中などやむを得ない理由で保険証を提出できない場合
- 就職・転職で新たに健康保険に加入したが、それ以前に加入していた国民健康保険などで診療を受けた場合
- 労災保険で診療を受けたが、労災と認定されなかった場合
- 海外の医療機関で診療を受けた場合
- 骨髄移植と臍帯血の搬送費を負担した場合

表4　傷病手当金支給の条件

1. 病気やけがのため療養中（自宅療養を含む）であること
2. 病気やけがのために働けないこと
3. 4日以上仕事を休んだとき（3日続けて休んだ後の4日目から支給される）
4. 給料がもらえないこと（給料をもらっていても傷病手当金の額より少ないときは、その差額が支給される）

の2つの型に分けられます。血管炎以外の臓器症状としては間質性肺炎を生じると生命予後不良となります。

6 障害のある人に関する制度

■ 障害年金

障害年金とは、傷病により、一定程度の障害の状態になった者に対して支給される年金である。国民年金からは「障害基礎年金」が、厚生年金・共済年金からは「障害厚生年金・障害共済年金」が障害基礎年金に上乗せする形で支給される。支給に該当する障害等級は、障害基礎年金では1、2級、障害厚生年金では1～3級までとなる。障害厚生年金では3級まで該当しない場合でも、一時金として障害手当金が支給されることがある。おおよその障害等級を別記する（表6）。

> **重要！**
>
> 障害年金のおおよその支給要件は、以下の3点です。
> - 障害の原因となった病気やけがの初診日が年金加入期間内にあること
> - 障害認定日に障害の程度が該当していることが条件となる。障害認定日とは、傷病が治癒した日、または初診日から1年6カ月を経過した日を指す
> - 初診日前日において一定の保険料納付要件を満たしていること

表5 特定疾患治療研究事業対象疾患一覧表（2009年10月30日改定）

番号	疾患名	番号	疾患名	番号	疾患名
1	ベーチェット病	20	パーキンソン関連疾患[*2]	39	肺動脈性肺高血圧症
2	多発性硬化症	21	アミロイドーシス	40	神経線維腫症Ⅰ型、Ⅱ型
3	重症筋無力症	22	後縦靱帯骨化症	41	亜急性硬化症全脳炎
4	全身性エリテマトーデス	23	ハンチントン病	42	バッド・キアリ症候群
5	スモン	24	モヤモヤ病（ウイリス動脈輪閉塞症）	43	慢性血栓塞栓性肺高血圧症
6	再生不良性貧血	25	ウェゲナー肉芽腫症	44	ライソゾーム病[*6]
7	サルコイドーシス	26	特発性拡張（うっ血型）心筋症	45	副腎白質ジストロフィー
8	筋委縮性側索硬化症	27	多系統委縮症[*3]	46	家族性高コレステロール血症[*7]
9	強皮症、皮膚筋炎及び多発性筋炎	28	表皮水疱症[*4]	47	脊髄性筋委縮症
10	特発性血小板減少性紫斑病	29	膿疱性乾癬	48	球脊髄性筋委縮症
11	結節性動脈周囲炎[*1]	30	広範脊柱管狭窄症	49	慢性炎症性脱髄性多発神経炎
12	潰瘍性大腸炎	31	原発性胆汁性肝硬変	50	肥大型心筋症
13	大動脈炎症候群	32	重症急性膵炎	51	拘束型心筋症
14	ビュルガー病	33	突発性大腿骨頭壊死症	52	ミトコンドリア病
15	天疱瘡	34	混合性結合織病	53	リンパ脈管筋腫症（LAM）
16	脊髄小脳変性症	35	原発性免疫不全症候群	54	重症多形滲出性紅斑（急性期）
17	クローン病	36	特発性間質性肺炎	55	黄色靱帯骨化症
18	難治性肝炎のうち劇症肝炎	37	網膜色素変性症	56	間脳下垂体機能障害[*8]
19	悪性関節リウマチ	38	プリオン病[*5]		

[*1]結節性多発動脈炎、顕微鏡的多発血管炎 [*2]進行性核上性麻痺、大脳皮質基底核変性症、パーキンソン病 [*3]線条体黒質変性症、オリーブ橋小脳委縮症、シャイ・ドレーガー症候群 [*4]接合部型、栄養障害型 [*5]クロイツフェルト・ヤコブ病、ゲルストマン・ストロイスラー・シャインカー病、致死性家族性不眠症 [*6]ライソゾーム病、ファブリー病 [*7]ホモ接合体 [*8]PRL分泌異常症、ゴナドトロピン分泌異常症、ADH分泌異常症、下垂体性TSH分泌異常症、クッシング病、先端巨大症、下垂体機能低下症

表6　障害年金等級表（肢体の機能障害）

等級	障害の状態
1級	1．一上肢及び一下肢の用を全廃したもの
	2．四肢の機能に相当程度の障害を残すもの
2級	1．両上肢の機能に相当程度の障害を残すもの
	2．両下肢の機能に相当程度の障害を残すもの
	3．一上肢及び一下肢の機能に相当程度の障害を残すもの
	4．四肢の機能に障害を残すもの
3級	1．一上肢の機能に相当程度の障害を残すもの
	2．一下肢の機能に相当程度の障害を残すもの
	3．両上肢に機能障害を残すもの
	4．両下肢に機能障害を残すもの
	5．一上肢及び一下肢に機能障害を残すもの
障害手当金	1．一上肢に機能障害を残すもの
	2．一下肢に機能障害を残すもの

表8　身体障害者手帳で受けられる制度

1．医療制度	・自立支援医療（更生医療） ・重度心身障害者医療費助成
2．障害者自立支援施設	
3．特別障害者手当	
4．税金	・障害者控除 ・住民税、事業税の非課税制度 ・相続税、贈与税の減免制度 ・自動車税の免除
5．日常生活の援助制度	・福祉機器の交付・貸与（補装具、日常生活用具） ・日常生活の援助制度 　ホームヘルパー派遣、デイサービス事業、ショートステイ ・住宅援助制度 　公営・公団住宅への優先入居制度、住宅資金の融資制度
6．その他	鉄道、バス、航空機の割引制度、福祉タクシー、など

● 特別障害者手当

精神または身体に著しく重度の障害を有し、日常生活において常時特別の介護を必要とする状態にある在宅の20歳以上の者に支給される。支給月額は26,260円で、受給者もしくはその配偶者または扶養義務者の前年の所得が一定の額以上であるとき手当は支給されない。支給手続きは、各自治体の窓口へ申請する。

● 身体障害者手帳

1～6級までの身体障害者に認定されると「身体障害者手帳」が交付され、各種福祉サービスが受けられる。RAでは、上肢・下肢・体幹機能の障害が永続的に残ってしまった場合、身体障害者手帳の申請ができる。障害の認定は、身体障害者福祉法による指定医により、身体障害者福祉法施行規則の定める障害等級表をもとに行われる（表7、次頁）。

> **看護のコツ**
> 申請は、指定医による所定の診断書、申請書、印鑑、顔写真を市区町村の窓口に提出して行います。

> **重要！**
> 身体障害者手帳で利用できる制度（表8）は、地域や障害程度により一部異なりますので、詳細は各自治体の障害福祉担当課に問合わせましょう。40歳以上のRA患者が介護保険と重なる福祉サービスや日常生活用具の給付・貸与を受ける場合、原則として介護保険による給付が優先となります。多岐にわたる制度利用の対象となりますが、医療費の減免と税金の控除がとくに重要となります。

● 重度心身障害者医療費助成制度

障害がある方とその家族の経済的負担を軽減するため、医療機関を受診した場合の医療費の一部負担金を県と市区町村で助成する制度である。対象となる者が未成年者等の場合は、現に監護している保護者などに医療費が助成される。対象は、①身体障害者手帳1～2級の交付を受けている者、②知的障害者である療育手帳A、Bの交付を受けている者、③後期高齢者医療制度の障害認定を受けている者。助成の対象となる医療費は、医療機関において入院・通院をした際に支払う医療保険の一部負担金の額であり、医療費・薬剤費・治療用装具の一部負担金などが該当する。

> **看護のコツ**
>
> 自治体独自の制度により3級、ときには4級でも医療費軽減制度がある地域や、医療費助成制度に所得制限を設けている場合もあります。受給のための手続きは、各自治体に申請します。

■ 障害者自立支援法による福祉サービス

2006年4月より、これまで別個に運用されていた障害に関する法律（知的障害者福祉法、身体障害者福祉法、児童福祉法、精神障害者福祉法）を統一した障害者自立支援法が施行された。これは「どの障害を持つ人も共通の福祉サービスが受けられ、地域で自立して生活できる」ことを目的とした支援である。サービス内容は、大きく福祉サービス（介護給付・訓練等給付）、自立支援医療、補装具、地域生活支援事業に分かれている。利用にあたっては、各自治体へ申請が必要で、現在の生活や障害に関する審査をもとに障害程度区分の認定を受け、サービスの支給決定となる。また利用には、原則1割の自己負担が必要ではあるが、利用したサービス量にかかわらず世帯の所得状況に応じた上限月額を超える負担は生じないとなっている。しかし、施行前よりも自己負担が増えサービス利用が困難になったという批判があったため、障害者自立支援法の見直しの声

表7　身体障害者障害等級表（上下肢の機能障害のうちRAに関連するものを抜粋）

級別	上肢	下肢
1級	1. 両上肢の機能全廃	1. 両下肢の機能全廃
2級	1. 両上肢機能の著しい障害 2. 一上肢の機能全廃	1. 両下肢機能の著しい障害
3級	1. 両上肢おや指及びひとさし指機能全廃 2. 一上肢機能の著しい障害 3. 一上肢すべての指の機能全廃	1. 一下肢の機能全廃
4級	1. 両上肢のおや指の機能全廃 2. 一上肢の肩関節、肘関節又は手関節のいずれか一関節の機能全廃 3. 一上肢おや指及びひとさし指の機能全廃 4. おや指又はひとさし指を含めて一上肢の三指の機能全廃 5. おや指又はひとさし指を含めて一上肢の四指機能の著しい障害	1. 両下肢すべての指の機能全廃 2. 一下肢機能の著しい障害 3. 一下肢の股関節又は膝関節の機能全廃
5級	1. 両上肢のおや指機能の著しい障害 2. 一上肢の肩関節、肘関節又は手関節機能のいずれかの著しい障害 3. 一上肢のおや指の機能全廃 4. 一上肢のおや指及びひとさし指機能の著しい障害 5. おや指又はひとさし指を含めて一上肢の三指機能の著しい障害	1. 一下肢の股関節又は膝関節機能の著しい障害 2. 一下肢の足関節の機能全廃
6級	1. 一上肢のおや指機能の著しい障害 2. ひとさし指を含めて一上肢の二指の機能全廃	1. 一下肢の足関節機能の著しい障害
7級	1. 一上肢機能の軽度障害 2. 一上肢の肩関節、肘関節又は手関節機能の軽度障害 3. 一上肢の手指機能の軽度障害 4. ひとさし指を含めて一上肢の二指機能の著しい障害 5. 一上肢のなか指、くすり指及び小指の機能全廃	1. 両下肢すべての指機能の著しい障害 2. 一下肢機能の軽度障害 3. 一下肢の股関節、膝関節又は足関節の機能の軽度障害 4. 一下肢のすべての指の機能全廃

備考
1. 同一の等級についての2つの重複する障害がある場合は、1級上の級とする。ただし、2つの重複する障害がとくに本表中に指定されているものは、該当等級とする
2. 肢体不自由においては、7級に該当する障害が2以上重複する場合は、6級とする
3. 異なる等級について2以上の重複する障害がある場合については、障害の程度を勘案して当該等級より上の級とすることができる
4. 「指の機能障害」とは、中手指節関節以下の障害をいい、おや指については、対抗運動障害をも含むものとする

を受けて、2013年4月1日より障害者総合支援法が施行されることとなった。しかし、この新制度においても利用者の負担額はこれまで通り継続されることとなった。また新たな対象疾患として障害者の定義の範囲が見直され、難治性克服疾患研究事業の対象130疾患と関節リウマチが加わることとなった。

> **看護のコツ**
> 障害福祉サービスと介護保険サービスで利用内容が重複する場合には、原則的には介護保険による保険給付が優先となります。

7 生活困窮者に関する制度（生活保護制度）

生活保護制度は、生活に困窮する人に対し、その困窮の程度に応じて必要な保護を行い、健康で文化的な最低限度の生活を保障するとともに、自立を助長することを目的としている。厚生労働省が定める保護基準（最低生活費）よりもその世帯収入が少ない場合に、その不足分が保護費として支給される。生活保護基準は一般的には、生活扶助、住宅扶助、教育扶助、介護扶助、医療扶助等の合計額で算定される。それぞれについて厚生労働省が定める基準があり、地域やその世帯の人員、年齢、家賃などによって支給額は異なる。

8 高齢者に関する制度（介護保険法による福祉サービス）

介護保険のサービスを利用するには、介護や日常生活に支援が必要な状態であることなどについて認定を受ける必要がある。申請は自治体に行うが、その際医師による主治医意見書が必要である。申請を受け付けた自治体は、訪問調査員による要介護認定調査と主治医意見書をもとに介護認定審査会にて審査された結果を受けて、「要介護」「要支援」の認定を行う。「要介護」とは、入浴・排泄・食事などの日常生活上、常に介護に必要な状態で、5段階に区

表9　40〜65歳未満の被保険者に介護保険が適応される特定疾病

1. 末期がん
2. 関節リウマチ
3. 筋萎縮性側索硬化症（ALS）
4. 後縦靭帯骨化症
5. 骨折を伴う骨粗鬆症
6. 初老期の痴呆（アルツハイマー病、ピック病、脳血管性痴呆、クロイツフェルト・ヤコブ病）
7. パーキンソン病
8. 脊髄小脳変性症
9. 脊柱管狭窄症
10. 早老症（ウェルナー症候群）
11. 多系統萎縮症
12. 糖尿病性腎症・網膜症・神経障害
13. 脳血管障害（脳出血、脳梗塞等）
14. 閉塞性動脈硬化症
15. 慢性閉塞性肺疾患（肺気腫、慢性気管支炎、気管支喘息、びまん性汎細気管支炎）
16. 両側の膝関節又は股関節に著しい変形を伴う変形性関節症

分されている。「要支援」とは、介護予防のために支援が必要であるか、日常生活に支障があるため支援が必要な状態で2段階に区分されている。認定後は、区分に応じた在宅サービスや施設サービスが受けられる。介護サービスの支給対象は、基本的には65歳以上（第1号被保険者）であるが、40〜65歳（第2号被保険者）でも「特定疾病」（表9）にて要介護認定を受けた場合にはサービスを利用できる。

主なサービス内容は図3（次頁）のとおりである。介護保険サービスの利用料は、原則として定率（1割）負担となっている。

9 その他の暮らしに関する制度

■ 税金控除（医療費控除／障害者控除）

1）医療費控除

家計を一にする家族が1年間に支払った医療費が10万円または年間所得（給与所得控除後の金額）の5％を超えた場合、その超えた部分について確定申告で医療費控除（200万円を限度）を受ければ税金が還付される。申告には医療費の領収書やレシートが必要である。

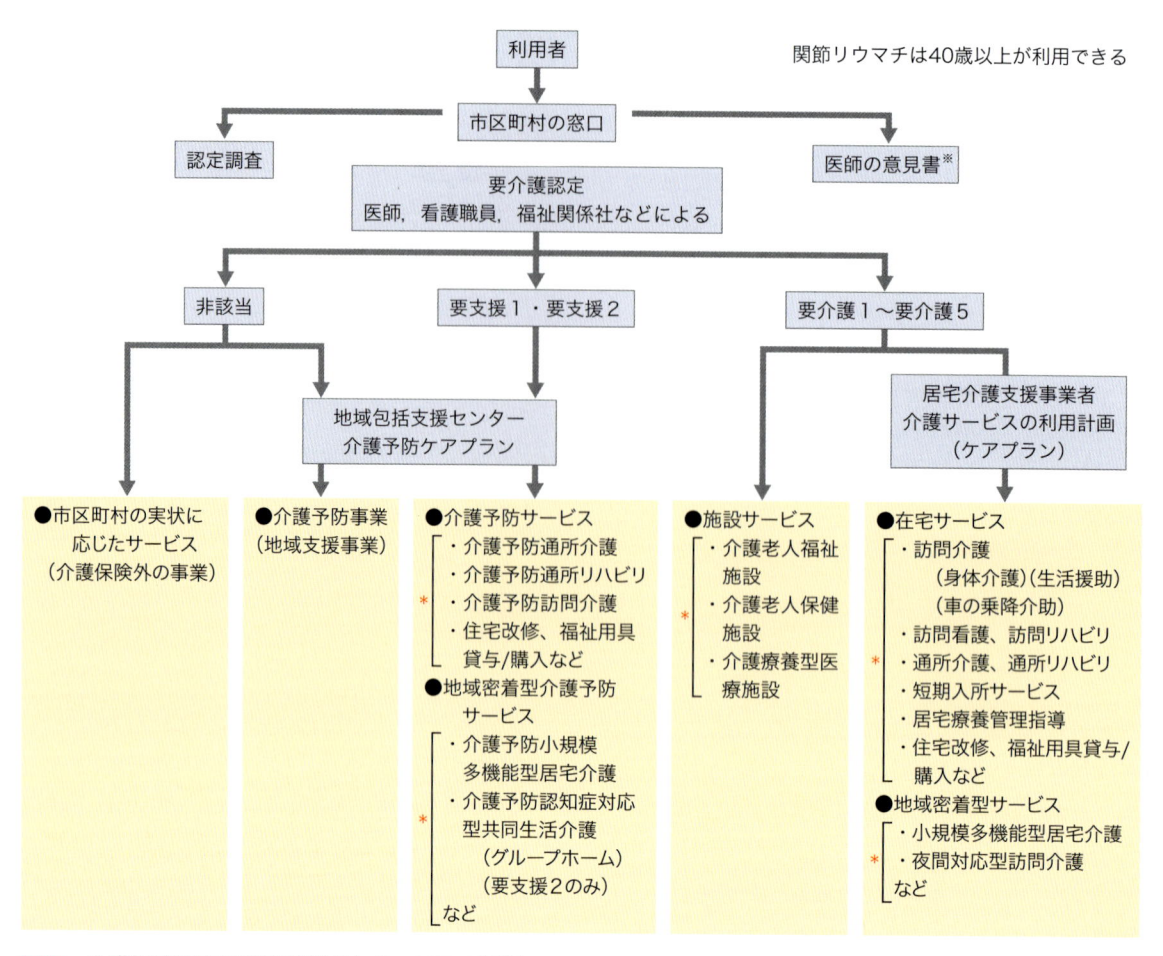

```
                        利用者                          関節リウマチは40歳以上が利用できる
                          │
                    市区町村の窓口
        ┌─────────────┼─────────────┐
    認定調査              │                医師の意見書※
                    要介護認定
              医師，看護職員，福祉関係社などによる
        ┌─────────────┼─────────────┐
      非該当         要支援1・要支援2        要介護1〜要介護5
                          │                      │
                    地域包括支援センター      居宅介護支援事業者
                    介護予防ケアプラン        介護サービスの利用計画
                                                (ケアプラン)
```

●市区町村の実状に   ●介護予防事業   ●介護予防サービス   ●施設サービス   ●在宅サービス
　応じたサービス　　　（地域支援事業）　・介護予防通所介護　・介護老人福祉　・訪問介護
　（介護保険外の事業）　　　　　　　　　・介護予防通所リハビリ　施設　　　　　　（身体介護）（生活援助）
　　　　　　　　　　　　　　　　　　＊・介護予防訪問介護　＊・介護老人保健　　（車の乗降介助）
　　　　　　　　　　　　　　　　　　　・住宅改修、福祉用具　施設　　　　　・訪問看護、訪問リハビリ
　　　　　　　　　　　　　　　　　　　　貸与/購入など　　　・介護療養型医　＊・通所介護、通所リハビリ
　　　　　　　　　　　　　　　　　●地域密着型介護予防　　　療施設　　　　　・短期入所サービス
　　　　　　　　　　　　　　　　　　サービス　　　　　　　　　　　　　　　・居宅療養管理指導
　　　　　　　　　　　　　　　　　　・介護予防小規模　　　　　　　　　　　　・住宅改修、福祉用具貸与/
　　　　　　　　　　　　　　　　　　　多機能型居宅介護　　　　　　　　　　　　購入など
　　　　　　　　　　　　　　　　　＊・介護予防認知症対応　　　　　　　　　●地域密着型サービス
　　　　　　　　　　　　　　　　　　　型共同生活介護　　　　　　　　　　　・小規模多機能型居宅介護
　　　　　　　　　　　　　　　　　　　（グループホーム）　　　　　　　　＊・夜間対応型訪問介護
　　　　　　　　　　　　　　　　　　　（要支援2のみ）　　　　　　　　　　など
　　　　　　　　　　　　　　　　　など

図3　介護保険制度の利用手続きとサービスの種類
※医師の意見書は、介護度判定のため主治医が生活機能低下の直接の原因となっている傷病の状況を記載するもので、リウマチ患者は痛みや日内変動による介護の必要性を記入してもらう（文献2より転載一部改変。＊：著者追加部分）

2）障害者控除

障害者手帳によって、所得税・市県民税の障害者控除を確定申告で受けることができる。障害の等級や条件などによって控除額は変わってくる。控除には、「障害者控除」と「特別障害者控除」があり、控除金額は、障害者控除よりも特別障害者控除のほうが金額は多くなる。障害者控除は、身体障害者手帳3〜6級を持っているか、知的障害者と判定された者あるいは精神障害者保健福祉手帳2、3級を持っている者。特別障害者控除は、身体障害者手帳1、2級を持っているか重度の知的障害者と判定された者あるいは精神障害者保健福祉手帳1級を持っている者となっている。

■ 自動車税の減免

心身に障害のある者（障害者）が使用する自動車、もしくは障害者と生計を一にする者が障害者のために使用する自動車、または障害者のために常時介護する方が使用する自動車は、一定の要件を満たす場合に自動車税、自動車取得税が減免（免除）される。

看護師へのアドバイス

RA患者の多くは副作用や効果、治療費など、RA治療薬に関するさまざまな不安について看護師に相談しており、治療や薬剤に関する補足説明や通院治

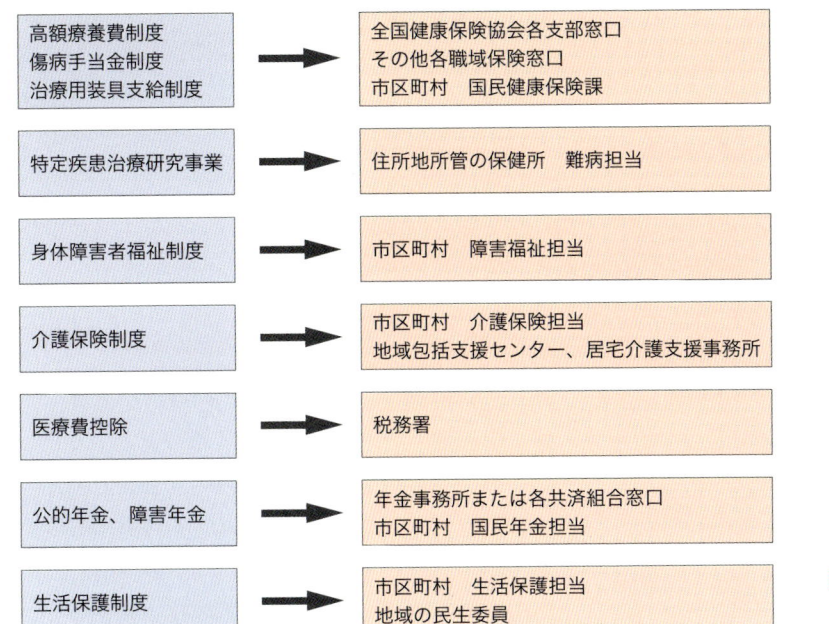

制度	相談窓口
高額療養費制度 傷病手当金制度 治療用装具支給制度	全国健康保険協会各支部窓口 その他各職域保険窓口 市区町村　国民健康保険課
特定疾患治療研究事業	住所地所管の保健所　難病担当
身体障害者福祉制度	市区町村　障害福祉担当
介護保険制度	市区町村　介護保険担当 地域包括支援センター、居宅介護支援事務所
医療費控除	税務署
公的年金、障害年金	年金事務所または各共済組合窓口 市区町村　国民年金担当
生活保護制度	市区町村　生活保護担当 地域の民生委員

図4　RAが対象となる主な公的支援の相談窓口

療中の悩みや不安、生活面での相談を看護師に望んでいます。RA患者が安心して治療が継続できるために、RA患者が受けることができる支援制度について看護師が精通することが求められています。また、これらの支援制度は成立の過程や時期が異なるため、利用者には複雑で理解しにくい体系になっています。また、これらの制度は適宜改訂され、地域により違いもあるので、利用の際には医療機関や福祉施設の医療ソーシャルワーカー、あるいは各自治体にその都度相談されることをお勧めします。最後に、RAが対象となる主な公的支援の相談窓口を記載しておきます（図4）。

引用・参考文献

1) 平成20年度版厚生労働白書：http://wwwhakusyo.mhlw.go.jp/wpdocs/hpax200801/img/fb1.1.2.1.gif
2) 日本リウマチ友の会：2010年リウマチ白書―リウマチ患者の実態（総合編），流 69：277，2010
◇ 村山隆司：4．リウマチ患者支援制度とその利用法．「関節リウマチのトータルマネジメント」（日本リウマチ財団 監修），医歯薬出版，2011

おすすめの文献・書籍　もっと詳しく学びたい方へ

◇ 「社会保障の手引き　施策の概要と基礎資料　平成24年度版」中央法規出版，2012
→2012年から施行される新制度に対応し、介護保険法、老人福祉法、高齢者住まい法、障害者自立支援法等の大改正を網羅しています

◇ 「医療福祉総合ガイドブック　2012年度版」（日本医療ソーシャルワーク研究会 編），医学書院，2012
→医療・福祉サービスの社会資源を、利用者の視点で一覧できるガイドブック。東日本大震災の被災者支援等をまとめた災害対応の章も新設されています

◇ 「社会保障入門2012」（社会保障入門編集委員会 編），中央法規出版，2012
→図解で社会保障全般を理解できる一冊。最新の統計・資料が豊富に収蔵されています

◇ 「国民の福祉の動向2011/2012」財団法人 厚生労働統計協会，2011
→社会福祉の背景・現状・動向を、広範にわたる資料と精度の高い最新の統計データに基づき編集しています

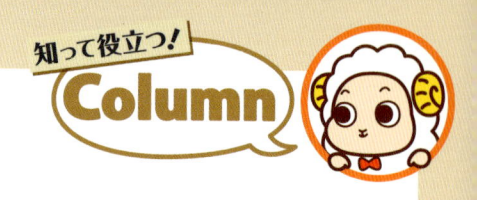

子どものリウマチ
治療法の進歩、日常生活の過ごし方

横田俊平

❧「おかしい」と思ったら早めに受診

子どものリウマチ（若年性特発性関節炎）は1歳前に発病する子どももいますが、多くは4～5歳以降に手足の関節が腫れてくることから始まります。なかには原因不明の高熱が続くことから始まることもあります。最近15年間に治療法は急速に進歩しましたので、できるだけ早く正確な診断をし、適切な治療を行うことが肝心です。子どもにはリウマチはない、成長痛でしょう、レントゲンでは異常が見当たらない、などの理由でしばしば診断が遅れ、リウマチの続発症が進んでしまった例を時折みます。医療の側の意識を変える必要もありますが、何よりも子どもさんが"変だ"と気づくのは母親です。歩き方がおかしい、朝、理由もなく機嫌が悪い日が続く、喜んでいた三輪車に乗るのを嫌がる、お使いのとき歩くのを嫌がるなど"おかしい"と感じたら、ぜひ筋肉や関節に触れ、関節を曲げたり伸ばしたりしてみましょう。痛みを訴えるようであれば、躊躇せずに専門医を受診すべきでしょう。現在では子どもでも関節エコーなどで正確な診断が可能となりました。

❧治療と合併症

治療は、まずはメトトレキサートとごく少量のステロイド（プレドニン）の内服から始まります。この治療で約70％のリウマチの子どもは2～4週間のうちに関節炎はよくなります。よくなれば、プレドニンは副作用のない量まで少しずつ減らすことになります。約3ヶ月間、この内服薬の治療を続けても関節炎をくり返したり、あまりよくならない状態が続けば、生物学的製剤の出番です。子どもにも、現在では3種類の薬剤の承認（トシリズマブ　2008年4月、エタネルセプト　2009年7月、アダリムマブ　2011年7月）が取得できました。この新薬により残り30％のうち80～90％は関節炎を抑えることができますので、全体で約95％の子どものリウマチは克服できる時代になりました。なお、眼の合併症、ブドウ膜炎を併発する子どももいるので、早いうちに眼科の先生を受診する必要があります。

❧日常生活の過ごし方

生活上は、関節の痛みが続く間は体育や長時間歩くことは避けましょう。しかし、それも3～4週間の辛抱です。関節炎がよくなれば普通の生活、学校生活を送ることができます。ただし、あまり過度の関節の使いすぎには注意が必要です。内服薬の治療はリウマチのタイプにより2～3年続ければ止めることもできます。

第5章 リウマチケアに役立つ知識

2. 日常のケアに生かす看護理論

神﨑初美

ポイント
- 看護理論は、看護実践のなかで起こる現象や、その本質を探究するときの道しるべとなる
- 理論は助けとなるが、理論に従って臨床事例や研究問題を詰め込むことは根拠のない方法である
- 本稿では、「適応の過程」「セルフケア」「ストレス・コーピング」「自己効力感」「不確かさ」「病みの軌跡」「首尾一貫性」等の理論について学習する

1 はじめに

看護理論は、看護実践のなかで起こる現象に関して、実践の本質を探求する場合に鍵となる考え方を導き出すために表現された道しるべである。理論は、看護師が知識と理解を深めることを助け、実践の改善にも役立てられ、新しい実践を開発することにもつながる。

看護理論を活用する際に気をつけたいことがある。研究者が研究結果の意味づけや説明・解釈に既存の理論の助けを借りる場合はよいのだが、理論に従って臨床事例や研究問題を理論のなかに詰め込むことは根拠のない方法である。

痛みや身体障害を主症状とするRA患者が病状に苦しみながらも身体精神社会的健康を維持している方略と、または阻害しているその要因を整理するうえで理論による説明や理解が役立つだろう。

2 ロイの適応看護モデル（1970）

患者の「**適応**」を重要な現象として、ほかの領域から借用した知識を看護のなかで独自の知識として展開したのがロイの適応理論である。ロイは、人間の営みをシステムととらえ、ストレス・適応といった異なる理論を結び合わせ、環境と相互作用する人間を説明した。ロイの説明する「システム」についてはフォン・ベルタランフィの一般システム理論（1968）、「適応モデル」はヘルソン、「ストレス」はハンス・セリエ（1907-1982、病理学者、ストレス学説）やキャプラン（危機理論、1942死別反応に関する研究、悲嘆課程の理論化、1961危機について定義）のそれぞれ理論に基づいている。心理学領域では、ラザルスもシステム理論に立脚するストレス・コーピング理論を展開している。

ロイは、人間の適応過程をシステムとして捉え、4つの適応様式、つまり、「生理的ニード」「自己概念」「役割機能」「相互依存」というサブシステムが人間のニーズであり、かつ、環境と刺激（ストレス）に対処するための適応様式であるとしている。

人間の適応にかかわるこの4つの概念を知っておくことでRA患者の痛みや関節の変形、ADLの変化、家族関係を説明する場合に役立つ。

1) 生理的ニード
ほかの3つが心理的要因ならこれだけが身体的要因であり、酸素化・栄養・排泄・活動と休息・防御という5つのニードと内分泌（感覚・水と電解質・神経機能・内分泌機能）の過程がある。

2）自己概念

自分がどのような人間であるかの自己認識や自己一致、パーソナリティの中心であり、内面の知覚と他者の反応を知覚することから形成され、これが自分の行動を導いていく。

3）役割機能

人は適切に活動するために他者との関係において役割を担っており、その役割に対する社会の期待を知る必要がある。また、人は他者との相互作用を持とうとするなら、他者の環境や役割を知る必要がある。

4）相互依存

人と人との親密な関係のことであり、他者を愛する、尊敬する、その価値を認めるとともに、他者からの愛と尊敬と価値感を受け入れることでもある。

> **重要！**
> ロイの適応看護モデルでの看護の目指すところは、患者さんの適応を促すことです。看護介入では、適応過程に影響を及ぼす環境と刺激（ストレス）因子をアセスメントし、影響因子を管理する必要があります。

3 オレムのセルフケア不足理論（1985）

オレムは、セルフケアを人間のニードとして説明した。個人に焦点を当てセルフケア・ニードにおける看護の機能を明確に説明した。

「セルフケア」とは、生命と健康と安寧にかかわる発達と機能に影響を及ぼす要因を調整するために、具体的な生活状況のなかで自己または環境に向けられる行動である。

セルフケアには3つの要件がある。

- **普遍的セルフケア**：すべての人間に共通にみられる基本的ニードを充足する活動である
- **発達的セルフケア**：人間の発達過程、ライフサイクルのさまざまな段階で起こる出来事やその発達を阻害する出来事に関して起こる活動である
- **健康逸脱セルフケア**：病気や障害が生じたときに起こる活動である

> **重要！**
> 看護は、ケアを受ける人の健康状態もしくはヘルスケア上のニードがあるがゆえに制限されているもしくは行為することができない場合に、それらを代わってもしくは支援しながら遂行する必要があります。これは、特定の状況ではなくあらゆる看護場面に使用できる理論です。

4 ラザルスとフォルクマンのストレス・コーピング理論（1966、1988）

1）ストレス対処はプロセス行動

ラザルスとフォルクマンは、ストレスを刺激や反応ではなく、人間と環境との「関係」で生じるものと唱え、ストレスそのものも特殊な環境で起こるものではなく日常生活のあらゆる状況下で起こるものと捉えた。また、ストレス反応に個人差が起こるのは、心理的プロセスに違いがあるからと考え、つまり出来事の評価・動機付け・対処（コーピング）・傷つきやすさ・環境といった個人の要因に注目するようになった。そしてストレスそれだけでは、疾病の十分な原因にはならず、ストレスを不適切に扱う対処のプロセスが存在するとして、「一次的評価」、「二次的評価」からなる**「認知的評価」からの「反応」とその一連のプロセスを「対処」とした**（図1）。対処とは、結果（成功や失敗）に関係なくストレスフルな状況（圧力）を処理しようとする絶え間ない努力とし、人は受けたストレスを、脅威であるかどうかの判断（一次的評価）をして、次に二次的評価として対処できるかどうかの認知をするとした。

ラザルスの述べる「対処」は、プロセスであって、自動的な適応行動とは区別し、自らの評価に基づいて起こるものとしている。受けたストレスを、最小限にしようとしたり・回避したり・耐えたり・受け入れようとしたり・受け流そうとしたりというようなことを対処という。

2）情動中心の対処と問題中心の対処

ラザルスは、対処を**情動中心の対処**（emotional focus coping）と**問題中心の対処**（problem focus coping）の2つに分類した。情動中心の対処とは、情動的な苦痛を低減させるためになされる対処であり、「回避・非難する・最小化・遠ざかる・注意をそらす・肯定的な対比・積極的な価値を見出す・楽観的に捉える・平静を装う」などことごとく自らを欺くことによって、また、遭遇している出来事の姿を歪めることによってもたらされるものとした。一方、問題中心の対処とは、問題の所在を明らかにし、解決策を当てはめたり、解決策を用いることの損得を天秤にかける、実際に試すなど問題を解決しようとする客観的分析的な対処である。情動中心の対処と問題中心の対処は互いに促進したり抑制したりするものとしている。

ストレス自体は人間の心理的成長にとって必須で不可欠なもので、この対処プロセスを通して人は自らの存在感や生き甲斐を常に新しいものにつくりかえ、個人的充足感を達成し、不安や苦悩を軽減させている。しかし、努力が何度も失敗に終わると、意欲が減少し受動的な態度や抑うつ的傾向がみられ、適応的な過程を辿ることができなくなる。

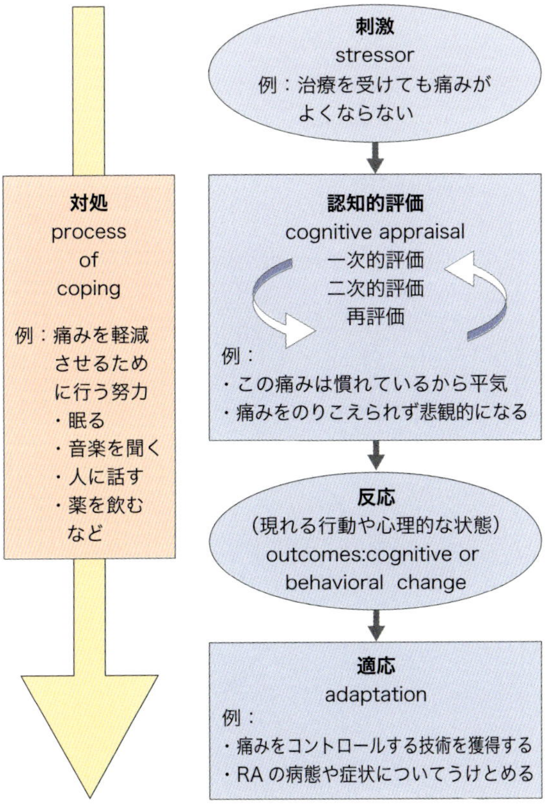

5 バンデューラの社会的認知理論と自己効力感（1986、1997）

1）自己効力感とは

バンデューラは、ある状況において必要な行動をどの程度うまく行うことができるかという個人の確信や自己遂行感を自己効力感（self-efficacy）とした。自己効力感には、「結果期待」と「効力期待」があるとし、「結果期待」とは、ある結果を生み出すために自分は必要な行動をどの程度うまくできるかという期待であり、結果の推定であるとし、「効力期待」とは、自分がどの程度実現可能かの遂行可能感やうまく遂行できるという確信、としている。狭義の自己効力感は後者の方である。自己効力感はラザルスのストレス・コーピング理論でいう「二次的評価（対処できるかどうかの認知）」の部分と重なるところであり、この二次的評価をする際に必要となる能力といえる。

2）自己効力感を育てる要因

自己効力感は個人の性質にも関与しており、もともと高い人や低い人がいるがその能力を看護介入により伸ばすことは可能である。自己効力感を育てていく際に重要となる4つの影響要因があり、それらは「制御体験」「代理体験」「言語的説得」「情動的喚起」である。制御体験とは、成功するために必要な体験を自分自身で実際に行い、成功体験を得ることである。代理体験とは、他人の行動を観察することで、「これなら自分もできる」感覚を得て効力を高めることである。言語的説得とは、ある行動を習得する能力があると信じる（自己強化）ことや、他者からの説得的な暗示や行動の勧めを受けることである。情動的喚起とは、ある行動をすることによる生理的な反応の変化を体験することである。

図1　ストレス・コーピング理論
（ラザルス＆フォルクマン、1966、1988）

刺激 stressor
例：治療を受けても痛みがよくならない

対処 process of coping
例：痛みを軽減させるために行う努力
・眠る
・音楽を聞く
・人に話す
・薬を飲む
など

認知的評価 cognitive appraisal
一次的評価
二次的評価
再評価
例：
・この痛みは慣れているから平気
・痛みをのりこえられず悲観的になる

反応（現れる行動や心理的な状態）
outcomes:cognitive or behavioral change

適応 adaptation
例：
・痛みをコントロールする技術を獲得する
・RAの病態や症状についてうけとめる

> **看護のコツ**
> 患者さんのある行動がうまく行えるようになるための看護介入を行う際には、これら4つの影響要因を検討し用いるとよいでしょう。例えば、生物学的製剤などの自己注射を勧める介入を行う際にも活用できる理論です。

6 ミッシェルの不確かさ理論（1988）

ミッシェル（1988）は、**不確かさ**について「病気に関連した出来事の意味を解釈できない状況であり、十分な手がかりが得られないために、その人が病気に関連した出来事を的確に構造化またはカテゴリー化できないときに生じる認知状態である」と定義している。つまり、人々が**病気や治療の体験の状況を明確に把握できないため、解釈するのに手助けとなるような評価ができない状況**にあることをいう。

図2にミッシェルの病気の不確かさモデルを示す。不確かさを認知する場合に刺激因子として「症状のパターン」「出来事の熟知度」「出来事の一貫性」が影響し、「信頼できる専門家」「ソーシャルサポート」「教育レベル」が刺激因子を介して、もしくは直接的な構造提供因子として「不確かさ」を低減させる方向に作用する。不確かさの認知は、患者自身で危険（danger）か好機（opportunity）のどちらかに評価され何らかの対処（コーピング）が行われる。前者は情報収集（動員方略）やネガティブな感情のコントロール（感情調整方略）が対処として用いられ、後者のほうは不確かさをポジティブに捉えそれを保護・保持する方略として用いられている。

> **重要！**
> ミッシェルは慢性で長期の過程をたどる患者さんはいつも1つの方向のみの対処を行うのではないことも述べています。そしてネガティブな対処もいずれ時間をかけ自分の体験をポジティブに捉えることができるようになることを示唆しています。

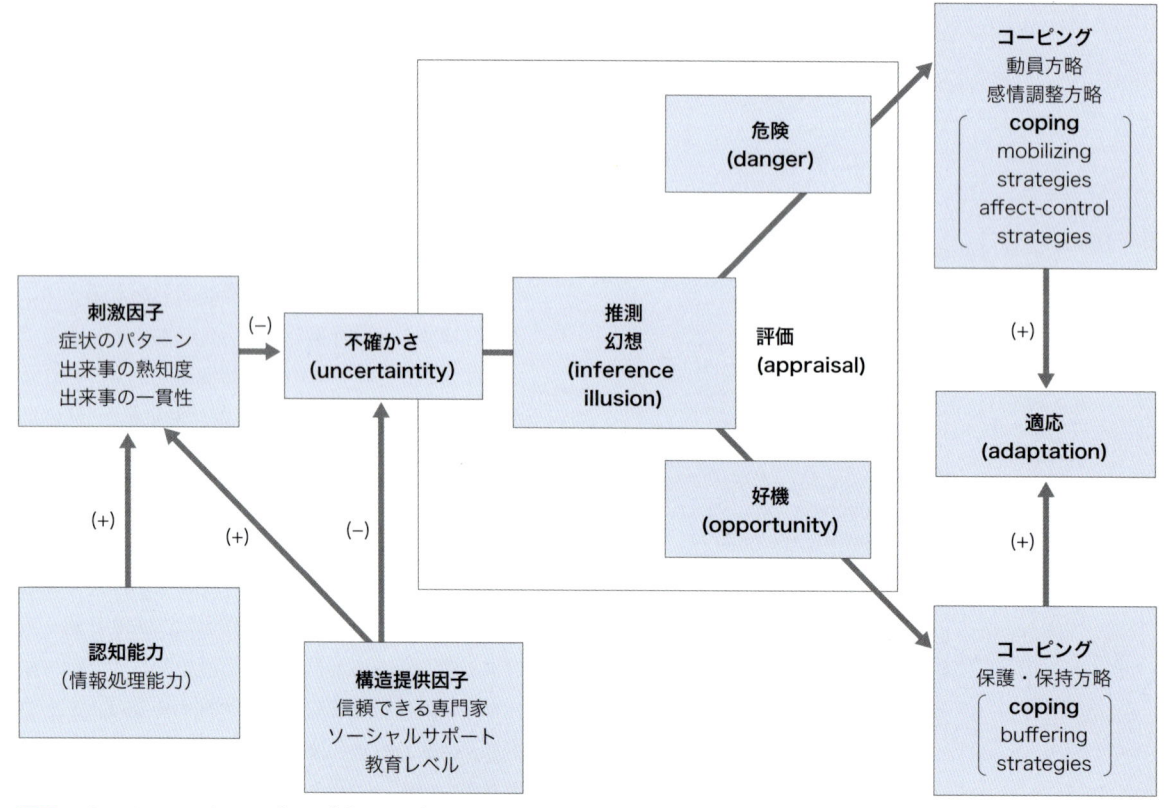

図2 ミッシェル（1988）の病気の不確かさ認知モデル
（文献1より引用）

7 コービンとストラウスによる看護モデル：病みの軌跡（1965、1968、1970、2001）

主要な統合概念は、「軌跡（trajectory）」である。軌跡とは、**病みの行路（course of illness）を管理し形成しようとする患者やその家族、医療従事者の行動**と定義される。軌跡モデルの中心は患者である。慢性疾患の病みの行路は「前軌跡期」から「軌跡発症期」「クライシス期」「急性期」「安定期」「不安定期」「下降期」「臨死期」までの8つの局面で捉えられる。さらにコービンは、2001年に新たに「立ち直り期」を加え9つの局面としている。

病気の管理に影響を与える条件、そして行路の管理方法によるさまざまな帰結などが含まれる相互に影響をもたらすものとして、軌跡の局面移行（trajectory phasing）があり、病気の行路のなかでは毎日の絶えざる変化があり、上に向かうとき（立ち直り期）と下に向かうとき（下降期あるいは臨死期）、そして同じ状態を保つとき（安定期）があるとしている。

軌跡には予想（病気の意味・症状・生活史などからの見通し）、軌跡の全体計画（方向づけや症状コントロール、障害への対応）、生活史と日常生活が含まれる。

> **看護のコツ**
> コービンとストラウスによる看護モデルは、慢性疾患に伴う問題に対処する際や実践・教育・研究・政策の方向付けをするときにも活用できます。

8 アントノフスキーの健康生成論と首尾一貫性（1987）

従来の医学が疾病生成論であったことに対し、健康はいかにして維持され回復あるいは増進されるのかを中心とする理論で、ストレス対処能力や健康保持能力について探求している。つまり**人の病気に焦点をあてるのではなく、人のストーリー（身の上）に焦点をあてる**のである。健康生成論の中心概念は、首尾一貫感覚（sense of coherence：SOc）という概念である。アントノフスキーは、首尾一貫性について「人に浸みわたった、ダイナミックではあるが持続的な確信、すなわち、自分の内的・外的な環境が予測可能であり、また、物事が適度に予想されるばかりか、うまく運ぶ公算も大きいという確信の程度によって表現される、世界（生活世界）規模の志向性のことである」と定義している（山崎 監訳）[2]。この概念の3つの構成要素は、把握可能感、処理可能感、有意味感である。これらは人の対処の原動力となるもので、これらの感覚が強くあることで病気への対処のプロセスが首尾よいものとなり適応へと導かれていくとしている。

- **把握可能感**（comprehensibility）：自分のおかれている状況を予測可能なものとして理解することのできる能力
- **処理可能感**（manageability）：困難な状況をなんとかやってのけられると感じる能力
- **有意味感**（meaningfulness）：日々の出来事や直面したことに意味を見出せる能力

9 シャウルによる女性RA患者の適応過程（1995、1997）

シャウル（1995）は、30〜75歳の女性RA患者の毎日の生活での役割とRAの影響を明らかにする目的で質的研究を実施し、RA患者の適応過程を明らかにした。この研究では30人のRA患者の自宅でのインタビューから結果を得た。すなわち患者にとって罹患して2〜3カ月から数年間は、症状が毎日生活を妨害するためにRAを重大な問題として自覚せざるを得ない「**becoming aware（病気に気づく）**」時期であった。その後、患者たちは病気の予後が読めずセルフイメージを覆され、友人や仕事から遠のくとともに「**learning to live with it（病気とともに生きることを学ぶ）**」ようになっていた。この時期に患者たちはよりよい対処の準備をするようになると報告している。そして最終的には「**mastery（卓越・熟練）**」の時期に達し、健康に関する新たな認知や新しいアイデンティティを獲得し、新しい家族

友人職場関係を築くようになると述べている。

ヤンガー（1991）によると、「mastery」の定義は「困難でストレスフルな状況に対してストレスの経験を超え適応、統制、支配を獲得した人間の反応」とされる。シャウルは「mastery」に達するとは、困難が起こったときにコントロールできるというのではなく、起こったときに管理ができることを意味し、「mastery」とは、①ゴールを置き直す、②予測を立て直す、③他者へ援助を頼むことができる、④家族や地域と結びつきを持てる、⑤医者とうまくやれる、ということで、これらはノーマライゼーションの概念と似ているとも述べている。

10 神崎の研究結果による「1つ乗り越えた」認知とそれが芽生える要因

神崎（2004）は、女性在宅RA患者が日々の対処に関して記述したデータをインターネットを通して得た。この研究結果で神崎は、シャウルが研究で述べたように「mastery（卓越・熟練）」と呼ばれる時期に達した患者がいることを再確認した。しかし、**普段の充足時はこの段階であることを裏付ける記述をしているが、激痛体験のそのときの記述は、自分を管理できず痛みが沈静化してくれるのを待っているだけのコーピングをしており、その後また充足に戻っていく状況を捉えた。**

また、神崎（2012）は、Web記述から女性在宅RA患者の「1つ乗り越えた」認知とそれが芽生える要因を検討した。日々の痛みに「乗り越える」ようになるために必要と思われる対処を対象者の文脈から抽出したところ「自分を信頼し楽観的にとらえる」「症状をコントロールできる」「慣れているので気にしない」認知が出現しており、痛みを含む日々の困難を乗り越える要因として「達成感がある」「感謝する」「苦難が過去形になる」「積極的に活動する」認知が抽出された。これらの対処は「リウマチを価値づける認知」とも解釈でき、「1つ乗り越えたと

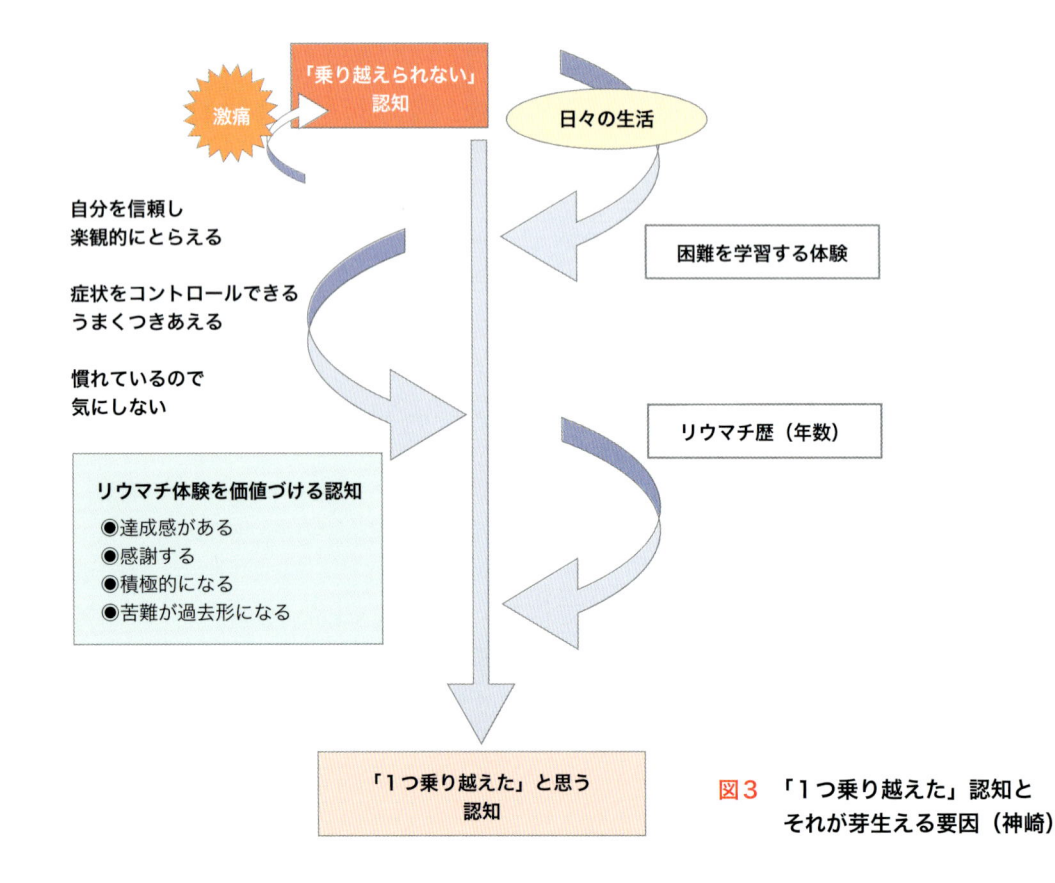

図3 「1つ乗り越えた」認知とそれが芽生える要因（神崎）

思う」認知の芽生えのプロセスに影響しているとした（図3）。

看護師へのアドバイス

　RA患者は激しい痛みや日々著しい症状変化による生活の困難があり、依存・孤立・うつ症状など精神状況が深刻な場合があります。とくに発症早期には、耐え難い痛みと急速な関節の変形により生活機能障害が起こりはじめるため、気分の落ち込み、自信喪失が起こりやすくなります。

　RA患者のセルフマネジメントの獲得については、病歴を重ねることにより学習できると予測できますが、「痛み」体験に関しては、痛みそれ自体が即応してうつなど精神的障害や不適応になるのではなく、そこには「コントロール感の欠如」が媒介している（神崎ら、2004）ため、収集した情報に基づいて個別の介入を行っていく必要があると考えます。しかし、疾病に関して前向きな対処を行う者やコントロール感覚を有する者は病状経過が厳しい状況下でも心理社会的影響が少ない場合があることも知られるようになってきました。

　RA患者を看護するなかでは、患者さんの変化を鋭敏に捉えることや患者さんの持つ強みに気づき、どのように支えるかが重要となります。看護理論をさまざまな状況にある患者さんの理解を促すことに活用していただき、そして患者さんができる範囲でより高いレベルの信頼感や安寧をもたらす助けができるケアへと繋いでいただきたいと願います。

■ 引用文献・参考文献

1) 野川道子：Mishelの病気の不確かさ尺度（community form）日本語版の信頼性・妥当性の検討．日本看護科学学会誌，24(3)：41, 2004
2) 「健康の謎を解く」（アーロン・アントノフスキー著，山崎喜比古 他 監訳），有信堂高文社，p23, 2004
◇ 「ストレスの心理学」（リチャード・S・ラザルス他 著，本明寛 他 監訳），実務教育出版，1996
◇ 「オムレ看護論 第3版」（ドロセア・E・オムレ著，小野寺杜紀 訳），医学書院，1995
◇ 「慢性疾患の病みの軌跡」（ピエール・ウグ編，黒江ゆり子 他 訳），医学書院，1995
◇ 「ロイ適応看護モデル序説」（松木光子 監訳），へるす出版，1998
◇ Mishel MH：Reconceptualization of the uncertainty in illness theory. J Nurs Scholarsh, 22 (4)：256-262, 1990
◇ Mishel MH, et al：Moderators of an uncertainty management intervention. Nursing Researh, 52 (2), 2003
◇ Shaul MP：From early twinges to mastery：the process of adjustment in living with rheumatoid arthritis. Arthritis Care Res, 8 (4)：290-297, 1995
◇ Shaul MP：Transitions in chronic illness：rheumatoid arthritis in women. Rehabil Nurs, 22 (4)：199-205, 1997
◇ Kanzaki H, et al：Development of web-based qualitative and quantitative data collection systems：study on daily symptoms and coping strategies among Japanese rheumatoid arthritis patients. Nurs Health Sci, 6(3)：229-236, 2004
◇ 黒江ゆり子 他：病いの慢性期（Chronicity）における「軌跡」について－人は軌跡をどのように予想し，編み直すのか－．岐阜県立看護大学紀要，4 (1)：154-160, 2004

■ おすすめの文献・書籍　もっと詳しく学びたい方へ

◇ 「ストレスの心理学」（リチャード・S・ラザルス他 著，本明寛 他 監訳），実務教育出版，1996
◇ 「健康の謎を解く」（アーロン・アントノフスキー著，山崎喜比古 他 監訳），有信堂高文社，2004
◇ 「オムレ看護論 第3版」（ドロセア・E・オムレ著，小野寺杜紀 訳），医学書院，1995
◇ 「慢性疾患の病みの軌跡」（ピエール・ウグ編，黒江ゆり子 他 訳），医学書院，1995
◇ 「ロイ適応看護モデル序説」（松木光子 監訳），へるす出版，1998
　→ここに紹介したそれぞれの看護理論に興味を持たれたら上記の書籍を読むことをお薦めします。看護実践のなかで起こる現象について、「なぜ？どのようにしたらよいの？」と感じたときに、理論はよい道しるべとなってくれるでしょう。人々の考え方や価値観、社会、環境は変化し続けています。今後、新しい理論の出現もあるでしょう。したがって、理論の出現した時代背景や学術領域などもよく理解しながら、活用することが重要です。

第6章 ケーススタディで学ぶ実践看護

1. 人工関節の術後感染を契機にADLが低下した患者さん

岩﨑百合子

> **ポイント**
> - ADL評価では「できるADL」ではなく「しているADL」を評価する
> - 入院中の生活ではなく、退院後の生活を見据えて実用的な指導を行う
> - 介護サービスなどの知識を持ち活用する
> - 退院支援では患者・家族のニーズが達成できるように調整する

症例提示

症例 Aさん　69歳　女性

診断名：関節リウマチ（罹病期間16年、クラス3、ステージⅣ）

これまでの経過：Aさんは、50歳代でリウマチを発症し、一昨年より両膝の痛みが増強した。とくに左膝関節の破壊が著しく、左人工膝関節置換術（左TKA）を行う目的で入院となった。昨年に手術が行われたが、その後術後感染を起こし、術後3カ月後に左人工膝関節を抜去した。感染が落ち着いたため、その3カ月後に左TKAの再置換術を受け、その後は順調に回復している。術後3カ月目の現在は、患肢への荷重が許可され、起立・歩行練習が開始された。しかしAさんは約6カ月間ベッド上安静の生活を強いられたため、著しい筋力低下をきたしており、また関節可動域や筋の柔軟性も低下していた。リハビリテーション（リハビリ）が開始されてからAさんは、積極的に作業療法や理学療法に参加し、自らベッドサイドでも筋力強化のための運動を行った結果、現在は看護師の見守りなしで歩行器を使って、トイレに行くことができている（トイレまで往復で50～60m）。しかし杖歩行は、膝や肩の痛みが増強するとバランス不良になるため、見守りが必要である。主治医と看護師は、自宅退院を目標に考えていたが状況によっては、転院先を検討する方向になっていた。Aさんは退院について、「治ったら、ここの病院にもいつまでもいられないと思う。もう少し動けるようになったら家の近くの病院にいきたい」と医師や看護師には語っていた。しかし、理学療法士（PT）へは「（自宅に）帰りたいけど、自分が帰ったら、家族の負担になってしまうと思う」と漏らしているという情報がある。家族は「入院前の状態にならないと家には連れて帰れない」と自宅への退院には難色を示している

既往歴：右肩破壊性関節炎、恥骨骨折、骨粗鬆症

介護保険：入院前に"要支援2"の認定を受けていたが、サービスの利用はしていなかった

家族構成：家族は、長男夫婦（幼い子供が1人いる）との4人暮らし。長男の嫁はパートで働いている

> **対応が必要な問題・課題**
> - Aさんの「自宅に帰りたい」という思いが、医師や看護師、家族に伝えられていないことと、Aさんの状態や家族の対処能力を十分吟味しないままに、退院調整が進められようとしている。退院調整看護師として携わった事例

1 着目ポイントとアセスメント

■ 着目ポイント

① 入院前は日中1人で生活し、自分の身の回りのことはできていた。入院後、手術を受けリハビリを行ったが、入院前よりあった膝痛と肩痛、長期安静による筋力低下などによりADLの低下がみられる。ADL低下はAさんにどのような困難を引き起こしているか？

② Aさんは自宅への退院を希望し、家族は「入院前の状態にならないと家には連れて帰れない」と自宅への退院には難色を示している。家族はAさんをどのように捉えているのだろうか、家族のニーズを理解する必要がある

■ アセスメント項目とアセスメントの結果

1) アセスメント項目

① (1)入院前後のADL評価、現在のリハビリの状況・ゴール設定、(2)ADLが低下している要因の詳細、(3)在宅での生活状況や行動様式などについてアセスメントを行う

② これから退院を調整していくにあたって、医療者および患者さん、家族の思いにギャップが生じないよう、(1)在宅退院するに際して問題となってくることを患者さんとともに検討すると同時に、(2)家族構成と役割関係、家族の希望、自宅退院を希望する患者さんを家族はどのように捉えているのかなど家族の情緒的反応、家族の対処行動や問題解決能力、家族がすでに持っている資源、家族の価値観などについてアセスメントを行う

2) アセスメントの結果

①(1) ADL評価とリハビリについて

> check!
> ADL
> リハビリ
> (p154)

> check!
> 下肢手術患者
> への看護
> (p126)

バーセルインデックス（Barthel Index：BI）は日常生活動作（ADL）を評価する方法の1つで「できるADL」を評価するものであり、食事、移乗、整容、トイレ動作、入浴、移動、階段昇降、更衣、排便自制、排尿自制の10項目からなり、それぞれ介助と自立の基準があり最高は100点、最低は0点である。Aさんの入院前のBIは合計85点であったが、現在のBIは合計55点であり入院前に比べるとトイレ動作、入浴、移動、排便、排尿コントロールが低下していた。看護師は、ADLの評価だけでなく患者さんに行われているリハビリの内容やゴール目標を正しく把握しておかなければならない。**リハビリで評価されている「できるADL」と、病棟において患者さんが実際に行っている「しているADL」の違いを把握し、患者さんが行っているリハビリが退院後の生活にどのように役立つのかを意味づけていく必要がある**からである。リハビリ室では歩行器で100m歩行しているが、排泄はポータブルトイレでしているような患者さんも存在し、セラピストが行うリハビリが病棟での患者さんのADL拡大に結びついていないことがある。このようなギャップが生じないよう、セラピストとの連携、情報交換は重要であり、同じ目標に向けて実践、評価をくり返し患者さんの観察・指導をする必要がある。Aさんはリハビリ室では杖歩行の訓練も開始していたが、実用レベルの歩行を獲得できない状況にあった。その原因としては、長期安静による下肢筋力の低下、上肢（手関節、肩関節）にも変形や痛みがあることが主な要因

と考えられた。排泄については転倒のリスクもあり見守りが必要と判断し、ナースコールを押すように指導されていた。しかし、間に合わずに失敗することもある。その都度Aさんは「とてもつらい。迷惑をかけて申し訳ない。自分でいきたい」と落ち込んでいた。RA患者さんは長年の闘病生活のなかで、自らが抱える生活機能障害に対して自分なりの対処法を見出していることが多い。医療者は安全のためという名目で患者さんの活動を制限しすぎず、患者さんができないことをできるようにする方法をともに考えていく必要がある。

> **看護のコツ**
> ADL評価では、個々の動作がある時点でできればよい「できるADL」ではなく、個人の生活の流れのなかで動作をどう位置づけるか、自分の生活を組立てていくことができるかを考えた「しているADL」を正しく把握する必要があります。

①(2) ADL低下の要因について

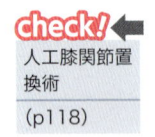

入院後ADLが低下した要因については、身体的、心理・社会的側面から丁寧にアセスメントしていく必要がある。身体的には、術後増強傾向にある痛みに対して患者さん・家族はどのように考えているのか、痛みに対してどのような対処をしてきたのか、どのような薬で治療がなされ、服用はきちんとできているのか、今の痛みはどのような機序で起こっているのかなど患者さんの体を総合的にみていく必要がある。Aさんは術後感染を治療するために長期安静を強いられた結果、下肢筋力が著しく低下していた。加えて、リハビリが進み活動量が増加するにつれて左膝や両肩〜頸部にかけての痛みが出現し、増強してきている。人工関節に感染が起きた後、生物学的製剤（エタネルセプト）を中止していることも痛みの増強にかかわっていると考えられた。

> **check!**
> 人工膝関節置換術
> (p118)

また、痛みは心理・社会的な要因と関連があるため、抑うつ症状や不安（患者さんの言動や表情など）の有無、睡眠状態や食事摂取量などの観察も必要である。患者さんが今の状況をどのように認識しているか、ゆっくり話を聞ける場をつくることも大切なケアであり、患者さんの代弁者として家族や他の医療者に患者さんの思いを伝える支援を行っていく必要があると考えられた。入院によって生じる経済的な問題や家族関係などもADL低下の要因として考えられる。

> **看護のコツ**
> 高齢でADLが低下した場合、患者さんの自己決定よりも、家族の意向や協力の有無が在宅退院を円滑に行う重要な要素となるため、入院時から必要な情報を提供し、入院から退院・退院後と継続した看護の提供が必要です。

①(3) 在宅での生活状況

患者さんの入院前の生活状況を知ることも必要である。Aさんは入院前は朝7時に起床し、ゆっくりと身支度を整え、8時に嫁の準備した朝食を1人で食べ、その後居間のソファーでTVをみて過ごす。昼食をつくり、またソファーで過ごし、15時頃日課の入浴をしていた。浴槽に入りゆっくり過ごすことが一番の楽しみである。19時頃家族と夕食を食べ、その後は自室で過ごし22時頃就寝する。自室は畳に布団の生活。夜間2回ぐらいはトイレに行っていた。自宅から外出するのはエタネルセプトの注射のために週1回、近医（歩いて3分）への受診のみであり、その際には嫁が仕事を調整して付き添っていた。

②⑴在宅退院における問題に対して

　　入院が長期化し、入院前のADLに戻ることが難しく、日中の家族支援ができないことでAさんや家族に退院後の具体的な生活イメージができないことが在宅退院への障害となりうるため、退院に向けての準備が必要である。Aさんは入院前すでに介護保険を申請しており、要支援2の判定を受けていた。サービスの利用はしていなかったが、前述のような状況から、今後サービス活用は不可欠となるだろう。なぜなら、RA患者さんは関節保護や疼痛緩和、ADLの維持・拡大目的に福祉用具や住環境整備が必要であり、そのなかでもベッドは必要な福祉用具となるが、要支援2ではベッドの支給は基本的に受けられない。要支援2でベッドの支給を受けるためには、介護予防サービス（福祉用具貸与）における主治医の意見書が必要になってくる。

看護師は、Aさんの状態は「要支援」なのか、「要介護」と認定される状態なのかを予測しながら、介護保険の区分変更を申請する時期について患者さん、家族へ説明しなければならない。介護保険の区分変更の申請にはケアマネジャーを決める必要があり、介護保険に対する知識も必要となる。**看護師はどこまで介入するのか、医療ソーシャルワーカー（MSW）に委ねるのかなどそれぞれの役割を日頃から認識しておく必要がある**だろう。

　　障害を抱えて退院することへの漠然とした不安が在宅への退院を困難にしている場合も多くみられるため、介護福祉サービスなどの社会資源を活用する方法について、具体的に説明することは重要である。加えて、患者さんの転倒歴や、生活している環境をアセスメントし、どのように生活を調整していくかについて患者さんや家族と話し合う必要がある。

> **看護のコツ**
> 　　介護保険では要支援判定と要介護判定ではサービス利用のしかたや受けられるサービスの内容・負担金が違ってきます。在宅支援を行うときは患者さんが介護保険の認定を受けているか、介護度は何かなどを把握しておくと指導や支援がやりやすくなります。またサービス利用に必要な費用についても具体的に説明しておくと退院への受け入れがスムーズとなるでしょう。

check!
介護保険
(p217)

②⑵退院後の家族の役割

　　入院前までAさんは、何かにつけ長男の嫁に助けてもらっていた。そのため、Aさんは家族や長男の嫁にずっと申し訳ないという気兼ねを持って生活していたようである。それでもAさんには「家全体のことを把握する」役割があったが、長期間家を空けたことによって、Aさんの家族内の役割は変化している可能性がある。入院前よりも家族の支援が必要なAさんが家にもどることによって、Aさんの家族はまた役割変化を強いられることになる。Aさんは、家族に介護の負担を強いるだけではなく、役割の変更を強いることも含めて「家族の迷惑になる」と捉えているようだった。「自宅に帰りたい」Aさんに対し、長男は「嫁も働いており、以前より動けなければ自宅で介護は無理」と言っている。長男は在宅での療養に関してはAさんに自立してほしいという思いが強く、そこがAさんを不安にさせているようだった。Aさんの家族は、これまでの長い療養生活において、Aさんを支援するために役割を調整したりするなど高い適応力を持ち、対処してきた。しかし現在は、仕事が多忙（長男）、子供が幼い（長男の嫁）など、それぞれが自らの役割に手一杯で余裕がない状況があり、家族の負担を調整して軽減したり、状況を打開するための新しい方法を探したりする対処が十分できない状況にあることがわかった。

2 ケア計画

> ① Aさんの気持ちをよく聞きつつ、在宅で必要なケアも検討する
> ② Aさんの家族の気持ち・考えを聞き、長期的な視点で、社会資源の活用も含めてアセスメントする
> ③ 受け持ち看護師とAさんのケアについて、またほかのメディカルスタッフとの連携について話し合う

① Aさんに対して

- 入院前よりADLが低下していることについて、どのように思っているか聴く
- 現在はリハビリテーション期にありADLの回復途中である。家に帰りたいという希望を、回復途中である今から捨ててしまうことはないということを伝え、どうやったらそれができるか、家族、医療職者全員で考えていこうと、こちら（看護）の考えを伝える
- 身体機能の回復の程度や、RAの疾患活動性を常にアセスメントし、在宅で必要となりそうなケアをいまのうちから検討しておく

check!
疾患活動性
(p33)

② Aさんの家族に対して

- 家族の現在の状況（長男夫婦共働きで幼い子供がいるという状況）を考慮しながら、Aさんの介護に関して困っていること、悩んでいることがないか確認する
- Aさんを在宅で介護していくことに関する家族の思いを聴き、家族の持っている価値や意思を確認する
- Aさんに生活の自立を期待してしまう長男の認識を変えていくためにも、長男のこれまでの体験や思いを聴く必要がある
- Aさんの状態は今後も少しずつ悪化していく（さらに支援が必要な状態になるということ）ことが予測されるので、現在の家族の負担や介護能力などを長期的な視点でアセスメントすると同時に、社会資源の活用について検討する

check!
在宅ケア
(p173〜)

③ 受け持ち看護師に対して

- 看護師同士でAさんのケアのなかで気づいたことを話し合う。Aさんがもし在宅で療養することになったら、どのような支援が必要となるかを検討する。その際には、家族に申し訳ないなどの感情がある患者さんの場合は、なかなか自分の気持ちを言い出せないものであることを確認し合う
- 現在の介護保険のしくみでは、ケアマネジャーは、こちら（病院）側から報告しなければ、患者さんの身体の変化をタイムリーに得られない。看護師は患者さんと家族、ケアマネジャーの間に入って、情報の共有やケアを調整していかなければならない役割があることを確認する。情報共有の方法として合同カンファレンスがあるが、合同カンファレンスを効果的に開催するには**カンファレンスで確認・調整する内容が参加者に伝わるように事前に情報提供する必要があり、退院前合同カンファレンスは、退院予定日の1〜2週間前に開催できるように計画する**
- 家族や、ケアマネジャーと調整すべき事柄について整理し、受け持ち看護師でなくても対応できるように準備を整えておく
- 看護師やAさんにかかわっているその他の医療職者（とくにPT・OT）で話し合い、Aさんの思いや家族の思いを共有する。各専門性のなかで、Aさんへの支援として提供できる

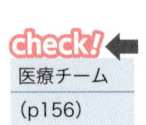

check!
医療チーム
(p156)

支援（自宅での階段昇降時の介助方法など）について検討する
- 経済的側面に問題がないかを確認し、ある場合等はとくに、介護保険以外に利用できる社会資源についても検討していく
- ケアマネジャーと連絡をとり、Aさんや家族と一緒に、Aさんに必要な支援（ある程度具体的にケアプラン）について検討する。また、その際、現在の家屋環境で在宅療養を継続できるかについても検討する

3 計画実施のその後、残された課題

合同カンファレンス後、Aさんは要介護2と判定され、退院前には理学療法士がAさんの試験外出に同伴し、在宅での生活状況、住宅改修、福祉用具等のアドバイスを行い、その後、試験外泊を経て自宅へ退院した。患者さんのQOLを維持し、今後も在宅療養を続けていけるよう、定期受診の機会を活かしながら、必要な支援・指導を継続して行っていく必要がある。

4 まとめ

罹病期間の長いRA患者さんは何らかの生活機能障害を抱えながら、ADLが自立できるように生活の調整をしている。しかし、手術やその合併症などにより入院が長期化するとADLを維持することは難しくなる。一度低下したADLを改善することはさらに難しく、患者・家族は退院後の生活がイメージできず不安を抱える。そのため、ADLが低下し在宅での生活が困難な状態にある患者さん、家族に対し必要なケアは、まず**ADL低下から起こる退院後の生活への影響を総合的にとらえ、患者さんや家族が抱える不安や生活上の困難を知ることからはじめる必要がある**。また、退院のゴールを明確にし、患者のどこでどのような生活をしたいかの思いを尊重し、家族を含めた支援や介護福祉サービスなどの社会資源を最大限に活用し、QOLが良好に保てるように、入院時から退院後の生活を視野に入れた看護の提供が必要である。

参考文献
◇ 黒川幸雄 他：PT．「標準理学療法学専門分野日常生活活動学・生活環境学」, pp52, 医学書院, 2004

おすすめの文献・書籍　もっと詳しく学びたい方へ
「家族エンパワーメントをもたらす看護実践」(野島佐由美 監), へるす出版, 2005
　→家族を支援する際、何をアセスメントしたらよいか迷ったときに。

第6章 ケーススタディで学ぶ実践看護

2. 疾患活動性の高い患者さん
a. 発症早期に生物学的製剤を導入した患者さん

元木絵美

> **ポイント**
> - 発症早期にある患者さんは、関節リウマチ（RA）という病気を理解すること、治療について理解すること、これまで通りの生活を保持することなど、さまざまな課題にさらされている
> - RAという疾患が患者さんの身体機能にどのような影響を及ぼし、それに伴う機能低下や能力の喪失が患者さんの生活にどのような問題を起こしているかを理解できなければ、患者さんが本当に求めているケアを見つけることはできない

症例提示

症例 Bさん　40歳　女性

診断名：関節リウマチ（罹病期間6カ月、クラス2、ステージⅡ）

既往：とくになし

これまでの経過：診断時の抗CCP抗体が1,180 U/mL（正常：4.5未満）と高値で、疾患活動性も高かったので、診断後すぐにメトトレキサート（リウマトレックス®）が開始・漸増された。しかし嘔気が出現し、メトトレキサートの増量が困難となり、アダリムマブ（ヒュミラ®）が導入された。アダリムマブ開始前4.26 mg/dLであったCRPはいったん1.84 mg/dLまで下降したが、3カ月目のこのたび2.18 mg/dLへ上昇傾向となった。その他の疾患活動性指標は、腫脹関節数4、疼痛関節数2、患者さんの疼痛評価はVAS 68 mm、患者さんによる全身の総合評価68 mm、朝のこわばり60分、握力 右84 mmHg、左110 mmHgである。Bさんは、「ヒュミラ®を打って3回目くらいから楽になった」「このまま痛みや関節の腫れはゼロになると思っていた」「痛みが想像していたようにはよくならない」「ヒュミラ®が効かなくなってきているのではないか？」「治療がしんどい」と訴えている

家族構成：夫と子供（長男：高校生）の3人家族

対応が必要な問題・課題
- 診断後、比較的早期に生物学的製剤を導入した患者さんである。患者さんは、期待していたような治療効果が得られないと治療継続を負担に感じている

1 着目ポイントとアセスメント

■ 着目ポイント

① 診断後6カ月という短期間に生物学的製剤を導入した患者さんである。アダリムマブ導入後「痛みが想像していたようにはよくならない」「ヒュミラ®が効かなくなってきているの

ではないか？」と話しているが、痛みの主な原因は何か？ アダリムマブ開始前後の身体の変化を患者さんはどのように捉えているのだろうか？
② 「治療がしんどい」と訴えているが、治療継続にあたって具体的にどのようなことが障壁になっているのだろうか？

■ アセスメント項目とアセスメントの結果

① 痛みの主な原因は何か？ アダリムマブ開始前後の身体の変化を患者さんはどのように捉えているのだろうか？

check!
疾患活動性
(p33)

血液検査
(p55)

画像検査
(p61)

姿勢
(p162)

ヒュミラ®
(p90)

関節の見かた
(p39)

　過去の治療歴や現在の身体状況について、患者さんに聴いたり、カルテから情報を得たりしながらアセスメントを行う。CRP、ESR（赤血球沈降速度）、MMP-3、RF、WBC、リンパ球、PLT、Hb、Ht、TP、Alb、肝機能、腎機能などの推移からRAの疾患活動性、薬物療法の効果および副作用、貧血の程度や栄養状態などがアセスメントできる。X線写真などの画像検査からは、骨びらんの有無や関節裂隙の狭小化、骨粗鬆症の有無などがわかるので、医師から情報を得てアセスメントを進めていくのがよい。関節症状としては、関節の圧痛や腫脹、熱感、発赤、こわばり、不安定性、可動域、変形の有無等を確認するが、その際には筋力や握力、姿勢や歩容、生活機能障害の程度、全身倦怠感や易疲労感、発熱、食欲不振の有無や体重減少、無力感、抑うつ症状などの全身状態をあわせてみていくようにする。

　ヒュミラ®導入後、BさんのCRPは下降傾向にあったが、このたびはやや上昇傾向にあった。これに伴い、腫脹関節や疼痛関節、患者さんの疼痛評価、全身の総合評価なども悪化傾向にあった。X線写真上著しい骨破壊は認めず、Bさんの痛みは炎症に起因するものと考えられた。医師はCRPが上昇し痛みが増強傾向にある、手指・手関節に複数、腫脹や圧痛があるが、日常生活を著しく妨げているわけではないため、もうひと月様子をみてもよいだろうと判断していた。しかし、Bさんは「ヒュミラ®が効かなくなってきているのではないか？」と訴えており、RAに対する医療者の評価と患者さんの評価にギャップが生じていた。またBさんは「このまま痛みや関節の腫れはゼロになると思っていた」「血液検査の値も正常になると思っていた」と訴えており、診断時の痛みに逆戻りするのではないかといった予期不安を抱えている可能性もある。まずは**Bさんの痛みにまつわる体験を受け止めた後に、症状には波があるなどRAという疾患の特徴や治療に関する知識提供を行う必要がある**と考えた。

② 「治療がしんどい」と訴えているが、治療継続にあたって具体的にどのようなことが障壁になっているのだろうか？

　現在の療養において何を一番「しんどい」と感じているのか、具体的にどのようなことに困っているのか教えてほしいと尋ね、患者さんが抱えている問題を明らかにする。するとBさんは以下のように、「痛くても動けている身体を家族に理解されない」こと、「わからない、予測しがたい、自分ではコントロールできないことばかり」であると語った。

◆ 痛くても動けている身体を家族に理解されない
　Bさんは夫、長男との3人暮らしで専業主婦であった。「痛くても動けた」から「自分の

体調より家族を優先してきた」が、家族はRAになってもこれまで通りの主婦としての役割を求め、「（痛いって言ってたのに）なんや、動けるんやと言う」「今まで120％頑張ってきていたのが、リウマチになって30％もできない感じがする。それでも頑張ってきたつもりだけど、これは私のエゴ（利己主義）でしょうか」と語られた。RAという病いによってBさんは健康で自由に動く身体や周囲の人とのつながり、描いていた夢などさまざまなものを失ったと感じていた。Bさんは、喪失感に押しつぶされないように痛みを隠したり、「動きが悪いぶん時間をやりくり」しながらこれまで通りの活動を保持しようと対処していた。しかし家族にとっては、Bさんが病気について語らないこともあって、「RA独特の痛み」や「痛くても動けている身体」の体験を理解することは難しいことであった。その結果Bさんは、家族に理解されない孤独のなか、1人で療養しなければならない状況に陥ってしまっていた。

◆ わからない、予測しがたい、自分ではコントロールできないことばかり

Bさんはその他にも、病気や治療に対する不確かさ、見通しが立たないことへの不安を語った。Bさんは痛みや病気はできるだけ完全に管理したい、予測したいと考えていたが、「なぜ痛みが治まったのかわからない時がある」「痛みは日によって、時間によって波がある」「どのくらい生活を調整したらいいのか、それをどんなふうに夫や子供に言ったらいいかわからない。結局無理をしてしまって、その後痛くて動けなくなる」などと、症状に対する不確かさを語った。生物学的製剤治療については、「自分にとっては何がいいのかよくわからないまま。副作用も怖い」「先生が言われるようにこのまま治療していても、病気がよくなるかどうかもわからない」と語った。

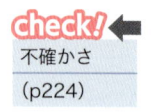

このようなBさんの語りから、痛みはあるがなんとか動けている身体、これまで通りを装っている努力を理解してほしいという思いが伝わってくる。まずはBさんを労い、Bさんが抱える喪失感や不全感を理解するところからはじめなければならない。また、**失ったコントロール感を取り戻すなど"不確かさ"に適応できるよう助け、RAとうまく付き合っていく方法を見出していけるよう支援する必要がある**と考えた。

> check!
> 不確かさ
> (p224)

2　ケア計画

> ① RAの病態や症状の特徴を理解できるよう助ける
> ② 痛みをコントロールする技術の獲得を助ける
> ③ 不確かさに対処し、希望をうまく維持していけるよう支える

① RAの病態や症状の特徴を理解できるよう助ける

◆ 痛みの経過を聴く

病態や治療の理解を促す支援とは、患者さんが医療者と同じようにRAのメカニズムや治療を理解するよう指導することではない。患者さんが、病気や治療によって自分の身体がどのように変化したかを理解し、それに対処できるように支援することである。そのためまずは、痛かった原因に心当たりがあるか、痛みにどのように対処したか、対処の結果はどうだったのかを聴きながら、痛みの経過を明らかにしていく。

> **看護のコツ**
> 痛みの経過を聴く際には、痛みはコントロールできなくても、家族や周囲の人との関係性、アイデンティティは守れたのか、などその患者さんが"大事にしたかったこと"についても聴くようにするとよいでしょう。

◆ **RAの病態や症状、治療について説明する**

- RAは全身の関節に炎症が起こる疾患で、炎症が起こると、痛み／腫脹／熱感／発赤などの症状が現れる。炎症が長期コントロールされないままだと、やがて骨が侵食されて不可逆的な関節破壊（変形）が起こってしまうことを説明する。痛みについては、発症早期から関節破壊が進行した時期まで、RA患者さんは何らかの痛みを抱えている。関節炎以外にも骨破壊に伴う痛み、神経系の機能異常による痛み、筋血流量の低下による痛みなどがあり、それらが複合的に起こるのがRA患者さんの痛みの特徴であることを説明し、Bさんの痛みの主な原因は関節炎によるものであろうと、Bさんの状況も伝える。

- 治療は、痛みをマネジメントしながら、RAの疾患活動性をできる限り低く抑え、関節破壊や身体機能の低下を防ぐことが目標となる。RA関節炎の原因は未だ明らかになっていないので、RAという疾患を完全に治すことは難しい。今できる治療は、関節に起きた炎症を薬で抑えることである。Bさんにおいては、メトトレキサート（リウマトレックス®）やアダリムマブ（ヒュミラ®）にその作用があることを説明する。また、医療者は治療の効果をどのような指標を用いて判断しているかや、治療効果を判定する時期（少し先までの治療の見通し）についても説明する。そして受診の間に起こった症状の変化は、治療効果を判断する大切な材料となるので体調管理ノートなどを活用して必ず医療者に伝えてほしいと、患者さんの治療参加を促していく。

◆ **患者さんとともに身体をみていき、現れている症状と客観的なデータをつなぐ**

検査データや、疾患活動性指標の推移と、関節の痛みや腫脹、熱感などの身体症状の変化を結びつけて説明し、Bさんが検査結果の意味をイメージできるよう伝える。

②痛みをコントロールする技術の獲得を助ける

◆ **痛みに合わせて生活を調整する技術の獲得を助ける**

痛みに合わせてNSAIDsやステロイドを自己調整できる場合は、その服用方法を指導したり、生活をどのように調整できるか話し合う。そのために看護師は、**1日のうち一番痛みが強い時間帯はいつなのか、それはどの程度の痛みか、活動はどのような種類のもので調整できるか、**などについて理解しておく必要がある。また看護師は、患者さんに痛みへの対処法を提案するだけでなく、対処の結果がどうだったのかを確認し、**痛みをコントロールしようとする患者さんの試行錯誤に付き合っていく**ようにする。その際には、疾患活動性の改善や維持によって生活が拡がったり、楽しみが増えたというような変化を見出し、患者さんにフィードバックするよう努める。

◆ **自分の状態を医療者や家族に伝える技術を獲得できるよう助ける**

診察前に面談を行うなどして、Bさんが抱える問題を整理し、患者さんが自分の状態をうまく医療者に表現できるよう助ける。RA患者さんの療養行動は痛みが出現しないように予防的となるため、患者さんは家庭でも孤立しがちとなる。家族とも体調管理ノートなどを活用して、体調の変化を共有するよう提案する。

---

check!
RAの病態
（p22）

メトトレキサート
（p78、83）

check!
検査データ
（p274）

check!
NSAIDs
ステロイド
（p108〜）

③ 不確かさに対処し、希望をうまく維持していけるよう支える

◆ **喪失感や不全感を受けとめ、一緒に考える**

理解されないつらさを吐き出せる場を設け、Bさんが抱える喪失感や不全感を受け止め、これからどうしたいのか、どうできるのかを一緒に考えるように努める。

◆ **失ったコントロール感を取り戻せるよう助ける**

- 治療の副作用として起こる可能性の高いものについては、具体的な症状を説明し、どのようになったら受診が必要かという基準を設けたり、どのような症状をモニタリングすればよいのかを提案していく。予測できることは、ある程度管理することができるということを伝え、不確かさを受け入れられるよう支援していく

check! → セルフモニタリング (p137)
感染症の早期発見 (p145)

- さらに「RAの症状には変動がある。副作用のなかには他者には観察できないものもあるため、痛みなどの症状がこの1カ月どのように経過したか、また感染徴候などいつもと違う症状が出たときには必ず医療者に伝えてほしい。それはBさんにしかできないことである」と患者さんの役割を示す。"まな板の上の鯉"のように医療者に病気のコントロールを握られている感覚は、患者さんの積極的な病気の管理を妨げることがある。治療における患者さんの役割の明確化は、患者さんの治療参加を促すと同時に、患者さんの漠然とした不安の緩和に役立つ

> **看護のコツ**
>
> **治療継続支援**
>
> 当院で自己注射に移行後、半年未満のRA患者さん（19名）にインタビューを行った結果、自己注射移行後に患者さんが抱いている困難感として、表1に示す8カテゴリーが抽出できました[1]。生物学的製剤を自己注射している患者さんの多くが、「治療効果や見通しについての不確かさ」に悩み、「治療効果と注射に伴う苦痛・負担のあいだで葛藤」しています。RAに限らず、慢性疾患患者さんにとって"小康状態"とは後から振り返ってみてはじめてわかることであるといわれています[2]。そのため、そこにある"不確かさ"に対処し、患者さんの希望をうまく維持していくことが重要な課題となります。

check! → 自己注射 (p104)

表1　自己注射に移行して半年未満のRA患者が抱えている困難感

カテゴリー	サブカテゴリー
1) 注射手技が身につくまでの試行錯誤による心身の疲弊	・はじめて自分1人で注射をすることの怖さ ・注射の「コツ」をつかむまでの苦痛 ・注射に慣れるまで続く緊張と不安
2) 休薬、受診にまつわる自己判断の困難	・わずかな体調の変化にどのように対処すべきか苦慮する ・自分なりの対処でよいのかと悩む ・未知の問題への懸念 ・自覚症状の乏しい副作用への懸念
3) 医療者との関係性が薄弱化していくのではないかという懸念	・ちょっとしたことを相談できる医療者がいない ・医療者に相談するタイミングがつかめない
4) 治療効果や見通しについての不確かさ	・治療効果についての不確かさ ・治療の見通しが予測できない
5) 高額な治療費負担	・高額な治療費負担
6) 治療効果と注射に伴う苦痛や負担とのあいだの葛藤	・治療効果と注射に伴う苦痛や負担とのあいだの葛藤
7) 治療に伴い必要となる生活調整の煩わしさ	・治療スケジュール中心となる生活 ・注射後の身体反応による生活の攪乱
8) 周囲にわかってもらえない孤独	・治療に伴う変化や気がかりを医療者に理解されない ・自己注射について家族に理解されない

（文献1より引用）

3 残された課題

　患者さんのみならず、家族へも支援の対象を広げていく必要があったと考える。また、ベテラン患者さんから情報を得られるようにするなど、ピアサポートの活用を促す支援も行えるであろう。その際には、患者さんが情報過多になって混乱しないよう見守る必要がある。

4 まとめ

　RA患者さんは、長い時間をかけて自分の身体で経験的に病気を理解していく。発症早期にある患者さんは、まさにその過程がはじまったばかりのときに、RAという病気を理解すること、治療について理解すること、これまで通りの生活を維持することなど、さまざまな課題にさらされ、問題によっては選択を迫られる。看護師は、患者さんと一緒に身体の変化をアセスメントしながら患者さんの問題を明らかにし、患者さんに必要なことを提案していくが、一貫して患者さんが自分の問題にうまく対処できるよう支援することが重要であると考える。

引用文献

1) 山田久美子 他：生物学的製剤を自己注射している患者が抱える困難感．第55回日本リウマチ学会総会・学術集会プログラム抄録集：368, 2011
2) 「現象学的人間論と看護」(Benner P 他 著, 難波卓志 訳), 医学書院, 1989

おすすめの文献・書籍　もっと詳しく学びたい方へ

◇「病気とともに生きる　慢性疾患のセルフマネジメント」(日本セルフマネジメント協会編, Lorig K 他 著, 近藤房恵 訳), 日本看護協会出版会, 2008
◇「慢性疾患を生きる」(Strauss A 他 著, 南裕子 監訳), 医学書院, 1987
　→第8章では、RA患者が慢性状況を生きるにあたってどのような困難を抱えているか報告されています。RA患者のみならず、慢性疾患患者について広く理解を深めたい方に。

第6章 ケーススタディで学ぶ実践看護

2. 疾患活動性の高い患者さん
b. 治療薬の変更を拒否している患者さん

元木絵美

> **ポイント**
> - 常に「不確かさ」が伴う疾患や治療の特性が、患者さんの選択を困難にしており、患者さんは治療選択に非常に多くのパワーを使っている
> - 治療変更を拒否している患者さんには、無理に疾患や治療について理解するよう求めるのではなく、自分に必要な治療がわかるよう支援していくことが重要である

症例提示

症例 Cさん　68歳　女性

診断名：関節リウマチ（罹病期間10年、クラス3、ステージⅣ）

既往：腰椎圧迫骨折、骨粗鬆症、脂肪肝、軽度の耐糖能異常

これまでの経過：診断を受けた後8年間はブシラミン（リマチル®）とステロイドで治療を行い、CRP 0.2～2 mg/dLでコントロールできていた。2年前にブシラミンの副作用と考えられる蛋白尿が出現したので、治療薬をメトトレキサート（MTX、リウマトレックス®）へ変更した。その後半年間、RAは良好にコントロールできていたが、その後徐々にCRPは上昇傾向となり、このたびCRP 6.0 mg/dLへ悪化した。精査の結果、RAの再燃と診断された。医師は生物学的製剤もしくはタクロリムス（プログラフ®）を導入してはどうかと提案したが、Cさんは受け入れられず、CRPは高値のまま、ステロイドによる治療で経過観察を続けていた。現在、CRP 4.9 mg/dL、MMP-3 568.8 ng/mL、腫脹関節数10、疼痛関節数13、患者さんの疼痛評価はVAS 72 mmの状態である

家族構成：夫とは死別し、長男夫婦と同居している

対応が必要な問題・課題
- RAの再燃をはじめて体験した患者さんである。疾患活動性を抑えるために治療薬の変更が必要であるが、患者さんの同意が得られない

1 着目ポイントとアセスメント

■ 着目ポイント

① 現在Cさんが体験している痛みや生活機能障害はどのようか？
　　現在の身体の状態をCさんはどのように捉えているのだろうか？
② Cさんはなぜ治療薬の変更を頑に拒否しているのか？ CさんはRAをどのように理解しているか？ 治療目標についてはどのように捉えているだろうか？

■ アセスメント項目とアセスメントの結果

①Cさんが体験している痛みや生活機能障害はどのようか？
Cさんは現在の身体の状態をどのように捉えているのだろうか？

　　現在の身体状況について、血液および尿検査、画像検査の推移をみたり、このたびの急性増悪をどのように体験しているのか患者さんに聴いたりしながら、アセスメントを行っていく。X線写真では肩関節の破壊を認め、現在は両上肢ともに90度挙上すると痛みが増強する状態であった。関節炎と骨破壊に伴う機械的な刺激がCさんの痛みを増強させていると考えられた。

　　「今最もつらいこと、困っていることは何ですか？」とCさんに尋ねたところ、「とにかく両肩が痛くて、挙がらない。ベッドから起き上がるのもつらい」「着替えも1人ではできないから、嫁さんに手伝ってもらっている」「このままできなくなったらと考えたら、怖い」と訴えた。また治療については「兄もリウマチだけど薬が違う、薬をやめるなんてことは今まで一度もなかったと聞いている」と語っており、RAを患う兄の経験がCさんの病気の理解や対処行動に大きく影響していることがわかった。**RAの経過や治療内容、治療効果には個人差があるなどRAという疾患の特徴や治療に関する知識提供が必要であると考えられた。**

②Cさんはなぜ治療薬の変更を頑に拒否しているのか？
RAをどのように理解し、治療目標についてはどのように捉えているだろうか？

　　カルテから治療歴を把握し、CさんはどのようにRAを抱えて生活してきたのかを聴き、これまでの療養状況を明らかにしていく。ブシラミン、MTXと治療薬を変更してきた治療歴を持つCさんであるが、これまでの治療について「なぜ、はじめの薬をやめたのかよくわからない」「2つめの薬（MTX）を飲んでも痛みはおさまらなかった」「それどころかどんどん痛くなって、体の調子が悪くなっていった。だから飲んでないときもあった」「薬をやめても、体の調子は変わらず悪い」「先生の薬の調整が悪いんじゃないかと思う」「何をしてもだめみたい」「リウマチの薬では治らないのだから、私はリウマチではないと思う」と語った。これらの語りから、Cさんは治療薬の変更が自らの病気を悪化させたと捉え、医療者に不信感を持っていることがわかる。治療薬変更についていきなり切りだしても、おそらくCさんは受け入れてはくれないだろうと予測できた。患者さんや家族が持っている不信感が、医療者とのコミュニケーションを悪化させ、患者さんの疾患理解や治療理解を困難にしている原因の1つとなっていた。**患者さんと医療者の関係性を修復すること、さらに患者さんが自分の身体に起きた変化を理解できるように助け、自分に必要な治療が自分で選択していけるように段階的に支援していく必要があると考えた。**

2 ケア計画

① 患者さんと医療者の関係性を修復する
② 客観的なデータと患者さんの症状をつなぎ、身体に起きた変化がイメージできるよう助ける
③ Cさんが自らの身体の変化に気づけた時点で、治療目的や目標の共有を図る
④ 必要な治療が自分で選択していけるように支える

■ 1回目の面談

① 患者さんと医療者の関係性を修復する

- 患者さんは、「ずっと前に突然先生からリマチル®を中止すると言われた。それまで調子がよかったのに、その後リウマチの値（CRP）が上がったり、下がったりしはじめように思う。体の動きも悪くなった。とにかく調子が悪くなった」と、ブシラミンを中止する必要性がわからないと、医師に不信感を抱いていた。また「兄もリウマチだけど兄とは薬が違う」「薬をやめるなんてことは、今まで一度もなかったと（兄から）聞いている」「やっぱり先生が信じられない、不安」と語った。そこで、Cさんと家族にはブシラミン中止前の検査で尿蛋白が認められたことを伝え、必要な中止であったことを説明する。さらに、抗RA薬には効果を実感できるようになるまでに時間がかかる（ブシラミンで1〜数カ月、MTXで3〜6週間程度）こと、その有効率には個人差があること、治療法を変えないのにRAの活動性が突然亢進してくることもあるとRA治療薬の特徴を説明していった

check! ブシラミン (p77)
check! MTX (p78)

- またRAの自然経過についても説明し、RAの経過にも個人差があること、治療内容もそれに伴って異なってくることを説明する

> **看護のコツ**
> **治療の根拠をわかりやすく説明する**
> 　治療内容は「RAの予後不良因子の有無」「疾患活動性」「合併症」「生活機能障害の程度」「副作用のリスク」などから判断されています。そのほかにも、薬物代謝機能の低下や認知症があり薬の確実服用が望めないなど、治療が限られてしまうケースもあります。これらについて医師はどのように診立てているかという、いわば治療の根拠を患者さんや家族にわかりやすく説明することも、看護師の重要な役割です。

② 客観的なデータと患者さんの症状をつなぎ、身体に起きた変化がイメージできるよう助ける

- ◆ Cさんが最もつらいと語った肩関節痛の体験を聴く
- ◆ 現在体験している痛みがRAとどのように関連しているか、患者さんと話し合う

check! CRP (p55)

　CさんはCRPを「調子が悪くなると上がる、リウマチの値」と語っていたので、CRPの推移と身体の変化を比較しながら話を進めた。カルテの情報や患者さんと一緒に関節を確認しながら、CRP高値に伴って「痛みが強くなってきている」「関節が腫れて動かしにくくなってきている」「朝のこわばりを感じる時間が長くなってきている」「握力が落ちてきている」「疲れやすくなってきている」ことなどを確認した。これまでうまくコントロールできていたRAであったが、薬の効果よりRAの勢いが勝る状態になりつつあること、だから医

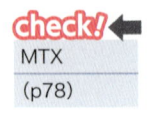

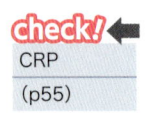

師は薬を変更しようとしていることを説明していく。

◆ 患者さんおよび家族の反応

　Cさんは、ブシラミン中止の理由や兄と治療方法が異なることについては納得されたが、「自分の体だから自分の思う通りにやりたい」、薬の変更については「怖い」「今は考えたくない」「決められない」と話された。

■ 2回目の面談（1回目面談の1カ月後）

② 客観的なデータと患者さんの症状をつなぎ、身体に起きた変化がイメージできるよう助ける

◆ 1カ月後の肩関節痛の体験を聴く
◆ CRP 4.5 mg/dLの意味を患者さんと一緒に考える

　1カ月後、CRP 4.8 mg/dL、MMP-3 613.8 ng/mL、肩関節痛以外の症状もほぼ横ばい状態であった。RAの活動性が高いままであることを医療者は心配していると伝え、1回目の面談と同じように症状を確認していった。Cさんは「薬を変えなかったら、いつまでもこのまま（痛いまま）」「これ以上動けなくなると困る」と自らの状態が語れるようになっていった。

③ Cさんが自らの身体の変化に気づけた時点で、治療目的の共有を図る

　Cさんの痛みは、関節炎に起因するものと、関節破壊に伴う機械的な刺激によるものの両方が考えられた。すでにある関節破壊を薬物療法でもとに戻すことはできないが、痛みを緩和することはできる。さらにCさんにとっては、これ以上の関節破壊を防止することが今後のQOLを維持するために重要であると示し、それはCさんの「リウマチの値（CRP）」をできるだけ早く抑えていくことに他ならないと説明していく。Cさんの希望と医師が目標にしていることは同じであるとCさんが感じられるように、患者さんの言葉を用いて医師の治療判断を補足していくように心がける。

④ 必要な治療が自分で選択していけるように支える

◆ 治療に対する不安や疑問を表出できるよう助け、情報を提供する

　タクロリムス（プログラフ®）や生物学的製剤の効果や副作用、投与方法、投与間隔、治療費など、多くの患者さんが疑問に思うことについて、心配はないかと尋ねていく。Cさんのように、家族の支援がないと通院できない、年金で生活している（費用面から治療が継続できるか不安がある）場合、投与間隔や治療費が治療選択に大きく影響する。しかし患者さんの多くは、そのような状況を家族や医療者に言い出しにくいと感じているため、こちらから必ず説明するようにする。治療費の自己負担額は、医療費の窓口負担割合、高額療養費制度が受けられる場合は所得区分によって大きく異なる。また、患者さんが加入している健康保険の種類、身体障害者医療費助成や特定疾患治療研究事業の有無などによっても異なるため、医療ソーシャルワーカーと協働し、より具体的な負担額を説明してもらうようにする。

◆ 患者さんの揺れる気持ちにより沿い、今が治療選択の時期であることを示唆して患者さんの決定を待つ

　RA治療薬の特徴を説明したり、治療目的の共有を図ったりした結果、患者家族（長男の妻）は、「リウマチやその治療がほかの病気と違うことがやっとわかった」「早く新しい治療

check!
タクロリムス
（p78）

check!
高額療養費制度
（p212）
重度心身障害者医療費助成制度
（p215）
特定疾患治療研究事業
（p213）

への変更をしたほうがいいのではないかと思うようになった」と気持の変化を語るようになった。Cさんも「注射（生物学的製剤）じゃなくて、薬（タクロリムス）のほうからだったら…」「先生は（生物学的製剤かタクロリムスかどちらがいいかについては）注射のほうがいいんじゃないかと言われたけど、看護師さんはどっちの薬がいいと思う？」と治療について看護師と話せるようになっていた。看護師は患者さんに選択肢を提示するだけではなく、選択した結果が患者さんの痛みや生活にどのような影響を及ぼすと考えられるか説明するように努める。そして納得できるまで考えたらよいこと、一度生物学的製剤を導入したとしても、治療は変更することはできる、医療者はいずれを選択しても必ずその先まで支えるので安心して選ぶようにと、選択の先まで支援は確実に続くということをあわせて伝える。

3 計画実施のその後

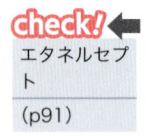

check!
エタネルセプト
(p91)

　Cさんはタクロリムス、その後エタネルセプトも導入された。エタネルセプト導入3カ月目にはCRPは1〜2 mg/dL台へ下降、Cさん自身も「一歩踏み出せてよかったと思っている」「やっぱり私はRAだった」「（検査結果用紙を見せながら）CRPがこんなに高くて、そりゃ先生も薬変えたらいいのにって言うわね」「最近は家の片づけや外出してみようかっていう気になる」と自らの変化を笑顔で語った。

4 まとめ

　疾患活動性が増悪したときに抗RA薬を増量するか変更するか、それとも生物学的製剤を導入するか、導入するとしたらどの薬を選ぶかなど、患者さんは医療者からの情報をたよりにさまざまな選択を行っていかねばならない。その際よく聞く「どの薬が一番よく効くか？」「いつまで生物学的製剤を続けないといけないか？」といった患者さんの質問に対して、今のところ私たち医療者は患者さんが納得できるような答えを持ち合わせていない。すると患者さんはたちまち不安になり、**患者さんのなかには選択の結果をすべて自分で引き受けなければならないのではないかという感覚に陥る方もいる**。常に"不確かさ"が伴う疾患や治療の特性が、患者さんの選択を困難にしており、患者さんは治療選択に非常に多くのパワーを使っている。**頑なに治療変更を拒否している患者さんには、無理に疾患や治療について理解するよう求め"決定"を迫るのではなく、まずは自分に必要な治療がわかるように支援していくことが重要であると考える。**

■ 引用文献
1)「慢性疾患を生きる」(Strauss A 他 著，南裕子 監訳)，医学書院，1987

■ おすすめの文献・書籍　もっと詳しく学びたい方へ
◇「慢性疾患を生きる」(Strauss A 他 著，南裕子 監訳)，医学書院，1987
　→第8章では、RA患者が慢性状況を生きるにあたってどのような困難を抱えているか報告されています。RA患者のみならず、慢性疾患患者について広く理解を深めたい方に。
◇「好きになる免疫学」(多田富雄 監・萩原清文 著)，講談社サイエンティフィク，2001
◇「からだをまもる免疫のふしぎ」(日本免疫学会 編)，羊土社，2008
　→ヒトの免疫のしくみについて、わかりやすく解説されています。患者さんにRAは免疫の病気であることをわかりやすく説明するために。

チーム医療

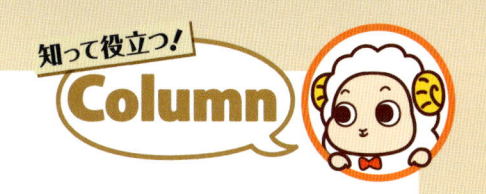

元木絵美

チーム医療とは

　リウマチ治療にかかわらず、患者さんに的確な治療やケアを行っていくためには、医療専門職間の連携が不可欠になります。**患者さんを中心にしたヘルスケアチームのメンバーが共通の理念を基盤に、それぞれの専門性を生かし、共有した目標に向かって協働して医療を実践すること**、それがチーム医療です。

目標ごとにふさわしいリーダーを

　ヘルスケアチームの目標は、"侍ジャパン"や"なでしこジャパン"と違い、患者さんの状況によって変化していきます。チーム目標が変われば、それに応じてチームを牽引するリーダーも代わって然るべきです。疾患が慢性状況にある場合、チームリーダーは患者さん自身になることもあります。しかし治療が専門的になればなるほど、医療専門職と患者さん、あるいは医療専門職同士の溝は広がっていくものです。それぞれの医療専門職の能力が高いだけでは、高いパフォーマンスをあげるチームにはなれません。チームの目標を振り返るためのコミュニケーションをくり返し、目標に応じたリーダーを据える必要があります。

看護師はチームの調整役

　また、計画を実行するにあたっては誰が行うことが患者さんにとって最もよいかを問い、メンバー間の溝を埋める調整役が必要になるでしょう。看護師はそのような調整役として最もふさわしい立場にいると言われています。

「看護師」だからできることは？

　私たち看護師は、ほかの医療専門職とは違ってどういうことを患者さんに提供できるでしょうか。患者さんがリウマチをどう捉え、対処しようとしているかを理解することでしょうか？患者さん固有の生活状況を知ることでしょうか？治療にまつわる意思決定を支えることでしょうか？患者さんのリスク特性や行動様式をアセスメントし、治療の副作用への対処方法を指導することでしょうか？

　今こそ、こういったチームにおける看護の役割と責任について考えていかなければならないのだと思います。

■ 文　献

◇ チーム医療と看護．川島みどり，看護の科学社，2011
◇ すべてのサービスは患者のために（Leonard L. Berry, Kent D. Seltman/ 古川奈々子訳），マグロウヒル・エデュケーション，2009

第6章 ケーススタディで学ぶ実践看護

3. 呼吸器感染症をくり返す患者さん

粥川由佳

> **ポイント**
> - 患者さん自身が身体症状の変化を捉え、早期に受療行動に至るよう支援する
> - 患者さんの自己管理が十分ではない場合、その要因を探索する必要がある
> - 患者さんとともに療養方法を考え、患者さん自身が主体的に療養を続けていけるよう支援する

症例提示

症例 Dさん　男性　70歳

診断名：関節リウマチ（罹病期間約15年、クラス2、ステージⅢ）

既往：右手拇指MCP関節痛が出現したため近医を受診し、関節リウマチ（RA）と診断された。その後、プレドニゾロン（プレドニゾロン®）、ブシラミン（リマチル®）、MTX（リウマトレックス®）により治療を継続していた。糖尿病はインスリン注射（種類：ノボラピッド®30mix）を1日3回自己注射しており、HbA1c（NGSP）は7％前後で推移していた

疾患活動性のコントロールが不良のため、生物学的製剤導入目的で総合病院の整形外科を紹介され受診し導入前検査を施行したところ、間質性肺炎と非結核性抗酸菌症と診断され、抗結核薬による治療を開始し、MTX内服は中止となった

その後、ニューモシスチス肺炎や間質性肺炎の憎悪、細菌性肺炎により、入退院を繰り返した

入院までの経過：前日までは普段と変わらない生活をしていたが、起床時に呼吸困難となり、「いつもと違う」と感じたため、家族の付添いのもと救急外来を受診した。診察時SpO$_2$が80％まで低下しており、胸部X線、採血結果から細菌性肺炎と間質性肺炎の憎悪と診断され緊急入院となった

入院後の経過：入院後、抗菌薬の投与とプレドニゾロンの増量により、徐々に呼吸状態は改善し、間質性肺炎の経過とともにプレドニゾロンは25mg/日まで減量することができた。また、感染やプレドニゾロンの増量に伴い高血糖になったため、入院前より投与していた定期インスリン量を調節して血糖コントロールを行った

生活歴：家族は妻と2人暮らし。子どもはいるが独立している。入院するまで仕事（事務職）をしていたが、肺炎をくり返すようになって継続が困難となり、退職すると決めていた。RAによる手指変形はあるが、ADLは自立しており、セルフケアも行えていた。職場へは自ら車を運転して通勤していた

対応が必要な問題・課題
- ステロイドの内服や糖尿病により易感染状態の患者である。効果的な自己管理の方法を習得するとともに、異常時に自ら受療行動がとれるよう指導する必要がある

1 着目ポイントとアセスメント

■ 着目ポイント

① 感染予防に対する理解度や自己管理が効果的に行えているか
② RAに関連した慢性疼痛がある
③ 肺炎による呼吸困難がある

■ アセスメント項目とアセスメントの結果

① 感染予防に対する理解度や自己管理が効果的に行えているか

- 今回の受療行動に至った経緯について尋ねると、「いつもと違うと感じて、これはだめだなと思ったから病院に来た」と話され、呼吸器症状の異常時については、早期受診の必要性を理解していると思われる
- 感染予防行動について、「うがいは神経質なくらいにやっていた。マスクもできる限りつけるようにしていた」と話されており、感染予防の必要性は理解していたと考えられる
- 患者さんは既往に糖尿病があり、インスリン注射を行っていた。日常生活の中で注射を忘れることはなかったが、血糖測定については「家ではほとんど行っていなかった」と話されており、**糖尿病の自己管理が十分にできない要因を探索する必要があった**。自宅でほとんど測定していなかったことについては、「仕事をしているために朝は支度が忙しく、昼間は勤務中で測定できなかった」「測定しなくてもだいたいどれくらいの値かわかる（血糖が低いときには空腹感を感じる）ので測定していなかった」と話されている。血糖測定は自己にて行えるが、手指の変形があり、手が滑ってしまうこともあり、不便さを感じていた
- 入院直後の血糖値は常に200mg/dLを超えていた。肺炎により高血糖になっていたと考えられるが、入院前のHbA1cは7〜8％であり、もともと**血糖コントロールが十分とは言えない状況**であった。高血糖が続くと白血球機能が低下し、遊走能、貪食能、殺菌能などが低下することから易感染状態となるため、肺炎をくり返す要因となっていた可能性がある

> check!
> 胼胝
> (p185)

- もともと足底の胼胝を自分でカミソリを使って切除したり、かかりつけの病院で処置を受けたりしていた。しかし、左足指は糖尿病壊死のために切断となってしまったため、「ほかの指は切断にならないようにしたい」と話しており、自己管理に対する意欲はあると考えられる。感染症をくり返さないために自己管理について正しい知識を獲得できるよう支援する必要がある

> check!
> 右膝関節
> 足関節
> (p50、51)
>
> 上肢の関節
> (p39)
>
> 脊柱管狭窄
> (p114)
>
> トラマドール塩酸塩/アセトアミノフェン
> (p109)

② RAに関連した慢性疼痛

- 現在RAに対する治療はほとんど行えていない状況であり、右膝関節や足関節、上肢の関節に疼痛がある。また、脊柱管狭窄症による腰痛と下肢のしびれがあり、他院で手術を見据えた検査をする予定であったが、今回の入院により延期となってしまった。これらの症状に対して、入院前よりトラマドール塩酸塩/アセトアミノフェン（トラムセット®）を内服していたが、入院後に肝機能の悪化により中止となり、全身関節痛（とくに足関節）が増強したため、ADLは何とか行えていたものの、病棟外へ出る際は車椅子を使用している状況であった。**関節痛はとくに早朝から午前中と夕方から夜間にかけて増強することが多く、疼痛による睡眠や安寧への影響を最小限にできるよう援助する必要があると考えられる**
- 関節痛はとくに夕方から夜間にかけて強くあり、消灯前には腰部や下肢に湿布を貼用する姿がみられた。また、早朝に咳き込むことが多く、疼痛と咳嗽により熟睡が得られない日も

あった。Dさんは「昼間に寝ているから大丈夫です」と話していたが、咳嗽が強い日はほとんど活動することなく、ベッドで過ごしていた
- RAと肺合併症が悪化するまでは毎日運動をしたりプールに通ったりしていたほど活動的であった。しかし、肺炎で入退院をくり返すようになってからはそれも行えなくなり、続けていた仕事も辞めることになった。RAの進行による関節痛と脊柱管狭窄症による腰痛・下肢痛により入院前のADLよりも低下している状態について、「だんだん悪くなっていくね。リウマチの治療は何にもできていないからね」「お箸を使って食べることができにくくなってきた。これはしかたがない。でも、歩けなくなることが心配なんだよね」と話され、機能障害により徐々にADLが低下していくことを受け止めながらも、歩行機能は維持していたいという思いを持っていた。患者さんは、疾患の予後や今後の生活に対する不安を抱えながらも、目標（希望）を持つことで、自己管理に取り組もうとする力に換えていたと考えられる

③ 肺炎による呼吸困難

- 入院直後、発熱と呼吸困難、緑がかった喀痰があり、X線上両肺上葉の陰影の悪化が認められた。気道感染、間質性肺炎の増悪により、SpO_2が80％台と低下していたため、酸素療法が開始された。安静時・労作時ともに酸素が必要な状態であったが、セルフケアは自己にて行われていた
- もともとADLが自立していたこともあり、酸素化が悪い状態のなかでもセルフケアを自分で行おうする様子もあった。**肺炎の急性期は酸素消費量を節約し、体力が消耗されやすいため安静を保つ必要がある**。患者さんの思いを理解したうえで、状態に応じてセルフケアの支援を行う必要がある

2 ケア計画

① 感染予防の必要性が理解でき、効果的に自己管理行動がとれるよう助ける
② RAに関連した慢性疼痛を緩和する
③ 呼吸困難に対する援助

check!
セルフコントロール
(p137)

感染症の早期発見
(p145)

① 感染予防の必要性が理解でき、効果的に自己管理行動がとれるよう助ける

◆ 受療行動に対する振り返り

呼吸困難が出現したときの様子や体調に変化に気づいたきっかけなど、入院前の様子を患者さんとともに振り返る。身体症状の変化を捉え、早期に受療行動に至るよう支援する。

◆ 感染予防行為

ステロイドの内服による易感染状態であるため、接触・飛沫感染の予防策として、マスクの着用と手洗い・うがいを励行する。口腔ケアや身体の保清が行えるように支援する。

check!
口腔ケア
(p202)

◆ 血糖コントロール

医師の指示により、血糖測定とインスリン自己注射を継続し、正しく行えているか確認する。血糖測定と自己注射の手技の中で、手指の変形などにより行いにくい手技はないか確認し支援する。

退院指導の際、Sick day（糖尿病の患者さんが感冒や嘔吐・下痢など、糖尿病以外の疾

患に罹患したときのこと）のときの対処方法について指導する。また、患者さんの体調が悪く血糖測定できないときに家族が測定できるよう、家族にも血糖測定方法を情報提供する。

◆ フットケア（図1）

足底の胼胝処置や爪切り、足浴などのフットケアを行う。

> check!
> フットケア (p192)
> 足浴 (p182)
> 痛みのコントロール (p172)

② RAに関連した慢性疼痛を緩和する

◆ 疼痛コントロール

疼痛の強いとき（とくに朝、夜間）は関節に負荷がかからないようセルフケアに対する援助を行う。腰痛・関節痛に対して、湿布の貼用や温罨法を施行する。

また、医師の指示のもと鎮痛薬を使用する。

◆ リハビリテーション

全身関節痛・呼吸状態に合わせてリハビリテーションを施行する。疼痛が比較的落ち着いているときに、SLR（下肢進展挙運動）やパテラセッティング（大腿四頭筋等尺運動）などの下肢筋力トレーニングを中心に行う。下肢の筋力トレーニングにより、末梢の毛細血管の増加に伴い血流も増え、筋力がつくことによって疲労しにくくもなる。長時間の歩行や全身を使った運動が困難なため、自宅でも体調に合わせて運動を継続するよう指導する。

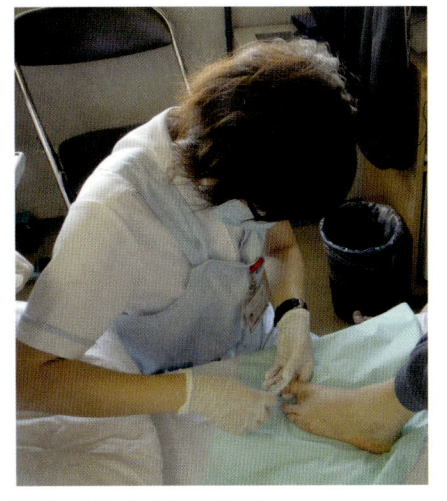

図1　フットケアの様子

> check!
> SLR (p159)

③ 呼吸困難に対する援助

◆ 呼吸管理

SpO_2 93％以上に保てるように酸素療法を行う。SpO_2 をモニタリングし、医師の指示のもと酸素の増減を行う。呼吸状態が安定したら、自分自身の身体症状の変化を捉え、労作時には休憩をはさみながら行動するなどの対処行動がとれるよう指導する。

◆ 薬物療法

発熱や呼吸状態の変化がある場合は全身状態の観察と把握をし、すみやかに医師へ報告する。指示された処置や原因菌に感受性のある抗菌薬を投与する。ステロイドを増量して治療を行う場合、全身の保清や飛沫感染予防を図る。

◆ 精神的苦痛の緩和

呼吸困難が生じると患者さんおよび家族に死を連想させる強い不安や危機感を抱かせ、さらに呼吸困難を増強させる要因となるため、呼吸困難に伴う苦痛や不安、恐怖感を受容的態度で受け止める。患者さんが落ち着いた環境で過ごせるよう、環境を整える。

> check!
> メンタルヘルスケア (p197)

3　計画実施のその後、残された課題

今回肺炎を発症した際、患者さんは自己にて体調の変化に気づき病院を受診することができたため、発症早期に治療を開始することができた。その行動がよい判断であったことを

Dさんに伝えた。Dさんは「次の受診まで我慢しようかなとも思ったんだけどね。早めに来てよかったんだね」と、**自分自身の受療行動が正しかったことを**実感していた。

また、糖尿病についてあらためて生活指導を受けたことで、「これからは毎日血糖値を測ろうと思っている」と話しており、血糖コントロールを良好に維持することで感染症の発症を予防することにもなり、感染症の予後も良好となることを再確認できたと考えられる。

キーパーソンである妻には、**患者さんが関節痛などで血糖測定が困難なときに援助できるよう、血糖測定の手技の確認や、呼吸困難時やSick dayの対処方法についての説明を患者さんとともに受けていただいた。**妻は説明の内容を理解され、さらに患者さんと「フットケア外来にこれからも受診できるといいね」と話されており、ケアを継続する必要性についても理解いただけたと考えられる。

Dさんの呼吸状態は改善し退院となったが、ステロイドの内服は続いており、今後も肺炎をくり返すリスクは高い。自宅で自己管理を継続するためには今後も外来で継続して管理方法を確認していかなければならない。外来看護師と病棟看護師はそれぞれ得た情報を共有し、患者さんの身体機能を常にアセスメントしながら、可能な自己管理方法を患者さんとともに考えていく必要がある。

4 まとめ

この事例は呼吸器感染症により入退院をくり返す事例である。RA患者さんは免疫抑制薬などの治療薬により易感染状態であるうえに、間質性肺炎などの肺障害を有する患者さんも多く、呼吸器感染症を引き起こすリスクを常に持ち合わせている。一見、看護師は入退院をくり返す患者さんは困難事例として捉えがちであるが、このような易感染状態の患者さんは、入退院しながら疾患のコントロールをすることを前提とし、少しでも家で過ごせるよう、療養方法を一緒に考え、呼吸器症状が悪化した際には適時必要な援助が受けられるよう支援することが大切である。また、慢性疾患では家族の支援を必要とする時期がわかりにくい特徴もある。家族への協力をいつ、どのように求めるかも合わせて考える必要がある。

慢性疾患を持つ患者さんの自己管理が安定し、効果的であるためには、その前提として疾患を受け入れることが重要であるとされている[1]。呼吸器感染症があるがゆえに、RAの治療が思うように受けられず、関節痛や機能障害が進行する患者さんの苦痛は計り知れない。患者さんの思いを受け止めながらも、患者さん自身が疾患と向き合いながら主体的に療養を続けていけるよう支援していく必要がある。

■ 引用文献・参考文献

1) 高田早苗：慢性病者のこころとそのケア−慢性関節リウマチ患者を焦点に．実践オレム−アンダーウッド理論 こころを癒すアクティブナーシング（南裕子 編），pp86-97，講談社，2005
◇「系統看護学講座 専門分野Ⅱ 成人看護学②呼吸器」（浅野浩一郎 編），pp220-231，医学書院，2011
◇「Nursing Selection④代謝・内分泌疾患」（井山寿美子 監），pp56-88，学研，2005

■ おすすめの文献・書籍　もっと詳しく学びたい方へ

◇「病気とともに生きる 慢性疾患のセルフマネジメント」（ケイト・ローリッグ他 著，日本慢性疾患セルフケアマネジメント協会 編），日本看護協会出版会，2008
　→この本はもともと慢性疾患を持つ人々が、効果的な自己管理をするために作られた本です。慢性疾患を持つ人だけでなく、医療者が患者教育をする際にも活用できます

第6章 ケーススタディで学ぶ実践看護

4. 妊娠・出産の予定のある患者さん
免疫抑制薬を内服中の女性患者さん

髙橋奈津子

ポイント
- 免疫抑制薬は、男性・女性ともに妊娠前に休薬期間が必要である
- 関節リウマチの病状をよく観察する
- 休薬後すみやかに妊娠ができるよう、基礎体温測定などセルフモニタリングの指導が必要である
- 妊娠前・中・出産後を通して配偶者の協力が不可欠であり、早い段階から配偶者を含めた患者教育が必要である
- 情報提供の方法を工夫する（パンフレット、掲示物、患者交流、ネット上など）

症例提示

症例 Eさん　女性　33歳　身長156 cm、体重60 kg

診断名：関節リウマチ（罹病期間3年、クラス2、ステージⅡ）

既往：29歳で結婚。30歳で両手関節、手指の痛みとこわばりが出現し近医受診。RAと診断され抗リウマチ薬が開始された。徐々に症状が緩和したが、妊娠希望があり本院を紹介され受診した

家族構成および役割：夫と夫の両親との4人暮らし。2世帯住居。主婦業、会社員（事務職）

家族構成：近親者にRAはいない。実父が糖尿病

これまでの経過：初診時の所見では、CRP 0.4 mg/dL、右手関節・右示指に軽度の腫脹・疼痛あり、DAS28は3.0と低疾患活動性であった。家事やパソコン操作などにやや支障があるが日常生活で困ることはほとんどない。処方内容はプレドニゾロン（PSL）3 mg、メトトレキサート（MTX）8 mg/週でコンプライアンスは良好であった。また、NSAIDsは使用していない。症状緩和に伴い、子供がほしいという気持ちが強くなってきた一方、妊娠・出産がRAに及ぼす影響や育児に対する不安を抱いている

対応が必要な問題・課題
- MTXを内服中であり、妊娠前に休薬期間が必要である
- 寛解状態に至っていないので、妊娠・出産を機に症状が悪化する可能性がある
- RAについての病気の理解度（治療の目的や薬物療法、基礎療法など）を確認し、必要に応じた患者指導の実施を行う

1 着目ポイントとアセスメント

■ 着目ポイント

① 妊娠を希望するうえでの治療変更について：妊娠・出産を希望する場合、休薬を含めた治

療の変更が必要となる。それに伴いどのようなリスクが生じると考えられるか？またEさんはどのように理解しているだろうか？

② 計画妊娠について：病状悪化を防止するためにも、休薬期間を最短にしたい。Eさんは妊娠可能なのか？計画妊娠についての情報提供が必要である

③ 患者教育の必要性：妊娠の継続だけでなく、出産そして育児と、RAに及ぼす影響は長期にわたる。Eさんは病気や治療に対してどのように理解しているか、また夫や家族はどのように捉えているだろうか？

④ 患者さんの不安、心配：妊娠・出産・育児に対し、Eさんや家族はどのような不安を抱いているか？

■ アセスメント項目とアセスメントの結果

① 治療の変更について患者さんの理解を十分に得るため、（1）現在の薬物療法と疾患活動性の確認、妊娠・出産による病状悪化のリスクについて評価し、（2）患者さんが十分に説明を受けられるように配慮し理解の確認を行う

現在PSLとMTX使用中であり、妊娠前からMTXを休薬する必要がある。一月経周期休薬した後、妊娠が可能となる。病態に応じてPSLの増量を検討すると思われるが、実父が糖尿病であり血糖の推移に注意していく必要がある。妊娠中の薬については不安を抱くことが多いので、十分にかかわりを持つよう配慮する。

DAS28の数値より、低疾患活動性でまだ寛解状態に至っていないことから、MTX中止により病状悪化の可能性もある。できれば寛解状態で妊娠することが望ましいが、本人の人生設計も配慮したい。本人と夫の意思決定を支援するためにも妊娠前後における薬物療法の変更と病状について医師から十分説明を受けられるよう配慮が必要である。またどのように理解されたか確認し、医師と治療方針を共有できるよう支援していく。

check!
妊娠中の薬剤の影響
(p151)

看護のコツ
- 妊娠・出産はプライベートな問題であり、はじめの段階でいかに信頼関係を構築するかが重要です。妊娠中の薬剤の影響（ステロイド・DMARDs・NSAIDs）については看護師も学習しておくと、効果的な面談ができます
- 一月経周期といっても患者さんはわかりにくいようなので、「2カ月間は休薬した方がよい」と説明することが多いのが現状です
- ステロイドの増量が必要な場合、糖尿病の合併や家族歴がないかを確認しておくことも大切です

② (1) 妊娠・婦人科疾患の既往や通院歴、(2) 月経周期、基礎体温の測定の有無などから計画妊娠の必要性・可能性についてアセスメントを行う

月経周期は約30日であるが、不規則で1カ月来ないこともあるとのこと。基礎体温を測定したことはない。

個人差はあるが妊娠により症状が緩和する場合もある。休薬後すみやかに妊娠できるように配慮することは、妊娠・出産に伴う休薬期間を短縮することにつながり、病状悪化の防止となる。そこであらかじめ基礎体温を測定するよう指導し、排卵の有無・周期を確認しておくことが大切である。そのうえで休薬し、排卵日前後での性交渉により早期に妊娠ができるよう計画していく。夫も含めた指導を行う。

> **看護のコツ**
> - 患者さんが男性の場合MTXの休薬期間は3カ月必要であるが、妻の妊娠後は内服再開が可能である。すみやかに治療が再開されるようあらかじめ基礎体温の測定を妻に指導、または依頼するよう説明するとよい
> - なかなか妊娠できないときには婦人科受診を勧める

③ (1) 病気に関する知識や治療の目的、治療法、基礎療法などについてどの程度理解しているか、(2) 日常生活のなかで気をつけていることなど対処行動や問題解決能力、(3) 家族（とくに夫）がRAをどのように捉えているかについてアセスメントを行う

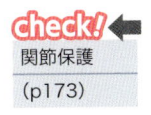

check!
関節保護
(p173)

　前医では診察ごとに医師から薬の開始・変更等について説明を受けていたが、病気や自己管理に関する系統的な指導は受けていない。痛みの強いときには無理な家事は避けるようにしているが、仕事と家事で作業量は多く関節保護や生活調整の大切さはあまり認識していない。夫は依頼すれば協力してくれるが、病気についてはよくわかっていない。病状および今後の治療方針と基礎療法などについて、本人・夫双方に指導を行い、妊娠前・中・出産後を通してセルフマネジメントしていけるよう支援していく。

> **看護のコツ**
> - 病気をどのように捉えているかは、医師と治療方針を共有していくうえでとても大事です
> - RAに関するパンフレットやDVDなどの教材を提供することで家族への指導が間接的に可能となる。必要に応じて対応するとよいでしょう
> - リハビリ科、薬剤部、栄養課など他部門と連携して介入すると効果的です

④ 患者さんの不安や心配に対応するため、患者・家族（とくに夫）の思いや具体的な不安内容と程度、またそれらに関する患者・家族間の相違点についてアセスメントを行う

　もともと子供が好きだったが、治療を優先した。33歳となり、ある程度症状が緩和したことから子供を授かりたいという気持ちが強くなった。しかし、再び症状が悪化するのではないか、子供に病気が遺伝するのではないか、きちんと出産できるのか、育児はできるのかなどの不安を抱いている。医師と相談し、使用可能な生物学的製剤への変更を検討、情報提供をしていく必要がある。また、妊娠中・出産後の注意事項や工夫できる事柄などについて、本人・夫とともに話し合っていく必要がある。

> **看護のコツ**
> - 患者・家族との信頼関係と傾聴、および一緒に問題解決策を検討することが重要となります。通院ごとに声かけできるよう、業務の調整を行いましょう
> - プライベートな問題は相談しにくいものです。妊娠に関するパンフレットや相談窓口となるチラシを掲示することで、医師や看護師に話しやすくなります
> - 子供への遺伝性については多くの患者さんが心配しています。ある程度の家族性はあるといわれていますが、「遺伝病ではないので、うつることはない」という表現で説明しています
> - リハビリ科、薬剤部、栄養課など他部門と連携して介入すると効果的です

2 ケア計画

① 妊娠前からの休薬を含めた治療変更の必要性とそれに伴うリスクについて情報提供が必要となる
② 休薬期間を最短にすることで病状悪化の防止につなげる
③ 病気に関する知識や治療の目的、治療法、基礎療法等について理解し、セルフマネジメント能力の向上を図ることが大切である
④ 妊娠・出産に対する患者さんの思いを傾聴し、妊娠前・中・出産後を通して患者さんと夫に寄り添う看護が必要である

①休薬を含む薬物療法の変更に関する指導

目標 MTX休薬の必要性が理解できる

check! MTX (p152)

- 医師の診察後、理解の程度や反応について確認するため必ず面談を設ける
- 可能な範囲で診察場面に同席する
- 具体的にいつから休薬することが望ましいか検討する（図）

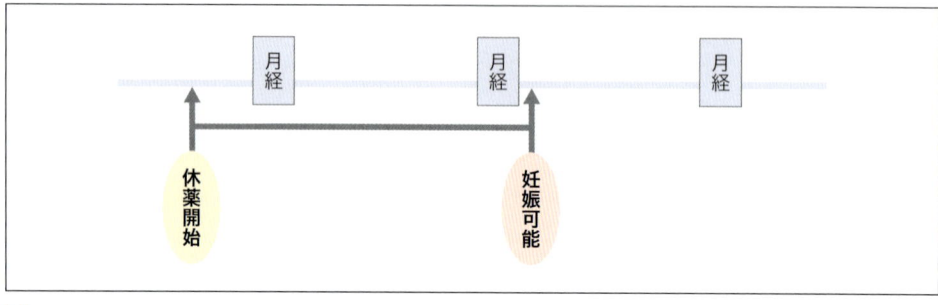

図

- MTX休薬後にPSLが増量される場合には、PSLに関する指導を実施する
  ①胎盤や母乳を通して子供に移行するが、ほぼ問題はないことを説明し不安の軽減を図る
  ②実父が糖尿病で本人もやや太り気味であることから血糖コントロールが大切であること
  ③妊娠・出産の影響もあり骨粗鬆症対策は必要であること

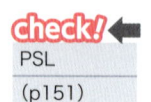

check! PSL (p151)

看護のコツ
　胎児への影響が一番少ないステロイドはPSLです。30 mg程度まで使用可能といわれていますが、ほかの膠原病と異なり10〜15 mg以上増量されることはほとんどありません。

- エタネルセプトの投与が開始になる場合には生物学的製剤に関する指導を実施する

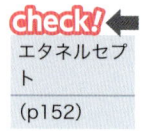

check! エタネルセプト (p152)

看護のコツ
　エタネルセプトは妊娠中において使用可能な薬と報告されていますが、不安を抱く患者さんは多くいます。妊娠が判明してから病状を見て中止してもよいのではと話すと理解を示すことが多いです。

②計画妊娠の推奨

目標 基礎体温測定により排卵日を確認し、休薬期間終了後すみやかに妊娠できる

- 基礎体温測定の必要性と実施について指導を行う
- 性交渉のタイミングなどプライベートな問題について話し合うため、必ず個室で面談を行う
- セルフモニタリングの継続を支援していく
- できるだけ夫とともに指導する

> **看護のコツ**
> そもそも妊娠可能な年代の患者さんの場合には、注意を要する薬剤を処方する前に、薬剤のことだけでなく妊娠・出産を成り行きに任せず計画的に行うよう指導することも重要です。

③RAに関する患者教育

目標 セルフマネジメント能力の向上

- 一般的なRA患者教育を実施する
  ①「病気について」「治療の目的」「薬物療法」「データの見方、活動性評価指標について」など治療方針に関与する事柄
  ②「薬物療法中の自己管理」「安静と運動(仕事・作業)のバランス」「関節保護」「食生活と栄養」など基礎療法に関与する事柄
- 患者さんの病気に対する思いを傾聴しながら、自分が実施していけそうな療養行動や生活の工夫を導きだしていく
- 妊娠・出産・育児に伴う関節への負担を軽減する対策について話し合う
  ①体重増加を抑える
  ②筋力低下の防止
  ③起き上がりや立ち上がり時の上肢への負担軽減(椅子、ベッドの利用と高さの調節、指先や手首に過度に力が入らないよう腕全体を使うなど)
  ④授乳や沐浴・入浴時など育児の工夫

check!
RAの一般的知識 (p270)
自己管理 (p137)
食生活 (p177)

> **看護のコツ**
> 産科で行われる母親学級ではRAであることを話し、入院環境や出産時の体位について相談してみるよう説明します。

④不安・心配への対応

目標 不安や心配ごとについて夫や看護師とともに話し合うことができる

- ゆっくり話ができる環境を設定し傾聴する
- 不安に思っている内容に応じて、医師をはじめコメディカルに協力を依頼する
- 必要に応じて産科との連携をとる
- 必要に応じて出産経験のあるほかの患者さんとの交流の場を設定する

3 計画実施のその後、残された課題

■ 計画実施後の結果

- 夫の来院を依頼し、ともに説明後MTX休薬とPSLの増量（5 mg）を実施した
- その後も夫の同伴を依頼。毎回診察前後に面談を行い、傾聴と教育を実施した
- 基礎体温の測定も行われ、MTX休薬期間終了後すみやかに妊娠できた
- 当初は病状の悪化や妊娠の継続に対し不安が強かった。しかしその後病状が悪化することはなく妊娠の経過も安定していたことから、精神的にも穏やかに経過した。一方で夫は比較的RAという病気に対して楽観的に考えるような言動がみられた
- 基礎療法については妊娠中の体の変化や育児動作への不安もあったことから積極的に学ぶ姿勢がみられた。理解力も良好であった
- 患者さんは助産師にも相談できる関係づくりができたため、出産に対する不安の軽減が図られたと話していた
- 妊娠8カ月で3カ月分の処方をしたうえで本院への定期通院をいったん中止した。その後ほぼ予定日に普通分娩で出産したと連絡があった
- 妊娠中PSLは5 mgより増量されることはなく、血糖値も正常であった

■ 残された課題

check! 出産後再燃 (p149)

- 出産後再燃の可能性：症状が悪化してからではなく、早めに受診し経過観察するよう指導しておく
- 治療再開が遅れる可能性：初産の場合とくに子供への愛着が強い。症状の悪化に伴いMTXや他のDMARDs再開が必要なときもあるが、再燃してもなかなか卒乳できないことがある。妊娠中から内服開始に向けた準備についても指導しておく
- 出産後早期に症状が悪化した場合には、思ったように育児ができないことに悲観することもある。継続したケアの介入が必要である
- 夫をはじめ周囲の人間は疼痛や病気の進行に対する苦痛・不安を十分理解できていないことが多い。そのため実際には患者さんの心身への負担軽減につながる支援が行われないことがある

> **看護のコツ**
> - 妊娠前から妊娠中にかけての説明や精神的な支援が不十分な場合、症状が悪化したときにその原因が子供にあると考えてしまうケースがあります。うつ状態や育児放棄につながることもあるので、看護師は日頃から患者さんに寄り添い変化や言動に十分注意しましょう
> - 母乳栄養でも内服可能な薬剤はあることと、母乳育児によるメリットも考慮し、無理に卒乳を勧めるのではなく薬剤を選択して治療を開始する方法も検討します

4 まとめ

　RA患者さんは女性に多く若い年代にもみられることから、妊娠・出産に関するケアは大変重要である。**医師にはなかなか相談しにくい場合もあり、日頃から看護師は患者さんに一番近い存在であるよう心がける。**また、妊娠・出産・育児は病気を持たない女性であっても心身ともに重労働であるにもかかわらず、患者さんはほかの母親と同様に役割を果たそうとすることが多い。**積極的に夫（家族）に指導、支援の依頼を行っていくが、患者さんにも自分をサポートしてくれる人を確保するよう指導していく。**また、**男性患者さんはさらに相談しにくいようである。**男性患者さんに対するケアも同様に重要であり、妻の理解と支援を得られるようかかわっていく。RAという病気を持ちながらも、子供を授かることができる喜びを看護師もともに感じていきたい。

■ 参考文献

- ◇ 村島温子：リウマチ患者の妊娠・出産．「関節リウマチのトータルマネジメント」（日本リウマチ財団 編），pp179-184，医歯薬出版，2011
- ◇ 井上博：関節リウマチの治療とケア．「妊娠・出産の不安を解消するには」（勝呂 徹 編），pp122-125，メディカ出版，2009
- ◇ 村島温子：患者さんが妊娠したときや授乳時にはどうしたらよい？―妊娠可能な女性患者における注意点．「いきなり名医！関節リウマチは治せる時代に－もう不治の病ではない」（川合眞一 編），pp117-120，日本医事新報社，2009
- ◇ 阿部香織：関節リウマチにおける妊娠・出産．リウマチ科，42（6）：589-593，2009

■ おすすめの文献・書籍　もっと詳しく学びたい方へ

- ◇ リウマチ情報センターへのお問い合わせより．日本リウマチ財団ホームページ：[http://www.rheuma-net.or.jp/rheuma/]
  →リウマチ患者さんたちの妊娠に関するＱ＆Ａが載っています

- ◇ 妊娠と薬情報センター：[http://www.ncchd.go.jp/kusuri/index.html]
  →妊娠中の服薬に関する情報を提供するとともに服薬状況と妊娠結果をデータとして蓄積しています

- ◇ 膠原病疾患女性が妊娠・出産を希望するときのステロイド療法．「ステロイドの使い方　コツと落とし穴」（水島裕 編），pp134-135，中山書店，2006
- ◇ 中村靖：母体疾患へのステロイド投与の適用と胎児への影響．日本周産期・新生児医学会雑誌，40（4）：682-686，2004

第6章 ケーススタディで学ぶ実践看護

5. 高齢でリウマチを発症した患者さん

柏木育代

ポイント
- 家族も治療に参加できるよう支援する（治療がみえる体制づくりやリウマチ手帳の利用など）
- 生物学的製剤治療による副作用の早期発見・合併症の予防に努める
- 患者・家族との信頼関係の構築に努める

症例提示

症例 Fさん　女性　76歳

診断名：関節リウマチ（罹病期間1年、クラス3、ステージⅢ）

これまでの経過：1年前に近医にて関節リウマチ（RA）と診断され内服治療を行われていたが、全身関節痛増強、立位困難となりコントロール（生物学的製剤導入）目的にて紹介入院される

入院時の検査値：CRP 24.2、RF因子 11,610 U/mL、MMP-3 470 ng/mL、活動性の高い状態であった。腎臓・肝臓・肺機能に問題はみられなかった

既往：約1年前にアルツハイマー型認知症を発症（軽度の記憶力低下）

家族構成・背景：本人・長男夫婦・孫の5人同居　近所に長女家族が在住。半年前に夫が他界される。夫婦仲はよく、治療に関して主権は夫がもっていた

対応が必要な問題・課題
- 高齢のため合併症、副作用のリスクが高く、予防、早期発見が必要とされるが、認知能力が低下し、自己の体の変化、異常に気づくことが困難である。そのため、周囲（家族）の理解、協力が求められる。本人だけでなく、家族の指導を行い、病気の管理を行う必要がある

1 着目ポイントとアセスメント

■着目ポイント

① 治療の主権をもっていた夫が他界し、RAの活動性が高くなっている背景から、本人、家族の病識を把握する必要がある

② 高齢、アルツハイマー病による認知能力の低下したFさんが、生物学的製剤の治療を行うには家族の協力が必要である。また、家族の思いを知り、支援できるよう関わっていく必要がある

③ 炎症、膝関節の腫脹、痛みも強いなか歩くことを止めないFさんの行動の真意は？　想いを引き出せる関わりをし、行動の理解と指導をする必要がある

■ アセスメント項目とアセスメントの結果

① 患者・家族の病識について

　Ｆさんは夫が亡くなった後、家族の負担になりたくないと、身の回りのことは自力で行い、寝たきりにならないように痛みをこらえ、できる限り動くようにしていた。薬の飲み忘れが多かったことも確認されている。Ｆさんの経過は夫が他界されてから急激に活動性が高まったこと、薬の把握（効果・副作用）もできておらず、家族も病気の理解ができていないため、介入されてない状態であり、病気の自己管理不良による悪化と考える。

　そのため、今後は家族も病気を理解し、治療に参加することで一緒に身体をみていけるように働きかける必要がある。

　RAは未だ原因がわからない自己免疫疾患の1つで、関節痛、腫れ以外にも倦怠感など、全身に症状が出る病気である。症状もその時々で変動し、疾患経過の予測が困難であるという特徴をもっているため、患者、家族は不安な状況のなかで生きていかなければならない。看護師は病気、薬、副作用の説明を一方的にするだけでは不安を増長させる可能性があることを十分理解し支援していく必要がある。

　また、患者、家族が病気と向き合いその人らしく人生を送っていくためにも症状のみにとらわれるのではなく、患者さんが体験していることも含め、心理面や生活面にも目を向け患者さんの支えとなっていくことが大切である。

② 生物学的製剤治療中の感染症について

　免疫抑制薬や生物学的製剤の副作用でとくに注意しなければいけないのが、感染症である。とくに高齢者は加齢により諸機能が低下し、疾病にかかりやすい。

check!
感染症
(p139、144)

廃用性症候群
(p160)

　高齢者の生理機能・身体機能の変化の一般的な特徴を簡単に示す。
- 予備力、適応力の低下、病気にかかりやすい
- 廃用性症候群が起こりやすい
- 二次、三次合併症を引き起こしやすい
- 日常生活機能を喪失しやすい

　生物学的製剤を使用中の感染症は免疫を抑制しているため重症化しやすい。また、症状が乏しいため（ときに自覚症状がないこともある）より広義に質問をするのもよい。

> **看護のコツ**
> 　「咳や、息苦しさはありませんか？ 熱は出ていませんか？」などの限られた質問よりも「いつもと違うことや、何か変わったことはありませんか？」などと声をかけることで患者さん自身、それが異常なことだと思わない訴えで、副作用を発見することもできます。
> 　例：患者「風邪もひいてないし、熱もないですよ。でもね、なんか、ふらふらするし、ご飯も美味しくないんです」結果、胸部CTで肺炎が見つかり、重症化する前に早期に治療が行えました。

check!
セルフモニタリング
(p137)

感染症の早期発見
(p145)

　認知能力が低下しているＦさんは、質問に対して答えることができないことも考えられるため、そばにいる家族が「あれ？ いつもと違う」という気づきができ、それが体調変化のシグナルであることに気づけるよう、具体的な指導を看護師はしなければならない。

　高齢者の身体的、心理的な特徴と同時に生物学的製剤使用中の副作用の予防・合併症の早期発見の指導を行うことが重要である。それには家族が積極的に声をかけ、コミュニケー

ションをとるよう働きかけることや、観察の具体的な方法を指導していくことが必要である。

③ 高齢者の行動や考え方について

高齢者の問題を理解するためには、その人が生まれ育った時代の背景、社会のこともある程度知っておくことが必要である。その時代の価値観のことなどについて知識がないと、その人の身にかつて起きた出来事の重要性を把握し損なうことになる。

看護師が会話、指導の際、自分のペースで進めようとすると、相手の反応がちぐはぐになってしまい、患者さんが焦燥感や挫折感を抱くようになる。

Fさんも、炎症も強く膝の疼痛、腫脹は著明で歩行が不安定であったため、安静も含め車椅子での移動を勧めた。しかし、必要性を何度説明しても、ふらつきながら苦痛表情をうかべ廊下を歩いた。

ここで看護師は、「指示通りできない」＝「理解ができない」と単に高齢だからと判断しがちである。しかし、その行動には理由がある。高齢者は客観的な立場に立って話をすることが苦手で、一部の記憶だけが誇張されたり、独断で決めつけたりなど、感情で左右されることが多い。したがって、客観的にみて誤っていることでも、本人にとっては紛れもない事実であり、決して嘘をついているわけでも、ごまかしているわけでもない。「あなたのしていることは間違い」など否定する対応よりも、その人がどのように受け止めているか、どうしてその行動をとるのかを患者さんの目線に立って考え、配慮した対応が望まれる。

看護のコツ

- 行動を否定せず、痛みの共感をする、認める（患者さんによるVAS評価）
  例）「こんなに腫れていると歩くのもつらいですね」「よくがんばって歩いていますね」
  Fさんより「歩かなかったら、動けなくなるでしょ？ まだ、自分のことは自分でしたいの」とFさんの寝たきりになりたくない、歩かなければ寝たきりになるという思いを引き出すことができました
- 教えていただくという謙虚な姿勢で、できる限り正確に理解しようとする努力をします
- 十分時間をかけて微笑み、優しいまなざし、スキンシップなどをおおいに取り入れます
- 聴くことに徹し語られた言葉だけではなく、何が語られなかったかについて考え、配慮します

2 ケア計画

① 患者・家族が疾患、治療を理解するため、身体に関心を向けるよう導いていく
② 副作用の予防、合併症の早期発見の方法を指導し、患者も家族もいつもと違う変化に気づくことができるように導く
③ 高齢者の行動を受容し理解し、信頼関係を築く

① 患者・家族が疾患、治療を理解するため、身体に関心を向けるよう導いていく

◆ 体調を尋ねる

check! 毎回の声かけ (p134)

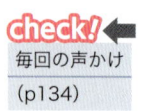

- かかわるたびに「身体の調子はいかがですか」と問いかける。この問いかけで看護者が体調を心配していると（気づかい）を伝え、患者さんの関心を身体に向けていく

- このくり返しの問いで患者さんが自分の身体をどのように捉えているのか、関心がどこにあるのかを把握することができる

◆ 身体の変化をみたり、尋ねたり、伝える

- 治療の効果に気づけるように問いかける。「朝のこわばりはどうですか？」「熱はさがりましたか？」「膝の痛みはどうですか？」「どのくらい歩けるようになりましたか？」など、効果による変化を問いかける
- 看護者が気づいた効果（患者さんの表情、姿勢、歩き方、身なり）などの変化を伝える「腫れがひきましたね」「足取りがしっかりしましたね」など

◆ 身体の変化を一緒にみていく

- 「リウマチ手帳」（図1）を本人と家族が一緒に使用し、治療のゴール（目標）を明確にし、治療（コントロール）の評価を一緒に確認する。医療者と情報の共有を図ることで家族が

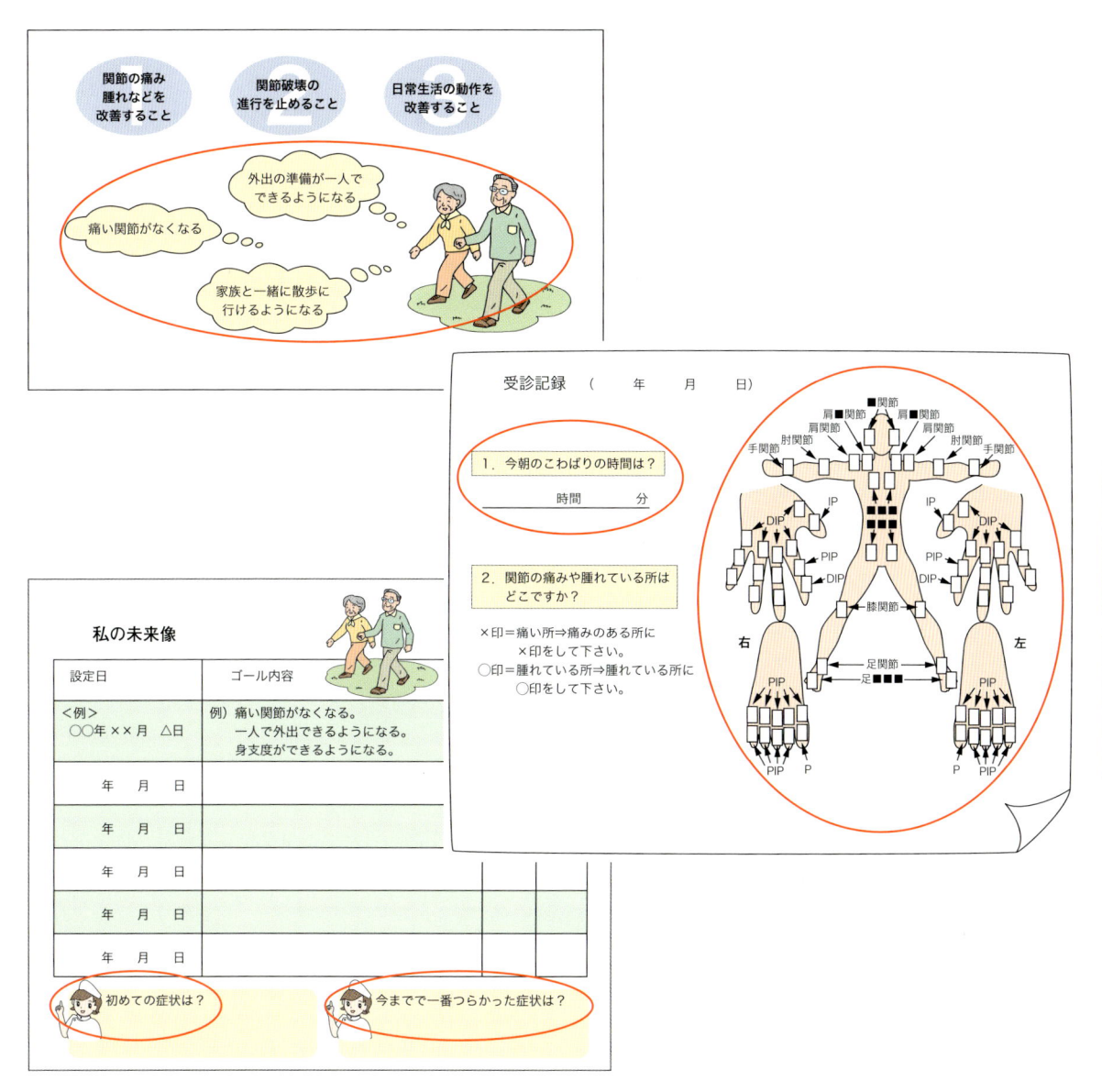

図1 リウマチ手帳の1例

安心し、負担の軽減をはかれる
- CRP値、関節の腫脹、疼痛の有無、HAQなどの変動を見てもらい、高い時の体験を引き出し聴く。体験を聴くことで患者さん（家族）の判断対処、関心などがみえてくる。また、問いが生まれることもある
- 関心や生まれてきた問いについて具体的にアドバイスや提案をする

② 副作用の予防、合併症の早期発見の方法を指導し、患者も家族もいつもと違う変化に気づくことができるように導く

高齢者（加齢）は諸機能が低下し、疾患にかかりやすく、合併症を引き起こしやすい。RAによって全身の炎症、関節の障害を起こすことで、さらに高齢者は易感染状態となる。また、身体機能の予備力、適応力も低下するため、関節痛による活動性、ADLの低下は日常生活機能を喪失するおそれもある。

そのため、重症化する前に未然に防げるよう、家族や看護師は正しい知識と細やかな観察で、対応することが必要である。

◆ 普段から積極的に観察しコミュニケーションをとる
- 普段と違う行動、反応はないか？
- いつもできることが、できない。またはしようとしない
- とくに、食事の量、排尿回数、排便の有無の把握は家族が積極的に見て、問いかけなければ、気づかない
- 活動量の変化、普段より寝ている時間が多い。話をしない
- 表情が険しい、または乏しい、整容を行わない

◆ 家族には具体的な副作用の予防方法や症状を説明する

〔とくに感染症の予防策〕
- 十分な栄養、休養、適度な運動で体力、抵抗力を保つ
- うがい、手洗いを習慣にする
- 風邪やインフルエンザの流行時にはマスクを着用する
- インフルエンザ・肺炎球菌ワクチンの予防接種をうながす
- 定期受診をする
- いつもと体調が違うなど変化があった場合はすぐに連絡、受診する
- 本人だけではなく、家族も、うがいや手洗い、風邪をうつさないようにするための予防策も心がける
- 爪白癬、趾間白癬は放置せずに治療する。白癬の爪で掻くと全身へ白癬が広がるので、皮膚のかゆい部分を自分の爪で掻かないようにする
- 義歯、齲歯や、口腔内の不衛生は感染のリスクを高めるため、早期に処置をし、抜歯などの処置の際は主治医へ伝える
- 蜂窩識炎など、初期には虫さされや軽い切り傷と間違いやすいため、「皮膚が赤くなる、押すと痛い、熱っぽい」など具体的な症状を指導する
- ヘルペスも生物学的製剤使用中は症状が出にくいため、更衣、入浴の際に皮膚の観察を行うよう説明する

check!
- インフルエンザ・肺炎球菌ワクチンの予防接種 (p148)
- フットケア (p189)
- 口腔ケア (p202)
- 皮膚の見かた (p185)
- ヘルペス (p141)

③ 高齢者の行動を受容・理解し、信頼関係を築く
◆ 一方的にたたみかけるような質問や説明にならないよう配慮する
- 治療や入院による環境の変化の不安もあるため、じっくり時間をかけて説明する
- 理解しようとする態度で接する（できないだろうと決めつけずに傾聴、説明する）
- トイレの場所や部屋のベッドの位置など間違えても、指摘せずに誘導する
- 相手の立場に立った共感的な洞察をする
- 同じ視線に立ち、細やかなかかわりを続ける
- 専門用語は使わずになるべくわかりやすい言葉づかいで気軽に親しみをもって接する
- 教えていただくという謙虚な姿勢で接する
- 相手の表情や行動に留意し、より有効なコミュニケーション手段を使用する

3 計画実施のその後、残された課題

入院当初は、Fさん、家族ともに痛みや腫れがRAによるものとわかっていたものの、急激な症状悪化の原因がセルフコントロール不良によるものであることの認識がなかった。治療の主権をもっていた夫の他界によりさらに状況は悪化したと考えられる。RAと診断され1年が経過していたが、病気の説明から内服、生物学的製剤の効果、副作用の説明を本人だけではなく、家族へ指導を行っていった。当初、疾病知識がなかったため、治療に対し受け身で消極的であったが、説明と同時に治療の効果もみられることで、家族からの質問があるなど、積極的な行動、発言もみられるようになった。また、家族の負担にならないよう「リウマチ手帳」（図1）を使用し情報の共有を図り、医師、看護師も一緒にFさんをみていくことを伝え、家族の安心感を得られた。

Fさんも安静を保つことができ、生物学的製剤の導入、家人（同居嫁）による皮下注射が実施可能となり、退院となった。

4 まとめ

人とのかかわり（交わり）とはお互いの人としての価値を認め、一緒に活動しそのなかでお互いの才能を伸ばし、相手が必要とする援助を行うことであり、援助の目的はあくまでもかかわり（交わり）の感情を広げていくことである。

そのために必要なものは、お互いの安心と安全の感情、対等の立場に立った優しいふれあい、無条件の価値付与である。

看護の原点は人とのかかわりであり、心を外に開いて相手と積極的にかかわり（交わり）心を共有すること。相手が喜んでいればともに喜び、苦しんでいればともに苦しむなど、同じ現実に身をおくことを心がけたい。

■ 参考文献
◇「介護における人間理解～心安らぐかかわりを求めて」（船津守久 他 編）, pp21-26, 中央法規出版, 1995
◇「臨床老年看護論 生きている現場」（岩坂信子 著）, pp13-15, 日本看護協会出版会, 2001

第6章 ケーススタディで学ぶ実践看護

6. 治療を自己中断した経験がある患者さん

元木絵美

> **ポイント**
> - 患者さんには療養期間中、常に薬物療法を継続するよう求められるが、そのためには副作用に対処する、家族や周囲にRAという病気を理解してもらうなど、療養継続を困難にする問題にも対応しなければならない。多くの患者さんにとって療養継続は、決して簡単なことではないということを覚えておくことが重要である
> - 人の行為には必ず感情が伴っているため、患者さんが真に抱える問題を明らかにするためには、問題となっている行為についての患者さんの感情を知るところからはじめなければならない。その際医療者は、自らの価値判断を控えて患者さんの言葉を聴くように努める

症例提示

症例 Gさん　48歳　女性

診断名： 関節リウマチ（罹病期間約10年、クラス2、ステージⅣ）

既往： とくになし

これまでの経過： 約10年前に両手足の関節に痛みが出現し、他院で関節リウマチ（RA）の診断を受けている。薬を処方されて痛みが軽減したので、そのまま治療は中断してしまっていた。このたび、再び両手関節に痛みと腫脹が出現したので当院を受診し、RAの診断を受けた。ご本人が強く拒否されたため、当院では治療にステロイドを使用せず、メトトレキサート（MTX）（リウマトレックス®）を漸増していった。MTXを10 mg/週から12 mg/週へ増量後、嘔気嘔吐と食欲不振が出現した。増量後の外来受診時、Gさんは、当日内服するはずの薬剤〔MTX、ブシラミン（リマチル®）、葉酸（フォリアミン®）、セレコキシブ（セレコックス®）など〕をすべて自己中断してきていた。MTX増量後、軽度のWBC減少を認めたが、その他の検査値異常はなく、嘔気嘔吐や食欲不振はMTXの副作用によるものと考えられた。医師や外来看護師は「RAを治療するために必要なので、薬は継続してもらいたい」と説得を試みたが、患者さんは「リウマチの薬は飲みたくない、もういいです」と怒り、涙した。

対応が必要な問題・課題
- 患者さんにRAやRA治療についての知識が不足しているため、受診する、内服するといった療養行動が継続できない

1　着目ポイントとアセスメント

■ 着目ポイント

① 約10年前に治療中断歴がある。その際の治療中断は、痛みが軽減したことに理由があった。「リウマチの薬は飲みたくない、もういいです」という現在のGさんは、MTXの治療効果をどのように捉えているのだろうか？

② MTX増量後に嘔気嘔吐と食欲不振が出現したことが、内服薬自己中断の主な原因のようであるが、「リウマチの薬は飲みたくない、もういいです」と怒り、涙した患者さんは一体どのような状況に置かれていたのか？

③「ステロイドは使用したくない」など治療に対する自分なりの考えを持つ患者さんであるが、その情報はどこから得ているのか？

■ アセスメント項目とアセスメントの結果

①「リウマチの薬は飲みたくない、もういいです」という現在のGさんは、MTXの治療効果をどのように捉えているのだろうか？

check!
血液検査
(p56)

MCP関節
MTP関節
(p43、52)

骨びらん
(p61、280)

　過去の治療歴や現在の身体状況について、患者さんに聴いたり、カルテから情報を得たりしながらアセスメントを行う。当院に来院された当初の血液検査データは、CRP 4.62 mg/dL、ESR 61（1h）mm、RF 76.8 IU/mL、MMP-3 350.7 ng/mL、抗CCP抗体 927 U/mLという結果であった。X線写真ではすでに左手関節に強直性の変化を認めた。左手関節は屈曲不可能な状態にあり、その他MCP関節、MTP関節にも多数骨びらんを認め、疾患活動性の高いRAと診断されていた。MTX開始後1.27 mg/dLまで下降していたCRPは、6カ月が経過した現在、再び上昇傾向にあった（CRP 3.09 mg/dL）。関節の痛みや腫脹も数カ所に残り、増強したり軽減したりのくり返しであった。これらの身体症状をGさんは「薬を増やしても、痛みはなくならない」「薬を飲んだらムカムカしてくるばっかりで、(RAには) 効いていない」と評価していた。

② MTX増量後に嘔気嘔吐と食欲不振が出現したことが、内服薬自己中断の主な原因のようであるが、「リウマチの薬は飲みたくない、もういいです」と怒り、涙した患者さんは一体どのような状況に置かれていたのか？

check!
MTX副作用
(p85)

　診察時の状況を医師や看護師に確認したり、治療薬中断についての感情をGさんに聴く。その際にはRAを抱えて生活することや治療を継続することなどについて、不安や困難はないかも聴く。診察がはじまってすぐGさんから「今日は薬を飲んでいない」と報告を受けたので、どうしたのか尋ねたところ、「きつい薬はやめたい」とGさんは言われた。しかし、Gさんに必要な薬なので内服してほしいと説得しはじめたところで、Gさんが突然怒り泣きだしたため医師と看護師は驚いていた。後の面談でGさんは、「薬を飲んだらムカムカしてくるばっかりで、(RAには) 効いていない」「こんなに痛くて、ムカムカしていたら働けない(弁当屋で早朝～昼過ぎまで)」「職場の仲間に怠けているといわれて悔しかった」「このまま薬を飲み続けるのが怖い」「気分が沈む」と語った。また、「(決められた処方を) 守れない患者さんだと、先生は怒っているでしょう？」「先生は説明しようとしてくれていたけど、それも十分に聴かず、自分の言いたいことだけを言って帰ってきてしまった、先生に申し訳

ない」「こんなことで泣いてしまって、子どもみたいで情けない」と語っている。

③「ステロイドは使用したくない」など治療に対する自分なりの考えを持つ患者さんであるが、その情報はどこから得ているのか？

　ステロイドを治療に使いたくない理由についてC氏に尋ねたところ、「本を買ったりインターネットで調べたけど、どれにもステロイドは副作用がたくさんあるし、すぐにはやめられないと書いてあった」「MTXもがんの薬なの？ 知らなかった、そんな薬怖い」と語った。Gさんの主な情報源はインターネットや本であること、RAやRA治療について理解しようと努力してきたことがわかった。

　これらの情報から、GさんにRAを治療したいという気持ちがあることがわかる。またGさんは、治療しても期待通りに痛みが軽減しない、それどころか嘔心嘔吐や食欲不振という新たな症状が出現し、それをどのように管理したらよいかわからない、職場の人間関係が悪化するなど新たな問題に対処しなければならない状況に置かれていることもわかった。疾患や症状に対するコントロールを喪失したと感じる体験が重なり、Gさんに無力感を生じさせていると考えられた。まず**Gさんのこれまでの療養における努力を労い、そのうえでRAや治療に伴う症状の理解が進むよう知識を提供したり、痛みや嘔気などの症状にうまく対処できるように技術を提供していく必要がある**と考えた。そのようにして、失ったコントロール感をGさんの手元に戻すよう支援することが重要である。

> **看護のコツ**
>
> **無力感**
>
> 　出来事をコントロールできないという考えや、結果に影響を及ぼす活動を行うための能力を欠いているという感覚を"無力感"といいます。慢性疾患を持つ患者さんとその家族は、病気の経過のなかでしばしばコントロール不能の体験をしており、それらが患者さん、家族に無力感を抱かせることがあります。この無力感には表1のような問題が関連するといわれています[1]。患者さんと家族の話を十分聴きながらこれらの無力感に関連する問題を抱えていないか、そしてその問題にどのように反応（怒り・否認・悲哀・孤独感など）し、対処しているかをアセスメントする必要があります。

2 ケア計画

> ① 内服薬自己中断についての感情を表現できるよう助け、医師やほかの医療者へ代弁（アドボカシー）する
> ② 痛みや嘔気嘔吐などの症状をコントロールするための知識や技術を提供する
> ③ 今後もRAという疾患そのものやRA治療には不確かさが伴うことを患者さんが受け入れられるよう助ける

① 内服薬自己中断についての感情を表現できるよう助け、医師やほかの医療者へ代弁（アドボカシー）する

　◆ 患者さんが真に抱える問題を明らかにするために、内服薬の自己中断についての感情を表現できるよう助ける

表1　無力感に関連する問題

1. 生理的要因	・医療的危機の予防や、それらが生じたときの対応 ・痛み、嘔気嘔吐、食欲不振、倦怠感、機能異常、息切れなど症状は疾患によってさまざまであるが、症状のコントロール
2. 医学的療養法の管理	・処方された療養法の実行 ・処方された療養法に伴う問題の管理 例えば治療薬を継続することにより、副作用症状が新たに生じることがある。患者によっては、療養法を着実に実行すればするほど、疾患と療養法にコントロールを握られていると感じる場合があり、それが無力感に変わることがある。
3. 喪失	希望、誇り、若さ、生活の質、身体機能、仕事、収入など慢性疾患患者はさまざまなものを失う体験をしている。このような喪失体験は患者に無力感を生じさせる。
4. 知識不足	療養法を確実に実行しているが効果を知覚できないなど、患者の知識不足や技術不足は、生理的要因に影響を与え、無力感をいっそう高める
5. 保健医療システムの問題	・時間制限や能力不足のため、医療者が個人や家族のニーズを聴き逃すことがある ・慢性疾患は先行きが予測できないので、医療者は疾患の悪化や問題が起こってしまうまで必要な教育を提供できないことがある ・患者が医療サービスを利用する過程で感じる「困難を乗り越えることができない」という欲求不満は、無力感の一因になる
6. 社会的問題	とくに目に見える障害を持つ人々は、社会や文化の規範から逸脱した存在になってしまうことがある
7. 資源不足	お金、交通手段、健康保険、物的資源、ソーシャルサポートなどの資源不足は、問題を解決しようとする患者の力を弱めてしまうことがある
8. 不確かさ	慢性疾患がもつ"先行きが予測できない""症状が一定しない""症状が曖昧である"といった特徴は、患者の無力感の一因となる

(文献1より引用)

check!
服薬コンプライアンス
(p111)

　人の行為には必ず感情が伴っているため、まずは問題となっている行為（内服薬の自己中断）についてのGさんの感情を理解することが大切である。その際医療者は、「治療中断歴のある患者さん」「気難しい患者さん」「服薬コンプライアンスが悪い患者さん」など、自らの価値判断を控えて患者さんの言葉を聴くようにする。患者さんが感情を表現できるように、患者さんのすべてを受け入れる姿勢を示すことが大切であり、言葉以外の仕草、表情などにも注意を払う。

　RAを抱えて生活することや治療を継続すること、治療薬中断についてGさんが語った内容から、GさんはMTXを内服したくないのではなく、内服したいが（嘔気嘔吐のために）怖くて、できなかったことがわかった。「RAを治療するために必要なので、薬は継続してもらいたい」と医師や看護師に説得されたときに出た涙は、理解されない思いが溢れた結果であった。またGさんは、「（決められた処方を）守れない患者さんだと、先生は怒っているでしょう？」「自分の言いたいことだけを言って帰ってきてしまった。先生には申し訳ないことをした」「こんなことで泣いてしまって、子どもみたいで情けない」と決められた療養法が守れないことに罪悪感を負っている。「このまま薬を飲み続けるのが怖い」「気分が沈む」などの恐怖や抑うつ感情も持っていた。これらの感情は、患者さんの療養法の継続を妨げることがあるので、注意する必要がある。

◆ 患者さんの治療に対する考えを医師やほかの医療者へ代弁する

　Gさんにはこれまでの療養における頑張りを労い、医療者は怒っているのではなく心配しているのだということを伝えた。また、医師や外来看護師の「治療中断歴のある患者さん」「気難しい患者さん」「服薬コンプライアンスが悪い患者さん」という偏見を払拭するために、Gさんの治療に対する考えや姿勢を伝えたり、GさんはMTXを内服したくないのでは

第6章　ケーススタディ

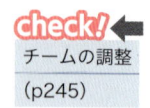

なく、内服したいが（嘔気嘔吐のために）怖くて、できないでいることを伝えた。また同時に、患者さんは医療者との関係が悪化するのではないかと怖れていることも伝え、患者さんと医療者の関係が悪化しないよう調整していくことも重要である。

② 痛みや嘔気などの症状をコントロールするための知識や技術を提供する

◆ MTXの効果および副作用について知識を提供する

　　MTXはRAの免疫異常に直接働きかけ関節の炎症を抑える薬で、確かにがん患者さんにも葉酸代謝拮抗薬として処方されることがあるが、用量が異なることを説明する。Gさんはとくに MTXの副作用に悩み、恐怖心を持っていたため、嘔気嘔吐や食欲不振以外の副作用についても、患者さんが体験するであろう症状を具体的に説明し、患者さんと一緒に身体を確認していくように努めた。すでに現れている嘔気嘔吐、食欲不振に対しては、内服しているうちに慣れていく人がいること、慣れるまで制吐剤を併用することもできるし、別の抗RA薬に変更できないか医師に相談することも可能であると、選択肢を患者さんに示した。

◆ 早期に副作用症状に気づけるように準備する

　　副作用は重篤になる前に発見し、早期に対処することが重要である。早期に発見できるよう患者さんにもできることがあると伝え、「いつもと違う症状があるときには医療者に報告してほしい」など、具体的な対処法を提案していく。さらに、いつもと違うことを判断できるように平常時の体温や体重を知っておく、体調管理ノートを活用する、日頃から家族とRA治療について十分話し合い、いつもと違うことがあれば家族にも指摘してもらえるよう依頼しておくなど、患者さんのセルフケア能力に応じた対処法を検討する。

◆ MTXの効果が実感できるよう働きかける

　　GさんはMTXによる効果を痛みのみで評価しようとしているため、関節痛以外の指標（腫脹関節数、朝のこわばり、握力、血液検査データなど）にも焦点をあて、治療によって変化していく身体を一緒に確認するよう努める。

③ 今後もRAという疾患そのものやRA治療には不確かさが伴うことを患者さんが受け入れられるよう助ける

　　本事例で治療薬の自己中断に大きく影響した"無力感"は、RA患者さんが病気の経過の中でしばしば体験するコントロール不能状況と関連している。医療者に指示された療養法をどんなに遵守してもRAの疾患活動性が増悪することがある、痛みなどの症状は日ごとあるいは時間ごとに変化する、治療に伴う副作用が予期せず現れることがあるなど、RAという疾患や治療に付きまとうこれらの不確かさにうまく対処できないでいると、コントロール喪失感が高まり、やがて患者さんは無力感を抱くようになる。患者さんは、痛みなどの症状や生活機能障害に対して、何をどのように行うかといった選択を思考錯誤しながら、自分の生活や感情に折り合いをつけていく。看護師はその過程を支え、患者さんが自分自身を肯定できるように助けたり、不確かななかでも患者さんが希望を見出せるように支援することが重要である。

3 計画実施のその後、残された課題

　Gさんはインターネットや本、患者さん仲間からRAに関する情報を得ている。情報過多による混乱が生じないよう、今後も見守る必要があると考える。また今後Gさんには、医療者や家族、職場の仲間に自分の身体に起こっていることをうまく伝える技術も必要になるだろう。家族や職場の仲間がRAやRA治療をどのように理解してくれているかなどもアセスメントを行い自分の状態をうまく伝える技術を獲得できるよう支援していく必要がある。

4 まとめ

　患者さんにとってRAを持って生きるということは、痛みやこわばり、疲労などの症状を単にコントロールするということではない。治療薬の副作用や感染症に対しても適切な対処が求められる。療養期間中は常に、薬物療法やリハビリテーションを継続するよう求められるが、そのためには家族や周囲にRAという病気を理解してもらうなど、療養継続を困難にしている問題にも対応しなければならない。看護師は、疾患だけではなく疾患が患者さんの生活に及ぼす影響をも理解できる医療者として、その立場を活かした支援を提供するべきである。

■ 引用文献
1) Lisa L et al：無力感．「クロニックイルネス　人と病いの新たなかかわり（MorofLubkin I他 原著，黒江ゆり子 監訳），pp233-243, 医学書院, 2007

■ おすすめの文献・書籍　もっと詳しく学びたい方へ
◇「病気とともに生きる　慢性疾患のセルフマネジメント」（日本慢性疾患セルフマネジメント協会 編，Kate Lorig 他 著，近藤房恵 訳），日本看護協会出版会, 2008
　→患者さんによる患者さんのための教育プログラムの参考書
◇「進化する慢性病看護」（東めぐみ 編），看護の科学社, 2010
　→慢性疾患患者に対する慢性疾患看護専門看護師の実践事例集。ケアの糸口が見つかるかも

付録 1

リウマチ患者が知っておきたい病気と治療の知識

中園　清

1 RAの病態と合併症

■ 病態

- 関節リウマチ（RA）は有病率0.3〜0.8％で30〜50歳代の女性に多く発病する病気です
- 何らかの原因で体内の免疫に異常が起こり、自己成分を異物とみなして攻撃する病気です
- 図1に示すようにRAの関節では、炎症とともに関節滑膜が厚くなり、関節の腫れとして現れます。増殖した滑膜はやがてMMP-3などの酵素を出し軟骨、骨を破壊していきます。腱鞘滑膜が肥厚すると腱断裂を発生することもあります

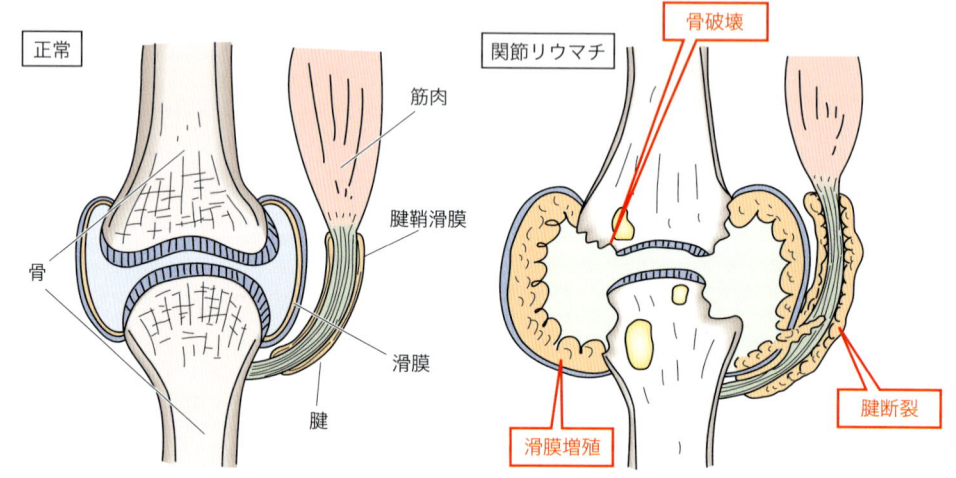

図1　正常と関節リウマチの関節の状態

（正常：筋肉、腱鞘滑膜、骨、滑膜、腱／関節リウマチ：骨破壊、滑膜増殖、腱断裂）

■ 合併症

- 合併症は表1で示すようにいろいろなものがあります。とくに多いのが肺病変で間質性肺炎は薬剤性もあり注意が必要です。またRAの活動性が高いとアミロイドーシス※となり腎不全では透析などを必要とし、予後も悪くなります。また薬剤、不動性、加齢などで骨粗鬆症は頻度が高く、高度では寝たきりにもなるため予防が重要となります

表1　合併症

1. 肺病変	a：間質性肺炎　b：薬剤性肺炎　c：細菌性肺炎など	
2. 血管炎	胸膜炎、多発性単神経炎、**皮膚潰瘍**、上強膜炎など	
3. 全身性アミロイドーシス※	**下痢**、タンパク尿、腎不全など	
4. 骨粗鬆症	脊椎圧迫骨折、**病的骨折**など	
5. 頚椎病変	**環軸椎亜脱臼**、頚髄症など	

※アミロイドという特殊な線維のような蛋白質が体の組織に沈着して起こる病気

2 リウマチ治療薬

■ リウマチ治療薬の分類

- リウマチ治療薬は大きく4つに分類されます
- 次の2種類はRAの治療では中心ではなく脇役的なものです
  ① 痛みや腫れを和らげる【非ステロイド性消炎鎮痛薬（NSAIDs）】
  ② 炎症を速やかに抑える【ステロイド】
- 中心的には以下の薬を使用します
  ③ 免疫異常を調整してRAの活動性を押さえる【抗リウマチ薬（DMARDs）】
   ・免疫調節薬と免疫抑制薬があります（表2）
   ・RAの状態や患者さんの合併症などで薬を選択します
   ・このなかで最近ではメトトレキサート（MTX）が基本薬となっています
- これでもコントロールがつかない場合には以下の薬を使用します
  ④ RAの原因のサイトカインなどの因子を抑制する【生物学的製剤】
    効果は強いですが副作用や価格が高いのが難点です

図2 リウマチ治療薬の分類

リウマチ治療薬
- 非ステロイド性消炎鎮痛薬（NSAIDs）
- 副腎皮質ホルモン（ステロイド）
- 抗リウマチ薬（DMARDs）
  - 免疫調節薬
  - 免疫抑制薬
- 生物学的製剤

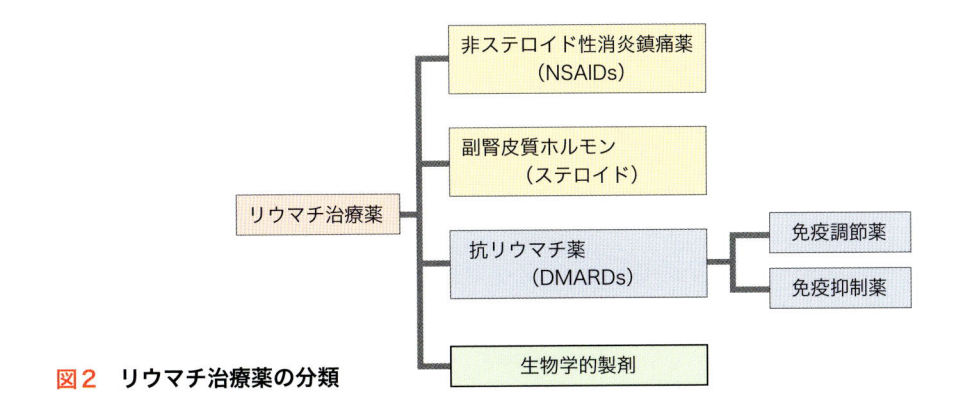

表2 抗リウマチ薬（DMARDs）の種類と特徴

分類	一般名	商品名	強さ	推奨度	副作用
免疫調節薬	金チオリンゴ酸ナトリウム（GST）	シオゾール®	中	B	皮疹、蛋白尿
	オーラノフィン（AF）	リドーラ®	弱	B	下痢、軟便
	D-ペニシラミン（D-PC）	メタルカプターゼ®	中	B	皮疹、蛋白尿、肝障害、自己免疫疾患の誘発
	サラゾスルファピリジン（SASP）	アザルフィジン®EN	中	A	皮疹
	ブシラミン（BUC）	リマチル®	中	A	皮疹、蛋白尿
	ロベンザリット（CCA）	カルフェニール®	弱	―	腎機能障害
	アクタリット（ACT）	オークル®、モーバー®	弱	B	皮疹
	イグラチモド	ケアラム®、コルベット®	中	―	肝障害
免疫抑制薬	メトトレキサート（MTX）	リウマトレックス®、メトレート®	強	A	間質性肺炎、骨髄障害、肝障害
	ミゾリビン（MZR）	ブレディニン®	弱	B	高尿酸血症
	レフルノミド（LEF）	アラバ®	強	A	肝障害、間質性肺炎、下痢、骨髄障害、感染症
	タクロリムス（TAC）	プログラフ®	中	A	腎障害、高血圧、耐糖能障害

3 生物学的製剤

■ 生物学的製剤のしくみ

- RAでのサイトカインの役割は、図3で示すように抗原提示細胞からの刺激でT細胞からTNF, IL-6を放出し、B細胞、マクロファージに作用し、同様にTNF, IL-6を放出し滑膜増殖をきたし骨破壊を起こします
- 各種生物学的製剤の特徴はRAの病因であるサイトカインの抑制です
- TNFを押さえる抗TNF抗体はレミケード®、ヒュミラ®、シンポニー®、シムジア®です
- エンブレルは体内にあるTNFと結合する「可溶性TNF受容体」を人工的に作ったものです
- もう1つのサイトカインのIL-6に作用するのがアクテムラ®です。機序は直接IL-6に作用するのではなく、細胞表面の受容体に対する抗体です
- オレンシア®はサイトカインに作用するのでなくその上流のT細胞からの刺激を抑制し、サイトカインを抑制する薬です

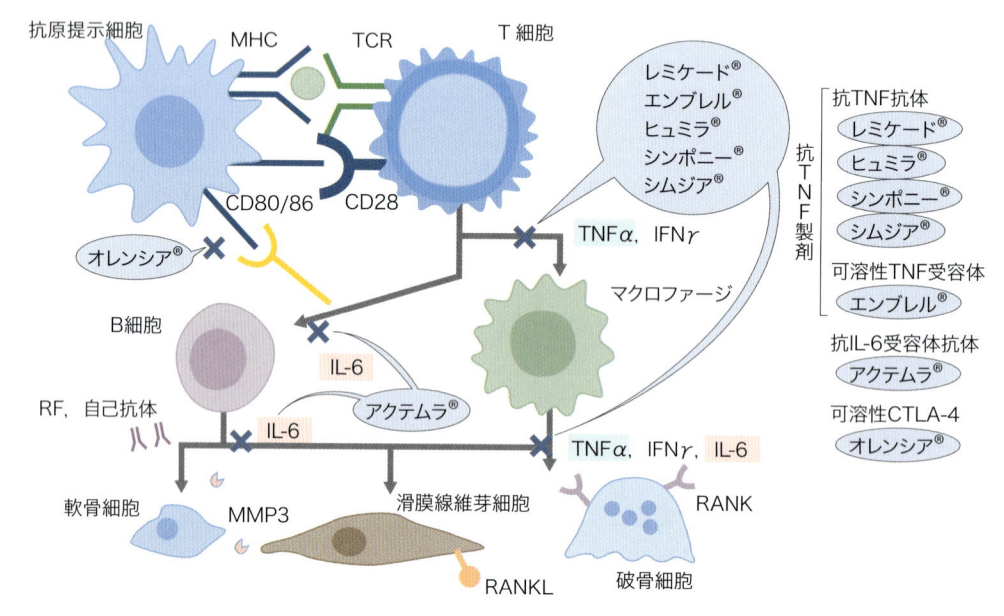

図3　各種生物学的製剤の標的

■ 生物学的製剤の特徴

表3　各生物学的製剤の一覧

分類	抗TNF抗体				可溶性TNF受容体	抗IL-6受容体抗体	可溶性CTLA-4
一般名	インフリキシマブ（IFX）	アダリムマブ（ADA）	ゴリムマブ（GLM）	セルトリズマブペゴル（CZP）	エタネルセプト（ETN）	トシリズマブ（TCZ）	アバタセプト（ABT）
商品名	レミケード®	ヒュミラ®	シンポニー®	シムジア®	エンブレル®	アクテムラ®	オレンシア®
標的分子	TNF	TNF	TNF	TNF	TNF, LT	IL-6受容体	CD80／86
投与方法	静脈注射	皮下注射	皮下注射	皮下注射	皮下注射	静脈注射	静脈注射
使用量	3〜10 mg/kg	40〜80 mg	50〜100 mg	200 mg/2週 400 mg/4週	10〜50 mg	8 mg/kg	10 mg/kg
使用間隔	4〜8週	2週ごと	4週ごと	2週、4週ごと	1〜2回/週	4週ごと	4週ごと
MTX併用	必須	併用可	併用可	併用可	併用可	併用可	併用可
半減期	8.1日	14日	12〜13日	14日	4.8日	11日	10日

■ 生物学的製剤の副作用

　生物学的製剤の副作用は表4に示すものがあります。そのなかで感染症、とくに肺炎が多くみられます。また表5にみられるように予測因子を持つ人は注意が必要です。

　そのために①**外出時のうがい、手洗い**、②**マスクの着用**、③**人混みを避ける**、④**禁煙**、⑤**予防接種**などの予防することが必要です。

表4　副作用の種類

①感染症（肺炎、結核、ニューモシスチス肺炎）
②全身性投与時反応
③投与部位反応
④腸管穿孔
⑤心不全
⑥B型肝炎ウイルスの再活性化

表5　肺炎で入院する危険因子

危険因子	ハザード比
肺疾患の既往	2.9
プレドニゾロン	1.7
糖尿病	1.5
HAQスコア	1.5
加齢（10歳ごと）	1.3

4 検査値の見方

1）検査の目的
- リウマチの診断、状態や治療の経過を知るため
- 薬の副作用をチェックするため
- 合併症を知るため

2）血液、尿検査（表6）

CRPなどの炎症マーカーをみて、現在の治療効果の判断を行います。AST、ALTなどをみて、肝障害などの副作用の早期診断に役立てています。

3）血液検査以外の検査
- 関節の破壊や変形の程度をみるレントゲン検査があります
- リウマチでみられる間質性肺炎や肺炎の診断をするために、肺の病変をみるCT検査があります
- 骨粗鬆症の診断をつけるための、DXA（骨塩定量）検査があります（骨密度をはかります）
- そのほかは胃潰瘍やアミロイド沈着を詳しく調べるGTF（胃カメラ）などの検査があります

表6　血液・尿検査の見方

	検査項目	日本語訳	検査の内容	ポイント
血液像	WBC	白血球	免疫力の低下（減少） 感染時、ステロイド内服（上昇）	薬の副作用で骨髄抑制が起こるとこれらの値は低下する
	RBC	赤血球	貧血の有無 リウマチの活動性が高いと貧血傾向	
	Hb	ヘモグロビン		
	PLT	血小板	出血傾向 リウマチの活動性が高いと高値となる	
炎症反応	ESR	赤沈、血沈	リウマチの炎症の程度をみる	貧血でも高値に出る
	CRP	C-反応性蛋白	リウマチの炎症の程度をみる 感染や骨折でも上昇する	
	MMP-3	マトリックスメタロプロテアーゼ3	関節の滑膜の炎症の程度をみる	
免疫反応	RF	リウマチ因子	リウマチ患者の80%に陽性 健常人の5%に陽性	診断基準の1つ
	抗CCP抗体		RFより特異性が高い	診断基準の1つ
	抗核抗体		ほかの膠原病を合併していると高くなる	
腎機能検査	BUN	尿素窒素	腎臓の機能をみる	薬の副作用のチェックや、薬の使用の判断
	Cre	クレアチニン		
	Ccr	クレアチニンクリアランス		
肝機能検査	AST（GOT）		肝機能の状態をみる	薬の副作用のチェックや、薬の使用の判断
	ALT（GPT）			
	ALP	アルカリホスファターゼ		
尿検査	PRO	尿蛋白	尿中に蛋白質が出ていないかをみる	薬の副作用やアミロイドーシスによる腎障害をみる
	GLU	尿糖	尿中に糖質が出ていないかをみる	糖尿病の状態をみる
	BLD	尿潜血	尿中に血液が混じっているかをみる	尿路結石で陽性 薬の副作用でみられる

5 日常生活の工夫

■ 関節の保護

- 関節の変形を予防するために、関節の保護が重要です。その基本は「小さな関節を使うより大きな関節を使う・小さな筋肉より大きな筋肉を使う」ことです。それにより、局所の安静を保ち、炎症の悪化を防ぎ、その結果変形の予防につながります
- 荷物は指で持たずに肘で持つようにします（図4）。さらに、肩から掛けられるものがよいでしょう。料理の際、鍋は片手鍋よりは両手鍋を使用し、鍋つかみを両手にはめ火を止めてから両手でつかむのが理想的です（図5）。マグカップや茶碗は手のひらで受け、小さな関節は使わないようにします。サポーターも有用です（図6）
- 足の関節を保護するには肥満を防止し、長時間の歩行などは避けるべきです。杖なども有用です。また足部変形には靴の中にインソールなどを使うと足底の有痛性胼胝には効果的です。各種自助具の使用も有用です（p165～167参照）

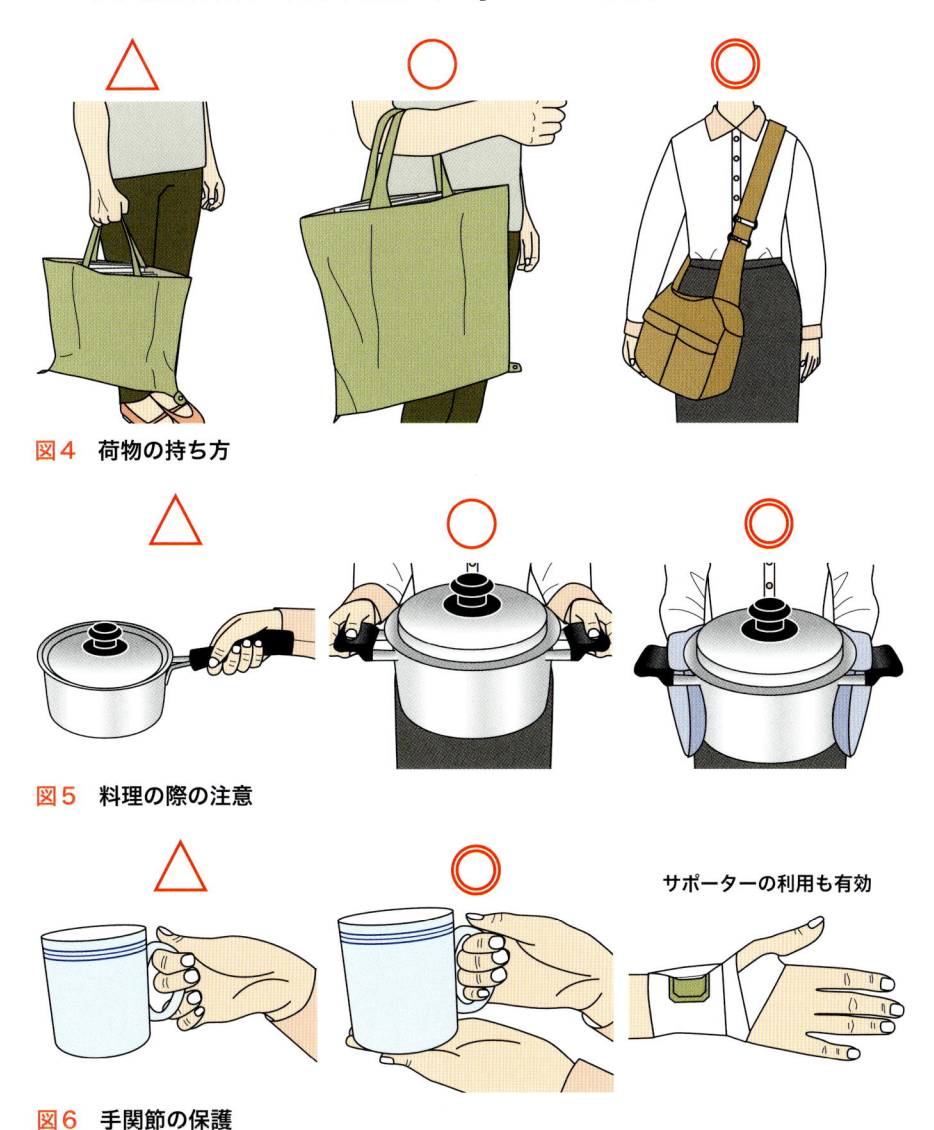

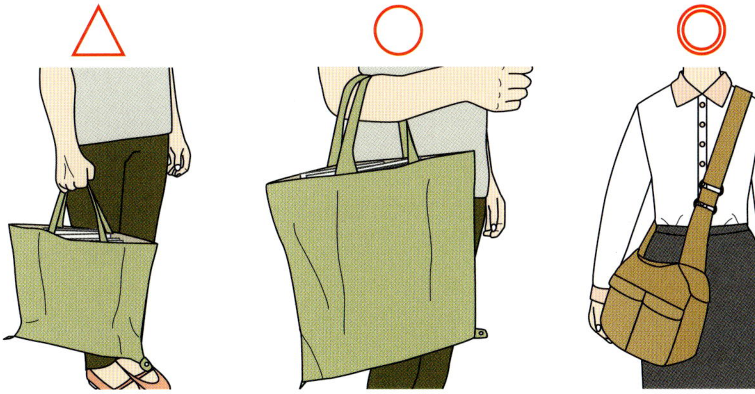

図4 荷物の持ち方

図5 料理の際の注意

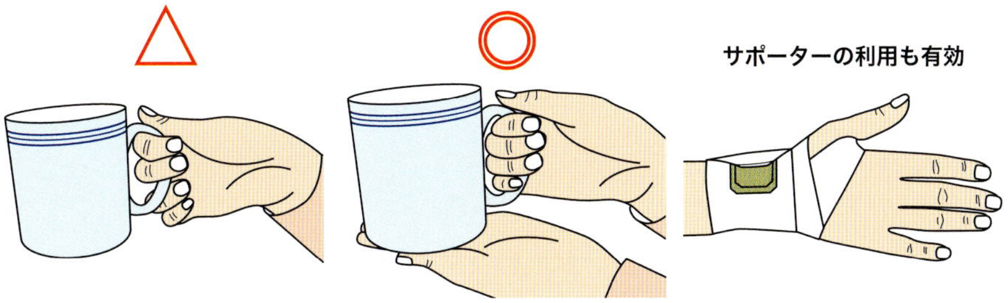

サポーターの利用も有効

図6 手関節の保護

付録2

リウマチ体操

村澤 章

1 家庭でできる運動療法とリウマチ体操

- 家庭での運動療法（表1）[1]の目的は、①**関節可動域を維持すること**、②**筋肉のやせを防止すること**、③**体力をつけること**が中心になります
- 運動訓練に先がけ、温熱療法の併用や鎮痛薬の服用による疼痛対策を十分行っておきます。実施にあたっては、あらかじめ医師や訓練士から適切な指導を受けたあと、自分にあった訓練を行いましょう。自動訓練が中心になりますが、紐やタオル、棒を利用し、リウマチ体操[2]などを実践すると長続きさせることができます
- 運動訓練は安静と運動のバランスが大切で、徐々に始め、毎日根気よく行うことがコツです

表1　家庭でできる運動療法の工夫

痛みの対策	● 温熱療法の併用 ● 鎮痛薬の服用	運動の範囲と量	● 小さな運動から大きな運動へ ● 少ない量から多い量へ ● 痛みを翌日まで残さない程度 ● 少し痛い程度の運動
運動の方法	● リウマチ体操 ● バンザイ体操 ● パクパク体操 ● パイプ握り体操	訓練の継続	● 効果は数週間から数ヶ月後 ● 毎日コツコツ、根気よく

2 リウマチ体操とは

- テープやビデオを使って、15分程度、1日2回、立てない場合は車椅子に坐っていても可能です（図1）。ストレッチングが主体で、最大伸展・屈曲ができるよう組み立ててあります。ラジオ体操と違ってゆっくりとしたリズムで行えます。一連の繰り返し運動によって筋力がつき、総和として体力の増強につながります。頸椎運動は原則的に省かれています
- 一連のリウマチ体操を行う時間や体力がない場合は、個々の関節障害のために親しみやすいネーミング[3]をつけた体操、たとえば、肩はバンザイ体操、肘はパンタグラフ体操、前腕はお釣りもらい体操、手首はお祈り体操なども利用してみてください。そのほか、下顎のパクパク体操、指のパイプ握り体操なども有用です

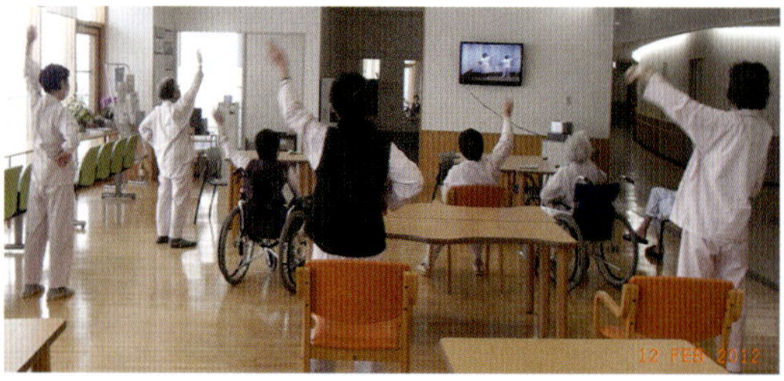

図1　リウマチ体操（ビデオによる）

3　リウマチ体操の実際

肩、肘、手・手指、股、膝、足、体幹のリウマチ体操の実際を次のページに示しました（図2）[4]。

1）肩関節の運動
　①肩の回転—両手を胸で交叉し肩まで挙げ、戻す
　②肩甲帯挙上—肩の上げ下げをし、できるだけ耳に近づけるように大きく動かす

2）手関節、手指の運動
　③指の屈伸—グーパーを繰りかえす
　④指内・外転—指を広げ、次に閉じる
　⑤指の対立運動—母指と示指で丸を作り、開く
　⑫指1本1本の屈伸—指を1本ずつ曲げ伸ばす
　⑥前腕の回内・回外—肘を直角に曲げ、体の脇につけ、手のひらを上に向けたり下に向けたりする
　⑦手関節の背・掌屈—手首を上下に曲げる

3）肘関節の運動
　⑧屈・伸—肘を水平に伸ばし、力こぶを作るように曲げる

4）肩関節の運動
　⑨肩のぶん回し—肘を曲げ、肩を前方から後方へ、後方から前方へ回す
　⑩肩の外転—肘を伸ばし、腕を体の脇から横、真上に上げ下げる
　⑪肩の屈曲・伸展—肘を伸ばし、腕を体の脇から前方、真上に上げ、ゆっくり下げ後方へ引く

5）股関節の運動
　⑬屈曲—座位で、片足ずつ腿を上げて下げる

6）膝関節の運動
　⑭膝の屈伸、大腿四頭筋の運動—片足ずつ膝を伸ばして下げる

7）足関節の運動
　⑮背・底屈—片足ずつ足首を上げて下げる
　⑯回外・回内—片足ずつ足の裏を内側に向け、外側に向ける

8）全身の運動
　⑰歩行—両手を振って、足踏みをする
　⑱体幹回旋—身体を左右にひねる
　⑲体幹側屈—身体を左右にたおす
　⑳体幹屈伸—身体を前後にたおす

9）深呼吸
　㉑胸郭ストレッチング—大きく息を吸ってはく

■ 体操のポイントと注意点

- RA患者さんは全身の関節の疼痛、腫脹、変形などを伴うため、**体操によって疼痛が増強しては逆効果**になってしまいます。一連の運動は**ゆっくりしたリズムで行う**よう工夫しましょう。テンポの遅い音楽をバックに流し、各運動の頭だしのところで簡単な振りのナレーションを入れたテープの使用がよいでしょう。関節拘縮が高度であったり疼痛が強くてできない運動は、とばして次にいくようにします。下肢の障害が強く立てない場合は座位で行うことも可能です。体操はストレッチングが基本になっているため、**最大に曲げて伸ばすように心がけましょう**

- 頸椎運動は、RA患者さんでは上位頸椎の脱臼などを合併していることが多いため省かれています。整形外科的にX線検査で正常であることが確認されていれば行ってもよいですが、一般のリウマチ体操には**頸椎運動を含まないほうがよいでしょう**

■ 引用文献
1) 村澤　章：理学療法とリハビリテーション．リウマチ科 27（Suppl. 1）：502-508, 2002
2) 森　俊仁：日常臨床でできるリウマチ体操の指導．Medicina 38（3）：459-462, 2001
3) 西林保郎 他：慢性関節リウマチに対する運動療法．整・災外 43（5）：539-549, 2000
4) 村澤　章：リウマチの運動療法．三笠製薬株式会社パンフ, 2004

リウマチ体操

Point! 体操のポイント
- ゆっくりしたリズムで、1回15分、1日2回します。
- ストレッチングが基本で、最大に曲げて、伸ばします。

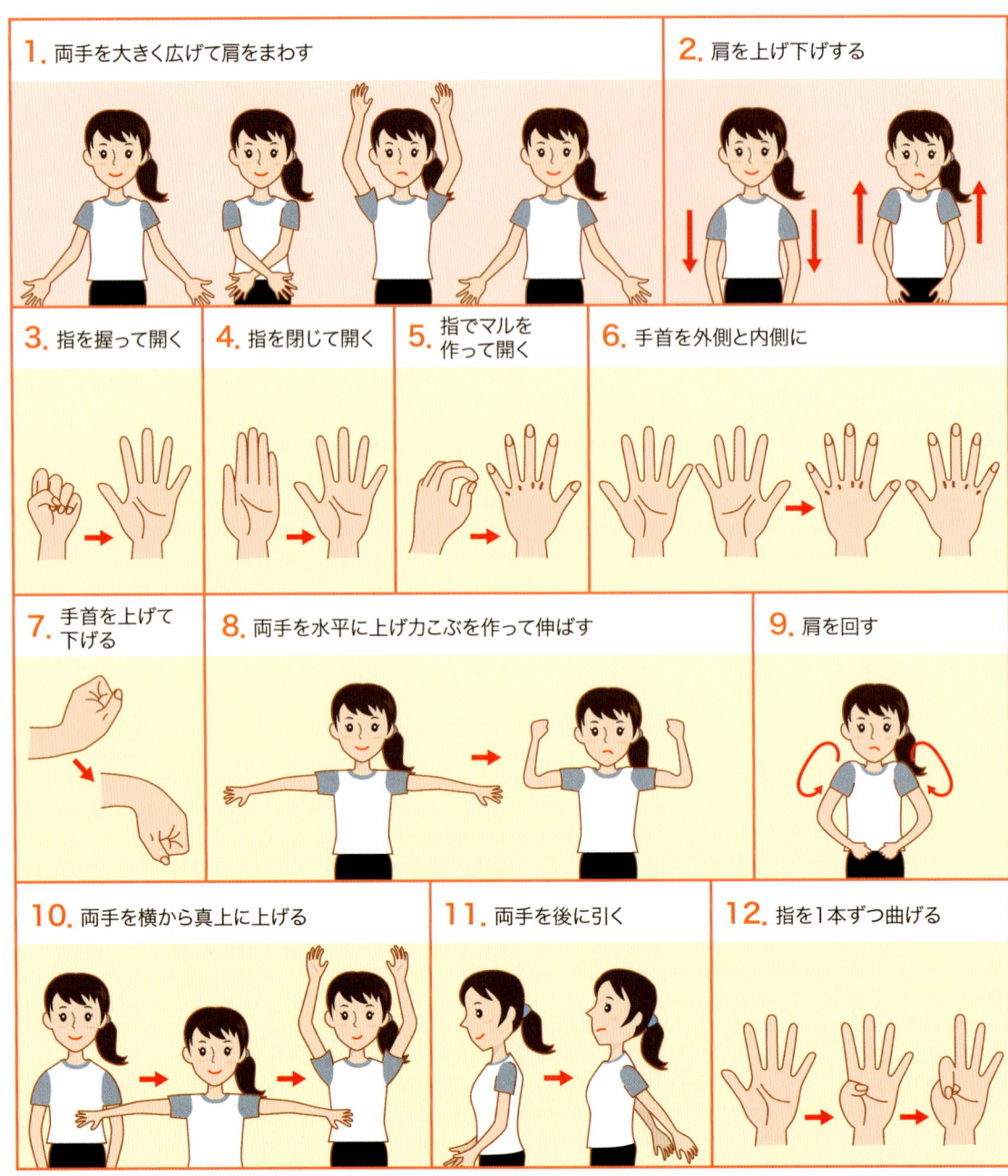

1. 両手を大きく広げて肩をまわす
2. 肩を上げ下げする
3. 指を握って開く
4. 指を閉じて開く
5. 指でマルを作って開く
6. 手首を外側と内側に
7. 手首を上げて下げる
8. 両手を水平に上げ力こぶを作って伸ばす
9. 肩を回す
10. 両手を横から真上に上げる
11. 両手を後に引く
12. 指を1本ずつ曲げる

図2 リウマチ体操

リウマチ体操についての注意事項

- 医師の説明と指示を受けてください
- 原則として頸椎運動はしません
- 痛みが強い関節運動はとばしてください
- 立てないときは椅子に座って行ってください

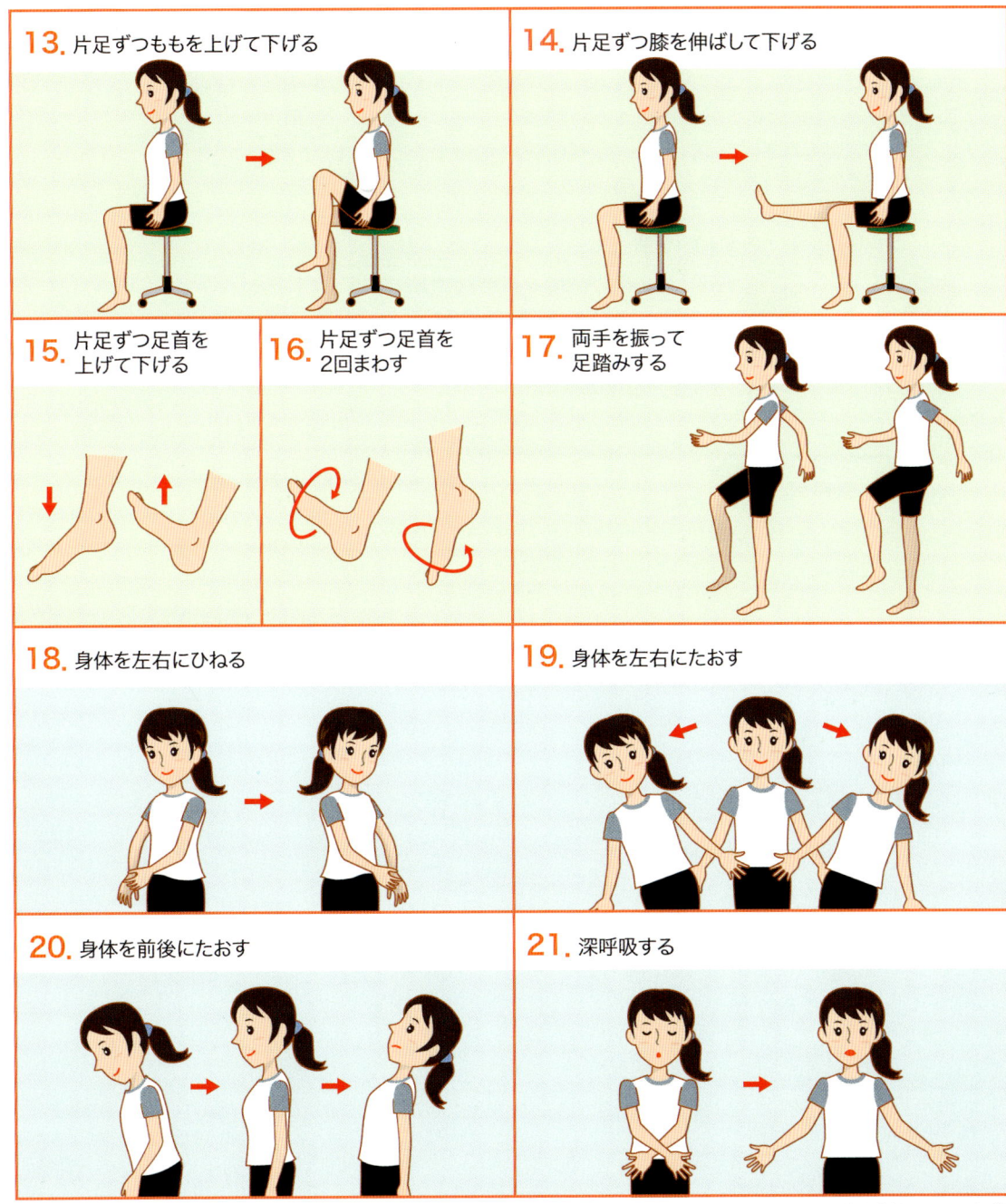

13. 片足ずつももを上げて下げる
14. 片足ずつ膝を伸ばして下げる
15. 片足ずつ足首を上げて下げる
16. 片足ずつ足首を2回まわす
17. 両手を振って足踏みする
18. 身体を左右にひねる
19. 身体を左右にたおす
20. 身体を前後にたおす
21. 深呼吸する

（三笠製薬株式会社パンフより転載）

付録 3

資 料

資料1　SteinblockerのClass分類

Class 1	身体機能は完全で不自由なしに日常動作を行える
Class 2	運動制限はあっても普通の活動なら何とかできる（仕事はできるが趣味ができなくなる）
Class 3	仕事や身の回りのことがごくわずかにできるか，ほとんどできない（仕事もできない）
Class 4	寝たきりor車椅子に座ったきりで，身の回りのこともほとんどor全くできない（日常動作もできない）

資料2　SteinblockerのStage分類

Stage Ⅰ（初期）	・X線上に骨破壊像はない．X線学的骨粗鬆症はあってもよい
Stage Ⅱ（中等期）	・X線学的に軽度の軟骨下骨の破壊を伴う，あるいは伴わない骨粗鬆症がある（軽度の軟骨破壊はあってもよい） ・関節運動は制限されていてもよいが，関節変形はない ・関節周辺の筋萎縮がある ・結節および腱鞘炎のような関節外軟部組織の病変はあってもよい
Stage Ⅲ（高度進行期）	・骨粗鬆症に加えX線学的に軟骨および骨の破壊がある ・亜脱臼，尺足変形，あるいは過伸展のような関節変形がある ・線維性または骨性強直を伴わない ・結節および腱鞘炎のような関節外軟部組織の病変はあってもよい
Stage Ⅳ（末期）	・線維性あるいは骨性強直がある ・それ以外はStage Ⅲの基準を満たす

骨びらんスコア（手0～160、足0～120）

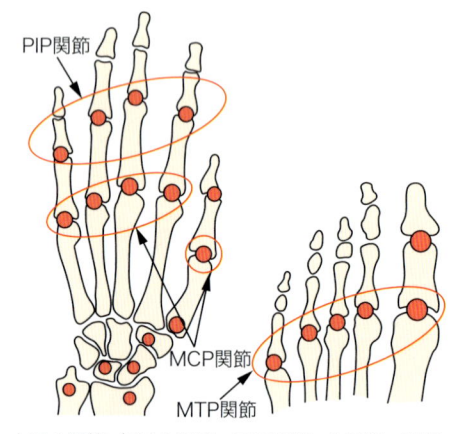

PIP関節
MCP関節
MTP関節

上図の関節（手16関節、足6関節）を両側で評価。
関節部位の表面積におけるびらんの範囲から判定
- 手の関節は0～5の6段階
  （0＝びらんなし，5＝表面積の50％以上）
- 足の関節は0～10の11段階
  （0＝びらんなし，10＝表面積の50％以上）

関節裂隙狭小化スコア（手0～120、足0～48）

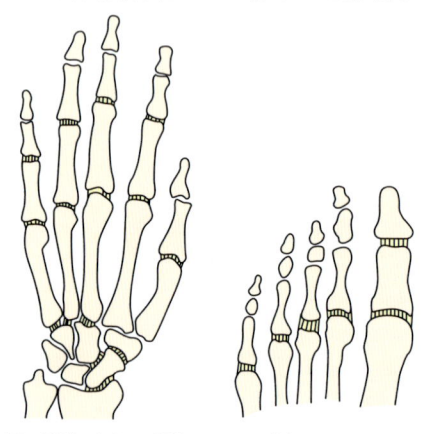

上図の関節（手15関節、足6関節）を両側で評価。
関節腔の消失および脱臼の程度から0～4〔0＝異常なし、1＝局所的または疑い、2＝全般的（関節腔の50％以内の消失）、3＝全般的（関節腔の50％以上の消失）もしくは亜脱臼、4＝関節の強直もしくは完全脱臼〕の5段階で判定

資料3　mTSS（modified Sharp/van der Heijdeスコア）

総スコアは0～448（骨びらんスコア＋関節裂隙狭小化スコア）

初診時に必要なチェックリスト

現病歴

☐ 関節症状の発症　　　年　　月　　日

☐ 口腔乾燥　眼乾燥

☐ 日光過敏症　　　　　あり　　なし

☐ 朝のこわばりを伴った腰痛　あり　　なし

☐ 乾癬　ピンク色の慢性皮疹

☐ 発熱

既往症

☐ 乾癬　ピンク色の慢性皮疹

☐ 胸膜炎　肋膜炎

☐ 結核　　☐ 悪性腫瘍

薬物アレルギー　なし　　あり

喫煙歴

飲酒歴

診察

☐ 口腔内所見

☐ 聴診

☐ 皮膚所見　爪　肘　膝など

検査

☐ 血算　分画　　　☐ 抗核抗体　　　☐ 尿定性　　　☐ 手X線

☐ CRP　ESR　　　☐ AST　　　　　　　　　　　　　☐ 足X線

☐ RF　CK　　　　 ☐ ALT　　　　　　　　　　　　　☐ 胸部X線　正面・側面

☐ 抗CCP抗体

腫脹　○　　圧痛　×　　● 小関節　　⬤ 大関節

家族歴

☐ 関節リウマチ

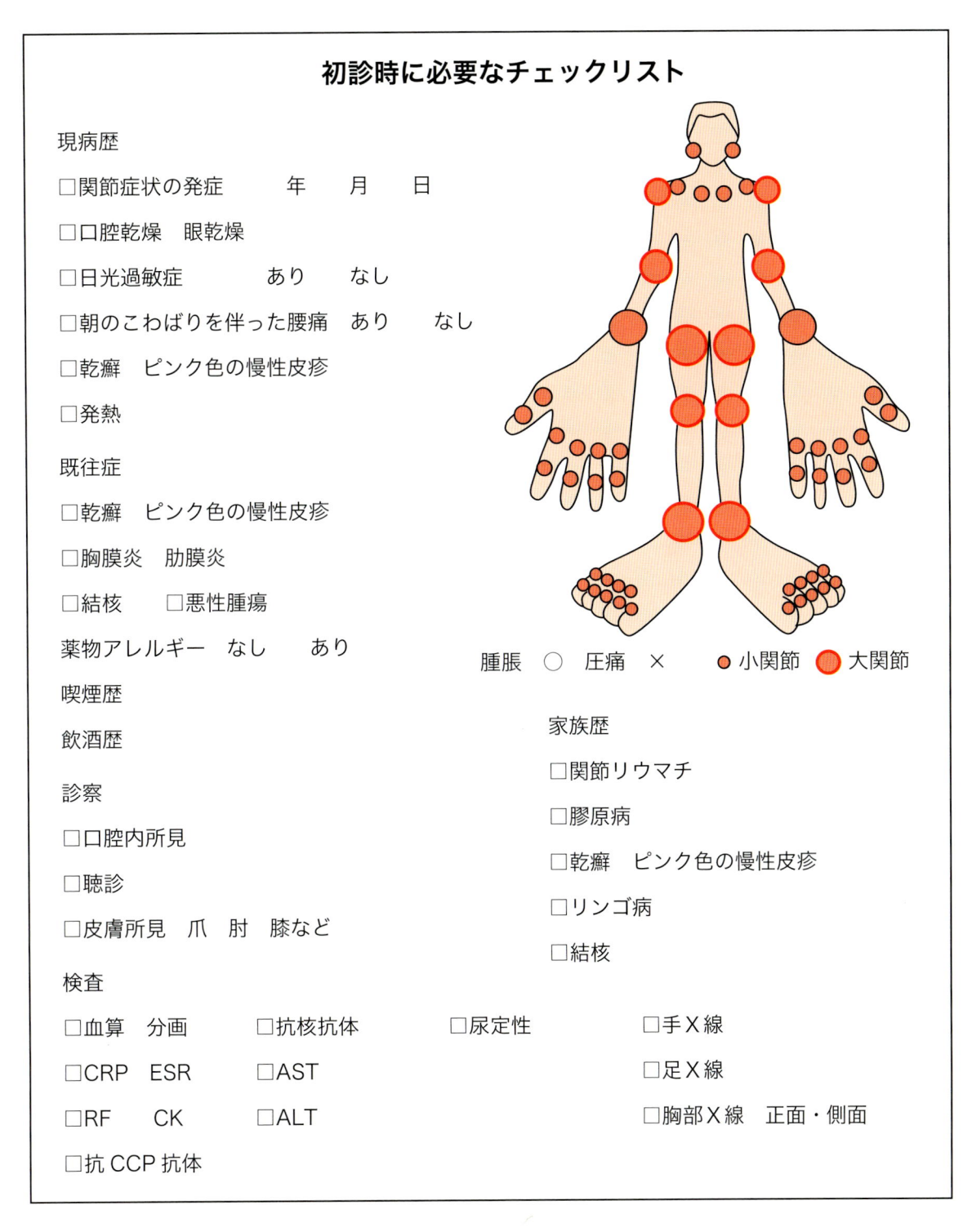

☐ 膠原病

☐ 乾癬　ピンク色の慢性皮疹

☐ リンゴ病

☐ 結核

資料4　初診時に必要なチェックリスト

INDEX

欧文

A・B

AAP 108
ACPA 22
ACR20 達成率 94
ACR/EULAR 関節リウマチ分類基準 26
ACR のリコメンデーション 69
ACR 分類基準 25
ADL 228
αリノレン酸 178
Barthel index (BI) 229
β-D グルカン 140

C

Class 分類 280
CMI (cornell medical index) 健康調査表 199
COX 活性の阻害 108
CRP 34, **55**, 235, 240, 242, 243, 265
CT 63

D

Darrach 法 116
DAS28 36
DAS28-CRP 68
DAS28-ESR 68
de novo 肝炎 73
DHA 178
DMARDs 75, 82, 152, 271
DVT 119

E〜G

EPA 178
ESR 235, 265
EULAR のリコメンデーション 69
FCRL3 (Fc receptor-like protein 3) 遺伝子 22
GALS 39

H・I

HADS 199
HAQ-DI 35
HBc 抗体 141
HBs 抗原 141
HBs 抗体 141
Homans 徴候 119
HRAS38 36
IgM-RF 18
IL-1 23
IL-6 23
IL-17 23

M・N

MCP 関節 265
MHC クラス II 分子 21
MINI 200
MMP-3 23, **58**, 235, 240, 243, 265
MRI 30, 63
MTP 関節 51, 265
mTSS (modified Sharp/van der Heijde スコア) 280
MTX 264, 265
NICE による OA 治療指針 107
NSAIDs 151, 237, 271
NSAIDs 外用剤 109
NSAIDs 内用剤 108

P・R

PADI 4 22
PTPN22 (protein tyrosine phosphatase、non-receptor type 22) 遺伝子 21
RA の鑑別診断 27
RA の自然経過 242
RF 56, 235, 265

S

SAA 56
Sauvé-Kapandji 法 116
SDAI 37
SDS 198
shared epitope 遺伝子 17, 21
Stage 分類 280
STAI 199
STAT4 (signal transducers and activator of transcription 4) 遺伝子 21
ST 合剤 (バクタ®) 132

T〜Y

T2T のリコメンデーション 72
THA 130
TKA 130
TNFα 23
T 字杖 166
WHO 方式がん疼痛治療法 107
X 線写真 62
Yergason テスト 41

和文

あ

悪性関節リウマチ 17
アクタリット 78
アクテムラ® 91, 101
足の観察ポイント 190
足白癬 191
アダリムマブ 91, 234
アドヒアランス 82, 111
アドボケイト 266
アバタセプト 91
アルツハイマー病 258
アンカードラッグ 68
アントノフスキーの健康生成論 225

INDEX

い

イグラチモド	77
椅子	174
痛みの分類	106
遺伝的素因（要因）	17, 21
医療費控除	217
インソール	163, 194
インピンジメント徴候	41
インフリキシマブ	91
インフルエンザワクチン	148

う・え

受け持ち看護師	232
う蝕	202
腕落下テスト	41
運動療法	158, 159
栄養	176
栄養指導	89
エスケープ現象	84
エタネルセプト	91
エネルギー節約の原則	159
遠位橈尺関節	180
炎症	23
炎症の4徴候	27
エンブレル®	91, 104

お

欧州リウマチ学会	20
横足根関節	51
オーバーユーズ症候群	157, 163
オーラノフィン	78
オピオイド	109
オレムのセルフケア不足理論	222
オレンシア®	91, 101
温水プール	158
温熱療法	178

か

介護保険	217
開張足変形	52
外転枕	118
ガイドライン	68
外反膝（X脚）	50
外反母趾	52, 120, 193
外反母趾矯正術	120
かかりつけ医	16
角質削り	191
確定診断	25
画像検査	61
画像評価	61
合併症	270
滑膜	22
滑膜切除	113, 115
カルシウム	177
寛解基準	66
肝機能障害	132, 136
環境因子	18, 22
看護理論	221
環軸関節亜脱臼	114
環軸関節後方固定	114
間質性肺炎	29, 80, 132
患者教育	253
患者さんの疼痛評価	235, 240
乾性咳嗽	132
関節炎	22, 241, 243
関節形成術	113, 115
関節固定術	114, 117
関節超音波	30
関節破壊	23, 34, 243
関節部分固定術	116
関節保護	159, **163**, 275
関節リウマチ鑑別疾患難易度別リスト	28
関節裂隙	235, 280
感染症	18, **139**, **144**, 148
感染症予防	172, 247
乾癬性関節炎	45
感染リスク因子	207

き

奇形	150
危険因子	17
基礎体温の測定	252
基礎療法	158
喫煙	18, 58, 60
ギプス固定中	126
臼底突出変形（中心性脱臼）	48
休薬	254
距骨下関節	51
禁煙教育	60
金チオリンゴ酸ナトリウム	77

く・け

靴型装具	195
クラス	234, 240, 264, **280**
クリニカルパス	100
計画妊娠	255
鶏眼	185, 192
外科的治療	112
血液検査	55, 274
結核	139
月経周期	252
血清反応陰性脊椎関節症	45
血糖コントロール	248
検査値	274

こ

抗CCP抗体	18, 21, **57**, 60, 234, 265
抗核抗体	57
高額療養費制度	212, 243
口腔乾燥症	203
口腔乾燥症改善薬	207
口腔ケア	146
口腔清掃法	203
膠原病の主な皮膚粘膜症状	29
抗シトルリン化蛋白抗体	22
後頭–頸椎間固定術	114

高齢 … 258	歯周病原細菌 … 202	褥瘡 … 187
コービンとストラウスによる看護モデル … 225	自助具 … 159, 166, 175	初診時に必要なチェックリスト … 281
股関節 … 48	姿勢 … 161, 176	ショパール（Chopart）関節 … 51
呼吸管理 … 249	舌のストレッチ … 206	自立支援医療 … 210
呼吸器感染症 … 144, 246	膝蓋跳動 … 51	心因性疼痛 … 106
呼吸器リハ … 160	疾患活動性 … 33, 234, 237, 242, 265	侵害受容性疼痛 … 106
呼吸困難 … 249	疾患活動性指標 … 234, 237	腎機能障害 … 137
呼吸法 … 178	膝関節 … 50	伸筋腱再建術 … 116
国際生活機能分類 … 155	自動車税の減免 … 218	真菌症 … 185
骨髄浮腫 … 30, 31	シムジア® … 91	寝具 … 174
ゴットロン（Gottron）徴候 … 45	シャウルによる女性RA患者の適応過程 … 225	神経障害性疼痛 … 106
骨破壊 … 241	ジャクー（Jaccoud）関節炎 … 43	神経障害性疼痛緩和薬 … 109
骨びらん … 62, 235, 280	尺側偏位 … 43, 46, 117	人工肩関節置換術 … 115
子ども医療費助成制度 … 210	若年性特発性関節炎 … 220	人工関節置換術 … 114, 115, 117
子どものリウマチ … 220	尺骨神経麻痺 … 43	人工関節の術後感染 … 228
雇用保険 … 211	重度心身障害者医療費助成制度 … 215	人工股関節置換術 … 130
ゴリムマブ … 91	手根管症候群 … 46	人工膝関節形成術 … 130
混合性結合組織病 … 44	手術 … 112, 122	人工唾液 … 207
コンプライアンス … 111	手術前説明 … 123	人工肘関節置換術 … 116
さ	手掌紅斑 … 184	心身症 … 197
在宅ケア … 15, 171	腫脹関節 … 235	身体障害者医療費助成 … 243
サイトカイン … 23	腫脹関節数 … 240	身体障害者手帳 … 215
作業療法 … 159	出産 … 149, 251	心の寛解 … 105
サポーター … 163	術前検査 … 123	深部静脈血栓症 … 119
サラゾスルファピリジン … 77	術前術後 … 122	シンポニー® … 91
産褥 … 150	授乳 … 151	**す**
し	首尾一貫性 … 225	スカルパ（Scarpa）三角 … 49
子宮内発育遅延 … 151	受療行動 … 248	スキンケア … 190
軸椎下亜脱臼 … 114	障害者控除 … 218	スキントラブル予防 … 123
軸椎垂直亜脱臼 … 114	障害者自立支援法 … 216	ステージ … 234, 240, 264, 280
シグナル伝達系 … 21	障害年金 … 214	ステロイド … **109**, 151, 237, 264, 266, 271
歯垢 … 202	上肢手術 … 122	ストレス … 178
自己効力感 … 223	掌蹠膿疱症 … 41	ストレス・コーピング理論 … 223
自己注射 … 104	小児慢性特定疾患治療研究事業 … 209	ストレッチング … 277
自己免疫反応 … 23	傷病手当金 … 213	スワンネック変形 … 43, 47, 117
歯周炎 … 202	上腕骨外上顆炎 … 42	**せ**
歯周病 … 139	食事 … 18	生活保護制度 … 217
	食事性葉酸 … 89	

INDEX

清潔保持 ………………………… 190
生物学的製剤 ………… 90, 99, 138, 152,
　　　220, 234, 240, 243, 271, 272
整容 ……………………………… 174
セカンダリケア ………………… 154
赤沈（赤血球沈降速度）…… 55, 235
切除関節形成術 ………………… 120
接触・飛沫感染の予防 ………… 145
セルトリズマブペゴル ………… 91
セルフケア ……………………… 222
セルフモニタリング …………… 135
洗口剤 …………………………… 205
全固定術 ………………………… 116
全身性エリテマトーデス ……… 43
全身性硬化症 …………………… 44
全身の総合評価 ………………… 235
選択的COX-2阻害薬 …………… 108

そ

臓器障害 …………………… 33, 131
早期診断 …………………… 25, 66
臓器別セルフモニタリング …… 137
装具 ………………………… 159, 163
総合的疾患活動性指標 ………… 72
爪甲彎曲症 ……………………… 185
ソーセージ様指 ………………… 45
足関節 …………………………… 51
足浴 ……………………………… 182
足根中足関節 …………………… 51

た

退院指導 …………………… 126, 130
退院調整 ………………………… 228
胎児毒性 ………………………… 151
胎児への移行性 ………………… 152
帯状疱疹 ………………………… 141
大腿脛骨角 ……………………… 50
大腿四頭筋筋力増強法 ………… 159
台所 ……………………………… 166
胎盤透過性の違い ……………… 151

唾液腺マッサージ ……………… 206
タオル …………………………… 175
多価不飽和脂肪酸 ……………… 178
タクロリムス水和物（TAC）
　　　　　　　　　… 83, 87, 240, 243
脱臼肢位 ………………………… 118
短縮骨切り術 …………………… 120
弾発 ……………………………… 45

ち〜て

チーム医療 ………………… 156, 245
中足趾節関節 …………………… 51
超音波検査 ……………………… 65
鎮痛薬 ……………………… 106, 107
椎弓切除 ………………………… 114
槌趾変形 …………………… 52, 119, 120
爪切り …………………………… 193
爪白癬 …………………………… 191
電動ブラシ ……………………… 205

と

トイレ ……………………… 166, 174
ドゥケルヴァン（de Quervain）病
　　　　　　　　　……………… 44
等尺性訓練 ……………………… 159
疼痛関節（数）…………… 235, 240
糖尿病患者の血糖コントロール … 147
トータルマネージメント ……… 15
特定疾患治療研究事業 …… 213, 243
特別障害者手当 ………………… 215
トシリズマブ …………………… 91
トラマドール・AAP配合剤 …… 109

な・に

内反膝（O脚）…………………… 50
内反小趾 ………………………… 119
長い柄付きブラシ ………… 166, 174
軟骨 ……………………………… 23
日本リウマチ財団 ……………… 15
入院時評価 ……………………… 126

乳汁への分泌 …………………… 151
ニューモシスチス肺炎 ………… 140
入浴 ……………………………… 174
妊娠 …………………… 81, 149, 251
認知行動療法 …………………… 201
認知症 …………………………… 258

は

バーセルインデックス ………… 229
ハーブ足浴 ……………………… 182
肺炎 ……………………………… 248
肺炎球菌ワクチン ……………… 148
肺障害 …………………………… 136
廃用症候群 ……………………… 160
白癬症 …………………………… 191
パテラタップテスト …………… 51
パトリック（Patrick）肢位 …… 49
バニオン ………………………… 53
歯磨剤 …………………………… 205
バンデューラの社会的認知理論 … 223
パンヌス ………………………… 23

ひ

ピアサポート …………………… 239
ピアノキーテスト ……………… 44
ビタミンB群 …………………… 177
ビタミンD ……………………… 177
ひとり親家庭医療費助成制度 … 211
皮膚感染症 ……………………… 145
ヒュミラ® ……………… 91, 104, 234
病態 ………………………… 22, 270
貧血 ………………………… 150, 177

ふ

不安 ……………………………… 197
服薬コンプライアンス …… 111, 267
服薬指導 ………………………… 111
ブシャール（Bouchard）結節 … 45
ブシラミン ………………… 77, 133
不確かさ …………… 236, 238, 244

不確かさ認知モデル	224
フットケア	189, 249
物理療法	158
ブプレノルフィン	109
プライマリケア	154, 171
プレドニン	220
プログラフ®	240, 243
分娩	150

へ

ベーカー嚢腫	51
ベーカー嚢胞	133
ベッド	166
ヘッドアップ	173
ベッドからの起き上がり	126, 173
ベッドサイドリハ	160
ペニシラミン	77
ヘバーデン（Heberden）結節	45
変形性関節症	40
胼胝	52, 120, **185, 192**
扁平足	52

ほ

飽和脂肪酸	178
保温効果	182
歩行器	166
歩行車	166
母指CM関節症	44
母趾外反変形	119
保湿	190
保湿剤	191, 207
保清	190

ボタン穴変形	43, 117

ま〜む

巻き爪	186, 193
松葉杖	166
慢性疼痛	106, 247
ミゾリビン（MZB）	83
ミッシェルの不確かさ理論	224
無力感	266, 268

め

メトトレキサート（MTX）	78, **85**, 89, 220, 264
眼の合併症	220
免疫調節薬	77
免疫能	183
免疫抑制薬	78, 251
メンタルヘルスケア	197

や〜よ

薬効判定	66
病みの軌跡	225
有病率	16
要介護	231
葉酸	86, 89, 177
葉酸代謝拮抗薬	89
要支援	231
抑うつ	197, 267
浴室	166
予後不良因子	33, 242
予後予測	58
予防的フットケア	190

ら・り

ラザルスとフォルクマンのストレス・コーピング理論	222
リーチャー	166
リウマチ結節	188
リウマチ専門ナース	20
リウマチ体操	276
リウマチ杖	166
リウマチ手帳	261
リウマトイド因子（RF）	14, 22
リウマトイド結節	42, 188
罹患率	16
リストサポーター	180
リスフラン（Lisfranc）関節	51
リハビリ	229
リハビリテーション	122, 127, 161
流産	150
療養費支給	212
リラクゼーション	178
リラックス効果	183
リンパ浮腫	184

れ〜わ

レイノー（Raynaud）症状	45
礫音	40
レフルノミド（LEF）	83
レミケード®	91, 101
ロイの適応看護モデル	221
ロベンザリット	78
ワクチン接種	148

医学とバイオサイエンスの　羊土社

羊土社 臨床医学系書籍ページ　http://www.yodosha.co.jp/medical/

- 羊土社では，診療技術向上に役立つ様々なマニュアル書から臨床現場ですぐに役立つ書籍，また基礎医学の書籍まで，幅広い医学書を出版しています．
- 羊土社のWEBサイト"羊土社 臨床医学系書籍ページ"は，診療科別分類のほか目的別分類を設けるなど書籍が探しやすいよう工夫しております．また，書籍の内容見本・目次などもご覧いただけます．ぜひご活用ください．

▼ メールマガジン「羊土社メディカルON-LINE」にご登録ください ▼

- メディカルON-LINE(MOL)では，羊土社の新刊情報をはじめ，お得なキャンペーン，学会・フェア情報など皆様に役立つ情報をいち早くお届けしています．
- 登録・配信は無料です．登録は，上記の"羊土社 臨床医学系書籍ページ"からお願いいたします．

納得！実践シリーズ
リウマチ看護パーフェクトマニュアル
正しい知識を理解して効果的なトータルケアができる！

2013年6月15日　第1刷発行

編　集	村澤　章　元木絵美
発行人	一戸裕子
発行所	株式会社　羊　土　社
	〒101-0052
	東京都千代田区神田小川町2-5-1
	TEL 03 (5282) 1211
	FAX 03 (5282) 1212
	E-mail eigyo@yodosha.co.jp
	URL http://www.yodosha.co.jp/
カバーイラスト	宮川いずみ
印刷所	株式会社平河工業社

© YODOSHA CO., LTD. 2013
Printed in Japan
ISBN978-4-7581-0969-7

本書に掲載する著作物の複製権，上映権，譲渡権，公衆送信権（送信可能化権を含む）は（株）羊土社が保有します．
本書を無断で複製する行為（コピー，スキャン，デジタルデータ化など）は，著作権法上での限られた例外（「私的使用のための複製」など）を除き禁じられています．研究活動，診療を含み業務上使用する目的で上記の行為を行うことは大学，病院，企業などにおける内部的な利用であっても，私的使用には該当せず，違法です．また私的使用のためであっても，代行業者等の第三者に依頼して上記の行為を行うことは違法となります．

JCOPY ＜（社）出版者著作権管理機構 委託出版物＞
本書の無断複写は著作権法上での例外を除き禁じられています．複写される場合は，そのつど事前に，（社）出版者著作権管理機構（TEL 03-3513-6969, FAX 03-3513-6979, e-mail：info@jcopy.or.jp）の許諾を得てください．

リウマチ看護に役立つオススメ書籍

関節リウマチ治療における
メトトレキサート(MTX) 診療ガイドライン 2011年版

日本リウマチ学会MTX診療ガイドライン策定小委員会／編

MTXを有効かつ安全に活用するための学会公式ガイドライン

国内外のエビデンスに基づき，投与の基準や副作用対策など日常診療での適切な使用法を解説．RA診療にかかわる医療者必携．

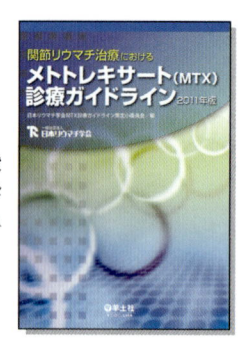

- 定価（本体1,800円＋税）
- B5判　63頁　ISBN978-4-7581-1708-1

ビジュアル実践リハ
整形外科 リハビリテーション
カラー写真でわかるリハの根拠と手技のコツ

神野哲也／監，相澤純也，中丸宏二／編

効果的なリハの根拠とコツが目で見てわかる！現場ですぐ使える！

関節炎，骨折，スポーツ障害など現場でよく出会う疾患を厳選．病態や臨床経過に即したリハの流れ，手技を写真とイラストで解説！

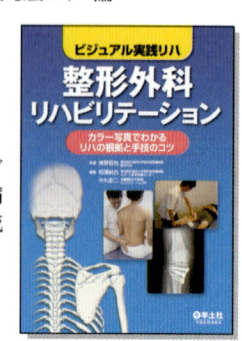

- 定価（本体6,500円＋税）
- B5判　495頁　ISBN978-4-7581-0787-7

すぐに使える
リウマチ・膠原病 診療マニュアル
目で見てわかる，関節痛・不明熱の鑑別，治療，専門科へのコンサルト

岸本暢将／編

リウマチを専門としていない医師にオススメ！

リウマチ性疾患の"一発診断"に役立つ情報が充実．写真やイラストも豊富で，外来・病棟・救急などのさまざまな場面でよく出合う症状へのアプローチがわかる実践書！

- 定価（本体5,000円＋税）
- B5判　277頁　ISBN978-4-7581-0662-7

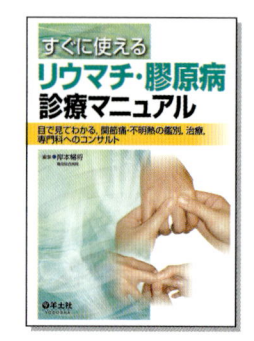

よくわかる
リウマチ治療薬の 選び方・使い方
症例でわかる抗リウマチ薬・生物学的製剤の使い分け

松原　司／編

初学者にもわかりやすいリウマチ治療薬の入門＆実践書

従来のリウマチ薬はもちろん，生物学的製剤を使いたいという医師におすすめ．類似薬との使い分けも症例提示で具体的にイメージできます．

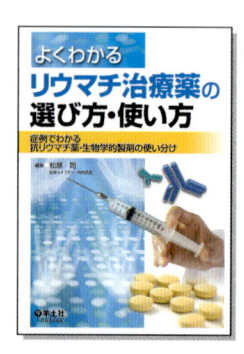

- 定価（本体5,000円＋税）
- B5判　206頁　ISBN978-4-7581-1703-6

発行　羊土社 YODOSHA
〒101-0052　東京都千代田区神田小川町2-5-1　TEL 03(5282)1211　FAX 03(5282)1212
E-mail：eigyo@yodosha.co.jp
URL：http://www.yodosha.co.jp/

ご注文は最寄りの書店，または小社営業部まで